T0215861

Außerklinische Beatmung

Hartmut Lang

Hrsg.

Außerklinische Beatmung

Basisqualifikation für die Pflege heimbeatmeter Menschen

Mit 175 Abbildungen

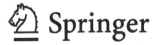 Springer

Herausgeber
Hartmut Lang
Hamburg
Deutschland

ISBN 978-3-662-53995-8   ISBN 978-3-662-53996-5   (eBook)
DOI 10.1007/978-3-662-53996-5

Die Deutsche Nationalbibliothek verzeichnet diese Publikation in der Deutschen Nationalbibliografie;
detaillierte bibliografische Daten sind im Internet über http://dnb.d-nb.de abrufbar.

© Springer-Verlag GmbH Deutschland 2017
Das Werk einschließlich aller seiner Teile ist urheberrechtlich geschützt. Jede Verwertung, die nicht aus-
drücklich vom Urheberrechtsgesetz zugelassen ist, bedarf der vorherigen Zustimmung des Verlags. Das
gilt insbesondere für Vervielfältigungen, Bearbeitungen, Übersetzungen, Mikroverfilmungen und die
Einspeicherung und Verarbeitung in elektronischen Systemen.
Die Wiedergabe von Gebrauchsnamen, Handelsnamen, Warenbezeichnungen usw. in diesem Werk berechtigt auch ohne besondere Kennzeichnung nicht zu der Annahme, dass solche Namen im Sinne der
Warenzeichen- und Markenschutz-Gesetzgebung als frei zu betrachten wären und daher von jedermann
benutzt werden dürften.
Der Verlag, die Autoren und die Herausgeber gehen davon aus, dass die Angaben und Informationen in
diesem Werk zum Zeitpunkt der Veröffentlichung vollständig und korrekt sind. Weder der Verlag, noch
die Autoren oder die Herausgeber übernehmen, ausdrücklich oder implizit, Gewähr für den Inhalt des
Werkes, etwaige Fehler oder Äußerungen. Der Verlag bleibt im Hinblick auf geografische Zuordnungen
und Gebietsbezeichnungen in veröffentlichten Karten und Institutionsadressen neutral.

Umschlaggestaltung: deblik Berlin
Fotonachweis Umschlag: © Linde Gas Therapeutics GmbH
Graphikerin: Isabel Guckes, Illustration und Design, Hamburg

Gedruckt auf säurefreiem und chlorfrei gebleichtem Papier

Springer ist Teil von Springer Nature
Die eingetragene Gesellschaft ist Springer-Verlag GmbH Deutschland
Die Anschrift der Gesellschaft ist: Heidelberger Platz 3, 14197 Berlin, Germany

Vorwort

Außerklinische Beatmung vertritt den Anspruch, ein Begleitbuch für die Kollegen zu sein, die die Fortbildung „Basisqualifikation außerklinische Beatmung" DIGAB akkreditierter Anbieter besuchen. Die Deutsche interdisziplinäre Gesellschaft für außerklinische Beatmung e. V. erstellt seit 2011 (2012) ein Curriculum, in dem die Inhalte der Fortbildung erarbeitet sind. Teilnehmerinnen und Teilnehmer dieser Fortbildung sollen für die Versorgung beatmungsabhängiger Menschen umfangreiche Kenntnisse erwerben. Das Buch richtet sich daher an alle beruflich pflegenden Kolleginnen und Kollegen, die diese Fortbildung besuchen, und zusätzlich auch an diejenigen, die sich unsicher in der Betreuung dieser Menschen, Patienten und Bewohner fühlen.

Das Anliegen meiner Ko-Autoren und mir ist, eine nachvollziehbare Orientierung zum Thema künstliche Beatmung im Rahmen der außerklinischen Versorgung zu geben.

Außerklinische Beatmung ist didaktisch in sechs Sektionen aufgeteilt und richtet sich nach den Anforderungen des DIGAB-Curriculums:
- Sektion I: Grundlagen der Atmung und des respiratorischen Versagens
- Sektion II: Möglichkeiten der Beatmung
- Sektion III: Beatmungsformen und Muster
- Sektion IV: Weitere Behandlungsmaßnahmen
- Sektion V: Überwachung und pflegerische Versorgung des Patienten und der Beatmung
- Sektion VI: Rechtsgrundlagen außerklinische Beatmung

Sektion I behandelt die anatomischen und physiologischen Grundlagen der Atmung, erläutert das respiratorische Versagen und beschreibt Erkrankungen, die zu einer Beatmungspflichtigkeit führen können.

Sektion II gibt eine Übersicht der unterschiedlichen Beatmungsmöglichkeiten, die entweder als nichtinvasive Beatmung oder als invasive Beatmung mit Trachealkanüle durchgeführt wird.

Sektion III erläutert die unterschiedlichen Beatmungsformen, deren Nomenklatur, die Einstellungen und Funktionen der einzelnen Einstellungen. Anhand von Fallbeispielen wird der Zweck der unterschiedlichen Beatmungsformen verdeutlicht.

Sektion IV gibt eine Übersicht über weitere Behandlungsmaßnahmen, die außerklinisch beatmete Menschen zusätzlich erhalten, dazu gehören unterschiedliche Medikamente und oft eine Sauerstofftherapie. Die betroffenen Menschen leiden unter Schluckstörungen, müssen künstlich ernährt werden und bedürfen einer psychosozialen Betreuung, die auch die Angehörigen mit einschließen muss.

Sektion V stellt die umfassende Betreuung und Überwachung der Menschen dar. Sie gibt einen Überblick über Begriffe, die in der Beatmung genutzt werden, und beschreibt die Alarm- und Messwerte der Beatmung. Hinzu kommen atmungstherapeutische Maßnahmen, die in der laufenden Versorgung einen hohen Stellenwert haben, so die Atemgasklimatisierung, das Sekretmanagement und das Weaning.

Sektion VI fasst die rechtlichen Grundlagen der außerklinischen Beatmung zusammen. Ein geordnetes Entlassungsmanagement stellt die Überleitung in die Häuslichkeit sicher. Haftung und Medizinproduktegesetz sind unmittelbare Themen für beruflich Pflegende. Für alle Menschen bedeutsam sind Themen zur Betreuung oder das Patiententestament.

Außerklinisch beatmete Patienten stellen hohe Herausforderungen an alle beruflich Pflegenden dar. Die Gründe der Beatmung nachzuvollziehen, die Arten der Atemwegszugangsmöglichkeiten zu erfassen, die unterschiedlichen Beatmungsmodi zu unterscheiden sowie die umfassende Betreuung der Patienten durchzuführen, sind sehr umfangreiche und komplexe Aspekte. Dies darzustellen, ist der Anspruch unseres Buches und wir möchten uns gerne an Ihren, den Erfahrungen der Leserinnen und Leser messen lassen.

Ich wünsche allen Lesern eine spannende Lektüre in einem nicht immer leicht verständlichen Bereich und dass all diejenigen, die an und mit Beatmungspatienten arbeiten, eine gemeinsame Arbeitsgrundlage und Arbeitssprache finden, in der die fachlichen und sachlichen Unklarheiten beseitigt sind.

Hartmut Lang
Hamburg, Januar 2017

Danksagung

Ohne die Hilfe von vielen Menschen und Firmen wäre das Buch nicht so entstanden, wie es nun vor Ihnen liegt. Zu allererst möchte ich mich ganz herzlich bei allen meinen Ko-Autoren bedanken, die an dem Entstehen von „Außerklinische Beatmung" mitgeschrieben haben. Dank ihrer Mitwirkung konnte ein kompetentes und für ihren jeweiligen Bereich spezialisiertes Fachwissen eingebracht werden: Herr Dr. Huhn (Krankenhaus Friedrichstadt Dresden, Oberarzt der Abteilung Pneumologie, Dresden), Herr Dr. Schröter (Klinik Hohen Meißner, Chefarzt der Abteilung Neurologie, Bad Sooden-Allendorf), Herr Malte Voth (Lehrrettungsassistent, Bad Bramstedt (sicher-im-notfall)), Frau Britta Behrens (Apothekerin, Dorfplatz-Apotheke Hamburg), Frau Mona van den Boom (Logopädin und Sprachtherapeutin, Viapallia Wedel/ Holstein), Herr Peter Otte (Diplom Pädagoge, Detmold), Herr Michael Thoms (Fachkrankenpfleger, MediClin Lingen), Frau Elke Strelow (Pflegepädagogin, Bad Segeberg), Herr Andreas Böhme (Pflegepädagoge, Hamburg).

Bei meinen Kollegen Martin Effenhauser, Franziska Hummel, Claudia Hajabatsch bedanke ich mich für deren unermüdliches Gegenlesen und deren fachliche Korrektur. Ein besonderer Dank gilt unserer Freundin Frau Brigitte Poggemeier, die unentwegt nach überflüssigen Füllwörtern, Satzstellungen, Orthographie und Ausdruck Ausschau gehalten hat. Ein riesengroßer Dank geht an meine Mitarbeiterin und Illustratorin Frau Isabel Guckes, die sehr viele Abbildungen erstellt und alle meine Zeichnungen bearbeitet hat.

Für die Erlaubnis, Abbildungen und Bilder des Uniklinikums Hamburg Eppendorf zu nutzen, möchte ich mich ganz herzlich bei Herrn Prof. Dr. Stefan Kluge, Chefarzt der Klinik Intensivmedizin am UKE-Hamburg, bedanken.

Viele Firmen und Institutionen waren ebenfalls bereit, Bildmaterial und Tabellen für das Buch zur Verfügung zu stellen:
- idiag ag, Mülistrasse 18, CH-8320 Fehraltorf
- IFP - Internationale Stiftung für Forschung in Paraplegie, Rämistrasse 5, 8001 Zürich
- Prof. Martin E. Schwab, Institut für Hirnforschung, Universität Zürich
- Prof. Dr. med. T.O.F. Wagner, Abteilung Pneumologie/Allergologie des Universitätsklinikums Frankfurt
- R. Cegla GmbH & CO. KG, Horresser Berg 1, 56410 Montabaur
- Bundesverband „Schädel-Hirnpatienten in Not e.V.", DEUTSCHE WACHKOMA Gesellschaft
- HEIMOMED Heinze GmbH & Co. KG, HELPING INNOVATION®, Kerpen
- GHP Pflegedienst - Gesellschaft für häusliche Pflege in Hamburg und Umgebung"
- Covidien Deutschland GmbH, Neustadt/Donau
- Fa. ResMed GmbH & Co. KG, Martinsried
- Fa. Phillips GmbH Respironics, Herrsching
- Zentrum der Gesundheitsdienste Dresden, Pflegedienst Dresden
- Fa. Radiometer GmbH, Willich
- Fa. Medtronic GmbH, Meerbusch
- Seilnacht Verlag & Atelier, Thomas Seilnacht, Bern
- Fa. Gründler, ResMed Martinsried

- Fa. Intersurgical, Sankt Augustin
- Fa. Medisize Deutschland, Siegburg
- Fa. Trudell Medical, Ontario Canada
- Fa. P.J. Dahlhausen & Co. GmbH, Köln
- Fa. INSPIRATION Medical GmbH, Bochum
- Kassenärztliche Bundesvereinigung, Berlin

Allen ein ganz herzliches Danke für Ihre Unterstützung!

Zu guter Letzt gilt mein Dank Frau Sarah Busch vom Springer Verlag für ihr Vertrauen in meine Arbeit. Frau Busch hat meine Arbeit immer anregend begleitet. Sie hat wesentlich zum didaktischen Aufbau beigetragen. Meiner Lektorin Frau Ute Villwock möchte ich ebenfalls einen großen Dank für ihre Korrekturen und die Gliederung aussprechen.

Hartmut Lang

Inhaltsverzeichnis

III   Beatmungsformen und Muster

IV   Weitere Behandlungsmaßnahmen

16   Pharmakologie

Autorenverzeichnis

Lang, Hartmut
Erich-Ziegel-Ring 52
22309 Hamburg

Schröter, Carsten, Dr. med.
Klinik Hoher Meißner W. und M. Wicker GmbH
Neurologishe Abteilung
Hardstr-36
37242 Bad Soden-Allendorf

Voth, Malte
Notfallmedizinische Fortbildungen
Else-Wex-Ring 23
23843 Bad Oldesloe

Raupers, Arne
Lübecker Straße 51
23628 Krummesse

Behrens, Britta
Am Ecksoll 21
22145 Stapelfeld

v.d. Boom, Mona
Viapalla Reha GmbH
Gärtnerstraße 16
22880 Wedel

Otte, Peter
Westfälische Wilhelms Universität Münster
Rosenstraße 20
3256 Detmold

Thoms, Michael
Hygiene
Schwarzenbergweg 59
49740 Haselüne

Strelow, Elke
Kurhausstraße 46
23795 Bad Segeberg

Böhme, Andreas
Saseler Chaussee 227b
22393 Hamburg

Huhn, Matthias, Dr. med.
Fachkrankenhaus Coswig GmbH
Zentrum für Pneumologie und Thoraxchirurgie,
Intensivstation
Neucoswiger Str. 21
01640 Coswig

Buchli, Anita, Dr.
Universität Zürich
Institut für Hirnforschung
Winterthurerstrasse 190
CH-8092 Zürich

Schwab, Martin E., Prof.
Universität Zürich
Institut für Hirnforschung
Winterthurerstrasse 190
CH-8092 Zürich

Grundlagen der Atmung und des respiratorischen Versagens

Anatomie und Physiologie der Atmung

Hartmut Lang

© Springer-Verlag GmbH Deutschland 2017
H. Lang (Hrsg.), *Außerklinische Beatmung*,
DOI 10.1007/978-3-662-53996-5_1

Die Atmung hat die Aufgabe, durch Einatmung Sauerstoff aufzunehmen und durch Ausatmung Kohlendioxid abzugeben. Sauerstoff benötigt man für die Zellatmung bzw. den Stoffwechsel. Kohlendioxid ist ein Endprodukt des Stoffwechsels und muss mit Hilfe der Atmung abgegeben werden. Die Sauerstoffaufnahme wird **Oxygenierung** genannt. Die Abgabe von CO_2 wird **Decarboxylierung** genannt.

Anatomisch lassen sich unsere Atemwege in die oberen und die unteren Atemwege unterteilen. Physiologisch erfüllen sie unterschiedliche Aufgaben, die im Folgenden erläutert werden sollen. Der normale Weg der Atemluft wird nachvollzogen. Dabei soll auch immer ein Blick auf die künstliche Beatmung fallen, d. h., es wird erläutert, welche Aufgaben die künstliche Beatmung erfüllen muss, falls die normale Atmung von den Menschen nicht mehr ausgeübt werden kann.

1.1 Obere Atemwege

> **Bestandteile der oberen Atemwege**
> (■ Abb. 1.1)
> ━ Nase und Nasenhöhle
> ━ Mund
> ━ Rachen (Pharynx)
> ━ Kehlkopf (Larynx)

▪ **Aufgaben der oberen Atemwege**

Bei normaler Atmung hat der obere Respirationstrakt vier Aufgaben (■ Tab. 1.1): Erwärmung, Anfeuchtung, Filterung und Turbulenz des Atemgases.

▪ **Bezug zur künstlichen Beatmung**

Die oberen Atemwege können diese Aufgaben nicht mehr erfüllen, wenn sie mittels Trachealkanüle umgangen werden. Hier muss die künstliche Beatmung technische Hilfsmittel bereitstellen, um die oben genannten Aufgaben zu übernehmen. Es werden aktive oder passive Befeuchtungssysteme genutzt.

1.1.1 Nase

An der Seitenwand jeder Nasenhöhle befinden sich drei übereinander liegende Nasenmuscheln (■ Abb. 1.2). Die Nasenschleimhaut besteht aus einem Flimmerepithel mit vielen Schleimdrüsen. Das Flimmerepithel schlägt den Schleimfilm nach hinten in Richtung Rachen. Im oberen Raum der Nasenhöhle befindet sich die Riechschleimhaut. Unter der Schleimhaut verläuft ein dichtes Kapillarnetz, teilweise als volumenreicher Venenplexus (Septumschwellkörper). Nasenbluten entsteht zumeist im vorderen Abschnitt der Nasenschleimhaut.

1.1.2 Kehlkopf und Stimmbänder

Der Kehlkopf (Larynx) trennt den Rachen von der Luftröhre (■ Abb. 1.3). Er liegt vorne tastbar am Hals. Der Kehlkopf hat drei Funktionen:

1. **Schutz vor Aspiration beim Schlucken:** Beim Schlucken wird der Kehlkopf (Larynx) nach vorne und nach oben gezogen. Dadurch verschließt der Kehldeckel (Epiglottis) die Luftröhre (Trachea). Speisen und

■ **Abb. 1.1** Obere Atemwege (mit freundlicher Genehmigung: Isabel Guckes)

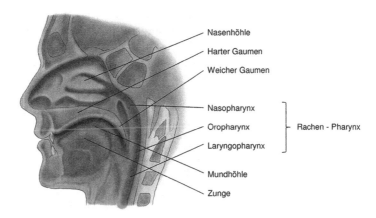

◙ **Tab. 1.1** Aufgaben der oberen Atemwege	
Erwärmung	Eingeatmete Luft wird erwärmt und kann so mehr Wasserdampf aufnehmen
Anfeuchtung	Mit wässrigem Sekret aus den Drüsen des oberen Respirationstrakts, Selbstreinigungsmechanismus wird so aufrechterhalten
Filterung	Abfangen größerer Partikel durch Nasenhaare und durch den Schleimüberzug der Nasen- und Tracheobronchialschleimhaut
Turbulenz	Bewirkt einen größtmöglichen Kontakt zwischen Luft und Schleimhaut

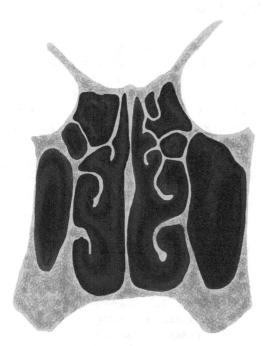

◙ **Abb. 1.2** Nasenhöhle - Nasenmuscheln (mit freundlicher Genehmigung: Isabel Guckes)

Getränke werden dadurch in die Speiseröhre (Ösophagus) geleitet. Das schützt die unteren Atemwege vor Aspiration. Die Aspiration beschreibt das Eindringen von Fremdkörpern in die unteren Atemwege. Erwachsene Menschen haben – im Gegensatz zu Säuglingen – nicht das Vermögen, gleichzeitig schlucken und atmen zu können, was zur Aspiration führen kann.

2. **Übergang von oberen und unteren Atemwegen**
   Die Stimmritze ist bei erwachsenen Menschen die engste Stelle der Atemwege. Die Ein- und Ausatemluft fließt jedes Mal durch die Stimmritze hindurch. Der Durchmesser ist jedoch groß genug, dass die Atmung ohne Anstrengung und respiratorische Erschöpfung möglich ist.

3. **Stimm- und Sprachbildung**
   Mit Hilfe der Stimmlippen wird der Strom der Atemluft reguliert. Die Stimmlippen werden so in Schwingung versetzt und dadurch wird die Stimme und Sprache gebildet (◙ Abb. 1.4).

Die Darstellung der Stimmlippen erfolgt mittels Spiegelung des Kehlkopfes (Laryngoskopie). Bei ruhiger Atmung stehen die Stimmlippen in einem ausreichenden Abstand zueinander. Die Öffnung zwischen den Stimmlippen wird Stimmritze genannt.

Die Stimmlippen liegen bei der Stimm- und Sprachbildung eng beieinander. Somit verengt sich die Stimmritze. Stimme und Sprache werden mit dem Ausatemluftstrom erzeugt, nicht während der Einatmung. Der Ausatemluftstrom wird reguliert, mal fließt die Luft rascher, mal langsamer und bringt die Stimmlippen in Schwingung. Je nach Ton und Stimme verengt sich die Stimmritze, sodass eine sehr vielfältige Ton- und Stimmbildung möglich ist. Gleichzeitig wird der Ausatemluftstrom verzögert; so ist es dem Menschen möglich, sehr lange Sätze zu bilden oder lange Liedstrophen zu singen. Die Ausatmung mit Stimm- und Sprachbildung kann somit durchaus 10–20 Sekunden betragen. Es verlängert sich somit auch das I:E-Verhältnis von regulär 1:2 auf 1:10 oder 1:20.

■ **Bezug zur künstlichen Beatmung mit Trachealkanüle**

Eine Trachealkanüle wird unterhalb des Kehlkopfes in die Trachea eingeführt (► Kap. 4). Eine Sprachbildung ist bei entblockter Kanüle möglich.

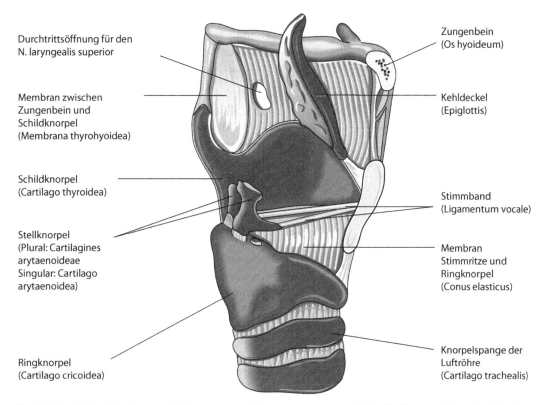

Durchtrittsöffnung für den
N. laryngealis superior

Membran zwischen
Zungenbein und
Schildknorpel
(Membrana thyrohyoidea)

Schildknorpel
(Cartilago thyroidea)

Stellknorpel
(Plural: Cartilagines
arytaenoideae
Singular: Cartilago
arytaenoidea)

Ringknorpel
(Cartilago cricoidea)

Zungenbein
(Os hyoideum)

Kehldeckel
(Epiglottis)

Stimmband
(Ligamentum vocale)

Membran
Stimmritze und
Ringknorpel
(Conus elasticus)

Knorpelspange der
Luftröhre
(Cartilago trachealis)

◘ Abb. 1.3 Kehlkopf (aus Spornitz, 2010, Anatomie und Physiologie, Lehrbuch und Atlas für Pflege- und Gesundheitsberufe, 6. Aufl. Springer, Heidelberg Berlin)

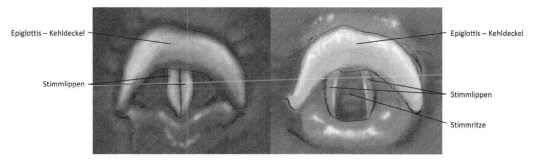

Epiglottis – Kehldeckel

Stimmlippen

Epiglottis – Kehldeckel

Stimmlippen

Stimmritze

◘ Abb. 1.4 Stimmritze beim Sprechen (links) und Atmen (rechts) (mit freundlicher Genehmigung: Isabel Guckes)

Bei Schluckstörungen sammelt sich das Sekret der oberen Atemwege auch unterhalb des Kehlkopfes (subglottisch) und oberhalb der Trachealkanüle und kann zu Mikroaspirationen führen.

1.2 Untere Atemwege

> **Bestandteile der unteren Atemwege**
> - Trachea (Luftröhre)
> - Bronchien
> - Bronchiolen
> - Alveolen (nur sie dienen dem Gasaustausch)

1.2.1 Luftröhre (Trachea)

Die Trachea spannt sich als Rohr zwischen dem Kehlkopf und den Stammbronchien. Sie ist ca. 10–12 cm lang, elastisch und besitzt zur Vorderseite hin 12–20 hufeisenförmige Knorpelspangen, die von außen tastbar sind. Sie verhindern ein Kollabieren der Trachea. Die Hinterwand ist elastisch und besteht aus Bindegewebe und Muskulatur. Daran grenzt die Speiseröhre.

Durch die Elastizität der Hinterwand kann der Innendurchmesser der Trachea auf ca. ¼ verengt werden. Das hat seine Bedeutung beim Husten und Niesen, bei dem die Luft mit hohem Druck herausgepresst wird (◻ Abb. 1.5 rechts).

1.2.2 Carina

Die erste Aufzweigung von der Trachea zu den beiden Stammbronchien (Hauptbronchien) wird „Carina" genannt. Sie ist von einem dichten nervalen Netz durchzogen. Wird die Carina von aspirierten Fremdkörpern gereizt, entsteht ein Hustenreiz. Dieser kann auch durch eine endobronchiale Absaugung ausgelöst werden.

1.2.3 Bronchialbaum (Bronchialsystem)

Der rechte, etwas stärkere Hauptbronchus ist 1–2,5 cm lang. Er verläuft etwas gerader als der linke Stammbronchus und hat eine Abknickung von nur ca. 20 % gegenüber der Trachea. Der linke, schwächere Hauptbronchus ist 4,5–5 cm lang. Seine Abwinklung beträgt mindestens 35 % gegenüber der Trachea (bedingt durch Aortenbogen). Aspirierte Fremdkörper gelangen durch den Winkel zwischen Trachea und Bronchien häufiger in den rechten als in den linken Hauptbronchus.

Trachea und Bronchien weiten sich bei der Einatmung leicht. Dadurch steigt der Innendurchmesser der Atemwege und Einatmung erfolgt ohne Anstrengung. Während der Ausatmung verengen sich Trachea und Bronchien leicht. Dadurch sinkt der Innendurchmesser der Atemwege. Die Ausatmung dauert im Ruhezustand dadurch auch etwas länger als die Einatmung. So entsteht ein Ruhe-Atemzeitverhältnis von I:E = 1:2. Durch die Knorpelspangen und -platten bleiben die Atemwege gesichert offen.

Die Wände der Bronchien sind aus 3 Schichten aufgebaut (◻ Tab. 1.2)

◻ Tab. 1.2 Aufbau der Bronchialwände	
Innen	Zylinderepithel und Flimmerhärchen
Mitte	Drüsen für Feuchtigkeit und Schleimbildung
Außen	Knorpel (Knorpelspangen) zum Offenhalten und zur äußeren Schienung

◻ **Abb. 1.5** Querschnitt Trachea (mit freundlicher Genehmigung: Isabel Guckes)

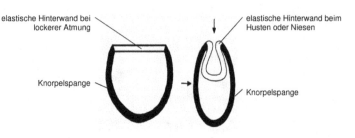

elastische Hinterwand bei lockerer Atmung

elastische Hinterwand beim Husten oder Niesen

Knorpelspange

Knorpelspange

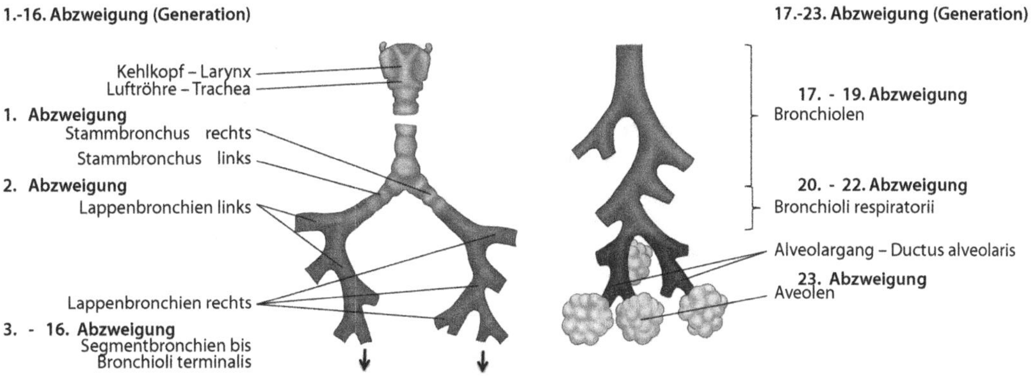

Abb. 1.6 Bronchialsystem, links 1.–16. Generation und rechts 17.–23. Generation (mit freundlicher Genehmigung: Isabel Guckes)

Der Bronchialbaum dient dem Transport der eingeatmeten Luft. Er zweigt sich immer weiter auf, insgesamt 23 Mal. Jede Verzweigung wird Generation genannt. Bis zur 16. Generation dient der Bronchialbaum ausschließlich dem Lufttransport. Ab der 17. Generation beginnt der Bereich, in dem der Gasaustausch möglich ist. Dort beginnt der alveolare Bereich (■ Abb. 1.6).

Das Gesamtvolumen des Bronchialsystems ist recht klein, nur 100 ml. Somit ist ein Eintritt von Flüssigkeiten und Fremdkörpern für den Menschen gefährlich, da das Volumen rasch ausgefüllt werden kann.

> **Anatomische Einteilung des Bronchialsystems (■ Abb. 1.7)**
> - Hauptbronchus
> - Lappenbronchien (rechts 3, links 2)
> - Segmentbronchien (rechts 10, links 9)
> - Mittlere und kleine Bronchien
> - Bronchioli (alle Knorpelelemente fehlen)
> - Bronchioli terminales
> - Bronchioli respiratorii (Beginn des respiratorischen Teils des Bronchialbaumes)
> - Ductus alveolaris
> - Azini (1 Acinus umfasst 1500–4000 Alveolen, Durchmesser 2,5–5 mm)

▪ Totraum

Die Luft, die sich ab Nase bzw. Mund bis zu den Bronchiolen der 16. Generation befindet, wird Totraum genannt. Es ist der Anteil des Atemsystems, der zwar belüftet wird jedoch nicht am Gasaustausch beteiligt ist. Der Totraum kann weiter unterteilt werden.

▪▪ Anatomischer Totraum

Dazu gehören die oberen Atemwege des Nasopharynx, Larynx, Trachea, Bronchien bis zur 16. Generation. Sie dienen dem Lufttransport, der Reinigung, Anfeuchtung und Erwärmung der Atemluft. Der anatomische Totraum beträgt ca. 2 ml/kg Körpergewicht. Für einen erwachsenen Menschen mit einem Gewicht von 75 kg beträgt der Totraum somit ca. 150 ml Luft. Die Luft des anatomischen Totraumes ist die letzte Menge Luft, die eingeatmet wird. Und auch die erste, die wieder ausgeatmet wird.

▪▪ Alveolärer Totraum

Ein Teil der Alveolen wird nur unzureichend durchblutet. Beim lungengesunden Menschen sind das ca. 2 % des Atemzugvolumens (Tidalvolumen). Atemluft, die in die Alveolen gelangt, nimmt somit nicht am Gasaustausch teil.

▪▪ Funktioneller Totraum

Ist die Summe des anatomischen und alveolären Totraums und beträgt ca. 30 % des Tidalvolumens.

◘ **Abb. 1.7**   Bronchialsystem,
mittlere Bronchien bis zu Alveolen
(mit freundlicher Genehmigung: Isabel
Guckes)

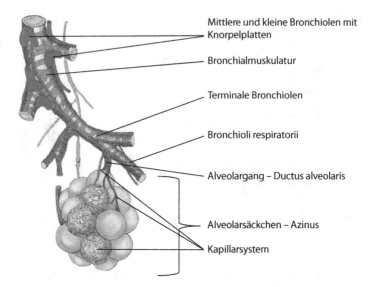

Mittlere und kleine Bronchiolen mit
Knorpelplatten

Bronchialmuskulatur

Terminale Bronchiolen

Bronchioli respiratorii

Alveolargang – Ductus alveolaris

Alveolarsäckchen – Azinus

Kapillarsystem

■ **Alveoläre Ventilation**

Der Anteil der Atemluft, der in die Alveolen gelangt
und somit am Gasaustausch teilnehmen kann, also
die Differenz aus Atemminutenvolumen minus Totraumvolumen. Die alveoläre Ventilation beträgt
beim Erwachsenen ca. 4500 ml/min bzw. 60 ml/
kg KG/min, beim Neugeborenen ca. 400 ml/min
bzw. 100–150 ml/kg KG/min und ist somit mehr als
doppelt so groß wie die des Erwachsenen.

1.2.4 Mukoziliäre Clearence

Die Fähigkeit des Respirationstraktes zur Selbstrei-
nigung wird mukoziliäre Clearence genannt. Die
Innenwände der Atemwege sind durchgängig mit
Flimmerepithel, den Zilien, ausgekleidet, durch-
setzt von schleimproduzierenden Zellen (◘ Abb. 1.8).
Der Schleim setzt sich als muköse Schicht auf die
Flimmerhärchen und dient der Selbstreinigung der
Atemwege.

Die Zilien bewegen sich peitschenartig hin und
her, etwa 30-mal pro Sekunde (30 Herz). Sie sorgen
somit für einen Transport des Schleims und der
Fremdpartikel in Richtung Kehlkopf. Es findet eine
fortwährende Schleimsekretion statt. Die Schleimschicht fängt Fremdpartikel ein und umschließt sie.
Schließlich werden sie nach oben Richtung Luftröhre
(Trachea) transportiert.

Die meisten Fremdpartikel, die durch die
Atmung in die luftleitenden Atemwege gelangen,
werden so innerhalb von 24 Stunden abtransportiert. Längere Transportzeiten betreffen Fremdpartikel, die im Alveolarbereich abgelagert wurden. Die
Zilienbeweglichkeit ist abhängig von der Luftfeuchtigkeit. Ist die Luftfeuchtigkeit nicht ausreichend und
die Temperatur zu niedrig, wird der Reinigungsmechanismus behindert.

■ **Bezug zur künstlichen Beatmung**

Ohne Befeuchtung und Erwärmung kann der Respirationstrakt seine Clearence-Aufgaben nicht wahrnehmen. Schon die Senkung der Luftfeuchtigkeit auf
90 % kann die Beweglichkeit der Flimmerhärchen
stark beeinträchtigen. Jedoch ist die Beweglichkeit der
Zilien bei einer vorübergehenden unzureichenden
Befeuchtung und Erwärmung der Atemluft reversibel.

1.2.5 Lage der Lungen im Körper

Die Lunge liegt im Brustkorb (Thorax) (◘ Abb. 1.9).
Tastet man oberhalb des Schlüsselbeins (Clavicula),
befindet sich darunter die obere Lungenspitze. Das
Zwerchfell (Diaphragma) begrenzt die Lunge nach
unten hin und trennt gleichzeitig den Thorax vom
Bauchraum (Abdomen). Nach vorne, seitlich und
hinten ist die Lunge durch die Rippen, das Brustbein

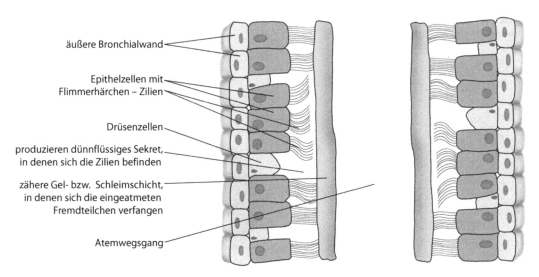

äußere Bronchialwand

Epithelzellen mit
Flimmerhärchen – Zilien

Drüsenzellen

produzieren dünnflüssiges Sekret,
in denen sich die Zilien befinden

zähere Gel- bzw. Schleimschicht,
in denen sich die eingeatmeten
Fremdteilchen verfangen

Atemwegsgang

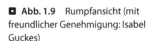

◘ **Abb. 1.8** Mukoziliäres Transportsystem (mit freundlicher Genehmigung: Isabel Guckes)

◘ **Abb. 1.9** Rumpfansicht (mit freundlicher Genehmigung: Isabel Guckes)

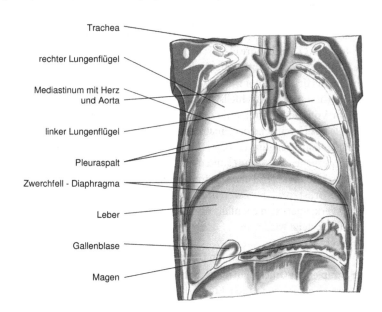

Trachea

rechter Lungenflügel

Mediastinum mit Herz
und Aorta

linker Lungenflügel

Pleuraspalt

Zwerchfell - Diaphragma

Leber

Gallenblase

Magen

und die Wirbelsäule begrenzt. Gleichzeitig bilden die Rippen einen Schutz der Lunge und der Herzens.

Die Lunge ist von einer Haut, dem Brustfell bzw. der **Pleura** umschlossen und besteht aus zwei „Blättern". Das innere Blatt, das Lungenfell bzw. die **Pleura viszeralis**, liegt der Lunge an (◘ Abb. 1.10). Das äußere Blatt, das Rippenfell bzw. die **Pleura parietalis**, kleidet den Thorax von innen aus. Zwischen beiden Blättern befindet sich der **Pleuraspalt**, der mit Flüssigkeit gefüllt ist. Damit ist die Lunge am

Brustkorb aufgespannt, sie kann nicht kollabieren. Nur durch die Eintrittspforte für Blutgefäße und die Stammbronchien (Hilus) ist die Lunge fest mit dem Thorax verbunden.

Die beiden Blätter können sich gegeneinander verschieben. Hierdurch ist die Lunge atemverschieblich. Die Lunge folgt somit passiv der Bewegung des Brustkorbs, der bei der Atmung aktiv bewegt wird. Die Lunge selbst hat keine Muskulatur, die eine aktive Bewegung erzeugen kann.

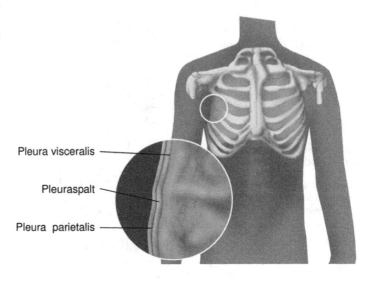

Abb. 1.10 Pleura und Pleuraspalt (mit freundlicher Genehmigung: Isabel Guckes)

Pleura visceralis

Pleuraspalt

Pleura parietalis

Innerhalb des Pleuraspalts besteht ein negativer, subatmosphärischer Druck. Er beträgt während der Ausatmung ca. -5 cm H_2O und bei der Einatmung ca. -8 cm H_2O. Durch ihre elastischen Fasern neigt die Lunge dazu, sich zusammenziehen zu wollen. Sie folgt bei der Einatmung aber der Bewegung des Brustkorbs und des Zwerchfells, dadurch vergrößert sich ihr Volumen. Damit sinkt der negative intrapleurale Druck während der Einatmung. Bei stärkerer Einatemanstrengung (z. B. forcierte Einatmung bei körperlicher Belastung) sinkt der intrapleurale Druck stärker. Während der Ausatmung verkleinert sich der Brustkorb, das Zwerchfell erschlafft. Die Lunge verkleinert sich ebenfalls und der intrapleurale Druck steigt wieder an.

■ **Messung des intrapleuralen Drucks**

Der **intrapleurale Druck** kann mittels Sonden direkt im Pleuraspalt gemessen werden. Eine indirekte, jedoch zuverlässige Messmethode ist die Anwendung von Ösophagusdrucksonden. Am Ende der Speiseröhre herrscht ein vergleichbarer Druck. Der Druckunterschied von intrapulmonalem Druck und intrapleuralem Druck wird **transpulmonaler Druck** genannt. Dieser ist bei spontaner Atmung immer negativ.

■ **Bezug zur künstlichen Beatmung**

Patienten, deren Lungengewebe erkrankt ist, müssen sich bei der Atmung mehr anstrengen. Mittels Ösophagusdrucksonden kann diese Anstrengung mittelbar gemessen werden. Bei großer Einatemanstrengung ist zu erwarten, dass der intrapleurale Druck einen größeren Unterschied aufweisen wird. Der Brustkorb weitet sich, Zwerchfell kontrahiert bei der Einatmung, aber die Lunge kann der Bewegung nicht unmittelbar folgen, da sie bei Lungenerkrankungen weniger elastisch und starrer ist. Je größer der negative Pleura- bzw. der Ösophagusdruck, desto mehr strengt sich der Patient bei der Atmung an. Er droht sich dabei zu respiratorisch zu erschöpfen.

Die künstliche Beatmung soll dazu beitragen, dass sich respiratorisch erschöpfte Patienten bei der Atemarbeit nicht so stark anstrengen müssen. Luft wird mit Überdruck in die Lungen gepresst, das entlastet die Atemarbeit der Patienten. Bei der künstlichen Beatmung ist der Druck innerhalb der Lunge (intrapulmonal) somit immer im positiven Bereich. Ebenso der intrapleurale Druck, da die mit Luft gefüllte Lunge auf den Pleuraspalt drückt. Somit befindet sich der transpulmonale Druck ebenso im positiven Bereich.

1.2.6 Lungenflügel, Lungenlappen und Lungensegmente

Die Lunge besteht aus einem rechten und einem linken Lungenflügel. Der rechte Lungenflügel hat drei Lungenlappen, der linke Lungenflügel zwei (■ Abb. 1.11).

◻ Abb. 1.11 Lungenflügel und Lungenlappen (mit freundlicher Genehmigung: Isabel Guckes)

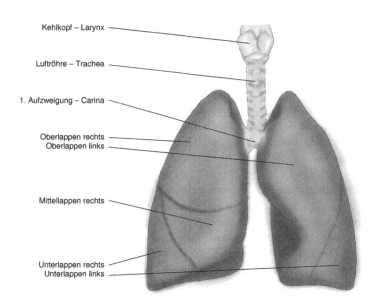

Kehlkopf – Larynx

Luftröhre – Trachea

1. Aufzweigung – Carina

Oberlappen rechts
Oberlappen links

Mittellappen rechts

Unterlappen rechts
Unterlappen links

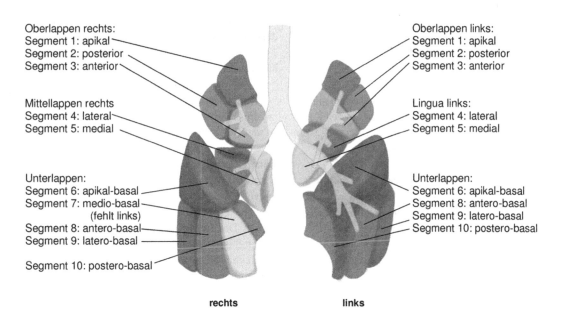

Oberlappen rechts:
Segment 1: apikal
Segment 2: posterior
Segment 3: anterior

Mittellappen rechts
Segment 4: lateral
Segment 5: medial

Unterlappen:
Segment 6: apikal-basal
Segment 7: medio-basal
         (fehlt links)
Segment 8: antero-basal
Segment 9: latero-basal

Segment 10: postero-basal

Oberlappen links:
Segment 1: apikal
Segment 2: posterior
Segment 3: anterior

Lingua links:
Segment 4: lateral
Segment 5: medial

Unterlappen:
Segment 6: apikal-basal
Segment 8: antero-basal
Segment 9: latero-basal
Segment 10: postero-basal

rechts   **links**

◻ Abb. 1.12 Lungensegmente (mit freundlicher Genehmigung: Isabel Guckes)

Die Lungenlappen teilen sich noch einmal in Segmente auf (◻ Abb. 1.12). Der **rechte Lungenflügel** besteht aus 10 Lungensegmenten:

- 3 gehören dem Oberlappen an,
- 2 dem Mittellappen,
- 5 dem Unterlappen.

Der **linke Lungenflügel** ist kleiner als der rechte Lungenflügel und besteht aus 9 Segmenten. Er hat keinen Mittellappen. Somit ergibt sich eine andere Einteilung:

- 5 gehören dem Oberlappen an und
- 4 dem Unterlappen

Die Segmente 4 und 5 werden Lingua genannt. Segment 7 ist links nicht ausgebildet.

■ **Bezug zur künstlichen Beatmung**

Bei der normalen Einatmung gelingt es, dass sich die Luft gleichmäßig in alle Lungenlappen und -segmente verteilt. Bei der künstlichen Beatmung gelingt diese gleiche Verteilung der Inspirationsluft nicht immer. Die Luft der künstlichen Beatmung wird mit Überdruck in die Lungen gepresst und neigt dazu, sich ungleichmäßig zu verteilen, meistens mit einer guten Belüftung der oberen apikalen Lungensegmente und mit einer unzureichenden Belüftung der unteren basalen und dorso-basalen Lungensegmente.

Bei einigen Beatmungsgeräten findet man über 10 verschiedene Beatmungsformen. Dies soll dazu dienen, mithilfe der unterschiedlichen Beatmungsformen eine gleichmäßige Luftverteilung zu erreichen.

1.2.7 Alveolen und Surfactant

Die insgesamt ca. 300–400 Millionen Alveolen werden von einem feinen Kapillarnetz überspannt. Zwischen den luftgefüllten Alveolen und den Kapillaren, die aus der Pulmonalarterie hervorgehen, findet dann der eigentliche Gasaustausch statt.

❯ Der Gasaustausch in der Lunge wird **äußere Atmung** genannt. Der Gasaustausch im Gewebe bzw. an den einzelnen Körperzellen wird **innere Atmung** genannt.

Eine einzelne Alveole hat einen Durchmesser von 10–25 Mikrometer (❏ Abb. 1.13). Die ca. 300–400

Millionen Alveolen haben zusammen eine Oberfläche von ca. 60–80 m². Die einzelne Alveole hat keinen einzelnen eigenen Bronchioli. Ungefähr 1500–4000 Alveolen bilden Alveolen-Säckchen, ein Azinus (Mehrzahl Azini). Die Alveolen eines Azinus sind untereinander mit Öffnungen, den Kohnschen-Poren, verbunden. Die eingeatmete Luft kann sich somit innerhalb dieser kleinen Einheit gleichmäßig verteilen.

■ **Bezug zur künstlichen Beatmung**

Bei der künstlichen Beatmung besteht wiederum das Problem, dass sich die mit Überdruck inspirierte Luft ungleichmäßig verteilt. Dabei werden kleine Alveolen oft gar nicht belüftet bzw. minderbelüftet und große und größere Alveolen sogar überbläht. Eine potenzielle Folge ist der Verlust von Gasaustauschfläche.

Die Alveolen sind ausgekleidet mit Lungenzellen, den Pneumozyten Typ I. Sie bilden die innere Wand der Alveolen, das Alveolarepithel (❏ Abb. 1.14).

Zusätzlich gibt es den Pneumozyt Typ II. Dieser bildet das Surfactant, welches
— als dünner Film die innere Oberfläche der Alveolen auskleidet,
— die Oberflächenspannung herabsetzt,
— das Kollabieren der Alveolen verhindert.

Gäbe es kein Surfactant, müsste ein wesentlich höherer Druck für die Wiedereröffnung der Alveolen aufgewendet werden, bzw. in der Inspiration wäre eine größere Kraft der Atemmuskulatur erforderlich. Das Surfactant bildet die Grenze zwischen Atemluft und Gewebe. Surfactant wird schon intrauterin vom Fötus ab der 23. Schwangerschaftswoche produziert. Surfactant besteht zu ca. 90 % aus

❏ **Abb. 1.13** Azinus (mit freundlicher Genehmigung: Isabel Guckes)

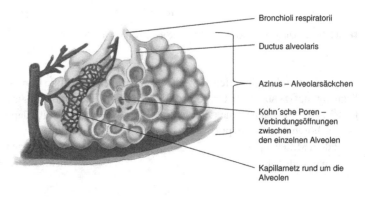

Bronchioli respiratorii

Ductus alveolaris

Azinus – Alveolarsäckchen

Kohn´sche Poren – Verbindungsöffnungen zwischen den einzelnen Alveolen

Kapillarnetz rund um die Alveolen

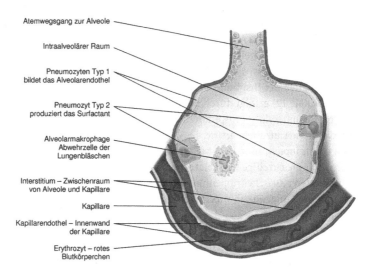

☐ **Abb. 1.14** Alveole (mit freundlicher Genehmigung: Isabel Guckes)

Atemwegsgang zur Alveole

Intraalveolärer Raum

Pneumozyten Typ 1 bildet das Alveolarendothel

Pneumozyt Typ 2 produziert das Surfactant

Alveolarmakrophage Abwehrzelle der Lungenbläschen

Interstitium – Zwischenraum von Alveole und Kapillare

Kapillare

Kapillarendothel – Innenwand der Kapillare

Erythrozyt – rotes Blutkörperchen

Lipiden (Fetten), zu 10 % aus Proteinen (Eiweißen) und Kalziumionen.

Funktionen des Surfactant
- Erniedrigung der Oberflächenspannung des Flüssigkeitsfilms auf dem Alveolarepithel → antiatelektatische Funktion
- Flüssigkeitstransport vom Alveolarraum in den Zwischenraum von Alveolen und Kapillaren bzw. ins Interstitium → antiödematöse Funktion
- Flüssigkeits- und Sekrettransport in Richtung Trachea → Clearencefunktion
- Interaktion mit Infektionserregern → direkte Abwehrfunktion
- Regulation der intrapulmonalen Immunantwort → immunregulatorische Funktion
- Schutz vor Sauerstoffradikalen, die Zellmembranen und Erbgut schädigen können

■ **Bezug zur künstlichen Beatmung**

Damit das Surfactant seine Funktion vollständig erfüllen kann, ist es notwendig, dass die eingeatmete Luft bzw. Beatmungsluft warm und feucht ist. Bei der normalen physiologischen Atmung wird das durch die oberen Atemwege gewährleistet: Bei der

künstlichen Beatmung muss das durch die aktiven oder passiven Befeuchtungssysteme erfolgen.

1.2.8 Lungengefäße

■ **Vasa privata**

Das Lungengewebe bzw. das Lungenparenchym und das Bronchialsystem werden selbst mit Blut, Sauerstoff und Nährstoffen aus der Bronchialarterie versorgt. Diese entspringt der Brustaorta oder einer Zwischenrippenarterie bzw. Interkostalarterie. Dieses Blut ist am Gasaustausch nicht beteiligt.

■ **Vasa publica**

Das Blut, das vom rechten Herzen über die Pulmonalarterie in die Lunge gelangt, versorgt das Lungengewebe nicht mit Blut und Nährstoffen. Dieses Blut soll die Lungenstrombahn passieren, um mit Sauerstoff angereichert zu werden.

1.3 Atemhilfsmuskulatur

1.3.1 Inspiration

An der Inspiration sind beteiligt:
- Zwerchfell
- Äußere Rippenmuskulatur
- Halsmuskulatur sowie Atemhilfsmuskeln

Circa 2/3 der Atemarbeit wird durch Kontraktion des Zwerchfells geleistet (◻ Abb. 1.15). Wenn die äußere Rippenmuskulatur arbeitet, wird der Thorax angehoben und die Luft strömt in die Lungen ein. Ein gewisses Halten der Inspiration (vergleichbar dem Plateau ▶ Kap. 12) erfolgt durch die Halsmuskeln. Weitere Hilfsmuskeln zur Inspiration, die in der Lage sind, die Rippen anzuheben, sind die Mm. pectoralis major und minor, Mm. scaleni, M. sternocleidomastoideus. Die gleichzeitige Muskelarbeit von Zwerchfell und äußerer Zwischenrippenmuskulatur bewirkt, dass sich die Lunge im Thorax gleichmäßig weitet und ausdehnt.

Das Zwerchfell bildet im nicht kontrahierten Zustand jeweils Kuppen unterhalb der beiden Lungenflügel. Die Kontraktion des Zwerchfells bewirkt, dass die Kuppen sich glätten. Damit bildet das kontrahierte Zwerchfell bei der Einatmung ein abgeflachtes Trapez. Dadurch werden die Abdominalorgane nach unten und nach vorne verdrängt. Daran erkennt man die „Bauchatmung".

Das Zwerchfell zieht die Lungenflügel in die Länge. Es erfolgt eine gleichmäßige vertikale Dehnung. Die äußere Zwischenrippenmuskulatur dehnt den Brustkorb nahezu zirkulär. Der Brustkorb wird nach vorne, zur Seite und nach hinten hin angehoben. Die Lungenflügel werden dadurch gleichmäßig horizontal gedehnt. Durch die vertikale und die horizontale Dehnung entsteht ein leichter Unterdruck in der Lunge im Vergleich zur Außenluft und Atemluft strömt über die Atemwege in die Lunge ein. Im Prinzip wird bei der Einatmung Luft „eingesaugt". Die eingeatmete Luft kann sich durch die gleichmäßige Dehnung der Lunge auch gleichmäßig

innerhalb der Lungen in alle Bereiche verteilen. So gibt es nahezu keine Bereiche, die minderbelüftet sind.

- **Bezug zur künstlichen Beatmung**

Die künstliche Beatmung bewirkt keine gleichmäßige Dehnung der Lunge. Die durch Überdruck verabreichte Luft verteilt sich oft ungleichmäßig in den Lungenbereichen. Das führt dazu, dass einige Bereiche überdehnt, andere minder- oder gar nicht belüftet werden. Die Oberkörperhochlagerung des Patienten auf 30–45°, ebenso die Hoch- bzw. Unterlagerung der Arme unterstützt und ermöglicht ein optimales Einsetzen der Atemhilfsmuskulatur. Assistierte Spontanatmung des Patienten bewirkt eine gleichmäßige Verteilung der Beatmungsluft in der Lunge.

1.3.2 Exspiration

An der Exspiration beteiligte Muskeln (◻ Abb. 1.16):
- Innere Zwischenrippenmuskulatur
- Schräger Brustmuskel
- Gerader Bauchmuskel

Die Ausatmung ist vorwiegend ein passiver Vorgang. Das kontrahierte Zwerchfell erschlafft und die Lungenflügel werden leicht zusammengestaucht. Die äußere Zwischenrippenmuskulatur erschlafft und die zirkuläre Dehnung wird zurückgenommen. Auch das führt zu einem Zusammenstauchen der Lunge. Dadurch entsteht innerhalb der Lungen ein leichter Überdruck. Daher strömt die Luft leicht aus den Lungen heraus.

◻ **Abb. 1.15** Zwerchfellkuppen bei In- und Exspiration (mit freundlicher Genehmigung: Isabel Guckes)

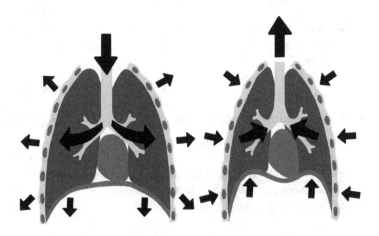

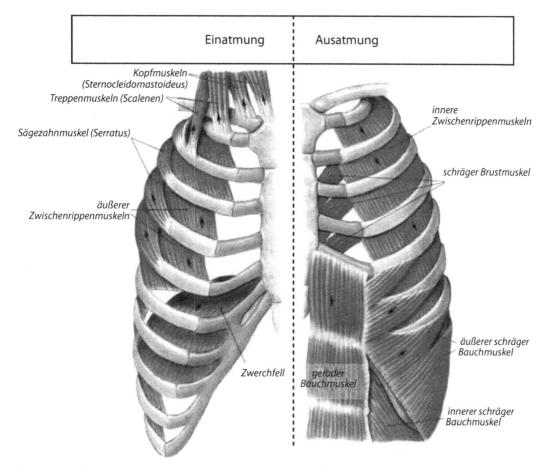

Einatmung | **Ausatmung**

Kopfmuskeln (Sternocleidomastoideus)
Treppenmuskeln (Scalenen)
Sägezahnmuskel (Serratus)
äußerer Zwischenrippenmuskeln
Zwerchfell

innere Zwischenrippenmuskeln
schräger Brustmuskel
äußerer schräger Bauchmuskel
gerader Bauchmuskel
innerer schräger Bauchmuskel

◘ Abb. 1.16 Ein- und Ausatemmuskeln (mit freundlicher Genehmigung: idiag ag)

Atemarbeit ist ein energiesparender Vorgang. Nur ca. 2–3 % des täglichen Energiebedarfs eines erwachsenen Menschen wird für die Atemarbeit aufgebracht. Benötigt ein Mensch ca. 2000 kcal/Tag, so werden für die Atemarbeit nur 40–60 kcal/Tag gebraucht. Da Atemarbeit wenig Energie verbraucht, können wir ohne Anstrengung 24 Stunden rund um die Uhr atmen, ohne dass wir uns respiratorisch erschöpfen.

■ **Bezug zur künstlichen Beatmung**

Die spontane eigene Atmung ermöglicht bei der Einatmung eine gleichmäßige Verteilung der Luft in alle Lungenbereiche und ein gleichmäßiges Ausströmen der Luft während der Ausatmung. Eine Konsequenz für die künstliche Beatmung ist, dass die unterstützende Spontanatmung der Patienten so früh wie möglich beginnen soll. Auch kleine

Atemmuskeltätigkeiten bewirken eine bessere Verteilung der Beatmungsluft innerhalb der Lungen. Bei schwerer Ateminsuffizienz wird sehr viel mehr Energie zur Atemarbeit benötig, mit einem Anteil von 20–30 %. Die künstliche Beatmung soll diesen hohen Energieverbrauch der Atmung senken und dient damit auch der Erholung bei Ateminsuffizienz.

1.4 Physiologie

1.4.1 Atemluft

Die Atemluft besteht zu einem großen Anteil aus Stickstoff (78 %). Sauerstoff ist nur mit einem Anteil von 21% in der Einatemluft vertreten. Wir leben demnach in einer Stickstoffatmosphäre. Jedoch wird der Stickstoff unverändert wieder ausgeatmet.

◘ Tab. 1.3 Bestandteile der Atemluft

	Einatmung	Ausatmung
Stickstoff	78%	78%
Sauerstoff	21%	16%
Kohlendioxid	0,03%	4%
Andere/Edelgase	1%	1%

Ebenso werden die 1 % Edelgase in unserer Atmosphäre eingeatmet und unverändert wieder ausgeatmet. Diese beiden Bestandteile nehmen somit nicht am Gasaustausch teil.

Sauerstoff wird für die Stoffwechselprozesse im Körper gebraucht und nimmt am Gasaustausch teil. In der Ausatemluft ist der Anteil von Sauerstoff auf 16 % abgefallen. Als ein Endprodukt des Stoffwechsels entsteht Kohlendioxid, das mit einem Anteil von 4 % in der Ausatemluft abgegeben wird. Die Bestandteile der Atemluft sind in ◘ Tab. 1.3 aufgeführt.

▪ **Bezug zur künstlichen Beatmung – Blutgasanalyse**

Sauerstoff wird für die Stoffwechselprozesse benötigt und verbraucht („aerober Stoffwechsel"). Das Endprodukt des aeroben Stoffwechsels ist Kohlendioxid (CO_2), das bei jeder Ausatmung abgeatmet wird. Daher ist der Anteil des CO_2 an der Ausatemluft so stark gestiegen. Beim „anaeroben Stoffwechsel" laufen Stoffwechselprozesse zur Energiegewinnung auch ohne Sauerstoff ab. Das Endprodukt ist Milchsäure (Laktat). Laktat entsteht somit immer bei Stoffwechselprozessen ohne Anwesenheit von Sauerstoff. Blut transportiert Sauerstoff zu den Zellen. Steigt in der Blutgasanalyse (BGA) der Laktatgehalt, so ist daraus zu schließen, dass der O_2-Verbrauch höher als das O_2-Angebot ist, dies kann durch eine Störung der Durchblutung entstehen.

1.4.2 Diffusionszeit – Diffusionsstrecke

Die **Diffusionszeit** beschreibt die Zeit, die der Gasaustausch beim lungengesunden Menschen benötigt. Sie beträgt max. 0,75 Sek. Ein Erythrozyt hält sich nur für ca. 0,3 Sek. in den Lungenkapillaren auf.

Diese Kontaktzeit reicht jedoch für die Aufsättigung der Erythrozyten mit Sauerstoff aus. Diese Kontaktzeit reicht ebenfalls für den Gasaustausch des Kohlendioxid (CO_2) aus.

In der Lunge sind die Entfernungen für die Diffusion der Gase sehr kurz. Sauerstoff muss vom Inneren der Alveole die Diffusionsstrecke überwinden, um an Hämoglobin gebunden werden zu können, d. h.
- das Alveolarepithel,
- das Interstitium zwischen Alveole und Kapillare,
- das Kapillarendothel,
- das Blutplasma und
- die Erythrozytenmembran.

Die Gesamtstrecke beträgt ca. 1 µm (zum Vergleich: die Größe eines Erythrozyten beträgt 7 µm).

1.4.3 Atemregulation

Die Zentrale der Atemregulation ist das **Stammhirn** bzw. das **Atemzentrum** im verlängerten Rückenmark (Medulla oblongata). Chemorezeptoren an der Aorta messen die Konzentration der im Blut gelösten Gase Sauerstoff und Kohlendioxid. Diese Information wird durch nervale Reize über den 10. Hirnnerv (N. vagus) und 11. Hirnnerv (N. accessorius) zum Atemzentrum im Stammhirn geleitet. Im Stammhirn selbst existieren Chemorezeptoren, die auf pH, pCO_2 und pO_2 direkt reagieren.

Primärer Antrieb für die Atemarbeit ist der Partialdruck pCO_2. Steigt der pCO_2, wird die Atemarbeit verstärkt. Sinkt der pCO_2, wird die Atemarbeit reduziert. Der Partialdruck beschreibt den Druck in einer Blutgasanalyse, der dem Gas CO_2 zugeordnet werden kann (▶ Kap. 27). Die Befehle der zu leistenden Atemarbeit werden erneut durch nervale Reize zum Rückenmark und weiter an die motorischen Fasern der Interkostalnerven geleitet. Dies sind die Spinalganglien der Brustwirbelkörper (BWK) 1–12. Impulse werden auch über den Zwerchfellnerv bzw. **N. phrenicus** zum Zwerchfell geleitet.

Die Ein- und Ausatmung unterliegt dem sog. **Hering-Breuer-Reflex**. Dehnungsreflexe setzen einen Vagusreiz. Bei erfolgter Dehnung erfolgt ein „Umschalten" auf Exspiration.

1.4.4 Physiologisches Shuntvolumen

Dieses ist das im Lungenkreislauf zirkulierende Blutvolumen, das nicht am Gasaustausch teilnimmt und beträgt 3–5 %. Bei einem Herzzeitvolumen (HZV) von 5 l/min werden somit 150–250 ml Blut nicht mit Sauerstoff angereichert. Auch kann kein Kohlendioxid abgegeben werden.

1.4.5 Atemmechanik

Die Atemmechanik beschreibt die Zusammenhänge, wie Luft bei der Atmung in die Lunge gelangt. Sie ist zusammengesetzt aus der Atemfrequenz, dem Atemzugvolumen und dem Atemminutenvolumen (◘ Tab. 1.4).

- **Lungenvolumina**

Die Atemruhelage ist die normale Atmung eines Menschen ohne Anstrengung (Abb. 1.17). Dabei entsteht ein **Atemzugvolumen** (AZV oder Vt) von ca. 450–600 ml. Dieses Atemzugvolumen wird durchschnittlich in der Beatmung erzeugt, wobei es Abweichungen gibt. **Das Atemminutenvolumen** (AMV) ist das Produkt aus Atemzugvolumen (Vt) × Atemfrequenz (f). In Atemruhelage atmet man ca. 15-mal pro Minute 500 ml Luft ein. Das ergibt ein Atemminutenvolumen von 7.500 ml.

Körperliche Anstrengung bewirkt, dass sich das Atemzugvolumen erhöht. Damit das geleistet werden kann, verfügt die Lunge über ein **inspiratorisches Reservevolumen** (IRV) und ein **exspiratorisches Reservevolumen** (ERV). Die maximale Ein- oder Ausatmung wird jedoch sehr selten erreicht (◘ Abb. 1.17).

Zur Übersicht der einzelnen Volumina der Spirometrie ◘ Tab. 1.5.

- **Bezug zur künstlichen Beatmung**

Auch Patienten mit künstlicher Beatmung sind durch verschiedene Maßnahmen einer körperlichen Anstrengung ausgesetzt. Körperliche Anstrengung bewirkt auch, dass sich die Atemfrequenz pro Minute und möglicherweise auch das Atemzugvolumen erhöht. Künstliche Beatmung muss das zulassen können.

Die Summe von Atemzugvolumen in Ruhelage und inspiratorischem Reservevolumen ergibt die inspiratorische Kapazität. Auch bei maximalster Ausatmung verbleibt noch eine restliche Menge Luft in den Lungen, die nicht ausgeatmet werden kann. Das ist das Residualvolumen und beträgt ca. 1000–1200 ml. In der Atemruhelage verbleibt am Ende der normalen Ausatmung noch sehr viel Luft in den Lungen und Atemwegen. Diese Menge Luft wird funktionelle Residualkapazität (FRC) genannt. Sie beträgt ca. 2000–2400 ml.

◘ Tab. 1.4 Atemmechanik Erwachsene und Kinder		
	Erwachsene	**Neugeborene**
Atemfrequenz	15–20/min	40–50/min
Atemzugvolumen	450–600 ml	20 ml
Atemminutenvolumen	6–10 l/min	800–1000 ml/min

◘ Abb. 1.17 Atemzugvolumina – Spirometrie (eigene Darstellung, Bearbeitung Isabel Guckes)

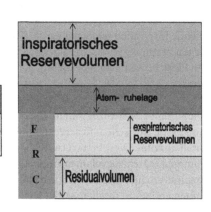

◻ Tab. 1.5 Atemzugvolumina

Atemzugvolumen (AZV)	~ 450–600 ml
Inspiratorisches Reservevolumen (IRV): Luftmenge, die maximal eingeatmet werden kann	~ 2500–3000 ml
Exspiratorisches Reservevolumen (ERV): Luftmenge, die maximal ausgeatmet werden kann	~ 1200–1500 ml
Residualvolumen (RV): Luftvolumen, das bei maximaler Ausatmung in der Lunge verbleibt	~ 1000–1200 ml
Inspiratorische Kapazität: AZV + IRV	~ bis 3500 ml
Vitalkapazität (VC): AZV + IRV + ERV	~ 4000–4500 ml
Funktionelle Residualkapazität (FRC): ERV + RV	~ 2400 ml
Totalkapazität: IRV +AZV + ERV + RV	~ 5000–6000 ml

■ **Die funktionelle Residualkapazität (FRC)**

− Die Menge Luft, die am Ende unserer Ausatmung in den Lungen verbleibt.
− Dient dem Gasaustausch auch während der Ausatemphase.
− Diese Menge Luft, die am Ende unserer Ausatmung in den Lungen verbleibt, übt einen kleinen Luftdruck aus, ca. 1–2 mb.
− Dieser Luftdruck hält die Alveolen und die Atemwege offen.
− Sie sorgt für eine Vordehnung der Alveolen und Atemwege, sodass die kommende Einatmung leicht fällt.
− Sie bewirkt, dass auch während der Ausatemphase der Gasaustausch in den Alveolen gesichert ist

■ **Bezug zur künstlichen Beatmung**

Bei Patienten, die invasiv beatmet werden, also einen Tubus oder eine Trachealkanüle haben, besteht das Risiko, dass die FRC reduziert wird. Ist sie zu stark reduziert, sind die Alveolen und Atemwege unter Umständen nicht ausreichend offen für die kommende Inspiration und kollabieren. Bei der künstlichen Beatmung wird dem entgegengewirkt, indem ein PEEP bzw. EPAP am Beatmungsgerät eingestellt wird.

Die Summe aus Atemzugvolumen, inspiratorischem und exspiratorischem Reservevolumen ergibt die **Vitalkapazität**. Diese beträgt ca. 4000–4500 ml. Die Summe aus Atemzugvolumen, inspiratorischem und exspiratorischem Reservevolumen und Residualvolumen ergibt die **Totalkapazität**. Diese beträgt ca. 5000–6000 ml.

Fazit

Die Kenntnis von Anatomie und Physiologie der Atmung stellt die Voraussetzung für das Verständnis der Beatmung und seiner Aufgaben dar. Die Beatmungsluft gelangt über die gleichen Wege in die Lunge. Sie muss angewärmt und feucht sein, sonst werden viele Aufgaben der Atemwege nicht aufrechterhalten, so die Selbstreinigung, der Gasaustausch und das Offenhalten der Atemwege und Alveolen. Beatmungsluft muss sich gleichmäßig in alle Bereiche der Lunge verteilen, damit es nicht zu einem Verlust von Gasaustauschfläche kommt.

1.5 Zentrales und peripheres Nervensystem

Das zentrale Nervensystem, auch ZNS genannt, hängt sehr eng mit dem peripheren Nervensystem zusammen und lässt sich daher auch nur topografisch trennen. Zum ZNS gehören das Gehirn und das Rückenmark. Zum peripheren Nervensystem gehören alle vom ZNS abgehenden und ankommenden Nervenbahnen des Körpers.

Aufgaben des **zentralen Nervensystems:**
− Kontrolle der Motorik, also von Körperhaltung und Bewegungen
− Kontrolliertes Zusammenspiel aller lebensnotwendigen Systeme – von den Organfunktionen über Hormonhaushalt und Atmung bis hin zum Schlaf-Wach-Rhythmus
− Verarbeitung von eintreffenden Informationen aus der Umwelt und dem Körperinneren
− Alle kognitiven Funktionen – also Bewusstsein, Sprache, Denken, Lern- und

Erinnerungsvermögen, Aufmerksamkeit und Vorstellungsvermögen
- Gefühle und Triebe

Das **periphere Nervensystem** lässt sich wie folgt weiter unterteilen:
- Somatisches Nervensystem (willkürliches Nervensystem)
- Vegetatives Nervensystem (unwillkürliches Nervensystem) wird weiter unterteilt in:
  - Sympathisches Nervensystem (Sympathikus)
  - Parasympathisches Nervensystem (Parasympathikus)
  - Enterisches Nervensystem (ENS)

1.5.1 Anatomie Gehirn

Das Gehirn eines erwachsenen Menschen wiegt ca. 1400 Gramm, benötigt aber ca. 20 % des gesamten Energiebedarfes. Es besteht aus rund 100 Milliarden einzelnen Nervenzellen, die miteinander in Verbindung stehen. Unzählige Verbindungen können entstehen und sich weiterentwickeln. Die Möglichkeit, Verknüpfungen herzustellen, ist dynamisch und nicht von vornherein festgelegt, also nicht statisch.

- **Hirnhäute (Meningen)**

Das Gehirn und auch das Rückenmark im Wirbelsäulenkanal sind schützend von drei Hirnhäuten (Meningen) umgeben.

- **Harte Hirnhaut (Dura mater)**

Sie ist die äußerste Hirnhaut. Sie besteht aus einem inneren und einem äußeren Blatt und liegt von innen dem Schädelknochen an. Die Dura mater ist in der Wirbelsäule nicht mit dem Wirbelkanal verbunden. So gibt es zwischen dem Wirbelkanal und der Dura mater ein Zwischenraum, den sog. Periduralraum bzw. Epiduralraum. Dies ist der Ort der Peridural- bzw. Epiduralanästhesie.

- **Spinngewebshaut (Arachnoidea)**

Sie ist die mittlere Hirnhaut. Sie liegt an der Dura mater ist aber auch durch einen dünnen Spalt, dem sog. Subduralraum, getrennt. Die Arachnoidea zeigt ein spinngewebsartiges Aussehen, daher die Namensgebung. Unterhalb der Arachnoidea

befindet sich der sog. Subarachnoidalraum. Dieser ist mit Hirn-Rückenmarksflüssigkeit, dem sog. Liquor, gefüllt. Der Liquor schützt das Hirn vor Erschütterungen.

- **Weiche Hirnhaut (Pia mater)**

Sie liegt der Hirnsubstanz und dem Rückenmark direkt auf und folgt auch deren vielen Krümmungen und Kurvaturen. Die Pia mater versorgt das Hirn mit Nährstoffen aus dem Liquor.

1.5.2 Hirnaufbau

☑ Abb. 1.18

- **Stammhirn**

Zum Hirnstamm zählen folgende Strukturen:
- Medulla oblongata (verlängertes Rückenmark)
- Pons (Brücke)
- Mesencephalon (Mittelhirn), z. B. Substantia nigra

Aus dem Hirnstamm treten die 12 Hirnnervenpaare aus. Im Stammhirn befindet sich die Formatio reticularis, ein für die Motorik wichtiges System aus Fasern und Nervenzellen.

- **Aufgaben des Stammhirns**

Das Stammhirn (Hirnstamm) ist der entwicklungsgeschichtlich älteste Teil des Gehirns. Es ist für die essenziellen Lebensfunktionen zuständig und steuert Herzfrequenz, Blutdruck und Atmung. Zudem ist es für einige wichtige Reflexe wie den Lidschluss-, Schluck- oder Hustenreflex verantwortlich. Das Stammhirn bildet die Schnittstelle zwischen dem übrigen Gehirn und dem Rückenmark. Eintreffende Informationen leitet es **überkreuz** weiter, daher wird die linke Körperhälfte von der rechten Gehirnhälfte gesteuert und umgekehrt.

- **Zwischenhirn (Diencephalon)**

Folgende Strukturen bilden das Zwischenhirn:
- Epithalamus
- Thalamus: bilateral angelegter Komplex verschiedener Nervenkerngruppen; Umschaltpunkt für die meisten sensorischen Bahnen; von allen Kerngebieten des Thalamus bestehen Faserverbindungen zur Großhirnrinde (und

1

◨ **Abb. 1.18**   Hirnaufbau (mit freundlicher Genehmigung: Isabel Guckes)

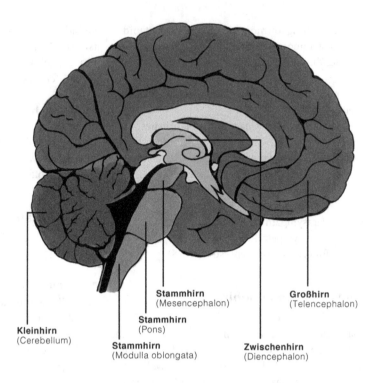

Stammhirn
(Mesencephalon)

Großhirn
(Telencephalon)

Stammhirn
(Pons)

Kleinhirn
(Cerebellum)

Stammhirn
(Modulla oblongata)

Zwischenhirn
(Diencephalon)

zu anderen Strukturen); wichtiges regulatives System
- Subthalamus: z. B. Globus pallidus (Pallidum), Capsula interna
- Hypothalamus

▪▪ Aufgaben Zwischenhirn

An das Stammhirn schließt sich das Zwischenhirn an. Hier hat der Thalamus seinen Sitz, das Tor zum Bewusstsein. Er fungiert als Filter und Verteiler, entscheidet, welche Sinneseindrücke ins Bewusstsein dringen sollen und leitet sie an die entsprechenden Verarbeitungszentren weiter. Ein weiterer wichtiger Bereich des Zwischenhirns ist der Hypothalamus. Er dient als Vermittler zwischen Hormon- und Nervensystem. Dabei steuert er z. B. den Schlaf-Wach-Rhythmus, Hunger und Durst, aber auch den Sexualtrieb und verarbeitet Schmerz- und Temperaturempfinden.

▪ Kleinhirn (Cerebellum)

Das Kleinhirn ist über die Kleinhirnschenkel mit dem Hirnstamm verbunden. Es ist in einen Mittelteil, dem sog. Wurm (Vermis cerebelli), und zwei Kleinhirnhemisphären gegliedert und liegt in der hinteren Schädelgrube.

▪▪ Aufgaben des Kleinhirns

Das Kleinhirn erfüllt wichtige Funktionen bei der Kontrolle und Koordination motorischer Aktivitäten. Es koordiniert die Bewegungen, das Gleichgewicht und die Koordination, sorgt für einen flüssigen Bewegungsablauf und reguliert die Grundspannung der Muskeln. Störungen in diesem Bereich können dazu führen, dass Betroffene unter Bewegungs- und Gleichgewichtsstörungen leiden.

▪ Endhirn (Cerebrum, Großhirn, Telencephalon)

Das Großhirn ist in zwei Hemisphären gegliedert, die durch eine Furche entlang der Längsachse (Fissura longitudinalis cerebri) getrennt werden. Die Hauptverbindung zwischen den Hemisphären ist der sog. Balken (Corpus callosum), der aus dicht zusammenliegenden Nervenfasern besteht, die gleichartige Hirnteile auf beiden Seiten verbinden (Kommissurenfasern).

Die Einteilung des Kortex in Lappen
(linke Hemisphäre)

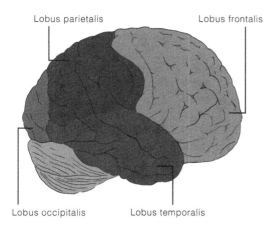

Abb. 1.19 Hirnlappen (mit freundlicher Genehmigung: Isabel Guckes)

1.5.3 Hirnlappen und Hirnregionen

Die Hirnrinde (Kortex), deren Oberfläche durch Furchen (Sulci) und Windungen (Gyri) strukturiert ist, wird in vier sog. Hirnlappen (◘ Abb. 1.19) eingeteilt:

— Stirnlappen (Lobus frontalis)
— Scheitellappen (Lobus parietalis)
— Schläfenlappen (Lobus temporalis)
— Hinterhauptslappen (Lobus occipitalis)

Jede Hirnhälfte ist auf bestimmte Aufgaben spezialisiert (◘ Abb. 1.20). **Links** sitzen in der Regel die Sprache und Logik, **rechts** die Kreativität und der Orientierungssinn. Die vielfach gefaltete Hirnrinde (Neocortex) bildet die äußerste Schicht des Großhirns. Sie ist zwischen zwei und fünf Millimetern dick und beherbergt unter anderem die Lern-, Sprech- und Denkfähigkeit sowie das Bewusstsein und Gedächtnis. In der Hirnrinde laufen die Informationen aus den Sinnesorganen ein, werden verarbeitet und schließlich im Gedächtnis gespeichert.

1.5.4 Pyramidales und extrapyramidales System

Das **pyramidale System** bezeichnet die **direkte Verbindung** des motorischen Kortex mit den Neuronen des entsprechenden Segments im Rückenmark. Es besteht aus ca. 1 Million Axonen, die ohne Unterbrechung bis ins Rückenmark verlaufen und z. T. über 1 m lang sind, und steuert die bewusste Bewegung.

Abb. 1.20 Hirnregionen (mit freundlicher Genehmigung: Isabel Guckes)

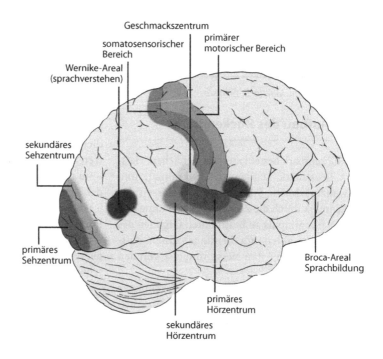

Die Bahnen ziehen durch die Capsula interna und die Pons bis in die Medulla oblongata, wo die meisten auf die Gegenseite **kreuzen** und als Seitenstrang in der Wirbelsäule abwärts laufen. Die Axone der Pyramidenbahn enden z. T. direkt an den sog. alpha-Motoneuronen, die ohne weitere Zwischenstation mit den entsprechenden Muskelfasern verbunden sind. Meistens läuft die Verbindung jedoch über sog. Zwischenneurone, die in den Wirbelsäulensegmenten den alpha-Motoneuronen benachbart liegen.

Das **extrapyramidale System** ist ein **indirektes System**; die Vermittlung zwischen Großhirn und alpha-Motoneuronen läuft über viele Zwischenstationen, d. h. synaptische Verbindungen zwischen Neuronen in verschiedenen Kernen des Gehirns. Es steuert die unwillkürliche Bewegung, kann aber auch in die Willkürmotorik eingreifen.

Das pyramidale und das extrapyramidale System sind somit parallel geschaltet.

1.5.5 Blutversorgung des Hirns

Für die Blutversorgung des Gehirns sind vier große Gefäße zuständig, die vom Rumpf in den Kopf ziehen. Vorne am Hals liegen die rechte und linke innere Halsschlagader (Arteria carotis interna), hinten die rechte und linke Wirbelarterie (Arteria vertebralis) (◨ Abb. 1.21).

1.6 Rückenmark

Anita Buchli und Martin E. Schwab

1.6.1 Aufbau des Rückenmarks

Das Rückenmark besteht aus fünf Bereichen: Halsmark, Brustmark, Lendenmark, Sakralmark und Schwanzmark. Die Spinalnerven verlassen das Rückenmark durch die Zwischenwirbelräume und leiten Nervenimpuls zu bestimmten Organen des Körpers, sog. ableitende Leitungsbahnen. Aufsteigende Bahnen leiten Nervenimpulse von den Organen zum ZNS.

Die anatomische Gliederung des Rückenmarks in fünf Abschnitte erfolgt entsprechend der Austrittstellen der Spinalnerven (◨ Abb. 1.22):

- Hals- oder Zervikalmark mit Spinalnerven C1–C8
- Brust- oder Thorakalmark mit Spinalnerven T1–T12
- Lenden- oder Lumbalmark mit Spinalnerven L1–L5
- Kreuz- oder Sakralmark mit Spinalnerven S1–S5
- Schwanzmark

Jeder Spinalnerv versorgt einen bestimmten Körperteil oder ein bestimmtes Organ:
- Die **zervikalen** Spinalnerven den Hals, die Arme und die **Atmungsorgane**
- Die **thorakalen** Spinalnerven die Haltung und viele der inneren Organe
- Die **lumbalen** Spinalnerven die Beine und Füße
- Die **sakralen** Spinalnerven die Blase, den Darm und die Sexualorgane

Interessanterweise ist das Rückenmark deutlich verdickt an denjenigen Stellen, wo die Spinalnerven, welche in die Arme und in die Beine laufen, das Rückenmark verlassen. Dies deutet daraufhin, dass die Bewegungskontrolle der Arme und Beine komplex ist und eine große Anzahl motorischer Nervenzellen (Motoneurone) und Schaltkreise erfordert.

Beim Erwachsenen endet das Rückenmark auf Höhe des ersten Lendenwirbels, aber vor der Geburt reicht es bis zum Kreuzbein und beim Säugling bis zu den unteren Lendenwirbeln. Dies, weil die Wirbelsäule während der Entwicklung schneller wächst als das Rückenmark. Dieses Phänomen hat zur Folge, dass die Spinalnerven – das sind diejenigen Nerven, die aus dem Wirbelkanal austreten und in die Peripherie des Körpers führen – im unteren Bereich einen immer länger werdenden Weg innerhalb des Wirbelkanals zurücklegen, bevor sie ihn verlassen können. Am Ende des Rückenmarks – also ab dem ersten Lendenwirbel – verlaufen im Wirbelkanal nur noch die Spinalnerven. Sie bilden die **Cauda equina**, was „Pferdeschweif" bedeutet.

Motoneurone sind Nervenzellen, die im Rückenmark liegen und deren Nervenfortsatz zu den Muskeln führt

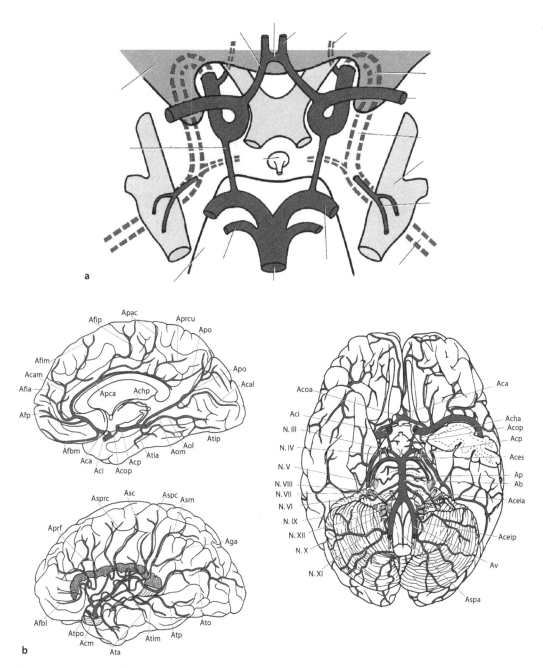

Abb. 1.21 Hirndurchblutung, a. Circulus arteriosus Willisi und seine Zuflüsse, b. Hirnarterien in der Ansicht basal (aus Zilles et al., Anatomie – Springer Lehrbuch, 2010, Abb. 17,46 (S. 658) und Abb. 17.47c (S. 660))

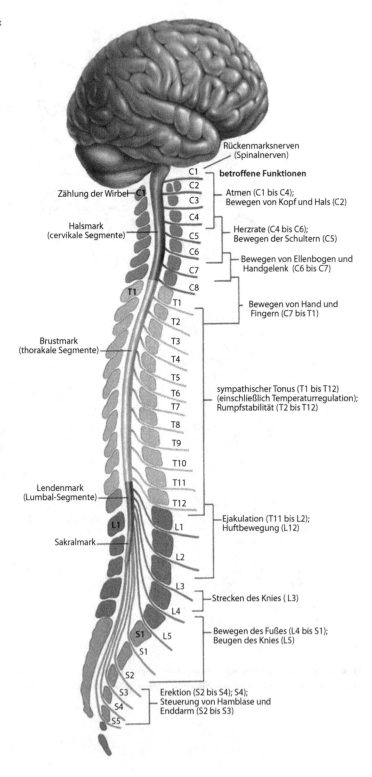

Abb. 1.22 Hirn- und Rückenmark (mit freundlicher Genehmigung: IFP - Internationale Stiftung für Forschung in Paraplegie und Prof. Martin E. Schwab)

Rückenmarksnerven
(Spinalnerven)

C1   **betroffene Funktionen**

C2

Zählung der Wirbel—C1   C3   — Atmen (C1 bis C4);
Bewegen von Kopf und Hals (C2)

C4

Halsmark   Herzrate (C4 bis C6);
(cervikale Segmente)   C5   Bewegen der Schultern (C5)

C6

Bewegen von Ellenbogen und
C7   Handgelenk (C6 bis C7)

C8

T1   T1   Bewegen von Hand und
Fingern (C7 bis T1)

T2

Brustmark   T3
(thorakale Segmente)

T4

T5

T6   sympathischer Tonus (T1 bis T12)
(einschließlich Temperaturregulation);
T7   Rumpfstabilität (T2 bis T12)

T8

T9

T10

T11

Lendenmark
(Lumbal-Segmente)   T12

Ejakulation (T11 bis L2);
L1   L1   Huftbewegung (L12)

Sakralmark   L2

L3   Strecken des Knies (L3)

L4

Bewegen des Fußes (L4 bis S1);
S1   L5   Beugen des Knies (L5)

S1

S2

S3   Erektion (S2 bis S4); S4);
S4   Steuerung von Harnblase und
Enddarm (S2 bis S3)
S5

1.6.2 Innere Struktur des Rückenmarks

Die Zellkörper der Nerven der absteigenden motorischen Bahnen liegen im Gehirn. Ihr Axon verbindet sie mit einem spezifischen Motoneuron oder Schaltkreis eines bestimmten Rückenmarksegments. Das Signal gelangt somit vom Gehirn über das Motoneuron in die Peripherie und löst dort im Muskel eine Kontraktion aus. Die aufsteigenden sensorischen Bahnen leiten sensorische Signale aus der Peripherie über das Rückenmark ins Gehirn.

☐ Abb. 1.23 zeigt einen Querschnitt durch das Rückenmark. Es gibt ventrale und dorsale Bereiche.
- ventral = **bauchwärts** bzw. nach vorne zum Bauch hin gerichtet
- dorsal = **rückenwärts** bzw. nach hinten zum Rücken hin gerichtet

Die schmetterlingsförmige Region in der Mitte nennt man **graue Substanz**. Sie enthält Nervenzellkörper. Den vorderen ventralen Teil der grauen Substanz nennt man Vorderhorn, den hinteren dorsalen Teil Hinterhorn.

Das **Hinterhorn** erhält über die dorsale (nach hinten weisende) Wurzel des Spinalnervs sensible

Informationen wie Tast-, Druck-, Hitze- oder Schmerzempfindungen aus dem Körper und der Haut. Die Zellkörper dieser Axone (☐ Abb. 1.23) liegen im Spinalganglion, also außerhalb des Rückenmarks aber innerhalb des Wirbelkanals. Die aufsteigenden, zum Hirn führenden dorsalen Bahnen übertragen sensorische Signale aus der Haut und den Organen auf die Nervenzellen spezifischer Segmente des Rückenmarks und leiten sie von dort zum Gehirn. Die sensorischen Reize stammen von verschiedenen spezialisierten Rezeptoren z. B. in der Haut, wo sie Druckunterschiede oder die Temperatur wahrnehmen, oder von Zellen, welche z. B. einen vollen Magen registrieren und somit den Zustand der inneren Organe überwachen.

Im **Vorderhorn** liegen die Zellkörper der Motoneurone, deren Fasern die Befehle für die Bewegungen zu den Muskeln weiterleiten. Die absteigenden, vom Hirn kommenden motorischen Bahnen verlaufen ventral (bauchseitig) und kontrollieren die Bewegungen der glatten Muskeln der inneren Organe sowie der gestreiften Muskeln, die zum Bewegungsapparat gehören. Sie unterstützen zudem das autonome Nervensystem bei der Regulation von Blutdruck, Temperatur und der Reaktion auf Stress. Die Zellkörper dieser motorischen Nerven liegen im Gehirn und

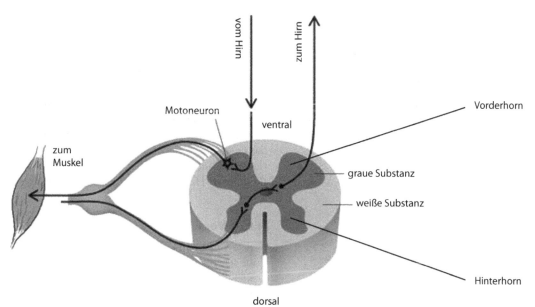

☐ **Abb. 1.23** Rückenmarksquerschnitt (mit freundlicher Genehmigung: IFP - Internationale Stiftung für Forschung in Paraplegie und Prof. Martin E. Schwab)

senden elektrische Signale entlang ihres Axons zu bestimmten Segmenten des Rückenmarks, wo das Signal auf ein Motoneuron übertragen wird. Dieses Motoneuron leitet das Signal weiter in die Peripherie des Körpers und löst dort eine Muskelkontraktion aus.

In der außen liegenden **weißen Substanz** des Rückenmarks verlaufen dagegen die Nervenfaserbahnen von vielen tausenden Fasern (Axone), genauer die aufsteigenden sensorischen Fasern und die absteigenden motorischen Fasern. Die hellere Farbe der weißen Substanz ist auf die Myelinschicht zurückzuführen. Diese wird von Oligodendrozyten gebildet, die bis zu 40 verschiedene Nervenfasern gleichzeitig ummanteln.

Das **Myelin** ist für eine rasche Übertragung des Nervensignals unerlässlich (◘ Abb. 1.24). Sowohl in der weißen als auch in der grauen Substanz sind weitere Zelltypen vorhanden wie Blutgefäßzellen oder verschiedene Typen Gliazellen, welche die Nervenzellen ernähren und unterhalten. Oligodendrozyten gehören beispielsweise zu den Gliazellen.

Im Rückenmark gibt es zudem neuronale Netzwerke, die unabhängig vom Gehirn durch sensorische Signale aus der Peripherie aktiviert werden können. Dazu gehören unter anderem die Reflexe. Ein weiteres Beispiel ist die Schreitbewegung, die schon beim Neugeborenen ausgeprägt ist: Hält man ein neugeborenes Kind unter den Armen und lässt seine Füße den Boden berühren, so beginnt es, Schreitbewegungen zu machen. Zu diesem Zeitpunkt der Entwicklung sind die Nervenverbindungen, die das Gehirn mit dem Rückenmark verbinden, noch wenig ausgereift. Die im Rückenmark liegenden, neuronalen Netzwerke hingegen sind schon funktionstüchtig.

1.6.3 Aufbau einer Nervenzelle

Der Zellkörper der Nervenzelle hat verschiedene Fortsätze: Mehrere Dendriten empfangen Nervensignale von anderen Zellen, das Axon ist von einer Myelinschicht umgeben und leitet das Signal weiter zur nächsten Zelle (◘ Abb. 1.24). Die Synapse ist der Ort der Erregungsübertragung von einer Zelle zur nächsten.

1.7 Nervus phrenicus

Der Nervus phrenicus (Zwerchfellnerv) ist ein Rückenmarknerv, der dem Halsbereich entspringt und das Zwerchfell innerviert. Beim Menschen entspringt der Nerv (zusammen mit anderen Nervenfasern als ein Bündel) von C1 bis C4 (◘ Abb. 1.25).

Der Nervus phrenicus läuft beim Menschen vor dem Musculus scalenus anterior und hinter der tiefen Halsfaszie sowie dem Musculus sternocleidomastoideus nach unten, um dann, begleitet von der Arterie und Vena subclavia, in die obere Thoraxapertur einzutreten. Dort befindet er sich zunächst vor der Pleurakuppel, um dann zwischen der Pleura mediastinalis und dem Herzbeutel zum Zwerchfell zu gelangen.

1.8 Verschaltung der Nervenbahnen

Eine schematische Übersicht der Verschaltung von ZNS und PNS findet sich in ◘ Abb. 1.26. Die Kreise mit den Dreiecken repräsentieren eine Nervenzelle. Stellvertretend für viele Nervenzellen und -fasern sind jeweils das 1. Motoneuron im Bereich der

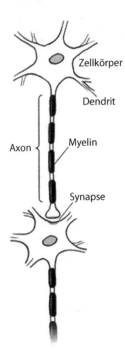

Zellkörper

Dendrit

Axon

Myelin

Synapse

◘ **Abb. 1.24** Nervenzelle – Neuron (mit freundlicher Genehmigung: IFP - Internationale Stiftung für Forschung in Paraplegie und Prof. Martin E. Schwab)

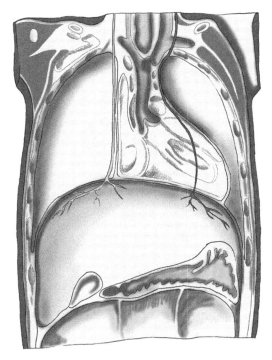

Abb. 1.25 Nervus phrenicus (mit freundlicher Genehmigung: Isabel Guckes)

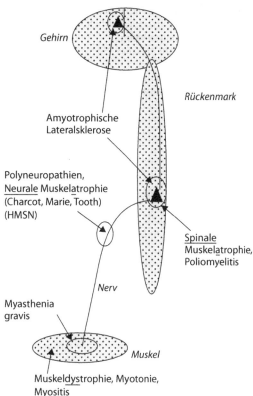

Abb. 1.26 Verschaltung ZNS und PNS (mit freundlicher Genehmigung: Dr. med. Carsten Schröter)

sogenannten **motorischen Rinde des Gehirns** und das 2. Motoneuron im Bereich des Rückenmarks dargestellt. Die aus den Dreiecken entspringenden Linien repräsentieren die Nervenfasern, die Axone. Die Pfeile weisen auf die bei der Erkrankung betroffenen Strukturen hin. Das Schema zeigt die an der Motorik beteiligten Strukturen:

- das Gehirn,
- das Rückenmark,
- die Nervenfasern und
- die Muskeln.

Der Ausläufer der Nervenzelle im Gehirn (**erstes** oder **zentrales motorisches Neuron**) zieht in den Hirnstamm oder das Rückenmark und ist dort mit einer zweiten Nervenzelle verknüpft. Von dieser Nervenzelle (**zweites** oder **peripheres motorisches Neuron** oder **alpha-Motoneuron**) zieht wiederum ein Ausläufer (Nervenfaser = Axon) bis zu einem Muskel. Hierbei handelt es sich um die Nervenfasern, die als Bündel beispielsweise an Armen und Beinen verlaufen (z. B. Medianus-Nerv). Die Verknüpfungsstelle der Nervenfaser zum Muskel nennt man **motorische Endplatte**. Eine Nervenfaser versorgt (innerviert) aber mehrere Muskelfasern eines Muskels.

An allen Stellen der Verschaltung von ZNS und PNS können Störungen und Erkrankungen auftreten, die in ▶ Abschn. 3.2.4 erläutert werden.

Weiterführende Literatur

Büchli A, Schwab ME, Querschnittlähmung - Problemstellung und wissenschaftliche Ansätze für eine Therapie, 2006. Institut für Hirnforschung, Universität Zürich in: BioFokus 73/2006, Hg: Verein fürs Leben, Zürich.

Klinke R, Pape H-C, Kurtz A, 2009. Physiologie,;6. vollständig überarb. Aufl. Thieme Verlag

Mutschler E, Schaible H-G, Vaupel P, 2007. Anatomie, Physiologie, Pathophysiologie des Menschen, 6.völlig neu überarb. und erw. Aufl. Wissenschaftliche Verlagsgesellschaft

Schmidt R, Lang F, 2011. Physiologie des Menschen: mit Pathophysiologie, 31. Aufl. Springer Verlag

Spornitz U, 2010. Anatomie und Physiologie: Lehrbuch und
        Atlas für Pflege- und Gesundheitsfachberufe,; 6. überarb.
        und erw. Aufl. Springer Verlag
Zilles K, Tillmann B, 2010. Anatomie – Springer Lehrbuch,
        Springer Verlag
http://www.irp-zh.ch/index.php?id=322
http://www.irp-zh.ch/uploads/media/BioFokus73.pdf

Indikationen und Ziele der Beatmung

Hartmut Lang

© Springer-Verlag GmbH Deutschland 2017
H. Lang (Hrsg.), *Außerklinische Beatmung*,
DOI 10.1007/978-3-662-53996-5_2

2

2.1 Respiratorische Insuffizienz

Die Beatmungspflichtigkeit eines Patienten ergibt sich aus der respiratorischen Insuffizienz. Die respiratorische Insuffizienz ist der Verlust der Fähigkeit, selbstständig und zuverlässig atmen zu können, wie es Menschen unter physiologischen Bedingungen tun. Aus der respiratorischen Insuffizienz ergeben sich die Beatmungsindikationen. Ein Beatmungszugang via Trachealkanüle direkt in die unteren Atemwege wird invasive Beatmung genannt. Wird die Beatmung mit Hilfe von Beatmungsmasken über die oberen Atemwege durchgeführt, erfolgt eine nichtinvasive Beatmung (NIV).

Die respiratorische Insuffizienz wird unterteilt in:
- Versagen der Atempumpe
- Versagen des pulmonalen Gasaustausches

2.1.1 Versagen der Atempumpe

Die gesamte Atemmuskulatur dient funktionell als Atempumpe. Durch die Atemmuskulatur wird die Atemarbeit geleistet. Die Atemmuskulatur bildet jedoch nur einen Teil der Atempumpe. Die Atempumpe ist das Zusammenspiel von Atemzentrum, Nerven, dem knöchernen Thorax und der Atemmuskulatur (▶ Kap. 1, ◘ Abb. 2.1).

■ **Funktionsweise der Atempumpe**

Das Atemzentrum gibt autonom die Impulse für die zu leistende Atemarbeit. Die Atemarbeit wird durch die gegenwärtige körperliche oder seelische Belastung bestimmt. Ist man in einem entspannten ruhigen Zustand, so sind Atemtiefe/Atemzugvolumen und Atemfrequenz niedrig. Befindet man sich in einer körperlich oder seelisch angestrengten Situation, so steigen Atemzugvolumen und Atemfrequenz. Damit steigt auch das Atemminutenvolumen.

Die Impulse über die zu leistende Atemarbeit werden über Nervenbahnen, auch **Motoneurone** genannt, zu der Atemmuskulatur weitergeleitet. Der N. phrenicus regt das Zwerchfell zur Kontraktion an. Entsprechende Nervenbahnen entlang der Rippenbögen regen die Zwischenrippenmuskeln zur Kontraktion an. Durch Kontraktion der Atemmuskulatur (Zwerchfell und äußere Zwischenrippenmuskulatur

▶ Abschn. 1.3) entsteht innerhalb der Lungen und Alveolen ein Unterdruck, ein „alveolärer Unterdruck". Dies führt dann zur Einatmung. Das Einströmen von Luft während der Einatmung nennt man auch Ventilation, also Belüftung.

Störungen des Systems Atempumpe führen zu einer Störung der Belüftung und somit zu einer Störung der Ventilation. Ein synonym genutzter Begriff für das Versagen der Atempumpe ist das „ventilatorische Versagen" oder die „ventilatorische Insuffizienz". Leitsymptom der ventilatorischen Insuffizienz ist die Hyperkapnie, der Anstieg des CO_2 Gehaltes, nachweisbar in einer Blutgasanalyse (BGA) als pCO_2. Der Impuls zur zu leistenden Atemarbeit ist der Gehalt an Kohlendioxid im Blut, das pCO_2. Je höher der Gehalt an Kohlendioxid, desto größer der Atemantrieb. Je geringer der Gehalt an CO_2, umso geringer der Atemantrieb.

Wird die Atemmuskulatur andauernd zu stark beansprucht, so führt das zu einer Ermüdung der Atemmuskulatur. Das kann eine ventilatorische Insuffizienz verursachen. Eine erhöhte Beanspruchung der Atempumpe führt somit zu ihrem Versagen. Die nötige Atemarbeit kann nicht mehr geleistet werden. Um der ventilatorischen Insuffizienz zu entgehen, ist eine Zeit der Erholung mit reduzierter Atemfrequenz und Atemtiefe besonders wichtig!

■ **Die Atempumpe beeinträchtigende Faktoren**

Die Funktion der Atempumpe kann durch verschiedene Faktoren beeinträchtigt sein oder ganz ausfallen.

■■ **Atemzentrum**

Das Atemzentrum kann durch Störungen des Atemantriebs ausfallen. Diese können z. B. durch Traumata, Blutungen oder Insulte des Gehirns oder dauerhafte hypoxische Hirnschädigungen bedingt sein. Ebenso haben diverse Medikamente einen Einfluss auf das Atemzentrum: Opiate, Benzodiazepine, Narkotika dämpfen das Atemzentrum.

■■ **Motoneurone**

Eine Beeinträchtigung der Funktion der Nervenbahnen kann durch vielzählige neuromuskuläre Erkrankungen erfolgen. Die normale Überleitgeschwindigkeit von Nervenimpulsen beträgt ca. 100–120 Meter pro Sekunde. Ist z. B. die Myelinschicht

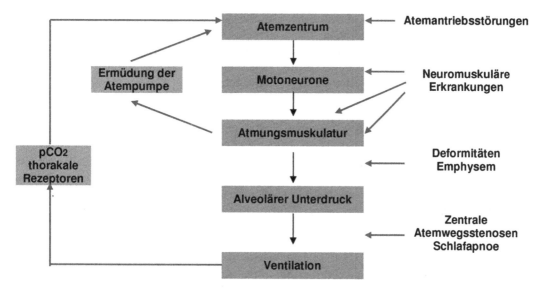

Abb. 2.1 Modell Atempumpe (eigene Darstellung, Bearbeitung: Isabel Guckes)

(Markscheide) der Nervenfasern degenerativ erkrankt, so verringert sich die Überleitgeschwindigkeit. Ursachen eines Abbaus der Markscheide können sowohl entzündlich als auch autoimmun sein.

Die Überleitung der nervalen Impulse auf die Muskulatur erfolgt an den Synapsen (Endknöpfen) der Nervenfasern. Dort werden Neurotransmitter (Botenstoffe) in den synaptischen Spalt freigesetzt. Diese „docken" an Rezeptoren der Muskelzellen an und leiten die Erregung weiter. Der Muskel kontrahiert. Auch hier können entzündliche oder autoimmune Ursachen die Freisetzung der Neurotransmitter behindern. Ebenso können die Rezeptoren inaktiviert werden, sodass Neurotransmitter nicht „andocken" können (▶ Kap. 16). Medikamentös können Anästhetika die Reizweiterleitung beeinträchtigen oder gar ganz unterbinden.

▪▪ Atemmuskulatur

Erfolgt keine Erregung der Muskulatur, unterbleibt die Kontraktion. Es kann keine Atemarbeit stattfinden. Eine alleinige Erkrankung des Muskels, z. B. als Muskeldystrophie oder Myositis, kann die Kontraktion unterbinden. Wie oben beschrieben wird die Kontraktion ausbleiben, wenn die Transmitter nicht freigesetzt oder an Rezeptoren „andocken" können. An diesen Stellen setzen Muskelrelaxanzien an und unterbinden eine Weiterleitung der Impulse.

▪▪ Alveolärer Unterdruck

Die Erzeugung eines alveolären Unterdrucks durch die Atemmuskulatur führt zum Einströmen der Luft in die Lunge. Deformitäten des Rumpfes oder des Thorax beeinträchtigen den alveolären Unterdruck. Die Atemmuskeln sind nicht direkt beteiligt, doch kann durch die Deformation keine ausreichende Atemarbeit geleistet werden. Schwere Skoliosen, Kyphoskoliosen, post-traumatische Thoraxdeformität sowie Morbus Bechterew sind einige Beispiele für Thorakal-Restriktive Erkrankungen.

Eine dauerhafte Überblähung des Thorax, die bei einem Emphysem besteht, beeinträchtigt die Belüftung ebenso wie die Erzeugung des zur Einatmung notwendigen alveolären Unterdruckes. Eine verminderte Atemmuskulatur erzeugt auf Dauer nicht genügend Kraft für die Atmung. Menschen mit Obesitas Hypoventilations-Syndrom (OHS) nehmen bis zur Adipositas an Körpergewicht zu, verlieren jedoch Muskelmasse und damit die Kraft, alveolären Unterdruck zu erzeugen.

▪▪ Ventilation

Das Ziel des Gesamtsystems Atempumpe ist das Einströmen von Luft in die Lunge, die Ventilation. Eine **Ventilationsstörung** kann durch eine funktionelle Verlegung der Atemwege erfolgen, z. B. durch Tumore oder andere Verengungen der Atemwege.

Das obstruktive Schlafapnoesyndrom (OSAS) behindert ebenfalls die Belüftung, die Ventilation.

Eine Störung der Belüftung/Ventilation ist die letzte Konsequenz, falls ein oder mehrere Anteile des Systems Atempumpe beeinträchtigt sind oder ganz ausfallen. Es kann keine ausreichende Atemtiefe, kein ausreichendes Atemzugvolumen aus eigener Kraft erzeugt werden. Kann kein ausreichendes Atemzugvolumen (AZV) erzeugt werden, ist das Abatmen von Kohlendioxid (CO_2) gestört. Das führt zur **Hyperkapnie**.

Einen erhöhten CO_2-Gehalt kann der Körper bis zu einem gewissen Grad tolerieren, jedoch nicht dauerhaft. Normalerweise reagiert der Körper mit verstärkter Atmung durch erhöhte Atemtiefe und erhöhter Atemfrequenz. Sind die kompensatorischen Möglichkeiten des Menschen erschöpft, so kann die notwendige erhöhte Atemarbeit nicht erbracht werden. Der erhöhte CO_2-Gehalt macht müde, trübt das Bewusstsein, es resultiert ein CO_2-Koma bzw. eine CO_2-Narkose.

> Leitsymptom des Versagens der Atempumpe ist die **Hyperkapnie (BGA: $pCO_2 > 55$ mmHg)**. Dies führt zur ventilatorischen Insuffizienz, zur Hyperkapnie und unbehandelt zur Hypoxämie (BGA: $pO_2 < 55$ mmHg). Das ventilatorische Versagen (Insuffizienz) wird mit künstlicher Beatmung behandelt.

- **Muskuläre Kapazität und Belastung**

Die muskuläre Kapazität beschreibt, was die Atemmuskulatur zu leisten in der Lage ist, die Kraft und Ausdauer. Die muskuläre Belastung bedeutet eine erhöhte Atemarbeit über die verfügbare Kraft und Ausdauer hinaus. Normalerweise befinden sich Kapazität und Belastung in einem Gleichgewicht (◘ Abb. 2.2).

Ist die Belastung höher als die Kapazität, schwindet das Gleichgewicht und dem Menschen droht die respiratorische Erschöpfung. Nimmt die Kapazität ab, ist die Belastung automatisch höher. In dem in ◘ Abb. 2.2 dargestellten Waagemodell wiegt die Belastung schwerer und die Kapazität leichter. Das Resultat ist ein Ungleichgewicht.

Ursachen des Ungleichgewichts sind:
a. Kapazitätsabnahme der Atempumpe:
    - zentral
    - neuromuskulär
    - muskulär
b. Zunahme der Atemlast:
    - bronchiale Obstruktion
    - Compliance- bzw. Dehnungsstörung der Lunge
    - Compliancestörung der Thoraxwand
    - gesteigerte Ventilation

Belastungen resultieren auch aus sportlicher Aktivität oder schwerer körperlicher Arbeit. Zur Erholung braucht der Mensch irgendwann eine Pause. Menschen mit zu großer Belastung der Atempumpe benötigen ebenso eine Pause. Die Pause der Atemarbeit ist die **Apnoe** (wörtlich: keine Luft, Atemstillstand) und kann nur mit Hilfe der künstlichen Beatmung behandelt werden.

◘ **Abb. 2.2** Kapazität – Belastung (eigene Darstellung, Bearbeitung: Isabel Guckes)

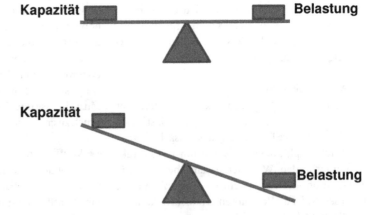

2.1.2 Versagen des pulmonalen Gasaustausches

Unter physiologischen Bedingungen befinden sich Lungenbelüftung und Lungendurchblutung in einem ausgeglichenen Verhältnis. Wichtig bei der Lungenbelüftung ist die alveoläre Ventilation. Das ist Luft, die tatsächlich in die Alveolen bei der Atmung einströmt (▶ Kap. 1). Bei einer alveolären Ventilation von ca. 4–5 Litern/Minute und einer Lungendurchblutung (Perfusion) von ca. 5 Litern/Minute findet ein optimaler pulmonaler Gasaustausch statt. Die Perfusion (Lungendurchblutung) ergibt sich aus dem Herz-Zeit-Volumen (HZV).

Ein ausgeglichenes Verhältnis von Belüftung und Durchblutung bleibt bei gesunden Menschen auch im Zustand der körperlichen Belastung erhalten. Die Atmung ist schneller und tiefer, das Herz schlägt schneller und kräftiger. Das Verhältnis von alveolärer Ventilation (Belüftung) und Perfusion (Durchblutung) ist als Quotient errechenbar:

$$0,8 = \frac{\text{alveoläre Ventilation}\,(4\,\text{l}/\text{min.})}{\text{Perfusion}\,(5\,\text{l}/\text{min.})}$$

Abweichungen von diesem Quotienten bedeuten eine Beeinträchtigung des pulmonalen Gasaustausches.
- Geht der Quotient gegen 0, so ist die Ventilation gestört.
- Geht der Quotient gegen unendlich, so ist die Durchblutung gestört.

Eine Verteilungsstörung liegt vor, wenn das Verhältnis von alveolärer Ventilation und Perfusion gestört ist (▶ Abb. 2.3).

2.1.3 Störung des pulmonalen Gasaustausches

▪ Störungen der Ventilation: Hypoventilation

Hypoventilation bedeutet eine zu geringe Belüftung der Alveolen. Der Patient atmet zu flach und zu selten. Die Ursachen hierfür sind ganz unterschiedlich (▶ Tab. 2.1). Eine zu geringe Belüftung resultiert unter künstlicher Beatmung häufig aus einer Verlegung der Atemwege durch Schleim und Sekrete.

Bei Störungen der Ventilation geht der Quotient aus alveolärer Ventilation und Perfusion gegen Null.

▪ Diffusionsstörungen

Die Diffusion des Sauerstoffs von der Alveole in die Kapillare ist behindert, weil die Diffusionsstrecke durch Verdickung der Membran verlängert oder die Kontaktzeit der Erythrozyten für die Aufsättigung des Blutes in den Kapillaren verkürzt ist. Daraus resultiert eine Hypoxie. Die Diffusion von CO_2 ist noch nicht gestört, denn CO_2 kann bis zu 20-mal schneller und damit auch leichter durch die Membranen von Alveolen und Kapillaren diffundieren.

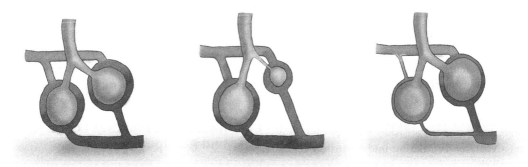

▪ Abb. 2.3 Verteilungsstörungen, links: gleichgewichtiges Durchblutungs- und Belüftungsverhältnis; Mitte: eingeschränkte Belüftung, das erhöht den Shunt; rechts: eingeschränkte Durchblutung, das erhöht den Totraum (mit freundlicher Genehmigung: Isabel Guckes)

2

◻ Tab. 2.1 Ursachen für Hypoventilation	
– zentrale Atemdepression	– durch Sedativa, Schädel-Hirn-Trauma
– schmerzbedingte Schonatmung	– bei Thorax- oder Rippenserienfrakturen
– neuromuskuläre Störung	– durch Muskelrelaxantien, Myasthenia gravis
– Obstruktion der Atemwege	– durch Asthma, COPD, Lungenemphysem, Sekrete, Fremdkörper, Entzündungen, Bronchospasmus
– Restriktion der Atemwege	– durch Lungengerüsterkrankungen (Fibrose, ARDS, Alveolitis)
– mechanische Begrenzung des Lungenvolumens	– Zwerchfellhochstand, Pneumothorax, Pleuraerguss, schwerstes Übergewicht

Auslösende Ursachen:
- Bindegewebe im Interstitium
- Verkürzung der Kontaktzeit
- Fibrose, Sarkoidose
- Emphysem bei COPD
- Blutungen/chronische Anämie Niedriger Blut-Hämoglobin (Hb)
- Ansammlung von Flüssigkeit Lungenödem, pneumonische Infiltrate

- **Störungen der Lungendurchblutung**

Eine verringerte Durchblutung resultiert aus einer Störung der Perfusion in der Lungenstrombahn. Hierdurch werden auch die Kapillaren der Alveole schlecht durchblutet und der Gasaustausch, v. a. die Aufnahme von Sauerstoff, ist verzögert oder unterbrochen, obwohl die Alveolen gut belüftet sind. Die Luft nimmt nicht am Gasaustausch teil, damit steigt auch der Totraum. Es entsteht primär eine Hypoxie und dann eine Hyperkapnie.

Ursachen der Störung der Lungendurchblutung:
- Mikroembolien
- Schwere Lungenembolie
- Kompression der Lungenkapillaren bei Überblähung
- Verringerung des Kapillarbetts bei fibröser Umstrukturierung des Lungengewebes

Bei Störungen der Perfusion geht der Quotient aus alveolärer Ventilation und Perfusion gegen unendlich.

- **Pulmonaler Rechts-Links-Shunt**

Ein Shunt beschreibt die Menge Blut im Lungenkreislauf, die nicht mit Sauerstoff gesättigt wird. Einige Blutgefäße umströmen die Alveole nicht. Das Blut bleibt sauerstoffarm und vermischt sich mit dem gesättigten arteriellen Blut. Es entsteht primär eine Hypoxie und später eine Hyperkapnie. Der CO_2-Anstieg wird meist durch eine Tachypnoe (Steigerung der Atemfrequenz) ausgeglichen.

Ein Shunt kann auch entstehen, wenn ein Teil der Alveolen noch durchblutet, aber nicht mehr belüftet wird. Eine zu geringe Belüftung resultiert in Beatmungssituationen oft aus einer Verlegung der Atemwege durch Schleim und Sekrete. Das Blut, das die Lungenstrombahn passiert, kann somit nicht vollständig mit Sauerstoff gesättigt werden. Daraus resultiert eine globale Ateminsuffizienz mit Hypoxie und Hyperkapnie.

Auslösende Ursachen:
- Alveolarkollaps durch Atelektasen, Pneumothorax, Pleuraerguss
- Alveolen mit Sekreten gefüllt, beim Lungenödem, Pneumonie, Aspiration

Ein Shuntvolumen von ca. 2–3 % erscheint unbedenklich: Bei 5 Liter HZV werden somit ca. 100–150 ml Blut nicht mit Sauerstoff gesättigt. Steigt der Shuntanteil jedoch über 5–6 %, ist dies klinisch am Abfall einer Sauerstoffsättigung und am Sinken des pO_2 in der BGA feststellbar.

2.1.4 Interaktion zwischen Lunge und Atempumpe

Eine Übersicht über die Interaktion zwischen Lunge und Atempumpe gibt ◻ Abb. 2.4.

Leitsymptom des Versagens des pulmonalen Gasaustausches ist die Hypoxie/Hypoxämie. Lungenparemchym-Erkrankungen führen zu Oxygenie-

◻ Abb. 2.4 Schaubild Lunge – Atempumpe (eigene Darstellung, Bearbeitung: Isabel Guckes)

Lunge gesund Atempumpe krank	normal	Lunge krank Atempumpe gesund		Lunge krank Atempumpe krank
$pCO_2 \uparrow\uparrow$ pO_2 unverändert	pCO_2 unverändert pO_2 unverändert	$pCO_2 \uparrow$ $pO_2 \downarrow$	$pCO_2 \downarrow$ $pO_2 \downarrow$	$pCO_2 \uparrow$ $pO_2 \downarrow\downarrow$
Primäre Atempumpen- insuffizienz		Respiratorische Insuffizienz		Sekundäre Atempumpen- insuffizienz

rungsstörungen und damit zu einer Hypoxämie/Hypoxie. Der Sauerstoffmangel wird von den Menschen als Luftnot wahrgenommen und sie versuchen, diese durch vermehrte Atemarbeit auszugleichen. Diese Hyperventilation kann zu einem Abfall des pCO_2 führen. Es steigt damit auch die Belastung, was zum venitlatorischen Versagen und zur Hyperkapnie führen kann. Diese Form des pulmonalen Versagens wird mit einer Sauerstofftherapie behandelt. Leitsymptom einer erkrankten Atempumpe ist das ventilatorische Versagen mit Hyperkapnie. Dies wird mit der künstlichen Beatmung behandelt.

❯ — **Respiratorische Partialinsuffizienz:** beschreibt die Störung der Oxygenierung und führt zum Abfall des pO_2 → Hypoxie.
— **Respiratorische Globalinsuffizienz:** beschreibt die Störung der Ventilation und führt Anstieg des pCO_2 und Abfall des pO_2 → Hyperkapnie und Hypoxie.

2.2 Ziele der Beatmung

Die Ziele der künstlichen Beatmung ergeben sich aus den Störungen von Ventilation und Gasaustausch. Erreicht werden sollen:
▬ **Sicherung des pulmonalen Gasaustausches:**
  ▭ ausreichende alveoläre Ventilation, d.h.:
  ▭ O_2-Aufnahme soll verbessert werden
  ▭ CO_2-Elimination soll verbessert werden
▬ **Erhöhung des Lungenvolumens:**
  ▭ durch individuell angepasste Wahl der Volumengabe und der Beatmungsdrücke
  ▭ zur ausreichenden alveolären Ventilation
  ▭ zur Verbesserung der Compliance (Dehnbarkeit der Lungen, ▶ Kap. 26)

  ▭ zur Verhinderung oder Wiedereröffnung von Atelektasen
  ▭ um weitere Schädigungen der Lunge gering zu halten
▬ **Verminderung der Atemarbeit:**
  ▭ Überbrücken von Erschöpfungszuständen des Patienten bei der Atmung
  ▭ Erholung einer erschöpften Atemhilfsmuskulatur
  ▭ Beseitigung der Atemnot

Weitere Ziele der Heimbeatmung:
▬ Verminderung der Anzahl bronchopulmonaler Infekte
▬ Verminderung des systemischen oder myokardialen Sauerstoffbedarfs
▬ Verbessern der Schlafdauer und Schlafqualität
▬ Maximieren der Lebensqualität
▬ Verbessern des allgemeinen Gesundheitszustandes
▬ **Verlängern der Überlebenszeit!**

Weiterführende Literatur

Crieé CP, Laier-Groeneveld G, 1995. Die Atempumpe, Thieme Verlag
Larsen R, 2012. Anästhesie und Intensivmedizin für die Fachpflege, 8. vollständig überarb. Aufl., Springer Verlag
Matthys H, Seeger W, 2008. Klinische Pneumologie, 4. Aufl., Springer Verlag
Rathgeber J (Hsg.), 2010. Grundlagen der maschinellen Beatmung, Einführung in die Beatmung für Ärzte und Pflegekräfte, Kapitel 1.8 Der alveolo-kapilläre Gasaustausch, S.37–48, Thieme Verlag

Krankheitslehre

Matthias Huhn

© Springer-Verlag GmbH Deutschland 2017
H. Lang (Hrsg.), *Außerklinische Beatmung*,
DOI 10.1007/978-3-662-53996-5_3

3.1 Grundlagen und Diagnostik von Atemstörungen

Viele Erkrankungen des Menschen können zu einer signifikanten chronischen Beeinflussung des Atmungssystems führen. Diese Erkrankungen betreffen die Störung der zentralen Atemregulation, der Atemwege, der Atemmechanik oder des pulmonalen Gasaustausches.

3.1.1 Arten und Häufigkeit von häuslicher Beatmung

Nach einer europäischen Erhebung aus dem Jahr 2005 in 16 Ländern (Lloyd et al.) ergab sich für die häusliche Beatmung folgende Einteilung (◘ Tab. 3.1):
Erkrankungen, die zu einer Beatmungspflichtigkeit führen können, betreffen die Störung:
- der zentralen Atemregulation,
- der Atemwege bzw. der Atemleitungen,
- der Atemmechanik und
- des pulmonalen Gasaustausches.

3.1.2 Zentrale Atemregulation

Die Zentrale der Atemregulation ist das **Stammhirn** beziehungsweise das **Atemzentrum** im verlängerten Rückenmark (Medulla oblongata). Durch Messung verschiedener Parameter, z. B. pH-Wert, Sauerstoffpartialdruck und Kohlendioxidpartialdruck, wird unsere Atmung reguliert (► Abschn. 1.4.3). Die unwillkürliche Atmung wird primär durch die Konzentration bzw. den Partialdruck CO_2 gesteuert. Auf eine Erhöhung des CO_2-Gehaltes reagiert das Atemzentrum am schnellsten, wesentlich langsamer auf einen Abfall des pH-Wertes oder des Partialdruck O_2 (◘ Abb. 3.1).

Die Bedeutung der zentralen unwillkürlichen Atemregulation durch den CO_2-Partialdruck verdeutlicht der Apnoetest, welcher als Teilbestandteil der Hirntoddiagnostik durchgeführt wird. Es kann sekundär bei Nachweis des Ausfalls der zerebralen Durchblutung auf eine zentrale Apnoe geschlossen werden. Der Apnoetest ist kein Bestandteil eines üblichen klinischen Funktionstests.

■ Prüfung des Atemstillstandes
Der Apnoe-Test ist für die Feststellung des Hirntodes obligatorisch (► Exkurs „Hirntod"). Er kann wegen der physiologischen Wirkungen der Hyperkapnie erst als letzte klinische Untersuchung des Hirnfunktionsausfalls durchgeführt werden.

Ein zentraler Atemstillstand liegt vor, wenn bei bisher gesunden Menschen bei einem pCO_2 60 mmHg (8 kPa) keine Eigenatmung einsetzt. Die Hyperkapnie von mindestens 60 mmHg (8 kPa) kann nach einer O_2-Gaswechselstörung entweder durch Diskonnektion vom Respirator oder durch Hypoventilation herbeigeführt werden. Eine hinreichende Oxygenierung ist durch intratracheale O_2-Insufflation oder Beatmung mit 100 % O_2 zu gewährleisten.

Normalerweise beginnt der unwillkürliche Atemreflex bei gesunden Menschen, wenn der pCO_2 Wert ansteigt. Unterbleibt das Einsetzen der Atmung bei einem pCO_2 größer als 60 mmHg (8 kPa), so ist von einer irreversiblen Schädigung des Atemzentrums auszugehen. Sind Menschen aufgrund einer kardio-pulmonalen Erkrankung auf höhere pCO_2-Werte als 45 mmHg (6 kPa) angepasst, so kann der unwillkürliche Atemreflex auch einsetzen, wenn der

◘ Tab. 3.1 Häufigkeit häuslicher Beatmung		
	Europa	**Deutschland**
Auftreten der außerklinischen Beatmung	6,6 Patienten/100.000 Einwohner	6,5 Patienten/100.000 Einwohner
Patienten mit Lungen- und Atemwegserkrankungen inkl. COPD	35,45 %	42 %
Patienten mit neuromuskulären Erkrankungen	34,5 %	25 %
Patienten mit Thoraxdeformität und OHS	31 %	33 %

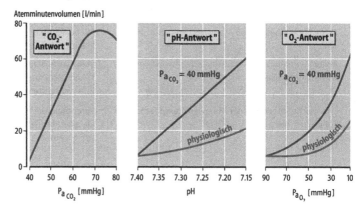

A Maximale Atemzeitvolumina

Atemminutenvolumen [l/min]

- 160 — Atemgrenzwert
- 120 — Maximale Muskelarbeit
- 80 — CO_2-Atmung
-      — O_2 Mangel oder Azidose bei konstantem $P_{a_{CO_2}}$
- 40 — O_2 Mangel oder Azidose bei variablem $P_{a_{CO_2}}$
-      — Ruhe
- 0

B Chemische Regulation

Atemminutenvolumen [l/min]

"CO_2-Antwort" — $P_{a_{CO_2}}$ [mmHg]

"pH-Antwort" — $P_{a_{CO_2}} = 40\ mmHg$ — physiologisch — pH

"O_2-Antwort" — $P_{a_{CO_2}} = 40\ mmHg$ — physiologisch — $P_{a_{O_2}}$ [mmHg]

⬥ Abb. 3.1   Chemischer Atemantrieb (aus Schmidt et al. (Hrsg.). Physiologie des Menschen mit Pathophysiologie, 31., überarbeitete und aktualisierte Auflage, Springer 2010, Abb. 33.8, S. 736 Atmung)

Wert deutlich über 60 mmHg (8 kPa) ansteigt. Auch hier ist bei einem Nichteinsetzen des Atemreflexes von einer irreversiblen Schädigung des Atemzentrums auszugehen.

Hirntod

Insbesondere bei der abschließenden Hirntoddiagnostik wird als allerletzte Überprüfung des unwillkürlichen Atemreflexes ein Anstieg des CO_2-Gehaltes durch einen Apnoe-Test provoziert. Der Hirntod wird definiert als Zustand der irreversibel erloschenen Gesamtfunktion des Großhirns, des Kleinhirns und des Hirnstamms. Dabei kann durch kontrollierte Beatmung die Herz- und Kreislauffunktion noch künstlich aufrechterhalten werden.

Alle physiologischen und pathophysiologischen Änderungen der Atmung werden nicht erst durch den Kohlendioxidpartialdruck gesteuert, sondern sind willkürlich und unwillkürlich änderbar z. B. durch Emotionen, Muskelaktivität, Berührungen, Schmerzen, Entzündungen und Temperatur.

3.1.3 Atemwege

Als Atemwege werden „statische", anatomisch vorgegebene Räume bezeichnet. Durch diese kann Ein- und Ausatmungsluft strömen. Die Atemwege werden in obere und untere unterteilt. Die oberen Atemwege beginnen an der Körperaußengrenze von Nase und Mund. Sie setzen sich fort über Rachen und Kehlkopf zur Trachea. An dieser beginnen die unteren Atemwege, sie hat einen Durchmesser von

ca. 2–2,5 cm. Die Stamm- und Lappenbronchien haben einen Durchmesser von ca. 8–12 mm. Je weiter sich das Bronchialsystem aufzweigt (insgesamt bis zu 23 Mal), umso kleiner wird der Durchmesser der Bronchiolen. Die terminalen Bronchiolen weisen nur noch einen Durchmesser von weniger als 1 mm auf, die darauffolgenden Bronchiolen und Alveolargänge sogar nur noch 0,4–0,01 mm (▶ Abschn. 1.2.3).

Physiologisch ist eine leichte Ausdehnung der Durchmesser bei der Einatmung. Somit strömt Luft gut während der Inspiration in die Lunge. Bei der Ausatmung verengen sich die Atemwege ein wenig, die Ausatmung im Ruhezustand dauert etwa doppelt so lang wie die Einatmung. Sie bleiben jedoch gesichert offen.

Bei Atemwegserkrankungen können die Durchmesser der Atemwege akut oder chronisch verengt sein, so dass sowohl die Inspiration als auch die Exspiration erschwert sind (⬥ Tab. 3.2).

- **Diagnostik**
- **Anamnese:** Wann, warum und wo tritt Luftnot auf? Wodurch wird sie besser?
- **Auskultation:** Deutlich akustische Zeichen sind Atemgeräusche, sog. inspiratorischer und/oder exspiratorischer Stridor.
- **Bodyplethysmografie:** Mit Hilfe der Bodyplethysmografie werden alle Lungenvolumina ermittelt, stationäres System (▶ Abschn. 1.4.5 und Abb. 1.17).

▢ Tab. 3.2 Ursachen einer unteren Atemwegsverengung

Akute Entzündungen der Atemwege (Bronchitis)	Mit Schleimhautschwellung und vermehrter Sekretproduktion
Akute Verengung der Atemwege (Obstruktion bei Asthma bronchiale)	Verengung der Atemwege durch Verkrampfung der Bronchialmuskulatur bei gleichzeitiger Schleimhautschwellung und vermehrter Sekretproduktion.
Chronische Verengung der Atemwege (exspiratorischer Kollaps der Atemwege bei COPD)	Verengung der Atemwege bei der Exspiration. Kleine und kleinste Atemwege kollabieren zu Beginn und während der Ausatmung.

▬ **Spirometrie:** Mit Hilfe der Spirometrie können Teilvolumina ermittelt werden, transportables System.
▬ **Lungenfunktionsprüfung** (▢ Abb. 3.2)

▢ Abb. 3.2 zeigt links einen normalen Befund einer Lungenfunktionsprüfung. Die Graphik zeigt das Verhältnis von Atemzugvolumen (horizontale Achse) und der Luftflussgeschwindigkeit, dem Flow (vertikale Achse). Es entsteht eine sog. Flow-Volumen-Kurve. Ein Patient der untersucht wird, muss maximal einatmen und dann mit voller Kraft schnell ausatmen. Bei der maximalen Einatmung ergibt sich ein typischer Halbkreis, der unterhalb der Volumenachse dargestellt wird. Bei der maximalen Ausatmung wird eine typische Kurve oberhalb der Volumenachse angezeigt. Zu Beginn der Ausatmung mit maximaler Kraft erfolgt eine rasante Steigerung des Luftflusses. Der Flow steigt zuerst schnell nach oben, bis ein Maximum erreicht ist. Diese Kurve fällt im Verlauf der weiteren Ausatmung nach rechts hin stetig ab. Sie verläuft dezelerierend (ständig abnehmend).

In der zweiten Darstellung von links ist eine Verengung der Atemwege dargestellt, wie sie beim Asthma bronchiale auftreten kann. Sowohl die Einatem- als auch die Ausatemkurve sind kleiner als die Referenzkurve. Das deutet auf eine permanente Luftflussstörung hin. Man kann ebenso einen inspiratorischen wie einen exspiratorischen Stridor hören.

Die dritte Darstellung von links zeigt eine typische Ventilationsstörung, die z. B. bei Lungenfibrose oder mechanischer Atembehinderung (schweres Übergewicht, Thorax-Rumpf-Erkrankungen) auftritt. Hier ist die Kurve in Verhältnis zur Referenz kleiner und enger. Das ist charakteristisch für eine restriktive Belüftungsstörung, bei der die Gasaustauschfläche verringert oder verkleinert ist. Es gibt in der Abbildung keinen Hinweis auf eine Verengung/Obstruktion. Diese kann jedoch bei restriktiven Ventilationsstörungen ebenfalls auftreten.

Die Darstellung ganz rechts zeigt ebenfalls eine Verengung der Atemwege, wie sie typischerweise bei der COPD mit Lungenemphysem auftritt. Sowohl die Einatem- als auch die Ausatemkurve sind kleiner als die Referenzkurve. Bei der Ausatemkurve tritt zusätzlich ein charakteristischer Knick auf, der als Emphysemknick beschrieben wird. Dieser ist ein

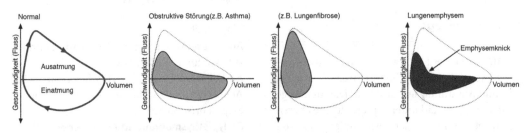

▢ **Abb. 3.2** Lungenfunktionsprüfung (mit freundlicher Genehmigung von Prof. Dr. med. Wagner)

Hinweis auf den raschen Kollaps der Atemwege bei der Ausatmung.

> **Obstruktion = Verengung der Atemwege → behinderter Atemfluss. Restriktion = Verringerung oder Verkleinerung der Gasaustauschfläche durch Ausdehnungsbehinderung der Lunge → limitierter Atemfluss. Beides führt zu Belüftungs- bzw. Ventilationsstörungen.**

3.1.4 Atemmechanik

▶ Abschn. 1.4.5 beschreibt die Atemmechanik als die Zusammenhänge, durch deren Zusammenspiel Luft bei der Atmung in die Lunge aufgenommen und abgegeben wird. Sie ist zusammengesetzt aus den messbaren Parametern Atemfrequenz und Atemzugvolumen. Daraus resultiert das Atemminutenvolumen (▶ Tab. 1.4).

Voraussetzung für eine funktionierende Atmung ist eine gesunde „Atempumpe". Störungen der Atempumpe resultieren aus einem Ausfall der Nerven, die die Atemmuskulatur anregen, aus einer Erkrankung der Atemmuskeln selbst, aus einer Deformität des Brutkorbes oder einer Strukturstörung der Lunge, sodass die Atemarbeit erschwert oder nur unzureichend ist oder gar nicht mehr geleistet werden kann.

● **Diagnostik**

■ ■ **Kapnometrie/Kapnografie**
Unter Kapnometrie wird die Messung und grafische, numerische Darstellung der CO_2-Konzentration in der Ausatemluft bezeichnet. Diese erfolgt im intensivmedizinischen Bereich bei jeder Exspiration. Kapnografie bezeichnet die Darstellung der CO_2-Konzentration im gesamten Atemzyklus. Die CO_2-Konzentration in der Ausatemluft ist ein Maß für die CO_2-Konzentration des Blutes. Diese steht in direktem Zusammenhang mit der Atemzugtiefe. Eine Hypokapnie ist Hinweis auf eine Hyperventilation (unangepasst zu schnelle Atmung), eine Hyperkapnie vereinbar mit einer Hypoventilation.

Hypoventilationen sind Hinweise auf eine gestörte Atemmuskelkraft unterschiedlichster Ursache.

■ ■ **Zwerchfelldurchleuchtung/ Zwerchfellultraschall**
Die Zwerchfelle sind die wichtigsten Muskeln zur Lungenentfaltung bei der Inspiration. Sie werden aktiviert durch die paarigen Phrenikusnerven. Verschiedenste Erkrankungen führen einseitig oder beidseitig zur Störung, Behinderung der Zwerchfellkontraktion. Dadurch kann eine Ateminsuffizienz verursacht werden. Zur Objektivierung einer Zwerchfelldysfunktion kann eine röntgenologische Durchleuchtung der Zwerchfellbeweglichkeit in In- und Exspiration erfolgen. Strahlungsexpositionsfrei kann diese Untersuchung mit Ultraschall durchgeführt werden. Die Ergebnisse sollten im Kontext mit der Bodyplethysmografieuntersuchung bewertet werden.

3.1.5 Lunge

Das Gesamtorgan Lunge ist sowohl an der Atemgasleitung durch das Bronchialsystem beteiligt, im Besonderen und ausschließlich aber für den Gasaustausch am Lungenparenchym, der alveolokapillären Membran verantwortlich. Das Gesamtsystem Lunge kann durch unterschiedlichste eigene, vaskuläre, pleurale, abdominale und Thoraxwanderkrankungen so beeinflusst sein, dass Ventilations- und Gasaustauschfunktionen einzeln oder gemeinsam behindert sind. Die stellenweise komplexe Überlappung der Fehlfunktionen benötigt eine erfahrene pneumologische Kenntnis, um eine Erklärung für eine chronische Ateminsuffizienz und deren Prognose zu geben.

● **Diagnostik**

■ ■ **Radiologische Diagnostik (Thoraxröntgen, Lungencomputertomografie)**
Bei Verdacht auf Vorliegen einer Lungengewebserkrankung erfolgt die Visualisierung zunächst mit einem Röntgen der Thoraxorgane. In diesem sind Makroeffekte der wichtigsten Lungenerkrankungen

(Pneumonie, Emphysem, Pleuraschwarte, Lungen-fibrosen) nachweisbar. Der zeitgemäße Standard zur Beurteilung spezieller Lungenstruktur- und Gefäß-erkrankungen ist die Computertomografie, Schnitt-bilddiagnostik, mit hochauflösenden Formaten. Durch spezifische Lungenstrukturänderungsmus-ter kann auf das Vorliegen einzelner Krankheitsen-titäten geschlossen werden.

▪▪ Bronchoskopie

Die Spiegelung der Lungenwege wird durchgeführt in starrer und flexibler Technik. Sie ist essentiell zur Klärung von Lungenstrukturerkrankungen (Lungen-fibrosen, benignen und malignen Raumforderun-gen). Dafür erfolgt eine Oberflächenspülung der kleinen Atemwege und des Alveolenraumes (BAL). Die qualitative und quantitative Änderung spezifi-scher Zellpopulationen ist Kennzeichen von intersti-tiellen Lungenerkrankungen. Parallel erfolgen in der gleichen Untersuchung Lungenbiopsien für histolo-gische und zytologische Untersuchungen. Außerdem werden Sekretanalysen für mikrobiologische Unter-suchungen durchgeführt.

▪▪ Thorakoskopie

Eine Vielzahl von Erkrankungen äußert sich in Ver-änderungen nahe oder an der Lungenoberfläche. Diese sind zugänglich durch eine Spiegelung des Pleuraraumes für Inspektion und Gewebsentnahme.

3.1.6 Gasaustausch

Der Gasaustausch ist die gegensätzliche Diffusion der Gase Sauerstoff und Kohlendioxid durch die alveo-lokapiläre Membranen im funktionalen Lungenge-webe. Die Diffusion geschieht passiv durch die Par-tialdruckdifferenzen der Gase an dieser Membran. Bezogen auf den Sauerstoff ist in der Alveole ein höherer Druck als in den Kapillaren, daher wandert (diffundiert) Sauerstoff von der Alveole hin zum Blut. Sauerstoff wird ans Hämoglobin gebunden und vom Blut weiter zu den Körperzellen transportiert. Koh-lendioxid weist einen höheren Druck in den Kapil-laren auf als in der Alveole, daher diffundiert Koh-lendioxid vom Blut in die Alveole. So kann CO_2 mit jeder Ausatmung aus dem Körper entfernt werden. Der physiologische Gasaustausch setzt eine spezifi-sche Lungendurchblutung voraus.

Lungenbelüftung und Lungendurchblutung stehen in einem spezifischen Gleichgewicht (▶ Abschn. 2.1.2). Ist dieses Gleichgewicht gestört, so resultieren daraus Änderungen einzelner oder beider Gase.

▪ Diagnostik
- Messung der Sauerstoffsättigung (▶ Kap. 17)
- BGA (▶ Kap. 27)
- Messung der Diffusionskapazität (TLCO/VA)

▪▪ Diffusionskapazität

Diese Messung wird durchgeführt zur Beurteilung der Schwere von Lungengewebserkrankungen. Gemessen wird der sog. Transferfaktor für Kohlen-monoxid (TLCO). Sauerstoff wandert bzw. diffun-diert durch die Membranen zwischen den Alveolen und den Kapillaren (alveolokapilläre Membran). Das Molekül Kohlenmonoxid (CO) diffundiert ähnlich wie Sauerstoff und wird daher alternativ eingesetzt, da es gemessen werden kann. Im Test wird der Atem-luft 0,3 % CO und Helium zugeführt. Mit Helium wird das Alveolarvolumen (VA) bestimmt. Im Test wird der Luft 10 % Helium zugeführt. Beide Werte, TLCO und VA können in ein rechnerisches Verhält-nis gesetzt werden, man erhält den sog. Transferko-effizient (TLCO/VA).

Messmethode: Ein Patient wird aufgefordert, maximal einzuatmen und für 10 Sekunden die Luft anzuhalten und erst danach wieder auszuatmen. Das eingeatmete Gasgemisch enthält die o. g. 0,3 % CO und 10 % Helium. Die ausgeatmeten Mengen können ebenfalls gemessen werden.

Interpretation: Je kleiner die ausgeatmete Menge an CO ist, desto besser kann CO durch die alveoloka-pilläre Membran in den Lungen- und Körperkreis-lauf diffundieren. Je größer die ausgeatmete Menge an CO ist, desto geringer ist die Durchlässigkeit bzw. Permeabilität auch für Sauerstoff O_2.

Sinkt die TLCO, spricht man von einer verminder-ten Diffusionskapazität. Die Oxygenierungsfähigkeit ist vermindert und führt zum Sauerstoffmangel, zur Hypoxämie. Sinkt gleichzeitig das Verhältnis TLCO/VA, handelt es sich um eine echte Diffusionsstörung, wie sie bei Lungengewebserkrankungen auftritt, z. B. bei Pneumonie, Lungenödem oder Lungenfibrose.

Sinkt nur die TLCO, aber das Verhältnis TLCO/VA bleibt gleich, geht man von einer Verteilungsstö-rung aus, bei der die Belüftung bzw. die Ventilation gestört ist.

Fazit

Das respiratorische System wird als sog. 2-Kompartiment-System definiert. Bei Störungen der Respiration ist die Lunge erkrankt mit der Folge des Sauerstoffmangels (Hypoxie). Treten Störungen der Ventilation auf, so ist die Atemluftbewegung nicht gewährleistet (◘ Tab. 3.3). Betroffene Strukturen sind das Atemzentrum, die Nerven, die die Atemmuskulatur des Thorax bewegen. Folge ist eine Hyperkapnie.

3.2 Erkrankungen und Behandlung

Bevor eine außerklinische Beatmung eingeleitet wird, müssen Grundsatzfragen geklärt werden:
- Liegt ein chronisches Krankheitsbild vor, welches die Atmung beeinträchtigt?
- Welcher Anteil der Atmung ist gestört, die Atemregulation, die Atemwege bzw. Atemleitungen, die Atemmechanik oder der Gasaustausch?

3.2.1 Hypoxischer Hirnschaden

Das Gehirn hat von allen Organen den höchsten Sauerstoffbedarf. Ca. 20 % des Tagesenergiebedarfs benötigt das Gehirn. Das Hirn hat eine durchschnittliche Durchblutung von 50 ml Blut pro 100 g Hirngewebe. Es benötigt fast ausschließlich Glukose als Energiestoff, ca. 115 g Glukose pro Tag bzw. 5,3 g Glukose/100 g Hirngewebe pro Minute. Das Gehirn hat nur minimale Energiereserven. Es ist daher auf einen ständigen Blutzustrom angewiesen. Nach ca. 20 Sekunden ohne Durchblutung versiegt der

Sauerstoffvorrat im Hirn und nach ca. 5 Minuten sind die anderen Energiereserven, Glukose und ATP (Adenosintriphosphat), vollständig aufgebraucht. Nach einer vollständigen Unterbrechung der Blut- und damit der Sauerstoffzufuhr tritt bereits nach wenigen Sekunden eine Bewusstlosigkeit ein und nach 3–6 Minuten irreversible Schädigungen und Zelluntergänge auf.

Die häufigsten zerebralen Durchblutungsstörungen führen nur zu lokalisierten peripheren Hirndefekten mit manigfaltigen Defektsyndromen z. B. des motorischen oder sensiblen Leitungssystems. Das sich hieraus ergebende Krankheitsbild wird als **hypoxische Hirnschädigung** bzw. als **postanoxische Enzephalopathie** (Erkrankung des Hirns nach Sauerstoffmangel) bezeichnet. In der Regel ist das Atmungsregulationssystem des Hirnstamms nicht mit chronischen Ausfällen betroffen (außer Basilaristhrombose).

Ursache einer schwersten generalisierten Durchblutungsstörung des gesamten ZNS ist zumeist ein Kreislaufstillstand durch verschiedene Formen des Pumpversagens des Herzens. Trotz durchgeführter kardiopulmonaler Reanimationsmaßnahmen können schwerste neurologische Folgeschäden bleiben. Ähnliche generalisierte hypoxische Zustände des ZNS treten durch eine plötzliche Atemwegverlegung beim Ertrinken, Bolusaspiration, Schwellung des Kehlkopfes bei Insektenstich oder generalisierte Atemwegsobstruktion beim Status asthmaticus auf.

Verbleibt eine irreversible ZNS-Schädigung mit Ausfall der Großhirnfunktion, wird dies als „Apallisches Syndrom" bezeichnet. Hirnstammzentren können noch basale lebenserhaltende Funktionen regulieren, also den Kreislauf und den Stoffwechsel, die Atmung jedoch nicht immer zuverlässig.

Anoxie oder Asphyxie

Durch Anoxie und Asphyxie entstehen verschiedene Arten von Organsauerstoffmangelsituationen. Die **Anoxie** bezeichnet den Erstickungstod. Es besteht eine ungenügende Sauerstoffkonzentration in der Einatemluft. Dies führt zu einem sekundären Herz-Kreislauf-Stillstand mit Gewebehypoxie. Die **Asphyxie** bezeichnet einen primären Kreislaufstillstand mit sekundärem Atemstillstand sowie Organsauerstoffmangel.

◘ Tab. 3.3 Respiratorisches System

	Respiration	Ventilation
Funktion	Gasaustausch	Atemluftbewegung
Organ	Lunge	Atemzentrum
		Nerven
		Atemmuskulatur
		Thorax
Hauptparameter	Sauerstoff	Kohlendioxid

In beiden Situationen werden CO_2 Kohlensäure und andere saure Stoffwechselprodukte angereichert. Statistisch ist die Asphyxie die häufigste Form des Sauerstoffmangels im Hirn. Es entsteht dadurch eine Azidose (Übersäuerung). Diese Übersäuerung schädigt die Nerven, Nervenmembranen und die Wände der Kapillaren. Dadurch bricht die Blut-Hirn-Schranke zusammen, Wasser tritt ins interstitielle Hirngewebe ein und es entsteht ein Hirnödem. Die Hirnschwellung wiederum verringert die Hirnperfusion, es kommt zur sekundären Ischämie.

Wachkoma
Rehabilitationsphasenmodell

Der typische Verlauf der Behandlung für Schwerst-Schädel-Hirnverletzte wird in einem Phasenmodell beschrieben. Dabei müssen nicht notwendigerweise alle Phasen nacheinander durchlaufen werden. Die Behandlung richtet sich nach dem Genesungszustand und den wiedererlangten Fähigkeiten des Betroffenen, welche Phase genutzt und welche übersprungen wird (◘ Tab. 3.4).

Klinik

Seit dem Jahr 1994 veröffentlichte eine Arbeitsgruppe, die Multi-Society Task Force on PVS, eine genauere Unterscheidung der Klinik des Wachkomas (engl. PVS). Es wird unterschieden in
- „persistent vegetative state", eine teilweise rückbildungsfähige Hirnschädigung und
- „permanent vegetative state", eine dauerhaft irreversible Hirnschädigung.

◘ **Tab. 3.4** Reha-Phasenmodell

Phase A	Akutbehandlung	Neurologische neurochirurgische, internistische Klinik (Intensivstation)
Phase B	Frührehabilitation mit noch meist schweren Bewusstseinsstörungen	Der Patient ist inkontinent, künstlich ernährt, intensivmedizinische Behandlungsmöglichkeiten sollten noch vorgehalten werden. Durch umfangreiche rehabilitative Maßnahmen (Behandlungspflege, Therapien) soll eine Besserung des Bewusstseinszustandes und die Herstellung der Mitarbeit des Komapatienten an den Therapien erreicht werden. Aufnahmekriterien: Nicht mehr dauerbeatmungspflichtig, kreislaufstabil, Verletzungen versorgt, Knochenbrüche übungsstabil. Kein Hirndruck.
Phase C	Weiterführende Rehabilitation	Der Patient kann in der Therapie bereits mitarbeiten, muss aber noch mit hohem pflegerischem Aufwand betreut werden. Durch umfangreiche Reha-Maßnahmen soll die Teilmobilisierung erreicht werden.
Phase D	Medizinische Rehabilitation	Tritt nach Abschluss der Frühmobilisierung ein und stellt die medizinische Rehabilitation im bisherigen Sinne dar. Hier ist die Rentenversicherung der zuständige Leistungsträger, bzw. die Unfall- oder Krankenversicherung (bei besonderen versicherungsrechtlichen Voraussetzungen).
Phase E	Nachgehende Rehabilitation und berufliche Reha	Hier geht es insbesondere bei den Behandlungszielen um die Sicherung des medizinischen Behandlungserfolges, bzw. um Vorbeugung oder Besserung einer Behinderung (bzw. Verhütung), von deren Verschlimmerung sowie Vermeidung oder Minderung von Pflegebedürftigkeit und um die berufliche Wiedereingliederung (1. oder 2. Arbeitsmarkt) sowie die soziale und häusliche Wiedereingliederung.
Phase F	Aktivierende Rehabilitation	Trotz aller medizinischen und rehabilitativen Bemühungen in der Akutbehandlung und in den nachfolgenden Behandlungsphasen (meist schon nach Phase B) bleiben bei einer Reihe von neurologischen Patienten schwerste Schädigungen bestehen, vom Apallischen Syndrom bis zu verschiedenen Graden von Fähigkeitsstörungen (oft auch mit Mehrfachbehinderungen). Diese Reha-Phase ist auf Langzeit angelegt. Ein Patient im Wachkoma muss von der Pflegekasse in Stufe 3+ Härtefall) eingestuft sein. Die Behandlung wird zu Hause (70%!), in Fachpflege Einrichtungen und auch in Seniorenheimen geleistet.

Quelle: http://www.schaedel-hirnpatienten.de/unterstuetzen/rehabilitation/das-phasenmodell/phasenmodell.pdf, Recherche 29.02.2016

Im Rahmen dieser Unterscheidung wurden zudem klinische Kriterien für das Wachkoma definiert:

- Vollständiger Verlust des Bewusstseins über sich selbst oder die Umwelt und über die Fähigkeit, zu kommunizieren
- Verlust der Fähigkeit zu willkürlichen oder sinnvollen Verhaltensänderungen infolge externer Stimulation
- Verlust von Sprachverständnis und Sprachproduktion (Aphasie)
- Harnblasen- bzw. Darminkontinenz
- Gestörter Schlaf-, Wachrhythmus
- Weitgehend erhaltene hirnstammgezogene, spinale, hypothalamische und autonome Reflexe

Beatmung bei hypoxischem Hirnschaden

Ist die Hirnschädigung gravierend, kann die Atmung akut beeinträchtigt sein. Bei der Entscheidung, wie beatmet wird, muss geklärt sein, welcher Anteil der Atmung gestört ist (Atemregulation, Atemwege bzw. -leitung, Atemmechanik und Gasaustausch). In diesem Fall ist die Atemregulation betroffen. Alle anderen Anteile sind nicht beeinträchtigt.

> **Die Behandlung erfolgt durch kontrollierte Beatmung, bei der es eine vollständige Übernahme der Atemzüge gibt, in der Regel ohne Sauerstoffgabe (Gasaustausch ist meistens nicht gestört).**

3.2.2 Schlaganfall – ischämischer Insult

Bei einem Schlaganfall handelt es sich um eine Durchblutungsstörung des Gehirns, die zu einer mangelnden Blut- und Sauerstoffversorgung führt. Es is ein akutes Ereignis, das als Notfall anzusehen ist und die betroffenen Patienten sollten in spezialisierten Schlaganfallstationen, sog. „stroke units" versorgt werden. Dadurch kann die Sterblichkeit und die vollständige Abhängigkeit von einer Versorgung in Pflegeheimen oder in der häuslichen Pflege reduziert werden.

Ursachen

Die häufigste Ursache des Schlaganfalls ist bei 80 % aller Patienten der ischämische Hirninfarkt. Hierbei ist eine Hirnarterie durch einen Thrombus oder einen Embolus verlegt. Die Durchblutung in den betroffenen Hirnrealen ist unterbrochen. Das führt zu einem Funktionsverlust und ggf. zu einem Absterben von Hirngewebe. Bei etwa 15 % der Patienten tritt eine Hirnblutung durch rupturierte arterielle Gefäße auf. Das Blut dringt dann in das umgebende Hirngewebe ein. Ca. 5 % der Schlaganfälle haben ihre Ursache in der Subarachnoidalblutung. Hierbei tritt Blut in den Liquorraum ein und verdrängt das Hirn, sodass es „eingequetscht" wird (◘ Abb. 3.3, ◘ Tab. 3.5).

Klinik und Symptome

Da unterschiedliche Hirnareale betroffen sein können, ist das klinische Erscheinungsbild nicht einheitlich. Typische Anfangsanzeichen sind:

- Plötzlich auftretender Kopfschmerz
- Gangunsicherheit mit evtl. begleitendem Sturz
- Plötzlich auftretende Lähmungserscheinungen in einer Körperhälfte (Hemiplegie)
- Plötzlich auftretender Schwindel
- Plötzliche Gefühlsstörungen einer Körperhälfte
- Sprach- oder Sprechstörungen (Aphasie, Dysarthrie)
- Schluckstörungen

Dauern die Symptome nur einige Minuten bis maximal 24 Stunden an, so nennt man es „transitorisch ischämische Attacke" – TIA. Die Beschwerden nach einem Schlaganfall hängen davon ab, welche Gefäße und Gehirnareale betroffen sind (▶ Abschn. 1.5.1).

Beatmung bei Schlaganfall

Ist der Schlaganfall gravierend, kann die Atmung beeinträchtigt sein. Eine chronische Beeinflussung der Atmung tritt nur bei einer schwersten generalisierten Durchblutungsstörung (Kreislaufstillstand) auf. Bei der Entscheidung, wie beatmet wird, muss geklärt sein, welcher Anteil der Atmung gestört ist (Atemregulation, Atemwege bzw. -leitung, Atemmechanik oder Gasaustausch. In diesem Fall ist die Atemregulation gestört. Alle anderen Anteile sind nicht beeinträchtigt.

Durchblutungs-
störung

Blutung

Thrombus

Verletzung

angeschwemmter
Imbolus

Halsarterie

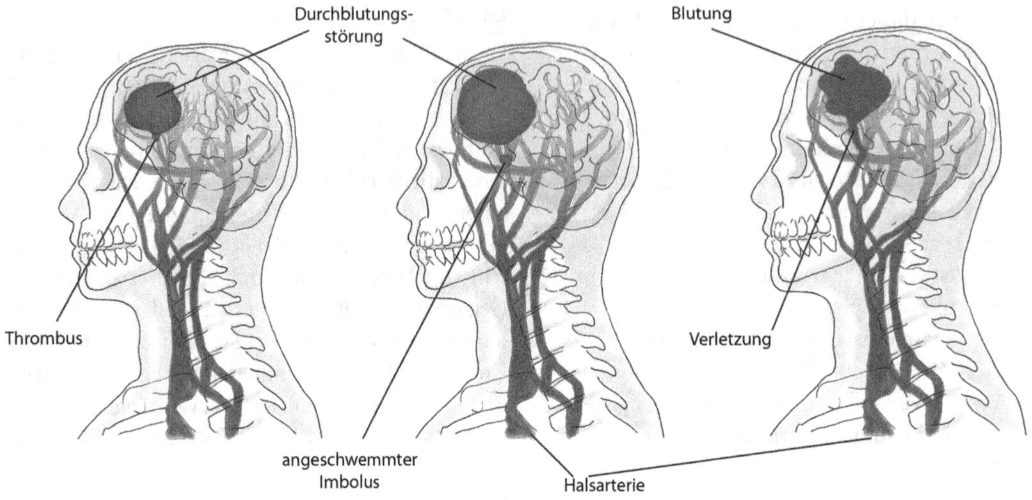

◘ Abb. 3.3   Durchblutungsstörungen des Hirns (mit freundlicher Genehmigung: Isabel Guckes)

◘ Tab. 3.5 Durchblutungsstörungen des Hirns	
Betroffenes Gefäß	**Beschwerden**
Arteria cerebri anterior	Halbseitenlähmung bzw. Hemiparese, v. a. beinbetont auf der Gegenseite
Arteria cerebri media	Halbseitenlähmung bzw. Hemiparese, v. a. gesichts- und armbetont auf der Gegenseite mit einhergehenden Gesichtsfeldstörungen und Sprachstörungen (Aphasie)
Arteria cerebri posterior	Halbseitige Sehstörungen mit Einschränkungen des Gesichtsfeldes auf der Gegenseite
Arteria vertebralis	Störung der Bewegungsabläufe (Ataxie), Gefühlsstörungen, Schluckstörungen, Schwindel mit Übelkeit und Erbrechen, herabhängendes Augenlid mit Verengung der Pupille (Horner-Syndrom), Störung der Sprechmotorik (Dysarthrie).
Arteria basilaris	Lähmung beider Arme und Beine, Gefühlsstörungen am gesamten Körper, Schluckstörungen, Störungen der Atmung, Störungen des Bewusstseins
	Die Basilaristhrombose stellt die schwerste Form des Schlaganfalls dar und führt zu Ischämien des Stammhirns, des Kleinhirns und weiterer Hirnareale, sie hat eine schlechte Prognose mit hoher Sterblichkeit der Patienten

> **Die Behandlung erfolgt durch kontrollierte Beatmung, bei der es eine vollständige Übernahme der Atemzüge und Atemfrequenz gibt, in der Regel ohne Sauerstoffgabe (Gasaustausch ist meistens nicht gestört).**

Rückenmarks in unterschiedlichem Maß unterbrochen, sodass eine Weiterleitung von motorischen Impulsen des Gehirns zu den Erfolgsorganen nicht mehr möglich ist. Ebenso können sensorische Nervenbahnen unterbrochen werden, sodass keine Rückmeldungen mehr zum Gehirn erfolgt.

3.2.3   Querschnittlähmung

Bei einer Querschnittlähmung wird das Rückenmark geschädigt. Dabei werden Nervenbahnen des

Ursachen und Häufigkeit

Häufigste Ursache der Rückenmarksschädigung (Läsion) sind Verletzungen durch Unfälle beim Sport, Verkehr, bei der Arbeit oder im Haushalt.

Wesentlich seltener sind nichttraumatische Schädigungen durch Tumore oder Entzündungen. In Deutschland gibt es pro Jahr ca. 1500 neu aufgetretenen Querschnittslähmungen. Davon sind etwa 2/3 traumatischer Genese. Eine Paraplegie (Lähmung des unteren Körpers, Bauch, Hüfte, Beine, Füße) ist mit ca. 60 % häufiger als die Tetraplegie (40 %) (Lähmung auch der Arme, Finger und der Atmung) (Kaps 2004).

Klinik und Symptome

Die Symptome sind sehr variabel, da entweder isoliert oder kombiniert motorische, sensible und autonome Funktionen betroffen sind. Die typischen Merkmale können unterschieden werden als:

- Motorische Störungen, dabei treten initial schlaffe Lähmungen, später dann spastische Lähmungen als Para- oder Tetraplegie auf.
- Sensible Störungen mit verminderter oder ausbleibender Gefühlsstörung (Hyp- oder Anästhesie) und mit verminderter oder ausbleibenden Schmerzempfinden (Hyp- oder Analgesie)
- Autonome Funktionsstörungen mit Fehlregulation (Dysfunktion) von Blasen- und Darmkontrolle, Sexualfunktionsstörungen und Störungen des Herz-Kreislauf-Systems.

Unterhalb der Rückenmarkläsion kommt es daher zu vielfältigen klinischen Ausfallssyndromen. Die Schwere der Ausfälle hängt von der Höhe, Vollständigkeit und Akuität der Rückenmarkläsion ab.

Tetra- und Paraplegie

Je nach der Höhe der Rückenmarksläsion unterscheidet man zwischen Paraplegie und Tetraplegie.

Läsionen auf Höhe der Brust- oder Lendenwirbelsäule führen zu einer **Paraplegie**. Diese Lähmung betrifft die Rumpf- und Beinmuskulatur mit folgenden Auswirkungen:

- Verlust des Berührungs-, Schmerz- und Temperaturempfindens
- Verlust des Lagesinns,
- Störung der Blasen-, Mastdarm- und Sexualfunktion
- Arme und Hände sind frei beweglich

- Je nach Läsionshöhe können auch Interkostalnerven betroffen sein, die die Atmung beeinträchtigt.
- Unterhalb des Thoraxmarks ist die Atmung nicht betroffen und es gibt keine Beatmungsnotwendigkeit

Die **Tetraplegie** wird durch Schädigungen auf Höhe des unteren Zervikalmarks verursacht. Die Schwere der Lähmung ist abhängig von der Höhe der Rückenmarksschädigung:

- Schädigung unterhalb von C8: Atmung ist möglich, da der N. phrenicus intakt ist, jedoch sind die Interkostalnerven schon jetzt betroffen, das erschwert die Atmung; möglich sind Bewegungen der Schultern, der Arme, der Hände und der Finger
- Schädigung unterhalb C7: Atmung und Bewegung der Schultern und der Arme und Hände ist möglich, die Fingerbeweglichkeit ist eingeschränkt
- Schädigung unterhalb C6: Beweglichkeit der Hände ist erschwert, Atmung ist möglich
- Schädigung unterhalb C5: Schulterbeweglichkeit ist erschwert, Atmung ist schon eingeschränkt
- Schädigung unterhalb C4: meist vollständige Pflegeabhängigkeit, Kopfkontrolle ist noch vorhanden, Atmung kann schon stark eingeschränkt sein
- Schädigungen unterhalb von C3: Atmung ist beeinträchtigt, da es zum Ausfall des N. phrenicus kommt
- Schädigung oberhalb von C3: meist vollständige Atemlähmung, falls eine vollständige Rückenmarksläsion auftritt (▶ Abschn. 1.6.1, ◨ Abb. 1.22)

▪ Einteilung der Rückenmarksläsion nach ASIA

Die Klassifikation der erworbenen Querschnittslähmung erfolgt mit Hilfe des ASIA-Schemas der American Spinal Injury Association. Die Lähmungen werden anhand der Funktion des letzten Segments des Rückenmarks (S5) in komplette und inkomplette Läsionen eingeteilt (◨ Tab. 3.6).

Der Muskelkraftgrad wird wie folgt eingeteilt (◨ Tab. 3.7).

3

◘ **Tab. 3.6** Einteilung der Rückenmarksläsion nach ASIA

A – komplett	Keine sensible oder motorische Funktion ist in den sakralen Segmenten S4 bis S5 erhalten.
B – inkomplett	Sensible, aber keine motorische Funktion ist unterhalb des neurologischen Niveaus erhalten und dehnt sich bis in die sakralen Segmente S4/S5 aus.
C – inkomplett	Motorische Funktion ist unterhalb des neurologischen Niveaus erhalten und die Mehrzahl der Kennmuskeln unterhalb des neurologischen Niveaus hat einen Muskelkraftgrad von weniger als 3.
D – inkomplett	Motorische Funktion ist unterhalb des Schädigungsniveaus erhalten und die Mehrheit der Kennmuskeln unterhalb des neurologischen Niveaus hat einen Muskelkraftgrad größer oder entsprechend 3.
E – inkomplett	Sensible und motorische Funktionen sind normal.

(nach American Spinal Injury Association, International Standards for Neurological Classification of Spinal Cord Injury)

◘ **Tab. 3.7** Muskelkraftgrad

0	Keine Kontraktion zu fühlen.
1	Eine schwache Kontraktion ist tastbar oder die Sehne wird während der Muskelanspannung deutlich sichtbar, aber eine beobachtbare Bewegung des Körperteils findet nicht statt.
2	Eine Bewegung ist unter Aufhebung der Schwerkraft möglich, aber nicht gegen leichten Widerstand.
3	Fähigkeit, eine Position gegen die Schwerkraft zu halten oder in die Testposition zu bewegen und zu halten.
4	Testposition kann gegen mäßigen Widerstand gehalten werden.
5	Testposition kann gegen die Schwerkraft und maximalen Widerstand gehalten werden.

Beatmung bei hoher Querschnittlähmung

Ist bei der hohen Querschnittlähmung (Schädigung ab C4) die Atmung beeinträchtigt, muss bei der Entscheidung, wie beatmet wird, geklärt sein, welcher Anteil der Atmung gestört ist (Atemregulation, Atemwege bzw. -leitung, Atemmechanik oder Gasaustausch). In diesem Fall ist die Atemregulation zentral vorhanden aber die Atemmechanik peripher gestört. Alle anderen Anteile sind nicht beeinträchtigt.

> Die Behandlung erfolgt durch kontrollierte Beatmung, bei der es eine vollständige Übernahme der Atemzüge gibt, in der Regel ohne Sauerstoffgabe (Gasaustausch ist meistens nicht gestört).

3.2.4 Neuromuskuläre Erkrankungen (NME)

Carsten Schröter

Definition

Oft wird vereinfachend von Muskelkrankheiten oder Muskelschwund gesprochen, es werden aber die neuromuskulären Erkrankungen gemeint. Muskelkrankheiten sind streng genommen nur die Erkrankungen des Muskels selbst. Hierbei handelt es sich insbesondere um die Muskeldystrophien, die Myotonien, die entzündlichen Muskelerkrankungen (Myositiden) und die Stoffwechselerkrankungen des Muskels, die metabolischen Myopathien.

Zu den neuromuskulären Erkrankungen sind darüber hinaus auch die Erkrankungen der den

Muskel innervierenden Nervenfasern zu rechnen. Hierzu gehören zum Beispiel die neuralen und die spinalen Muskelatrophien. Ebenso sind die Erkrankungen der Kontaktstelle zwischen Nerv und Muskel, die Myasthenien, hierzu zu zählen. Bei diesen Erkrankungen ist der Muskel das Organ, durch dessen Schwäche die Erkrankung auffällt. Er ist aber nur indirekt betroffen durch die Erkrankung der Nerven.

Im Folgenden wird ein Überblick über die verschiedenen neuromuskulären Erkrankungen gegeben (◘ Abb. 3.4). Das Schema zeigt die an der Motorik beteiligten Strukturen: das Gehirn, das Rückenmark, die Nervenfasern und die Muskeln. Die Pfeile weisen auf die bei den jeweiligen Erkrankungen betroffenen Strukturen hin.

Stellvertretend für viele Nervenzellen und -fasern sind jeweils eine Nervenfaser mit Zellkörper im Bereich der motorischen Rinde des Gehirns (erstes motorisches Neuron) und eine im Bereich des Rückenmarks (zweites motorisches Neuron) dargestellt. Der Ausläufer des ersten motorischen Neurons zieht zum Hirnstamm oder zum Rückenmark. Dort wird der Impuls auf das zweite motorische Neuron (Vorderhornzelle, alpha-Motoneuron) weitergegeben. Dessen Axon zieht bis zu einem Muskel. Die Verknüpfungsstelle der Nervenfaser zum Muskel nennt man motorische Endplatte. Eine Nervenfaser innerviert mehrere Muskelfasern eines Muskels. Eine Nervenfaser und die zugehörigen Muskelfasern werden zusammen als eine motorische Einheit bezeichnet.

Übersicht

Die tabellarische Übersicht lässt die neuen humangenetischen Erkenntnisse der letzte Jahre außer Betracht, erlaubt aber eine systematische Zuordnung der Erkrankungen zu den erkrankten Strukturen (◘ Tab. 3.8).

Vorkommen und Häufigkeit

Neuromuskuläre Erkrankungen sind selten. So kommt bei 4 bis 5 von 100.000 Einwohnern in Deutschland eine Muskeldystrophie vom Typ Duchenne vor, der häufigsten Form der Muskeldystro-

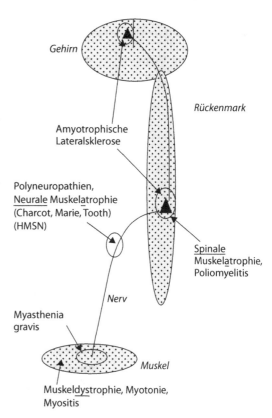

Gehirn

Rückenmark

Amyotrophische Lateralsklerose

Polyneuropathien, Neurale Muskelatrophie (Charcot, Marie, Tooth) (HMSN)

Spinale Muskelatrophie, Poliomyelitis

Nerv

Myasthenia gravis

Muskel

Muskeldystrophie, Myotonie, Myositis

◘ **Abb. 3.4**   Schematische Übersicht: die Muskelkrankheiten (mit freundlicher Genehmigung: Dr. med. Carsten Schröter)

phien. Unter der amyotrophen Lateralsklerose leiden etwa 3–8 pro 100.000 Einwohner, unter der spinalen Muskelatrophie vom Typ Kugelberg-Welander etwa 0,3 pro 100.000. Wegen der Seltenheit der Erkrankungen wurden vor allem an Universitäten Muskelzentren, insbesondere zur Diagnostik, aufgebaut.

Allgemeine Symptome

Typische Symptome der meisten neuromuskulären Erkrankungen sind in unterschiedlichem Ausmaß Paresen und rasche Ermüdbarkeit, Muskelatrophien, bei einigen Erkrankungen auch Muskelschmerzen (Myalgien) und Muskelkrämpfe (Crampi). Bei Polyneuropathien können zudem Gefühlsstörungen (Hypästhesie, Hypalgesie) auftreten, vornehmlich distal, also an den Füßen.

3

◨ **Tab. 3.8** Übersicht neuromuskulärer Erkrankungen (modifiziert nach John Walton)	
1. Muskelkrankheit (Myopathie)	**Muskeldystrophien:** – Typ Duchenne – Typ Becker-Kiener – Gliedergürteltyp – Fazio-skapulo-humerale Muskeldystrophie – Typ Emery-Dreifuss – andere **Myotone Myopathien:** – Myotone Dystrophie Typ 1 (Curschmann, Steinert) – Myotone Dystrophie Typ 2 (PROMM) – Myotonia congenita (Thomsen) – Myotonia congenita (Becker) – andere **Erbliche metabolische Myopathien** (Glykogenspeichererkrankungen): – Glykogenose Typ 2 (M. Pompe) – Glykogenose Typ 5 (McArdle) – Lipidspeichererkrankungen – Mitochondriale Myopathien **Endokrine Myopathien:** – bei Schilddrüsenerkrankungen – bei M. Cushing (Überfunktion der Nebennierenrinde) – andere **Kongenitale Myopathien** **Entzündliche Myopathien** – Autoimmunerkrankungen (Polymyositis, Dermatomyositis) – Einschlusskörpermyositis
2. Neuromuskulärer Übergang	Myasthenia gravis Lambert-Eaton-myasthenes Syndrom (LEMS)
3. Erkrankungen der Nervenfasern	**3.1 Spinale Muskelatrophien und Motoneuronerkrankungen:** Poliomyelitis (Kinderlähmung) Spinale Muskelatrophien (SMA): – infantile Form (Werdnig, Hoffmann) – intermediäre Form – juvenile oder adulte Form (Kugelberg, Welander) – andere Sporadische spinale Muskelatrophien: – Peronaeus-Typ – Typ Aran-Duchenne – Typ Vulpian-Bernhardt Amyotrophe Lateralsklerose (ALS) **3.2 Polyneuropathien:** Neurale Muskelatrophien (Charcot, Marie, Tooth): – HMSN (hereditäre sensomotorische Neuropathie) Typ 1 – HMSN Typ 2 andere vererbliche Polyneuropathien Guillain-Barré-Syndrom Chronische inflammatorische demyelinisierende Polyneuropathie (CIDP) andere Polyneuropathien (diabetisch, alkoholisch …)

Beschreibung verschiedener Erkrankungen

- **Muskeldystrophien**

Muskeldystrophien sind genetisch bedingte Erkrankungen, die zu einem Untergang von Muskelfasern führen. Paresen stehen im Vordergrund, oft besonders die proximale Muskulatur betreffend. Bei den Muskeldystrophien vom Typ Becker-Kiener und vom Typ Duchenne, beide durch eine Mutation des Dystrophin-Gens bedingt, ist zunächst die Beckengürtelmuskulatur betroffen.

Bei den Muskeldystrophien vom Gliedergürteltyp wird je nachdem, ob vorwiegend die Hüft- und Beckenmuskulatur oder die Schultermuskulatur betroffen ist, vom Beckengürtel- oder Schultergürtel-Typ gesprochen. Je nach Art und Verlauf der jeweiligen Muskeldystrophie können sich die Schwächen aber auf andere Muskelgruppen ausbreiten. Die Muskeldystrophien vom Gliedergürteltyp haben viele verschiedene genetische Ursachen, die als LGMD1 für autosomal dominante und LGMD2 als autosomal rezessive Vererbung klassifiziert werden. Ein weiterer Buchstabe, z. B. LGMD2A, klassifiziert dann die genaue Erkrankung, im Beispiel eine Störung des Calpains.

Bei der fazioskapulohumeralen Muskeldystrophie (FSHD) sind entsprechend dem Namen meist die Gesichts-, Schulter- und Oberarmmuskulatur betroffen. Aber auch die Rumpfmuskulatur und die Fußheber sind häufig paretisch, diese Paresen können auch isoliert bestehen ohne Paresen im Bereich der typischen Regionen.

Welche Muskelgruppen vordringlich betroffen sind und die Krankheitsdynamik hängen von der jeweiligen Erkrankung ab. Die Verläufe sind aber oft sehr variabel, selbst in einer Familie. Die betroffene Muskulatur atrophiert, allerdings können bestimmte Muskelgruppen sogar äußerlich sehr kräftig erscheinen, wenn das Muskelgewebe durch Binde- und Fettgewebe ersetzt ist. Besonders typisch ist dies bei den Waden zu beobachten. Hier wird auch von einer sogenannten Pseudohypertrophie gesprochen, denn die Kraft der Muskelgruppen ist durch den Umbau reduziert.

Besonders durch Fehl- und Überbelastung kommt es oft zu Schmerzen des Bewegungsapparates.

Die paretische Muskulatur wird vermehrt belastet, um die gestellten Aufgaben, beispielsweise eine aufrechte Haltung des Körpers, zu bewältigen. Hierdurch kann es zu Verspannungen der Muskulatur kommen. Zudem ist durch die Paresen die Führung der Gelenke beeinträchtigt, und die Bänder werden besonders belastet. Hieraus resultieren Schmerzen, die wiederum zu einer Verstärkung der Verspannungen führen können.

Zu beachten ist auch eine bei einigen Muskeldystrophien auftretende Beteiligung der Herzmuskulatur. Die resultierende Herzinsuffizienz und evtl. Herzrhythmusstörungen sind insbesondere bei der Therapie zu berücksichtigen. Ebenso kann die Atemmuskulatur betroffen sein, was zu restriktiven Ventilationsstörungen führen kann.

- **Myotonien**

Die myotonen Erkrankungen zeichnen sich durch eine Steifigkeit der Muskulatur aus. Bewegungen können zum Teil nur zäh und langsam durchgeführt werden. Dies steht bei der Myotonia congenita, sowohl beim Typ Thomsen wie auch beim Typ Becker im Vordergrund.

Bei der myotonen Dystrophie Typ 1 (Curschmann, Steinert) ist diese Komponente dagegen in der Regel nur gering ausgeprägt. Wenn sie in relevantem Ausmaß vorliegt, betrifft sie typischerweise vor allem die Handmuskulatur. Paresen treten bei dieser Erkrankung vorwiegend in den rumpffernen Muskeln auf, an den Händen und den Fußhebern, können aber auch generalisiert vorliegen und ausgeprägt die Rumpfmuskulatur betreffen. Bei dieser Multisystemerkrankung können auch andere Organsysteme betroffen sein, z. B. das Herz (Herzrhythmusstörungen, Herzinsuffizienz), die Augen (grauer Star) und der Hormonstatus.

Bei der myotonen Dystrophie Typ 2 (auch proximale myotone Dystrophie, PROMM) sind dagegen die sehr unterschiedlich, zumeist aber gering ausgeprägten Schwächen rumpfnah lokalisiert. Auch hier können u. a. Herz und Augen betroffen sein. Zudem werden hier häufig Muskelschmerzen geschildert. Patienten mit myotoner Dystrophie sowohl Typ 1 wie auch insbesondere Typ 2 haben ein erhöhtes Risiko, einen Diabetes mellitus zu entwickeln.

3

- **Metabolische Myopathien**

Sie zeichnen sich durch eine Störung der Energiezufuhr oder -gewinnung aus. So werden zwar Kohlenhydrate und Fette in die Muskelfaser aufgenommen und dort gespeichert. Sie können aber bei den Glykogenspeicher- oder den Lipidspeichererkrankungen nicht abgebaut und in den Energiekreislauf eingespeist werden. Je nach Art der verschiedenen Erkrankungen liegen Schwächen der rumpfnahen Muskulatur, eine verminderte Ausdauerleistung oder belastungsabhängige Muskelschmerzen vor. Auch hier ist das Ausmaß der Symptome der verschiedenen Erkrankungen sehr unterschiedlich, von nur leichten Beeinträchtigungen bis hin zum Tod schon im Kindesalter.

Bei den Glykogenosen sind der Typ 2 (M. Pompe) und der Typ 5 (McArdle-Erkrankung) hervorzuheben. Der M Pompe zeigt sich typischerweise bei Beginn im Erwachsenenalter mit einer Schwäche der Rumpf- und Beckenmuskulatur sowie früh der Atemmuskulatur. Bei Vorliegen schon bei Geburt führt die Erkrankung unbehandelt rasch zum Tode. Eine Behandlung ist bei Kindern wie auch bei Erwachsenen durch eine Enzymersatztherapie möglich. Hierfür wird alle 2 Wochen das fehlende Enzym venös infundiert. Die McArdle-Erkrankung ist durch eine geringe Belastungstoleranz, Muskelschmerzen und Kontrakturen bei Belastung charakterisiert. Nach einigen Minuten geringer Belastbarkeit nimmt dann die Leistungsfähigkeit der Muskeln zu, das Phänomen wird second wind benannt und lässt sich gezielt beüben. Bei Überlastung kann es zu einer Rhabdomyolyse (Muskelfaserzerfall) mit resultierender dialysepflichtiger Niereninsuffizienz kommen.

- **Muskelentzündungen (Myositiden)**

Die Muskelentzündungen stellen eine uneinheitliche Gruppe dar. Bei der Polymyositis und der Dermatomyosits handelt sich um klassische Autoimmunerkrankungen. Typischerweise treten vor allem Paresen der proximalen Muskulatur, also im Schulter- und Beckengürtelbereich, auf. Die Symptome entwickeln sich bei den Erkrankungen akut bis subakut über Wochen und Monate progredient. Gelegentlich werden zusätzlich Muskelschmerzen berichtet. Auch eine Beteiligung der Herzmuskulatur im Sinne einer Myokarditis kommt vor. Bei der Dermatomyositis können entzündliche Hautveränderungen

hinzutreten. Treten dagegen weitere Symptome wie Gelenkschmerzen oder Durchblutungsstörungen hinzu, muss auch an eine andere entzündliche Bindegewebserkrankung mit Beteiligung der Muskulatur gedacht werden, wie die Sklerodermie und den Lupus erythematodes. Als Autoimmunerkrankung werden die Myositiden immunsuppressiv behandelt.

In den Kreis der Myositiden gehört auch die Einschlusskörpermyositis, obwohl der Entzündungsprozess von degenerativen Veränderungen begleitet wird. Die chronisch verlaufende Erkrankung, die vor allem bei älteren Menschen und bei Männern häufiger als bei Frauen vorkommt, ist gekennzeichnet durch Paresen der Unterarm- und Handmuskulatur, insbesondere der Fingerbeuger, sowie Atrophien und Paresen des M. quadriceps femoris. Die Schwächen können sich auf andere Muskelgruppen ausbreiten. Und auch die Atem- und Schluckmuskulatur kann im Verlauf mit betroffen sein. Die intravenöse Behandlung mit Immunglobulinen wird oft probatorisch (probeweise) durchgeführt, Kortikoide und andere Immunsuppressiva sind offenbar nicht wirksam.

- **Myasthenia gravis und Lambert-Eaton-Syndrom**

Sowohl die Myasthenia gravis wie auch das Lambert-Eaton-myasthenische Syndrom (LEMS) sind klassische Autoimmunkrankheiten und betreffen den neuromuskulären Übergang. Während bei der Myasthenia gravis die Antikörper Strukturen der motorischen Endplatte auf der Membran des Muskels (postsynaptische Störung) beeinträchtigen, sind bei dem Lambert-Eaton-Syndrom Kalziumkanäle in der Membran der Nervenfaser (präsynaptische Störung) Ziele der Antikörper.

Bei der Myasthenia gravis lässt typischerweise bei Belastung die Kraft der Muskulatur rasch nach, nach ausreichender Ruhe kann die Muskulatur dann je nach Schwere der Erkrankung wieder eingesetzt werden. Typischerweise sind besonders die Augenmuskeln und die Lidheber wie auch die Gesichtsmuskulatur betroffen. Die Schwäche kann sich auch auf die rumpfnahe Muskulatur, insbesondere des Schulter- und Nackenbereichs ausdehnen oder generalisieren. Bei schweren Verläufen kann auch die Atemmuskulatur mit betroffen sein. Meist lässt sich die Erkrankung medikamentös durch eine Immunsuppression gut beeinflussen.

Im Vordergrund stehende Symptome des Lambert-Eaton-Syndroms sind Schwächen und vorzeitige Ermüdbarkeit der rumpfnahen Muskulatur, insbesondere der Becken- und Oberschenkelmuskulatur. Schwächen der Augen-, Sprech- und Schluckmuskulatur kommen vor. Bei der Prüfung ist die Kraft typischerweise zunächst sehr gering, nimmt dann einige Sekunden zu, bevor wieder eine vorzeitige Erschöpfung eintritt. Auch vegetative Störungen wie Mundtrockenheit, vermindertes Schwitzen, Blasenentleerungsstörungen und Verstopfung kommen vor. Etwa bei der Hälfte der Patienten tritt die Erkrankung als Folge einer Tumorerkrankung als sogenanntes paraneoplastisches Syndrom auf. Das Lambert-Eaton-Syndrom ist in der Regel einer medikamentösen Behandlung mit Amifampridin zugänglich.

- **Spinale Muskelatrophien**

Die Störungen bei den spinalen Muskelatrophien sind sehr ähnlich denen bei den Muskeldystrophien. Ursache ist eine Erkrankung des zweiten motorischen Neurons. Durch den Untergang dieser Zellen werden die Muskeln nicht mehr innerviert, dadurch paretisch und atrophieren. Auch hier sind meist die proximalen Muskelgruppen betroffen. Es gibt Verlaufsformen der autosomal rezessiv vererbten Erkrankung, die bereits bei Geburt vorliegen und rasch fortschreiten (Typ Werdnig, Hoffmann). Andere Verlaufsformen treten erst im Jugend- oder Erwachsenenalter mit langsamer Progredienz und normaler Lebenserwartung auf (Typ Kugelberg-Welander). Eine besondere Facette stellt die bulbospinale Muskelatrophie (Typ Kennedy) dar, die als X-chromosomal vererbte Erkrankung bei Männern auftritt und auch die Schluckmuskulatur mit betrifft.

- **Amyotrophe Lateralsklerose (ALS)**

Die amyotrophe Lateralsklerose ist eine progrediente degenerative motorische Systemerkrankung, die häufigste neuromuskuläre Erkrankung bei Erwachsenen. Sie ist bedingt durch eine Erkrankung des ersten und zweiten motorischen Neurons. Durch die Degeneration des zweiten motorischen Neurons kommt es zu schlaffen und atrophischen, bei vorwiegender Beteiligung des ersten motorischen Neurons zu spastischen Paresen.

Die jährliche Neuerkrankungsrate (Inzidenz) beträgt weltweit 0,6 bis 2,4 Personen pro 100.000 Einwohner pro Jahr. Insgesamt wird davon ausgegangen, dass etwa 30 bis 80 von 1.000.000 Einwohnern unter der Erkrankung leiden. Diese Zahlen zugrunde legend werden in Deutschland etwa 6000 Menschen mit der Erkrankung angenommen. Genaue Zahlen liegen dazu aber nicht vor. Die Häufigkeit der amyotrophen Lateralsklerose nimmt mit dem Alter zu, der Gipfel liegt zwischen dem 50.–70. Lebensjahr.

Die Lebenserwartung ist deutlich reduziert und wird meist mit 3 bis 5 Jahren angegeben, allerdings ist die Varianz groß. Circa 10 % der Patienten leben länger als 10 Jahre. Die amyotrophe Lateralsklerose beginnt meist lokal mit Paresen, am häufigsten am Unterarm und Handbereich (40–50 %), seltener an den Beinen (25–30 %), hier oft mit einer Fußheberparese. Meist beginnt die Symptomatik einseitig und breitet sich auf die gleiche Extremität der Gegenseite oder die andere Extremität der gleichen Seite aus. In den genannten Verlaufsformen wird von einer spinalen Verlaufsform gesprochen. Bei der in ca. 25 % der Fälle vorkommenden bulbären Verlaufsform beginnt die Erkrankung mit Funktionsstörungen der bulbären Muskulatur mit Dysarthrie und Dysphagie sowie im Verlauf Ateminsuffizienz. Die Schließmuskeln von Blase und Darm sind dagegen ebenso wie die Augenmuskeln in der Regel nicht betroffen.

Der häufig genutzte Begriff der **Motoneuron-Erkrankungen** umfasst alle Krankheiten des ersten und/oder zweiten motorischen Neurons. In der Regel werden darunter die spinalen Muskelatrophien und die amyotrophe Lateralsklerose zusammengefasst. Häufig wird er genutzt, wenn der Verdacht besteht, eine klare Zuordnung zur amyotrophen Lateralsklerose aber noch nicht möglich ist. Die progressive Muskelatrophie, die primäre Lateralsklerose und die Bulbärparalyse sind Varianten der amyotrophen Lateralsklerose. Unter einer progressiven Muskelatrophie versteht man einen Krankheitsverlauf, bei dem das zweite motorische Neuron betroffen ist mit atrophischen Paresen. Bei der primären Lateralsklerose ist das erste motorische Neuron geschädigt mit resultierender Spastik, ohne Zeichen einer Schädigung des zweiten Neurons. Unter einer progressiven

Bulbärparalyse wird ein Krankheitsverlauf verstanden, der hauptsächlich die Sprech- und Schluckmuskulatur, aber nicht die Arm- oder Beinmuskulatur betrifft.

Die Diagnosestellung der amyotrophen Lateralsklerose erfolgt unter Berücksichtigung der Anamnese und der ausführlichen körperlich-neurologischen Untersuchung sowie apparativen Zusatzuntersuchungen. Hier sind besonders die Elektroneurografie, die Elektromyografie sowie die evozierten Potentiale zu benennen. Weitere wichtige Untersuchungen können Kernspintomografien (MRT) von Gehirn und Halswirbelsäule sein, um andere Ursachen der Paresen auszuschließen.

Über 90 % der Patienten mit amyotropher Lateralsklerose leiden unter der sporadischen Form, bei 5 bis 10 % liegt eine familiäre, also vererbliche Form vor. Erste Hinweise auf eine Ursache der familiären Form ergab eine im Jahre 1993 veröffentlichte Untersuchung, die eine Mutation im Gen der Cu/Zn-SOD (Kupfer-Zink-Superoxid-Dismutase) auf dem Chromosom 21 nachwies. Inzwischen sind aber eine Reihe weiterer Gene bekannt, deren Mutation zum Auftreten einer ALS führen kann. Diese Formen geben die Möglichkeit, im Tiermodell spezifische Therapie-Konzepte zu entwickeln.

Eine mehrmonatige Verlängerung der Lebensdauer ist durch die Gabe von Riluzol belegt. Ebenfalls geht man davon aus, dass der Erhalt des Körpergewichts, ggfs. mit kalorienreicher Kost, prognostisch günstig ist. Die Behandlung ist im Übrigen symptomatisch. Je nach Symptomatik sollten Physiotherapeuten, Ergotherapeuten und Logopäden in Abstimmung miteinander den Patienten betreuen. Hauptziele sind dabei die Verbesserung der Lebensqualität in jeder Phase der Erkrankung, die Vermeidung von Komplikationen sowie die Verlängerung der Lebensdauer. Ein Auftrainieren von Kraft ist nicht möglich, dabei ist die Gefahr der Überlastung und dadurch bedingte Zunahme der Paresen groß. Das Aufrechterhalten der motorischen Funktionen und der Atmung, des Abhustens und des Sprechens sind zentrale Therapieinhalte. Pathologisches Lachen und Weinen, also Lachen oder Weinen, das nicht der Intensität einer Stimmung entspricht, aber vom Patienten nicht unterdrückt werden kann, kann im Kontakt mit anderen Menschen ein Problem sein, hier ist eine medikamentöse Behandlung möglich.

Insgesamt handelt es sich bei der Behandlung, wenn die Diagnose gestellt ist, bis hin zum Lebensende um eine palliative Therapie. Reichlich wertvolle Informationen auch für Therapeuten bietet die Deutsche Gesellschaft für Muskelkranke (www.dgm.org).

■ **Poliomyelitis und Postpoliomyelitis-Syndrom**

Die Poliomyelitis acuta anterior (kurz: Polio, Kinderlähmung) ist eine virusbedingte Erkrankung des zweiten motorischen Neurons. Heute ist die Erkrankung noch vorwiegend in Afghanistan und Pakistan in Asien und in Nigeria in Afrika aktiv. In Europa gilt sie als ausgestorben. Auch in Afrika ist aktuell die Hoffnung groß, dort die Erkrankung bald ausgerottet zu haben. Da auch heute die Gefahr einer Einschleppung der Viren aus Asien und Afrika auf dem Wege des Tourismus besteht, wird von der Ständigen Impfkommission (STIKO) des Robert-Koch-Institutes für Kinder und Jugendliche die Grundimmunisierung regelmäßig und für Erwachsene, die in entsprechende Regionen reisen, die Impfung alle 10 Jahre weiterhin empfohlen.

Auch wenn die Erkrankung heute als Neuerkrankung in Europa nicht mehr auftritt, haben wir aber mit den Folgen insbesondere der Epidemien Ende der 50er und Anfang der 60er Jahre zu tun. Zum einen wird durch die nach Auftreten der Erkrankung fortbestehenden Paresen, Atrophien und Veränderungen des Bewegungsapparate (sogenannter Polio-Restzustand) der Bewegungsapparat fehlbelastet, dadurch können vorzeitiger Gelenkverschleiß (Arthrose) und Störungen mit Schmerzen im Bereich der Wirbelsäule auftreten.

Davon abzugrenzen ist das sogenannte Postpoliomyelitis-Syndrom (oder kürzer Postpoliosyndrom oder PPS). Jahrzehnte nach der Polio kann es zu einem Auftreten und langsamen Fortschreiten von Paresen kommen. Dabei sind besonders Muskelgruppen betroffen, die häufig primär schwer betroffen waren, sich aber gut erholt haben. Die Patienten berichten dazu oft zunächst über eine Abnahme der Ausdauerleistungen und Belastbarkeit. Im Verlauf werden dann auch zunehmende Paresen beobachtet. Es werden darüber hinaus auch allgemeine Erschöpflichkeit, Schlafstörungen und andere Störungen geschildert. Wenn primär im Rahmen der Polio die Atemmuskulatur betroffen war, kann es im Verlauf auch zu einer abnehmenden Vitalkapazität (siehe ◘ Tab. 1.5) und damit zu einer pulmonalen Insuffizienz kommen. Oft versuchen die Patienten wie in der Phase nach der akuten Polio, bei Auftreten neuer Paresen im Rahmen des PPS intensiv zu trainieren und erleben eine weitere Verschlechterung der muskulären Funktionen. Hier kann nur ein dosiertes und moderates Übungsprogramm durchgeführt werden, Überlastungen sind zu vermeiden.

- **Neurale Muskelatrophien (hereditäre sensomotorische Neuropathien, HMSN)**

Bei den neuralen Muskelatrophien handelt sich vornehmlich um eine Erkrankung der Axone und/oder der Markscheiden. Die längsten Nervenfasern haben dabei das größte Risiko, zu erkranken. Deshalb finden sich die Symptome distal betont. Etabliert ist für diese Erkrankungen auch der Ausdruck der hereditären sensomotorischen Neuropathien (HMSN). Oft wird die Diagnose durch die Namen der Erstbeschreiber ergänzt: Charcot, Marie und Tooth.

Meist sind besonders die Unterschenkel und Füße sowie die Hände mit atrophen Paresen betroffen. Häufig sind Fußheberparesen das führende Symptom. Auch können Gefühlsstörungen an den Füßen auftreten, sie sind jedoch in der Regel gering ausgeprägt. Lagesinnstörungen führen zu einer Gangunsicherheit, besonders im Dunkeln. Ebenso sind oft Veränderungen des Fußskeletts vorhanden, insbesondere Hackenhohlfüße mit Hammerzehen. Die Symptomatik kann sehr stark variieren, selbst innerhalb einer Familie. Selten wird eine Phrenicus-Parese beobachtet mit einseitigem Zwerchfellhochstand. Die Atmung ist sonst in der Regel aber nicht betroffen.

Therapie

Entzündliche Erkrankungen werden primär immunsuppressiv oder immunmodulierend behandelt. Ziele der Therapie und insbesondere der Rehabilitation bei Patienten mit degenerativen neuromuskulären Erkrankungen sind die Verbesserung und das Erhalten der Selbstständigkeit in der Beweglichkeit und Selbstversorgung sowie der Teilhabe am sozialen Leben. Die Behandlung der hereditären neuromuskulären Erkrankungen ist derzeit symptomatisch, am wichtigsten sind in der Regel die Physiotherapie, die Ergotherapie und die Logopädie. Erste

kausale Therapieansätze sind für genetisch bedingte Erkrankungen zugelassen. Durch die Fortschritte in der Genetik sind im Verlauf der nächsten Jahrzehnte auch weitere molekulargenetische Therapien zu erwarten.

- **Muskuläre Schwäche**

Paresen sind die wesentliche Ursache der meisten Probleme bei neuromuskulären Erkrankungen. Es gibt eine Reihe gut kontrollierter Studien, die die Effekte von Übung und Training auf die Kraft und Funktion untersucht haben. Bei langsam fortschreitenden neuromuskulären Erkrankungen ist durch ein angepasstes Übungsprogramm eine Verbesserung von Funktionen zu erwarten ohne Hinweise auf eine Schwäche durch Überbelastung. Im Langzeitverlauf ist aber auch durch optimale Behandlungsmaßnahmen ein Fortschreiten der Erkrankung nicht zu verhindern. Es gibt ebenfalls Hinweise, dass die Therapieverfahren für die verschiedenen neuromuskulären Erkrankungen unterschiedlich effektiv sind, hier müssen aber weitere Untersuchungen abgewartet werden, bis gesicherte Daten vorliegen.

Bei rasch fortschreitenden neuromuskulären Erkrankungen ist das Risiko einer ausgeprägteren Progredienz der Paresen durch Überlastung groß. Mit dem Ziel der Funktionsbesserung durchgeführt ist das Risiko der Überlastung durch die Behandlung geringer. Patienten mit neuromuskulären Erkrankungen sollten angehalten werden, nicht bis zur Erschöpfung zu üben. Sie sollten über die Warnzeichen einer Überbelastung informiert werden. Hierzu gehören ein vermehrtes Schwächegefühl nach der Übung oder Muskelschmerzen 24 bis 48 Stunden nach dem Training. Andere Warnsignale beinhalten ausgeprägtere Muskelkrämpfe, Schweregefühl von Armen und Beinen und anhaltende Kurzatmigkeit.

Durch ein angepasstes Übungsprogramm mit leichter bis mäßiger aerober Belastung wie Gehen, Schwimmen und Fahren auf dem Ergometer, wenn es der Schweregrad der Erkrankung zulässt, ist eine Verbesserung der muskulären Ausdauer und Funktion sowie der Leistungsfähigkeit des Herz-Kreislauf-Systems bei vielen neuromuskulären Erkrankungen zu erreichen. Neben umschriebenen Paresen sind auch eine generalisiert verminderte Belastbarkeit sowie reduzierte Leistungsfähigkeit der Herz- und Lungenfunktion zu beachten. Das Übungsprogramm

3

trägt dazu bei, die Funktionen zu stabilisieren und zu verbessern, das ideale Körpergewicht zu halten und Schmerzen durch Fehlbelastungen zu mindern.

■ **Kontrakturen und Skoliose**

Bei einer Reihe neuromuskulärer Erkrankungen sind Kontrakturen und Skoliosen häufige Probleme. Besonders groß ist die Gefahr bei Rollstuhlabhängigkeit und zunehmender Rumpfmuskelschwäche, ebenso in der Zeit der Wachstumsschübe. Vorsichtiges Dehnen der betroffenen oder gefährdeten Gelenke reduziert das Risiko des Auftretens von Kontrakturen und verlangsamt das Fortschreiten. Durch die regelmäßigen krankengymnastischen Übungen sollte eine vorsichtige symmetrische Stabilisierung oder Erhalt der Rumpfmuskulatur angestrebt werden, um Skoliosen vorzubeugen oder das Fortschreiten zu vermindern.

Forst und Rideau konnten zeigen, dass das operative Lösen von Kontrakturen bei der Muskeldystrophie vom Typ Duchenne die Zeit der Gehfähigkeit verlängern kann. Auch bei Skoliosen besteht die Möglichkeit eines operativen Eingreifens. Möglicherweise können Orthesen durch eine Verlängerung der Dauer der Gehfähigkeit dem Entstehen von Skoliosen entgegenwirken. Hier sind aber weitere Untersuchungen nötig, um sichere Aussagen machen zu können. Die Orthesen sollten möglichst leicht sein, um durch ihr Gewicht die Gehfähigkeit nicht zusätzlich zu beeinträchtigen. Auch mit optimal durchgeführter Physiotherapie sind Kontrakturen und Skoliosen bei rascher fortschreitenden neuromuskulären Erkrankungen nicht zu verhindern. Ziel kann es nur sein, den Verlauf günstig zu beeinflussen.

■ **Störungen der Lungenfunktion**

Schwächen des Zwerchfells, der Interkostal- und der Bauchmuskulatur können Störungen der Lungenfunktion zur Folge haben. Die verschiedenen neuromuskulären Erkrankungen können in unterschiedlichem Ausmaß zu diesen Beeinträchtigen führen. Bei Erkrankungen, die die Atemmuskulatur im Verlauf regelmäßig mit betreffen, sind regelmäßige Lungenfunktionsuntersuchungen notwendig. Erste klinische Zeichen einer Atemfunktionsstörung können nächtliche Störungen der Atmung sein: regelmäßiger morgendlicher Kopfschmerz, Unruhe oder Albträume in der Nacht, das Gefühl, morgens wie gerädert

aufzuwachen, ein nicht erholsamer Schlaf und eine vermehrte Tagesmüdigkeit. Das Erfassen der Beeinträchtigungen ist notwendig, um rechtzeitig eine nichtinvasive Heimbeatmung initiieren zu können.

■ **Komplikationen der Herzfunktion**

Bei verschiedenen Erkrankungen der Muskulatur, so z. B. bei den Muskeldystrophien vom Typ Duchenne und Becker oder bei der Muskeldystrophie vom Gliedergürteltyp LGMD2I und bei den myotonen Dystrophien können Funktionsstörungen des Herzens auftreten. Hierbei kann es sich um eine Herzinsuffizienz oder um Herzrhythmusstörungen handeln. Hinweise können das Elektrokardiogramm (EKG), das Langzeit-EKG oder das Echokardiogramm geben. Besonders bei den genannten Erkrankungen muss vor Einleitung eines Übungsprogramms auch die Belastbarkeit der Herzfunktion überprüft werden. Bei Herzrhythmusstörungen muss der rechtzeitige Einsatz eines Herzschrittmachers beachtet werden.

■ **Störungen des Schluckens**

Störungen des Schluckens kommen besonders bei der amyotrophen Lateralsklerose, bei der bulbospinalen Muskelatrophie und auch einzelnen Muskeldystrophien vor. Erste Hinweise können sich aus Veränderungen der Stimme, wie Heiserkeit, und vermehrtem Verschlucken ergeben. Genauere Beurteilungen können durch endoskopische und Röntgen-Untersuchungen erfolgen. Schluckstörungen sind eine Indikation für logopädische Behandlungen. Das Andicken von Flüssigkeiten und die Zubereitung leicht zu schluckender Speisen sind wichtige Hilfen. Ist das Schlucken nicht mehr ausreichend möglich, kann eine perkutane endoskopische Gastrostomie (PEG) notwendig werden. Hier wird mittels einer Magenspiegelung eine dünne Sonde durch die Bauchdecke in den Magen bzw. den Dünndarm gelegt.

Beatmung

Ist bei den verschiedenen neuromuskuläre Erkrankungen die Atmung beeinträchtigt, muss bei der Entscheidung, wie beatmet wird, geklärt sein, welcher Anteil der Atmung gestört ist (Atemregulation, Atemwege bzw. -leitung, Atemmechanik oder Gasaustausch). Ist als Folge einer neuromuskulären Erkrankung die Atmung beeinträchtigt, sind in der Regel die Atemregulation und der Gasaustausch nicht betroffen. Im Vordergrund steht die beeinträchtigte Atempumpe bzw. die Atemmechanik. Die Beeinträchtigung sollte durch die Lungenfunktionsmessung objektiviert und in der Schwere beurteilt werden.

> ⓘ Die Behandlung besteht in einer kontrollierten Beatmung, bei der es eine vollständige Übernahme der Atemzüge gibt, in der Regel ohne Sauerstoffgabe, es sei denn es besteht eine zusätzliche Lungenerkrankung (COPD).

3.2.5 COPD

Die chronisch obstruktive Lungenerkrankung ist ein häufiger Grund für die Beatmung in der außerklinischen Versorgung. Gebräuchlich sind zwei Abkürzungen:
- COPD (englisch): chronic obstructive pulmonary disease
- COLD (seltener): chronic obstructive lung disease

Die COPD beschreibt eine
- **irreversible** (durch Behandlung nicht umkehrbar),
- **progressive** (immer weiter fortschreitende) Luftflusslimitierung der Atemwege
- durch **chronische** (dauerhaft bestehende),
- **obstruktive** (verengte Atemwege),
- **entzündliche Bronchiolitis** (Bronchiolifibrose) und Lungenparenchymdestruktion (Emphysem),
- hervorgerufen durch langanhaltende, inhalative Noxen.

Gruppe von Lungenkrankheiten, die durch
- Atemnot bei Belastung,
- Husten und
- vermehrten Auswurf gekennzeichnet sind (sog. AHA-Symptome).
- Sie behindert ist vor allem die Ausatmung (Exspiration).

Kennzeichen der COPD

- **Hypertrophie** (abnorme Vergrößerung) und **Hyperplasie** (abnorme Vermehrung) der bronchialen Schleimdrüsen
- Produktion von zähem, glasigem Schleim (sog. **Dyskrinie**)
- Das führt dazu, dass sehr viel Schleim in den Atemwegen produziert wird, der nicht mobilisiert und durch das mukoziliäre Transportsystem abtransportiert wird. Der Schleim verbleibt somit in den Atemwegen (sog. **Mukostase**).
- Zudem kommt es zu einer **Erweiterung der Lufträume** distal (also hinter) der terminalen Bronchiolen.
- Das führt im Endeffekt zu einer **Destruktion** (Zerstörung) von Lungenparenchym (intaktem Lungengewebe).

Pathophysiologie der COPD

Die anhaltende, chronische Entzündung ist das typische Merkmal dieser Erkrankung. Diese wird durch langjährige Inhalation von Noxen (schädliche Stoffe) verschiedenster Art initiiert und unterhalten. Dabei entwickelt sich in Laufe der Erkrankung z. B. eine Zunahme des Atemwegswiderstandes durch:
- Bronchokonstriktion (krampfhafte Verengung der Atemwege, -leitungen)
- Hypertrophie und Hyperplasie der bronchialen Schleimdrüsen
- Schleimhautödem der Bronchien

Die Zunahme des Atemwegswiderstandes wird zudem verstärkt durch:
- **Atemwegsdeformationen** (mechanische Verlegung der Atemwege)
- **Überblähung**, d. h. Betroffene können die eingeatmete Luft nur teilweise ausatmen, da die kleinen und kleinsten Atemwege kollabieren und Restluft in der Lunge verbleibt (◘ Abb. 3.5).

Der Kollaps der Atemwege, die v. a. während der Ausatemphase der Exspiration erfolgt, bewirkt dass die Luft in den Lungenbläschen, den Alveolen, „gefangen" bleibt.

3

■ **Abb. 3.5** Endexspiratorischer
Kollaps (mit freundlicher
Genehmigung: Isabel Guckes)

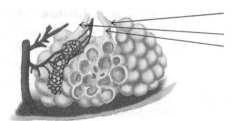

Endexspiratorischer Kollaps

Die kleinen und kleinsten
Atemwege, Bronchioli und
Ductus alveolaris, kollabieren
während der Ausatmung bzw.
der Exspiration.

❯ Dieses Phänomen nennt man **Airtrapping**
(gefangene Luft in den Alveolen). Die Luft
kann zwar bei der Einatmung ein-, bei
der Ausatmung aber nur sehr erschwert
ausströmen.

Diese gefangene Luft führt zu einer **Überblähung** der
Alveolen und zu einem **intrinsischen PEEP (PEEP_i =**
intrinsic PEEP). Dieses Phänomen behindert den an
COPD Erkrankten insbesondere unter Belastungs-
bedingungen, das Atemminutenvolumen nicht
durch eine Erhöhung der Atemfrequenz anpassen
zu können.
- Der **intrinsische PEEP**, der sog. innere dauerhafte
  Überdruck in den Alveolen der Lunge, führt zu
  einer messbaren **Zunahme der FRC, RV/TLC in**
  der Bodyplethysmografie (▶ Abschn. 1.4.5).
- Die chronische Überblähung der ganzen Lunge
  begrenzt schrittweise das Einatemvolumen.
- Die Überbähung kann zu einer Kapillarkom-
  pression führen. Die kleinen Blutgefäße der
  Lunge werden zusammengedrückt. Die Folge

ist eine verringerte Durchblutung der Lunge,
also eine Störung der Perfusion.
- Die verringerte Durchblutung der Lunge führt
  dann zu einer **Rarifizierung** der pulmonalen
  Kapillaren. Diese nehmen in der Anzahl ab.
  Damit verringert sich die Oxygenierung. Die
  Sauerstoffaufnahme wird beeinträchtigt und
  der Gefäßwiderstand steigt an.
- Die Blutmenge, die der rechte Ventrikel in
  die Lunge pumpt, muss gleich derjenigen
  sein, welche der linke Ventrikel in den großen
  Körperkreislauf pumpt. Erhöht sich der
  Widerstand im Lungengefäßsystem, muss der
  rechte Ventrikel eine verstärkte Pumpkraft
  aufbringen. Wenn der Lungenhochdruck durch
  die Rarifizierung der Kapillaren zur Rechts-
  herzschwäche führt, kann die Blutmenge nicht
  mehr transportiert werden und es entstehen
  periphere Ödeme.

Die ■ Abb. 3.6 bis ■ Abb. 3.8 sollen die Problematik
der COPD verdeutlichen:

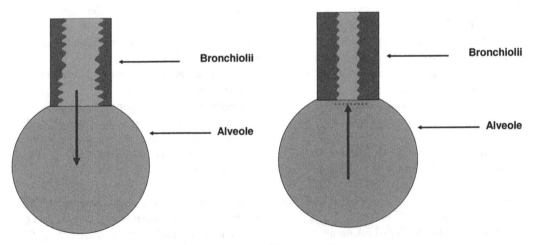

Bronchiolii

Alveole

Bronchiolii

Alveole

■ **Abb. 3.6** Atemwegskollaps – Obstruktion (= Verengung) (mit freundlicher Genehmigung: Isabel Guckes)

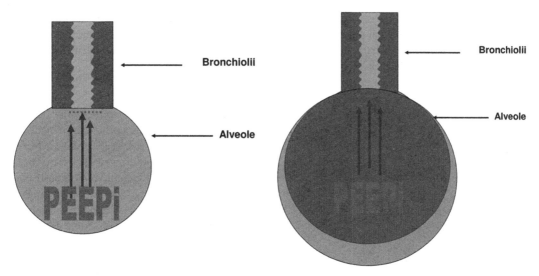

⬛ Abb. 3.7 Intrinsic PEEP (= PEEP$_i$) (mit freundlicher Genehmigung: Isabel Guckes)

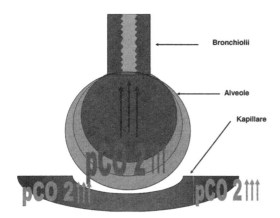

⬛ Abb. 3.8 Hyperkapnie (mit freundlicher Genehmigung: Isabel Guckes)

Bei der Einatmung kann die Luft gut in die Alveolen ein- (symbolisiert durch den hineingehenden Pfeil), bei der Ausatmung jedoch nur erschwert wieder ausströmen, weil die kleinen Atemwege kollabieren (Pfeil, der an der gestrichelten Linie stoppt). Zusätzlich sind die verengten obstruktiven Atemwege gekennzeichnet durch die engen wellig-gestrichelten Linien der Atemwege (⬛ Abb. 3.6). Durch einen Bronchospasmus, eine Hypertrophie und Hyperplasie der bronchialen Schleimdrüsen und ein Schleimhautödem verengen sich die Atemwege dauerhaft (→ **Obstruktion**).

Die Luft verbleibt in den Alveolen und ist dort gefangen (Airtrapping). Das erhöht innerhalb der Lungenbläschen (intraalveolär) den Luftdruck, der „intrinsic PEEP" entsteht. Der „intrinsic PEEP" führt zur Überblähung der Alveolen. Diese Überblähung der Alveolen führt zum Emphysem (⬛ Abb. 3.7).

Um den Atemwegskollaps bei der Ausatmung zu vermeiden, muss der Erkrankte rasches Atmen vermeiden und die Ausatemzeit verlängern. Dies führt zu einer eingeschränkten Ventilation (Belüftung). Eine unzureichende Belüftung hat zur Folge, dass nicht ausreichend „alte Luft" aus den Alveolen abgeatmet wird und nicht ausreichend „neue Luft" in die Alveolen aufgenommen werden kann. Eine unzureichende Ventilation erhöht den CO_2-Wert in der Alveole. Der pCO_2-Wert steigt auch in der Kapillare und bedeutet eine „**Hyperkapnie**" (⬛ Abb. 3.8). Diese wird auch dadurch hervorgerufen, dass die Alveolaroberfläche durch das Emphysem reduziert und die alveolokapilläre Membran fibrosiert ist.

Klinische Symptome der COPD

Die erkennbaren Symptome der COPD sind die sog. „AHA"-Symptome:

- **A**temnot
- **H**usten
- **A**uswurf

Bestehen diese über einen längeren Zeitraum fort, ohne nachzulassen, besteht bei entsprechender Risikoanamnese die Verdachtsdiagnose COPD. Im Verlauf der Erkrankung zeigen sich weitere Krankheitsfolgen, so dass man von einer Systemerkrankung spricht:

- Chronische, rezidivierende Infekte
- Chronische Luftnot
- Ggf. Gewichtsabnahme und muskuläre Erschöpfung
- Osteoporose
- Ängste
- Gefäßsklerosierungen
- Herzinsuffizienz
- Depression
- Stoffwechselstörungen

Stadieneinteilung

Die Stadieneinteilung richtet sich nach der Klinik des Patienten, Exazerbationshäufigkeit und den Ergebnissen einer Lungenfunktionsdiagnostik (◘ Tab. 3.9). Bei der neuen COPD-Einteilung, die seit 2012 gilt, werden die Anzahl der Exazerbationen (akute Verschlechterung der COPD-Erkrankung) sowie der CAT- oder MRC-Score mit einbezogen. Die CAT- und MRC-Skalen sind Beurteilungsinstrumente zur Beurteilung der Luftnot (◘ Abb. 3.9, ◘ Tab. 3.9, ◘ Tab. 3.10 und ◘ Tab. 3.11).

COPD Patienten müssen viel „isometrische Atemarbeit" leisten, um den intrinsischen PEEP zu überwinden („isometrische Atemarbeit" = flussunwirksame Anstrengung der Atemmuskulatur) → eine erhöhte Atemanstrengung, die muskuläre Belastung ist größer als die muskuläre Kapazität.

Beatmung bei COPD

Bei der COPD ist die Atmung multifaktoriell beeinträchtigt. Zunächst sind alle konservativen medizinischen Maßnahmen auszuschöpfen, um eine Normalisierung der Atemfunktion zu erreichen. Dies betrifft die geschulte Verwendung von Antiobstruktiva, Krankheitsaufklärung, Nikotinentwöhnungsprogramme, Immunisierung, stationäre und ambulante Rehabilitationsmaßnahmen. Sollte dennoch eine gehäufte Exazerbationsrate auftreten oder eine deutliche pulmonale/muskuläre Erschöpfung mit Hyperkapnie nachweisbar sein, sollte eine Heimbeatmung angeboten werden. Bei der Entscheidung, wie beatmet wird, muss geklärt sein, welcher Anteil der Atmung (Atemregulation, Atemwege bzw. -leitung, Atemmechanik oder Gasaustausch) gestört ist. In diesem Fall ist die Atemregulation erhalten. Jedoch sind die Atemwege bzw. -leitungen, die Atemmechanik und der Gasaustausch gestört.

- Der **Atemantrieb** durch das Atemzentrum ist nicht gestört.
- Die **Atemwege** sind aufgrund der chronischen Obstruktion verengt.
- Die **Atemmechanik** ist aufgrund der dauerhaften Überblähung gestört. Das Zwerchfell, als Hauptatemmuskel, ist stetig überdehnt, abgeflacht. Das erschwert die Atemarbeit.

◘ **Tab. 3.9** Global Initiative for Chronic Obstructive Lung Disease (GOLD) – alte Einteilung (mit freundlicher Genehmigung: R. Cegla GmbH & CO.KG, Horresser Berg 1, 56410 Montabaur http://www.leichter-atmen.de/copd-gold-stadien

COPD-Stadium	FEV1 (Sollwert = 100 %)	FEV1/FVC
I (leicht)	≥ 80 % Soll	< 70 %
II (mittel)	50–80 % Soll	< 70 %
III (schwer)	30–50 % Soll	< 70 %
IV (sehr schwer)	≤ 30 % Soll oder < 50 % Soll plus chronische respiratorische Insuffizienz	< 70 %

CAT – COPD Assessment Test

Füllen Sie bitte den COPD Assessment Test (CAT) aus!
Dieser Fragebogen wird Ihnen und Ihrem Arzt helfen, die Auswirkungen der COPD (chronisch obstruktive Lungenerkrankung auf Ihr Wohlbefinden und Ihr tägliches Leben festzustellen. Ihre Antworten und das Testergebnis können von Ihnen und Ihrem Arzt dazu verwendet werden, die Behandlung Ihrer COPD zu verbessern, damit Sie bestmöglich davon profitieren.

Name: _____   Datum: _____

	0	1	2	3	4	5		Punkte
Ich huste nie							Ich huste ständig	
Ich bin überhaupt nicht verschleimt							Ich bin völlig verschleimt	
Ich spüre keinerlei Engegefühl in der Brust							Ich spüre ein sehr starkes Engegefühl in der Brust	
Wenn ich bergauf oder eine Treppe hinaufgehe, komme ich nicht außer Atem							Wenn ich bergauf oder eine Treppe hinaufgehe, komme ich sehr außer Atem	
Ich bin bei meinen häuslichen Aktivitäten nicht eingeschränkt							Ich bin bei meinen häuslichen Aktivitäten sehr stark eingeschränkt	
Ich habe keine Bedenken, trotz meiner Lungenerkrankung, das Haus zu verlassen							Ich habe wegen meiner Lungenerkrankung große Bedenken, das Haus zu verlassen	
Ich schlafe tief und fest							Wegen meiner Lungenerkrankung schlafe ich nicht tief und fest	
Ich bin voller Energie							Ich habe überhaupt keine Energie	
							Gesamtpunktzahl	

�’ **Abb. 3.9** CAT-Skala

━ Der **Gasaustausch** ist gestört. Es besteht eine Hypoxie wegen der Lungendestruktion und der Rarifizierung der Lungenkapillaren und eine Hyperkapnie wegen der unzureichenden Ventilation.

◊ **Die Behandlung erfolgt durch assistierte und teilkontrollierte Beatmung mit verstärkten Atemzügen und zusätzlicher Sauerstoffgabe.**

3.2.6 Obesitas Hypoventilationssyndrom (OHS)

Das Obesitas Hypoventilationssyndrom (OHS) beschreibt das Vorhandensein einer Adipositas mit einem erhöhten Body-Mass-Index (BMI) > 30 kg/m² und einer chronischen alveolären Hypoventilation. Daraus resultiert eine Hypoxämie und eine Hyperkapnie ($PaCO_2$ > 45 mmHg/6 kPa) im Wachzustand oder Schlaf unter Ruheatmung. Die Betroffenen

▣ **Tab. 3.10** Neue COPD Einteilung (seit 2012) (mit freundlicher Genehmigung: R. Cegla GmbH & CO.KG, Horresser Berg 1, 56410 Montabaur http://www.leichter-atmen.de/copd-gold-stadien

Schweregrad	COPD-Stadium	Exazerbationsrisiko	Symptomatik
A	I–II	Niedrig (0–1 Exazerbationen/Jahr)	Wenige Symptome CAT < 10 mMRC 0–1
B	I–II	Niedrig (0–1 Exazerbationen/Jahr)	Vermehrte Symptome CAT ≥ 10 mMRC ≥ 2
C	III–IV	Hoch (≥ 2 Exazerbationen/Jahr)	Wenige Symptome CAT < 10 mMRC 0–1
D	III–IV	Hoch (≥ 2 Exazerbationen/Jahr)	Vermehrte Symptome CAT ≥ 10 mMRC ≥ 2

▣ **Tab. 3.11** MCR-Skala

Atemnot	Punkte
Nie Atemnot, außer bei maximaler körperlicher Anstrengung	0
Atemnot bei Anstrengung in der Ebene oder leichter Steigung	1
Atemnot bei normalem Gehtempo (altersentsprechend) oder häufigere Atempausen	2
Atemnot nach 100 Metern in der Ebene oder wenigen Minuten	3
Atemnot beim Anziehen, Patient kann das Haus nicht verlassen	4

sind formal nicht lungenkrank. Lungenfunktionell ist dennoch eine Restriktion (Lungenausdehnungsbehinderung) nachweisbar.

Klinik und Symptome

- Tagesschläfrigkeit
- Rasche Erschöpfung
- Atemnot bei leichter Belastung
- Kopfschmerzen
- Zeichen einer rechtskardialen Dekompensation
- Pulmonalen Hypertonie

- Polyglobulie (Vermehrung der roten Blutkörperchen/Erythrozyten größer als Normwerte)

Weitere pathophysiologische Mechanismen

- Regelhaft nachweisbare obstruktive Schlafapnoe (oSAS)
- Gestörte Atemmechanik, extrathorakal mit restriktiver Ventilationsstörung, instabile Atemwege mit exspiratorischem Kollapsphänomen

- Erhöhte Atemarbeit
- Gestörte zentrale Atemregulation mit einem verminderten Atemantrieb auf hypoxische und hyperkapnische Stimuli

Beatmung bei OHS

Ist bei Adipositas die Atmung beeinträchtigt, muss bei der Entscheidung, wie beatmet wird, geklärt sein, welcher Anteil der Atmung (Atemregulation, Atemwege bzw. -leitung, Atemmechanik oder Gasaustausch) gestört ist. Bei bestehender Überlappung zu einer nächtlichen obstruktiven Atemstörung empfiehlt sich eine Polygrafie bzw. Polysomnografie. Bei OHS ist die Atemregulation zentral oft gestört, bei der eine Hyperkapnie oder eine Hypoxie einen normalen Atemantrieb nicht veranlasst. Ursache st die langanhaltende Atemmechanikstörung durch das sehr hohe Übergewicht.

> ❯ Die Behandlung erfolgt primär bei Nachweis eines oSAS durch eine nasale CPAP-Therapie zur Beseitigung der nächtlichen Hypoxie.

Bei Ausbleiben einer Besserung der nächtlichen Hyperkapnie wird eine NIV-Beatmung (nichtinvasive Beatmung) als kontrollierte Beatmung empfohlen, bei der es eine vollständige Übernahme der Atemzüge gibt, eine zusätzliche Sauerstoffsubstitution ist häufig notwendig.

Kriterien:
- Anhaltend > 5 min. nächtliches pCO_2 > 55 mmHg/7,3 kPa
- pCO_2 > 10 mmHg/1,3 kPa nachts im Vergleich zum Wachzustand
- Entsättigung SpO_2 < 80 % für mehr als 10 min.

3.2.7 Thorakal restriktive Erkrankungen

Thorakal restriktive Erkrankungen beinhalten schwere Verformungen des Rumpfskeletts durch Änderung der Wirbelsäulenform (Beugung Kyphose, Verdrehung Skoliose) oder der Thoraxwand. Diese Verformungen können die Atmung behindern und eine Indikation für eine dauerhafte außerklinische

Beatmung sein. Eine Beatmungspflichtigkeit resultiert bei Nachweis einer restriktiven Ventilationsstörung, Hypoxämie oder Hyperkapnie und den klinischen Beschwerden, Müdigkeit, Luftnot und Leistungseinschränkung. Die Dehnungsfähigkeit der Lunge oder der Thoraxwand (Compliance) ist bei diesen Krankheitsbildern erheblich eingeschränkt. Es besteht außerdem eine Einschränkung des Ventilationsvermögens durch eine erhöhte Atemarbeit.

Thorakal restriktiven Erkrankungen
Mögliche Indikation für die Beatmung (Übersicht aus der S2 Leitlinie Nichtinvasive und invasive Beatmung als Therapie der chronischen respiratorischen Insuffizienz, DGP 2009):
- Skoliosen
- Kyphose
- Kielbrust
- Trichterbrust
- Morbus Bechterew
- Restriktive Pleuraerkrankungen
- Post-Tbc-Syndrom
- Post-traumatische Thoraxdeformität
- Post-operative Thoraxdeformität, bei Thorakoplastik

Probleme der thorakal restriktiven Erkrankungen

Anatomische Änderungen der Wirbelsäule und des Thorax führen zu funktionellen Einschränkungen:
- Torsion der Atemwege (Verdrehung der Atemwege)
- Verringerung des Lungenvolumens
- Zwerchfellfunktionsbehinderungen
- Geänderte Rippenstellung

Bodyplethysmografisch stellt sich eine restriktive Ventilationsstörung dar, die eine Verringerung des funktionellen Lungenvolumens anzeigt und einer reduzierten Compliance (Dehnungsfähigkeit) von Lunge und Thoraxwand entspricht. Ist das Lungenvolumen kleiner als 50 % der normalen totalen Lungenkapazität (TLC), spricht man von einer schweren restriktiven Ventilationsstörung. Eine ungünstige

Atemmechanik kann zu Entsättigungen und Hyperkapnie führen.

Indikationen zur NIV:

Klinische Symptome der Hypoventilation und mindestens einer der folgenden Befunde:

- Chronische Tages-Hyperkapnie mit $pCO_2 \geq$ 45 mmHg/6 kPa
- Nächtliche Hyperkapnie mit $pCO_2 \geq$ 50 mmHg/6,6 kPa
- Bei Normokapnie am Tag mit Anstieg des $pTcCO_2$ um ≥ 10 mmHg/1,3 kPa in der Nacht
- Rasche relevante Abnahme der VC

Ziele der Beatmung bei thorakal restriktiven Erkrankungen:

- Beseitigung der Hypoventilation
- Verhinderung der Hyperkapnie
- Übernahme der Atemarbeit
- Ggf. Versorgung mit Sauerstoff

Beatmung bei thorakal restriktiven Erkrankungen

Ist bei thorakal restriktiven Erkrankungen die Atmung beeinträchtigt, muss bei der Entscheidung, wie beatmet wird, geklärt sein, welcher Anteil der Atmung gestört ist (Atemregulation, Atemwege bzw. -leitung, Atemmechanik oder Gasaustausch). In diesem Fall ist die Atemregulation erhalten. Die Atemwege sind erhalten, eine Beeinträchtigung ergibt sich ggf. aus der Torsion der Atemwege. Die Atemmechanik ist restriktiv gestört. Der Gasaustausch ist nicht gestört.

> ❯ Die Behandlung erfolgt durch eine assistierte oder kontrollierte Beatmung, mit vergrößerten Atemhüben, ggf. mit Sauerstoffgabe, falls dieser wegen der Restriktion dauerhaft gestört ist.

Kriterien für eine Beatmung:

Symptome der Hypoventilation bei mindestens einem der folgenden Befunde:

- Chronische Tages-Hyperkapnie mit $pCO_2 \geq$ 45 mmHg/6 kPa
- Nächtliche Hyperkapnie mit $pCO_2 \geq$ 50 mmHg/6,6 kPa
- Rasche relevante Abnahme der VC

Fazit

- Die nichtinvasive Beatmung ist ein Angebot bei Betroffenen mit schweren, fortgeschrittenen chronischen Erkrankungen, die das Atmungssystem betreffen, zunächst das subjektive Erleiden von Luftnot zu lindern und damit eine Verbesserung der Lebensqualität zu erreichen.
- Eine Klärung der Erkrankungsentität, welche zur Ateminsuffizienz geführt hat, ist obligat. Eine entsprechende fachspezifische Behandlung ist einzuleiten.
- Die Objektivierung subjektiver Atembeschwerden muss durch entsprechende Funktionsuntersuchungen bewiesen werden.
- Die Kenntnis des krankheitsspezifischen Funktionsausfalls bestimmt die Beatmungsform.
- Bei Erkrankungen, die die zentrale Atemregulation betreffen, wird die Beatmung als kontrollierte Beatmung durchgeführt.
- Bei Erkrankungen, die die Atemwege oder die Atemmechanik betreffen, ist die Beatmung zunächst assistiert, später kontrolliert. Es steht die Verabreichung vertiefter Atemzüge im Vordergrund.
- Bei Erkrankungen, bei denen eine Gasaustauschstörung im Vordergrund steht, wird eine assistierte oder kontrollierte Beatmung durchgeführt mit zusätzlicher Sauerstoffgabe. Störungen des Gasaustausches weisen auf eine erkrankte Lunge hin.
- Die durchgeführten Beatmungstherapien sind individuell anzupassen.

Weiterführende Literatur

Artmann F, Hader C, Rühle KH und Rasche K (2009). Die Diffusionskapazität in der täglichen Praxis, Atemw.-Lungenkrkh., Jahrgang 35, Nr. 1/2009, S. 10–17. http://lungenfunktion.eu/grundlagen/diffusion.htm, Recherche 28.02.2016.

ASIA American Spinal Injury Association http://www.asia-spinalinjury.org/elearning/International%20Stds%20Diagram%20Worksheet%2011.2015%20opt.pdf, http://www.asia-spinalinjury.org/index.php, Recherche 3.3.2016

Brodbeck DK (2010). Die psychosoziale Anpassung an Querschnittslähmung: Eine empirische Untersuchung Inaugural-Dissertation zur Erlangung des Doktorgrades der Medizin an der Medizinischen Fakultät der Eberhard-Karls-Universität Tübingen, https://publikationen.uni-

tuebingen.de/xmlui/bitstream/handle/10900/45773/pdf/
doktorarbeit_daniela_druckversion_27.12.2010.2010.
pdf?sequence=1, Recherche 12.03.2016

Forst J, Forst R: Surgical treatment of Duchenne muscular dys-
trophy patients in Germany: the present situation. Acta
Myol 2012 (31) 21–23.

Kabs HP (2009). Das paraplegiologische Gutachten, in: Rompe
et al. Begutachtung der Haltungs- und Bewegungsorga-
ne, 5. Aufl., Kap. 2.7 S. 361–374, Thieme Verlag 361–374.

Kollmann-Fakler V (2011). Prognosekriterien und Outcome der
hypoxischen Hirnschädigung nach Herz-Kreislauf-Stillstand, Dissertation zum Erwerb des Doktorgrades der
Medizin an der Medizinischen Fakultät der Ludwig-Maxi-
milians-Universität zu München

Klinik Hoher Meissner, Bad Sooden-Allendorf: http://www.
reha-klinik.de/index.html, http://www.reha-klinik.de/
informationsforum/index.html, http://www.reha-klinik.
de/informationsforum/uebersicht-zu-muskelkrankheiten.
html

Lloyd-Owen SJ, Donaldson GC, Ambrosio N et al. (2005)
Patterns of home mechanical ventilation use in Euro-
pe: Results from the Eurovent survey. Eur Respir J; 25:
1025–1031

Nentwig, A (2002). Aktuelle Wachkoma-Studie über Betrof-
fenenzahlen (Deutschland). Medical Aspects of the Persistent Vegetative State, The Multi-Society Task Force on
PVS, N Engl J Med 1994; 330: 1499–1508, May 26, 1994

Reid Graves J, Herlitz J, Bang A et al. Survivors of out of hospi-
tal cardiac arrest: Their prognosis, longevity and functio-
nal status. Resuscitation 1997; 35: 117–121

Rideau YM: Requiem. Acta Myol 2012 (31) 48–60.

Schmidt RF, Lang F, Heckmann M (Hrsg.) (2010). Physiologie
des Menschen mit Pathophysiologie, 31. Überarb. und
aktual. Aufl., Springer Verlag

Wissenschaftlicher Beirat der Bundesärztekammer (1998).
Richtlinien zur Feststellung des Hirntodes: Deutsches Ärz-
teblatt 95, Heft 30, 24. Juli 1998 (53) (Hirntod)

Möglichkeiten der Beatmung

Tracheotomie

Hartmut Lang

© Springer-Verlag GmbH Deutschland 2017
H. Lang (Hrsg.), *Außerklinische Beatmung*,
DOI 10.1007/978-3-662-53996-5_4

4.1 Begrifflichkeiten

Der Luftröhrenschnitt, die Tracheotomie, ist ein etabliertes Verfahren, um einen gesicherten Atemwegszugang bei einem Patienten zu erhalten. Ist zu erwarten, dass ein Patient länger als 10–14 Tage invasiv beatmet werden muss, so wird meist eine Entscheidung zur Tracheotomie fallen. Auf Intensivstationen werden die Patienten meistens mit einem Dilatationstracheostoma versorgt. Menschen, die tracheotomiert in die außerklinische Versorgung überführt werden, sollen ein plastisches Tracheostoma erhalten.

Begrifflichkeiten
- **Tracheotomie/Tracheostomie:** Die Tracheotomie ist das chirurgische Anlegen einer Öffnung in der Vorderwand der Trachea. Dabei entsteht ein Tracheostoma. Bei der Tracheostomie wird die Luftröhre nach außen verlagert und in die Halshaut eingenäht.
- **Trachea:** Luftröhre
- **Tomie:** Schnitt
- **Stoma:** Mund/Öffnung

4.1.1 Indikation für eine Tracheotomie

Die Indikationsstellung ist von der voraussichtlichen Dauer der invasiven Beatmung abhängig, wobei die Entscheidung zwischen dem 10.–20. Tag nach der Intubation gefällt werden sollte:
- Voraussichtliche Dauer der invasiven Beatmung kürzer als 10 Tage → translaryngeale Intubation
- Voraussichtliche Dauer länger als 10 Tage → Tracheotomie
- Voraussichtliche Dauer länger als 21 Tage → Abwägen einer Frühtracheotomie am 3.–5. Beatmungstag

Ist die Dauer der invasiven Beatmung nicht abzuschätzen, sollte tägliche eine Entscheidung über das Für und Wider einer Tracheotomie diskutiert werden.

Weitere Indikationen:
- Atemwegsobstruktionen durch Tumore
- Atemwegsverletzungen durch Traumen, Verbrühung oder Verätzung im Pharynx und Kehlkopfeingang
- Kehlkopf- oder Trachealstenose
- Langzeitbeatmung bei Intensivtherapie
- Aspiration bei Schlucklähmung
- Entzündliche oder ödematöse Schwellung im Kehlkopfeingang, Meso- und Hypopharynx
- Operative Eingriffe im Oro- und Hypopharynx sowie im Larynx
- Schädel-Hirn-Traumata
- Querschnittslähmungen

4.1.2 Vorteile und Nachteile einer Tracheotomie

Die Vor- und Nachteile der Tracheotomie beziehen sich auf den Vergleich zu einem Tubus, der in der häuslichen Versorgung nicht angetroffen wird.
Vorteile:
- Vermeidung von Larynx- und Trachealschäden in Abhängigkeit von der Beatmungsdauer
- Totraumverkleinerung mit Verbesserung der alveolären Ventilation
- Verminderte Atemarbeit durch Reduktion des Atemwegswiderstandes
- Verbesserte Fixierung, insbesondere bei zunehmender Mobilität der Patienten
- Erleichterung und Beschleunigung der Entwöhnung vom Respirator
- Verbesserung der Mund-Rachen-Pflege sowie des endotrachealen Absaugens
- Geringerer Bedarf an Analgetika und Sedativa
- Höherer Patientenkomfort
- Erleichterung des enteralen Kostaufbaus
- Sprechmöglichkeit über Spezialkanülen

Nachteile:
- Infektion des Tracheostomas
- Verlegung der Atemwege/des Tracheostomas durch Sekrete
- Keine optimale Anfeuchtung der Atemluft
- Bildung von Nekrosen

4.1.3 Orte der Tracheotomie

- Die **Koniotomie**, die sog. Nottracheotomie, erfolgt zwischen Schild- und Ringknorpel.
- Die **obere Tracheotomie** erfolgt oberhalb der Schilddrüse. Meist zwischen der 1.–2. Knorpelspange der Trachea.
- Die **mittlere Tracheotomie** erfolgt durch das Schilddrüsengewebe hindurch, meist zwischen der 2.–4. Knorpelspange. Das ist der bevorzugte Ort der Tracheotomie.
- Die **untere Tracheotomie** erfolgt unterhalb der Schilddrüse, meist zwischen der 4.–5. Korpelspange.

Der Platz für eine Tracheotomie ist vom unteren Rand des Ringknorpels bis zum oberen Rand des Sternums (Incisura jugularis) begrenzt. Je nach Halsanatomie wird der Ort der Tracheotomie von den Operateuren bestimmt (◘ Abb. 4.1).

4.2 Tracheotomieverfahren

Ein auf Intensivstationen häufig angewendetes Verfahren ist die perkutane **Dilatationstracheotomie**, die PDT, auch **Punktionstracheotomie** genannt. Weitere Verfahren sind die chirurgische Tracheotomie und die Tracheostomie bei laryngektomierten Patienten. Die PDT ist für Patienten vorgesehen, bei denen absehbar ist, dass sie das Tracheostoma nicht permanent benötigen, sondern nur vorübergehend. Menschen, die tracheotomiert in die außerklinische Versorgung überführt werden, erhalten meistens ein plastisches Tracheostoma.

Dennoch werden auch Menschen mit PDT in die außerklinische Langzeitversorgung überführt, wenn
- das Tracheostoma der PDT stabil offen bleibt,
- das Risiko für einen operativen Eingriff eines permanenten Tracheostomas für den Patienten zu groß ist.

Beide Verfahren werden vorgestellt, denn die Kenntnis, um welches Tracheostoma es sich handelt, hat

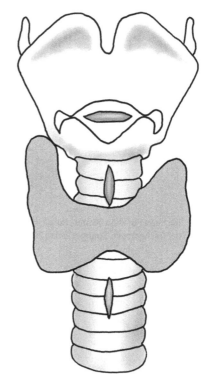

◘ Abb. 4.1   Orte der Tracheotomie (mit freundlicher Genehmigung: Isabel Guckes)

Konsequenzen für die pflegerische Risikobeurteilung und die Versorgung.

4.2.1 Durchführung der PDT (nach Caglia)

Ein Bronchoskop wird in den Endotrachealtubus eingeführt. Der Patient ist noch mit einem Tubus intubiert und wird darüber beatmet. Der Tubus wird nun entblockt und zusammen mit dem Bronchoskop bis zu einer möglichen Punktionsstelle zurückgezogen. Durch äußeren punktuellen Druck auf die mögliche Punktionsstelle scheint das Licht des Bronchoskops durch, dies wird Translumination genannt (◘ Abb. 4.2).

4

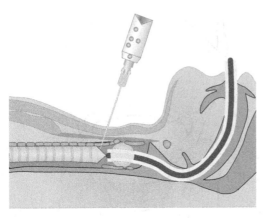

◻ **Abb. 4.2**   Tracheale Punktion (Klemm, Novak (Hrsg.), Kompendium der Tracheotomie, Springer Verlag 2012)

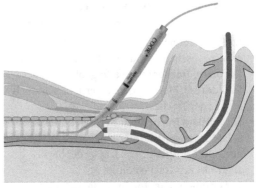

◻ **Abb. 4.4**   Eingeführter Dilatator bis Hautniveau (Klemm, Novak (Hrsg.), Kompendium der Tracheotomie, Springer Verlag 2012)

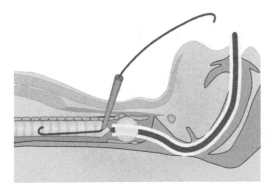

◻ **Abb. 4.3**   Eingebrachter Führungsdraht und Vordilatation (Klemm, Novak (Hrsg.), Kompendium der Tracheotomie, Springer Verlag 2012)

Die tracheale Punktion erfolgt mit Hilfe einer Metallkanüle durch die Haut an der Vorderwand der Trachea, genau in der Mitte, median. Danach wird eine Einführungsschleuse über die Metallkanüle eingeführt. Die Metallkanüle anschließend entfernt (◻ Abb. 4.3).

Über die Einführschleuse wird ein Führungsdraht in die Trachea eingebracht. Dieser soll in Richtung Bifurkation der Trachea weisen. Ist die Richtung korrekt (bronchoskopische Kontrolle), wird die Schleuse entfernt, sodass nur noch der Führungsdraht herausragt. An diesem erfolgt ein Hautschnitt, eine 1,5–2 cm lange transverse (längsführende) Inzision. Der Punktionskanal wird mit einem 14 French-Dilatator vorgedehnt.

Anschließend erfolgt die Dilatation mit dem konisch geformten Einschrittdilatator. Durch Wasserbenetzung wird der Dilatator aktiviert und über einen Führungskatheter vorgeschoben. Die Einheit der beiden wird über den Führungsdraht in die Trachea vorsichtig vorgeschoben, bis sich die breite schwarze Markierung auf Hautniveau befindet (◻ Abb. 4.4).

Ist der Punktionskanal ausreichend gedehnt, wird der Einschrittdilatator entfernt und die vorbereitete Trachealkanüle eingebracht. In die Kanüle wird ein passender aktivierter Ladedilatator geschoben. Dieser hat eine konisch zulaufende Spitze, die aus dem Kanülenende herausragt und ein gutes Einführen der Trachealkanüle gewährleistet.

Die Einheit aus Ladedilatator und Trachealkanüle wird über den Führungsdraht und -katheter in die Trachea vorgeschoben und die Trachealkanüle zuerst senkrecht eingeführt. Nach Erscheinen in der Trachea (bronchoskopische Kontrolle) wird sie leicht gewendet, damit sie in Richtung Bifurkation vorgeschoben werden kann, bis der Cuff vollständig in der Trachea erscheint.

Führungsdraht, Führungskatheter und Ladedilatator werden entfernt. Die korrekte Lage der Trachealkanüle wird bronchoskopisch kontrolliert. Danach wird der Cuff geblockt und das Beatmungsgerät angeschlossen. Die Kanüle wird ggf. mit einer Hautnaht gesichert und mit einem Halteband fixiert.

Ist die Trachealkanüle sicher fixiert, wird anschließend der Tubus entfernt, die O_2-Konzentration reduziert und die Beatmungsparameter individuell angepasst. Die Analgosedierung kann, in Abhängigkeit von der Grunderkrankung, häufig beendet werden. Eine Kontrolle durch eine Thorax-röntgenaufnahme ist ggf. anzumelden.

Komplikationen:
- Blutungen aus Halsvenen bzw. Schilddrüsengefäßen
- Perforationen der Trachealhinterwand mit oder ohne tracheoösophagealer Fistel
- Haut- oder Mediastinalemphysem
- Frakturen von Trachealspangen
- Postoperative Via falsa beim Kanülenwechsel/Dislokation der Kanüle

Kontraindikationen:

Die Kontraindikationen der PDT stellen umgekehrt meist eine Indikation zur chirurgischen Tracheotomie dar:
- Nottracheotomie
- Fehlende Tracheoskopie- bzw. Bronchoskopiemöglichkeit
- Schwierige anatomische Bedingungen
- Notwendigkeit eines Tracheostomas für mehr als 8 Wochen
- Geplante Verlegung des Patienten innerhalb von 10 Tagen auf eine periphere Station, in eine Rehabilitations- oder Pflegeeinrichtung
- Schwere Gerinnungsstörungen
- Schwerste Gasaustauschstörungen
- Schwierige oder unmögliche Intubation (laryngoskopisch nicht intubierbarer Patient)
- Extremer Kurzhals (Abstand Unterrand Ringknorpel – Oberrand Sternum < 15 mm)
- Struma III
- Instabile Frakturen der Halswirbelsäule
- Voroperationen am Hals mit erheblicher Narbenbildung
- Manifeste Infektion im Halsbereich

▪ **Probleme beim Kanülenwechsel**
Das Tracheostoma nach PDT-Methode unterliegt einer Zugspannung. Wird die Trachealkanüle entfernt, weil sie gewechselt werden muss, so wird sich der Durchmesser des Tracheostomas stark verkleinern/verringern. Bei der Neueinlage einer Kanüle ist damit zu rechnen, dass sie erschwert einzuführen ist. Dies ist häufig mit Schmerzen und Beschwerden für den Patienten verbunden. Eine rechtzeitige Gabe von Schmerzmitteln vor dem Wechsel ist angeraten.

Der Wechsel sollte immer von 2 Personen durchgeführt werden. Das erhöht die Sicherheit und einen raschen Wechsel. Ein Facharzt soll den Wechsel der Trachealkanüle unter fachpflegerischer Assistenz durchführen.

> **Praxistipp**
>
> In Bereitschaft halten/am Patientenplatz bereitlegen:
> - Spekulum zum Spreizen des Tracheostomas
> - Ersatzkanülen: eine mit gleichem Innendurchmesser (ID) und eine zweite eine Nummer kleiner
> - Ambubeutel bzw. Handbeatmungsbeutel (mit O_2-Anschluss)
> - Funktionstüchtige Absauganlage mit angeschlossenem Absaugkatheter

4.2.2 Plastisches Tracheostoma

Auch bei diesem Verfahren ist der Patient intubiert und beatmet, denn die Luftversorgung muss gewährleistet bleiben.

▪ **Hautschnitt**
Der Hautschnitt erfolgt in der Medianlinie zwischen dem Ringknorpel und dem Jugulum (oberer Rand des Sternums) und wird zu einer etwa 3 cm langen, quer verlaufenden Hautinzision. Danach erfolgt die Durchtrennung von Subkutis und Platysma (Hautmuskel des Halses) bis zur oberflächlichen Halsfaszie (◘ Abb. 4.5).

▪ **Zugang zur Trachea**
Nach Durchtrennung der oberflächlichen Halsfaszie erfolgt eine mediane Inzision (Längsschnitt) der Lamina praetrachealis (ein bestimmter Bereich des Weichteil- oder Bindegewebes des Halses), danach wird weiter in die Tiefe präpariert. Mit zwei Wundspreizern wird die ventrale Trachealwand im Bereich des 3. und 4. Trachealrings optimal eingestellt (◘ Abb. 4.6).

▪ **Eröffnung des trachealen Fensters**
Die Eröffnung der Luftröhre erfolgt vorzugsweise zwischen dem 2. und 3. Trachealknorpelring. Dabei wird das Ligamentum anulare (Zwischenknorpelband)

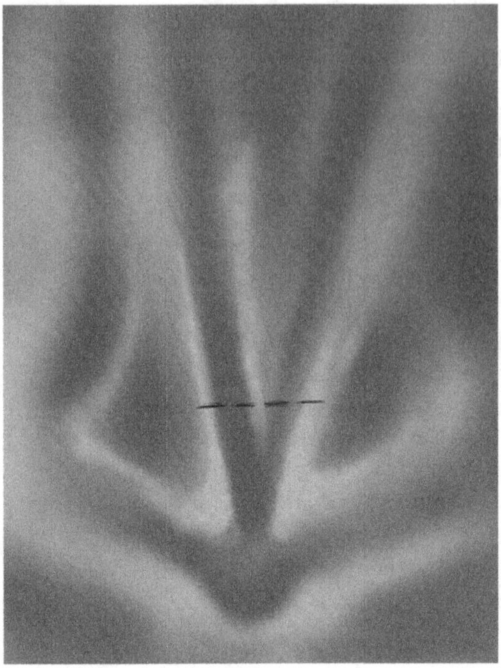

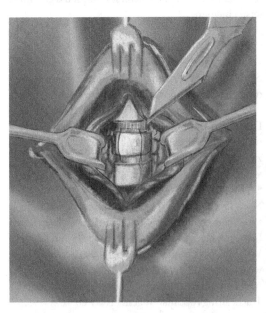

■ **Abb. 4.5**   Medianlinie zwischen dem Ringknorpel und dem Jugulum (mit freundlicher Genehmigung: Isabel Guckes)

über die ganze Breite der Trachealvorderwand mit einem Skalpell durchschnitten. Anschließend wird beidseits an der seitlichen Luftröhrenwand der 3. und 4. Knorpelring mit dem dazwischen liegenden Ligamentum anulare durchtrennt. Dadurch entsteht ein Fensterflügelschnitt mit kaudaler Basis (nach unten hin weisend).

Bemerkung: Bei der Inzision der Trachea ist darauf zu achten, dass der Cuff des translaryngeal liegenden Tubus nicht im Operationsgebiet liegt. Es sollte sonst tiefer intubiert werden, um den Cuff nicht zu beschädigen. Nur so kann der Eingriff unter guten Sichtverhältnissen beendet werden (■ Abb. 4.7).

■ **Die transkutane Fixierung der Fensterflügel**
Nach sorgfältiger Blutstillung erfolgt nun die Epithelialisierung des Tracheostomas durch Adaptation der Haut an den Rand der Trachealöffnung. Zunächst wird der „Fensterflügel" mit der Haut im kaudalen (unteren) Wundbereich vernäht, dann der mobilisierte obere Hautrand an die Trachea fixiert.

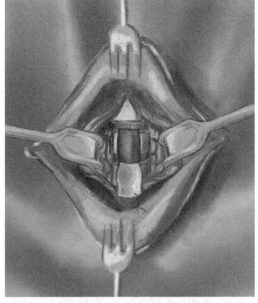

■ **Abb. 4.6**   Zugang zur Trachea (mit freundlicher Genehmigung: Isabel Guckes)

■ **Abb. 4.7**   Eröffnung des trachealen Fensters (mit freundlicher Genehmigung: Isabel Guckes)

- **Einführung und Konnektierung der Kanüle**

Unter Sicht wird der translaryngeal liegende Tubus durch den Anästhesisten entblockt und zurückgezogen. Nach Absaugen des Trachealsekretes wird eine entsprechend große, meist eine 9-er Trachealkanüle durch das Tracheostoma eingeführt. Nachdem der Cuff geblockt wurde, wird die Kanüle mit dem Beatmungsgerät verbunden. Nach Überprüfung der regelrechten Beatmung wird die Trachealkanüle mit einem Halteband um den Hals des Patienten befestigt.

- **Wechsel der Trachealkanüle**

Der Wechsel der Trachealkanüle bei einem plastischen Tracheostoma ist in der Regel einfacher durchzuführen. Nach Entfernung der Trachealkanüle bleibt das Tracheostoma offen und „verringert" nicht wie das Punktionstracheostoma seinen Durchmesser. Dennoch ist auch hier geraten, den Wechsel mit zwei Personen durchzuführen und die unten aufgeführten Utensilien vorzuhalten.

> **Praxistipp**
>
> In Bereitschaft halten/am Patientenplatz bereitlegen:
> - Spekulum zum Spreizen des Tracheostomas
> - Ersatzkanülen:
>   - Eine mit gleichem Innendurchmesser
>   - Jeweils eine Nummer größer und kleiner
> - Ambubeutel bzw. Handbeatmungsbeutel (mit O_2-Anschluss)
> - Funktionstüchtige Absauganlage mit angeschlossenem Absaugkatheter

4.2.3 Veränderungen durch ein Tracheostoma

Entsprechend des Lebensaktivitäten-Modells (LA) nach Nancy Roper soll folgend beschrieben werden, womit Pflegende und Angehörige und natürlich die Betroffenen selbst bei der Versorgung mit einer Tracheoakanüle rechnen müssen.

- **LA Atmen – Schleimproduktion**
- Die Trachealkanüle wird die Atemwege freihalten.
- Die Atemluft wird nicht mehr durch die oberen Atemwege befeuchtet und gereinigt.
- Die Schleimhäute der Trachea produzieren infolge der Reizung vermehrt Schleim.
- Die Trachealkanüle kann durch diesen Schleim verstopfen.
- Das löst Atemnot aus.
- Absaugen des Sekretes aus der Kanüle und der oberen Atemwege macht die Atemwege wieder frei.
- Zunächst muss häufig abgesaugt werden, später jedoch seltener.
- Anfeuchtung durch Inhalation wird häufig notwendig.

- **LA Kommunikation – Sinn finden**
- Die Stimmbildung ist nicht möglich, Kommunikation ist eingeschränkt.
- Andere Kommunikationsmöglichkeiten müssen gesucht werden (Schreibtafel, Worttafel, Sprechaufsatz etc.).
- Stimmverlust verändert das Körperbild, das kann zur psychischen Belastung führen.
- Was bedeutet es, in seiner „Körperintegrität" gestört zu sein, was bedeutet es, ein „Loch im Hals" zu haben?

- **LA Atmen – Husten**
- Husten und Pressen ist nur eingeschränkt möglich.
- Zäher Schleim kann schlecht abgehustet werden.
- Bauchpresse beim Stuhlgang ist eingeschränkt.
- Gefahr der Obstipation.
- „Hochziehen" und „Schnäuzen" ist nicht möglich, deshalb vermehrtes Absaugen von Nase und Mund nötig.

- **LA Atmen – Atemwegsbefeuchtung**
- Atemwegsbefeuchtung ist notwendig, denn sonst verfestigt sich der Bronchialschleim, bildet Borken und verstopft die Kanüle.

- Atemwegsbefeuchtung durch:
  - Vermehrtes Flüssigkeitsangebot für die Patienten
  - Inhalation/Vernebelung
  - Nutzung von Befeuchtern (aktiv/passiv)

- **LA Essen und Trinken**
- Trachealkanüle kann Schluckstörungen verursachen.
- Schluckakt ist erschwert und verlangsamt.
- Es kann zu Aspiration kommen mit anschließendem Hustenreiz.
- Geruchs- und Geschmacksstörungen, „Riechen" ist nicht möglich (▶ Kap. 18).

- **LA Haut und Körperpflege – Sicherheit**
- Die Haut am Tracheostoma kann gereizt werden oder sich entzünden:
  - durch austretenden Brochialschleim und Sekrete der oberen Atemwege (Speichel) oder
  - durch mechanische Reizung der Kanüle oder des Kanülenschildes (Halterung für Befestigungsband)
- Die Haut muss daher trocken gehalten werden.
- Zu Beginn deshalb häufiger Wechsel des Trachealverbandes und der Kompressen.
- Gereizte Haut mit Fettsalbe oder Stomaöl versorgen (dünn auftragen).
- Tracheostoma kann evtl. Schrumpfungsneigung zeigen, das kann schmerzhaft sein.
- Bildung von wulstigem Gewebe um das Tracheostoma herum (umgangssprachlich auch „wildes Fleisch" genannt).
- Geeignete Schmerzmittel sollen gegeben werden.

4.3   Verschiedene Trachealkanülen

Es gibt Trachealkanülen ohne Cuff und mit Cuff. Erstere eignen sich zum sicheren Offenhalten eines Tracheostomas. Patienten können den Wechsel der Kanüle hierbei auch selbst durchführen. Kanülen mit Cuff sind bei der Beatmung angezeigt, da der Cuff die zuverlässige Verabreichung der Beatmungsluft sichert und einen Aspirationsschutz bietet.

4.3.1   Trachealkanülen mit Cuff

Die Blockmanschette oder der Cuff ist ein kleiner Ballon am Ende der Trachealkanüle, der mit Luft gefüllt wird. Den Cuff nicht mit Wasser oder anderen Flüssigkeiten befüllen! Ansonsten aspiriert der Patient bei schadhaftem Cuff die Flüssigkeit (▶ Abschn. 4.3.2).

> **Praxistipp**
>
> - Den Cuff nicht zu stark mit Luft füllen
> - Druck auf maximal 25 cm H_2O
> - Druck so niedrig wie möglich – so hoch wie nötig
> - Es soll keine Nebenluft entweichen bei der künstlichen Beatmung
> - Überprüfen des Druckes mit einem Cuffdruckmesser
> - Gefahr der Durchblutungsstörungen, Drucknekrosen, Ulzeration, Dekubitus an der Trachealinnenwand

4.3.2   Aufbau einer Trachealkanüle

In ◨ Abb. 4.8 ist eine Trachealkanüle dargestellt.

- **Kanülenschaft**

Das Hauptmerkmal jeder Trachealkanüle ist das Rohr bzw. der Kanülenschaft, durch den die Atem- bzw. Beatmungsluft ein- und austritt. Dabei weist der Schaft eine Biegung auf (ein fast 90°-Winkel). Andere Kanülenschäfte haben eine ¼ Kreis-Biegung. Der Teil vor dem Halteschild ragt aus dem Hals hervor, der Teil hinter dem Halteschild wird durch das Tracheostoma in den Hals, in die Trachea eingeführt. Je nach anatomischen Gegebenheiten kann der Schaft dabei kurz oder lang sein. Der Schaft kann selbst flexibel sein oder starr.

- **Halteschild**

Der Halteschild kann, wie in ◨ Abb. 4.8, flexibel verstellt werden oder er ist fest am Schaft angebracht. Ist er flexibel einstellbar, kann das mit einem Klippverschluss, einer Klickschraube oder einen Schrauben-Mutterring geschehen. Sehr häufig ist auf dem Kanülenschild aufgeschrieben, wie groß der

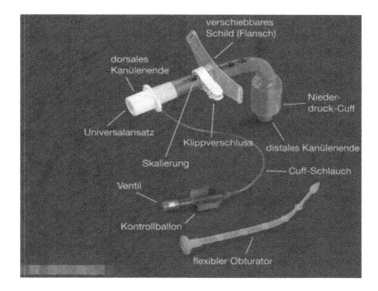

Abb. 4.8 Beschreibung einer Trachealkanüle (mit freundlicher Genehmigung: HEIMOMED Heinze GmbH & Co. KG HELPING INNOVATION®)

Innendurchmesser (ID) und sogar der Außendurchmesser (AD) der Kanüle ist. Am Halteschild wird das Kanülenfixierband angebracht. Sehr häufig ist das Halteschild elastisch, so lässt sich das Fixierbad leichter einfädeln. Trachealkanülen mit einem flexiblen Halteschild weisen eine Skalierung auf dem Schaft auf. So kann dokumentiert werden, bis zu welchem Maß der Halteschild befestigt werden soll.

> **Die Fixiervorrichtungen müssen wirklich fest sein, denn sonst kann der Schaft in der Trachea hin- und herrutschen. Die Kanüle könnte sogar aus dem Tracheostoma herausrutschen.**

■ **Universalaufsatz**

Am dorsalen Kanülenende befindet sich meist ein Universalansatz. Auf diesen passen die „Gänsegurgeln" des Beatmungsschlauchsystems, der HME-Filter, eine „feuchte Nase" für spontan atmende Menschen, ein Sprechventil und der Ambubeutel. Dieser Ansatz ist genormt und alle Kanülen sämtlicher Hersteller haben den gleichen Außendurchmesser. Es gibt auch Kanülen, an deren dorsalen Ende sich ein Schraubgewinde befindet. So kann der jeweilige Ansatz an- und abgeschraubt werden, der jeweils benötigt wird.

Das distale Ende der Trachealkanüle befindet sich in der Luftröhre, ca. 2–3 cm oberhalb der Carina. Es soll die Carina nicht berühren, denn das löst Schmerzen und unstillbaren Hustenreiz bei den Betroffenen aus. Es soll aber auch nicht höher liegen, denn sonst kann ggf. die Beatmungsluft nicht gleichmäßig in die Atemwege fließen.

■ **Cuffmanschette**

Oberhalb des distalen Endes liegt die Cuffmanschette bzw. der Cuff. In ■ Abb. 4.8 ist ein zylinderartiger Cuff dargestellt, ein sogenannter Niederdruckcuff. Den Cuff gibt es jedoch auch kugelförmig. Der Niederdruckcuff hat den Vorteil, dass sich der Druck, der auf der Trachea-Innenwand ausgeübt wird, über eine größere Fläche verteilt und so einem Trachealdekubitus vorgebeugt werden soll. Der Auflagedruck eines kugelförmigen Cuffs ist konzentriert auf seine Äquatorebene und wirkt stärker auf die Tracheaschleimhaut auf (► Abschn. 4.3.2).

■ **Ventil**

Der Cuff wird mit Luft gefüllt. Diese wird über ein Ventil verabreicht. Ein Cuffschlauch verläuft entlang des Kanülenschafts, ist darin eingearbeitet und tritt als separater Schlauch in der Nähe des dorsalen Endes aus. Es folgt ein Prüfballon bzw. Pilotballon bzw. Kontrollballon, an den sich dann das Ventil anschließt.

Auf das Ventil passen Spritzen oder der Cuffdruckmesser gleichermaßen, da es ein Luer-Ansatz ist. So kann Luft hineingepumpt oder abgelassen werden. Gesichert ist das Ventil durch eine spiralartige Feder und einen kleinen Dichtungsring. So wird verhindert, dass Luft aus der Cuffmanschette entweicht. Jedoch gibt es keine 100%-ige Dichtigkeit, etwas Luft entweicht dennoch, sodass mehrmals täglich der Cuffdruck mit dem Cuffdruckmesser kontrolliert werden muss.

Praxistipp

Überprüfen des Cuffdrucks zu Beginn jeder Schicht und zusätzlich:
- bei Manipulationen an der Trachealkanüle, z. B. Verbandswechsel
- nach Mobilisation oder Lageveränderung des Menschen
- nach dem Absaugen
- nach dem Wechsel der Trachealkanüle

Praxistipp

Der Cuffdruck kann nach ärztlicher Anordnung ggf. vor Manipulationen auch erhöht werden, muss jedoch danach wieder gesenkt und überprüft werden.

▪ **Cuffschlauch**

Der Cuffschauch bzw. Luftzuführschlauch ist sehr dünn. Über diesen wird die Luft zur Cuffmanschette geleitet. An der Stelle, wo der Cuffschlauch aus dem Schaft heraustritt und separat verläuft, kann er abknicken.

Praxistipp

- Der Cuffschlauch muss gerade verlaufen.
- Er soll frei zugänglich sein.
- Er soll nicht unter dem Trachealhalteband versteckt sein.
- Er soll nicht unter der Kleidung des Menschen versteckt sein.
- Er soll nicht um die Trachealkanüle gewickelt sein.
- Er soll nicht unter Zugspannung stehen.

▪ **Kontrollballon bzw. Prüfballon**

Dieser folgt unmittelbar dem Ventil. Ist die Cuffmanschette aufgepumpt, wird durch den Cuffschlauch auch Luft in den Kontrollballon gelangen. Es kann somit mit den Fingern geprüft werden, ob und in welchen Maß dieser gefüllt ist. Das ersetzt jedoch nicht die Messung und Kontrolle des Drucks mit dem Cuffdruckmesser. Ist der Kontrollballon jedoch sehr leicht eindrückbar, ist zu vermuten, dass sich nicht ausreichend Luft innen befindet. Es muss voraussichtlich nachgeblockt werden. Ist der Kontrollballon sehr prall, so wird der Druck vermutlich zu groß sein.

> ❯ Ist der Cuffschauch abgeknickt, kann der Prüfballon dennoch gut gefüllt sein, aber vielleicht ist die Cuffmanschette nicht ausreichend gefüllt. Daher Abknickungen des Cuffschlauchs vermeiden!

Cuffmanschette

Die Cuffmanschette, auch Blockermanschette oder Cuff genannt, dichtet die Trachea ab, sodass bei der Belüftung oder Beatmung keine Nebenluft entsteht (◘ Abb. 4.9 und ◘ Abb. 4.10). Der Inspirationsluftstrom wird durch den Kanülenschaft in Richtung der Lunge geleitet. Während der Exspiration gelangt die Luft auch nur über den Kanülenschaft wieder hinaus. Wäre der Cuff nicht gefüllt, würde Luft an der Trachealkanüle vorbei und nach oben Richtung Kehlkopf entweichen. Bei einer künstlichen Beatmung hört man ein typisches Ausatemgeräusch, eine Art Gurgeln durch Vibrieren der Gesichtswangen.

Der Cuff stellt auch einen gewissen Schutz vor Sekreten und Mikroaspirationen dar, die sich unterhalb des Kehlkopfs und oberhalb des Cuffs bilden. Er verhindert – jedoch nicht vollständig –, dass die Sekrete sofort und unmittelbar durch die Atemwege in die Lunge gelangen (◘ Abb. 4.9).

Wird die Cuffmanschette entblockt (◘ Abb. 4.11), führt das zur Nebenluft mit dem typischen Ausatemgeräusch. Das wird bei einigen Patienten angewandt, um den Ausatemluftstrom beabsichtigt an den Stimmbändern vorbeizuführen. So kann evtl. Stimmbildung möglich sein. Es ist jedoch zu erwarten, dass den Patienten die Atmung schwer fallen wird und sie sich rasch erschöpfen.

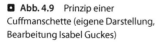

Abb. 4.9 Prinzip einer Cuffmanschette (eigene Darstellung, Bearbeitung Isabel Guckes)

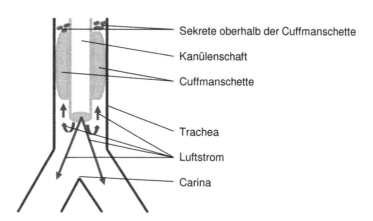

Sekrete oberhalb der Cuffmanschette

Kanülenschaft

Cuffmanschette

Trachea

Luftstrom

Carina

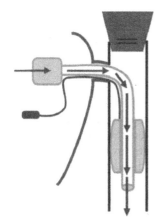

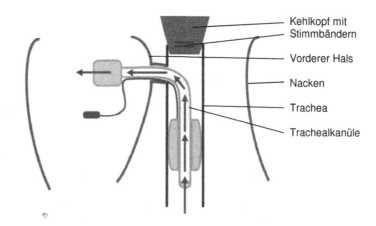

Kehlkopf mit Stimmbändern

Vorderer Hals

Nacken

Trachea

Trachealkanüle

Abb. 4.10 Luftfluss Inspiration und Exspiration (eigene Darstellung, Bearbeitung Isabel Guckes)

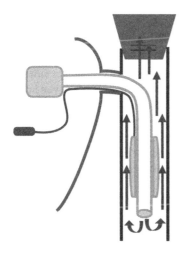

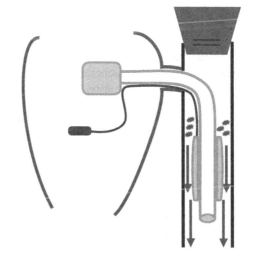

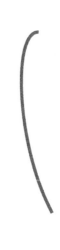

Abb. 4.11 Luftfluss und Sekretfluss bei entblocktem Cuff (eigene Darstellung, Bearbeitung Isabel Guckes)

Vor dem Entblocken soll oral und nasal abgesaugt werden, so wird die Sekretmenge verringert. Beim Entblocken ist es notwendig, dies immer mit einer endotrachealen Absaugung durchzuführen. Dieses Manöver sollte geplant und gezielt zur Sekretentfernung durchgeführt werden.

In Kürze
- Der Cuff wird mit Luft gefüllt, nicht mit Wasser/Flüssigkeiten.
- Die Blockmanschette/der Cuff dichtet so die Luftröhre ab und:
  - sorgt dafür, dass die Luft in Richtung der Bronchien und der Lunge weitergeleitet wird,
  - bietet somit auch einen Schutz vor Aspiration, damit Mageninhalt, Blut oder Fremdkörper nicht in die Lunge gelangen

Vorsicht
- Die Blockermanschette/den Cuff nicht zu stark mit Luft füllen.
- Druck auf maximal 25 cm H_2O.
- Druck so niedrig wie möglich.
- Druck so hoch wie nötig, es soll bei der künstlichen Beatmung keine Nebenluft entweichen.
- Überprüfen des Druckes mit einem Cuffdruckmesser.
- Gefahr der Durchblutungsstörungen, damit Gefahr von Drucknekrose, Ulzeration oder Dekubitus an der Trachealinnenwand.

Subglottische Absaugung

Wie oben beschrieben, stellt die Cuffmanschette einen Schutz vor Aspiration dar, der jedoch unvollständig ist. Entlang der Cuffmanschette bilden sich doch Furchen, durch die Sekrete des Nasen-, Mund- und Rachenraumes in die Lunge gelangen können. Dieser Effekt ist bei Menschen verstärkt, deren Schluckfähigkeit stark eingeschränkt ist, und bei Menschen, die sehr viele Sekrete produzieren.

Trachealkanülen können daher mit einer subglottischen Absaugung versehen werden. Subglottisch bedeutet unterhalb des Kehlkopfes. Die Sekrete gelangen durch den Kehlkopf und die Stimmritze hindurch und auf die Cuffmanschette. Durch einen kleinen Absaugschlauch, der im Kanülenschaft eingebracht ist, können die Sekrete, die dem Cuff aufliegen, gezielt abgesaugt werden. Dabei kann das Absaugen mit Hilfe einer Spritze oder mit einem Absauggerät erfolgen. Die Absaugung mit Spritze ist immer intermittierend.

Die Absaugung mit Absauggerät kann sowohl intermittierend, als auch kontinuierlich erfolgen:
- Die intermittierende Absaugfrequenz richtet sich nach der Sekretproduktion: so oft wie nötig, so selten wie möglich. Es ist nicht vorteilhaft, ein Zeitintervall für die Absaugung festzulegen.
- Bei der kontinuierlichen Absaugung mit Gerät soll der Sog limitiert werden, denn ein zu starker Sog kann zu Verletzungen der Trachealschleimhaut führen. Empfohlen ist gegenwärtig höchstens -20 cm H_2O.

Da die Sekrete oft sehr zäh sein können, muss damit gerechnet werden, dass das integrierte Absaugrohr oder die Absaugöffnungen verstopfen. Eine Spülung ist dann angezeigt. Aber Vorsicht, so können Sekretbrocken erneut in die Luftröhre befördert werden, die ggf. auch aspiriert werden können.

Die subglottische Absaugung ersetzt keine endotracheale oder endobronchiale Absaugung. Auch die Lunge produziert weiterhin Sekrete, die abgesagt werden müssen.

4.3.3 Sprechventil – Einatemventil

Das Sprech- oder Einatemventil ermöglicht einem spontan atmenden Patienten das Einatmen von Luft durch die Trachealkanüle (▪ Abb. 4.12). Bei der Ausatmung wird das Ventil geschlossen und die Ausatemluft kann nicht durch den Kanülenschaft entweichen. Sie kann jedoch am Schaft vorbei entweichen, wenn die Cuffmanschette entblockt ist.

Praxistipp

Wird die Cuffmanschette entblockt, dann nur unter gleichzeitiger Absaugung!

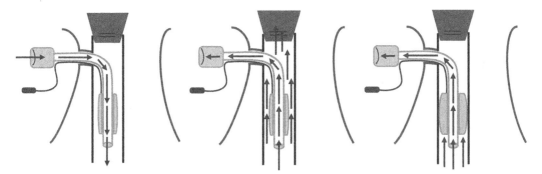

■ **Abb. 4.12**   Inspiration: Luftfluss bei Sprechventil (eigene Darstellung, Bearbeitung Isabel Guckes)

Die Ausatemluft wird an den Stimmbändern entlang laufen. Dadurch kann dem Patienten das Sprechen ermöglicht werden. Das ist eine auf Intensivstationen häufig angewandte Methode, um dem Patienten erstmals Kommunikation durch Sprechen zu ermöglichen.

> Ist ein Intensivpatient mit einer einfachen Trachealkanüle mit Cuff versorgt, muss der Cuff zwingend entblockt werden, wenn ein Sprechventil verwendet wird. Mit geblocktem Cuff wäre zwar Einatmen möglich, jedoch keine Ausatmung. Der Patient würde ersticken!!! (■ Abb. 4.12 rechts)

Bei sehr vielen Patienten ist zu beobachten, dass sie sehr viele Sekrete produzieren, wenn ein Sprechventil genutzt wird. Daher sind Maßnahmen der Sekretelimination sehr wichtig.

4.3.4 Trachealkanülen ohne Cuff

Trachealkanülen ohne Cuff dienen dem gesicherten Offenhalten der Atemwege. Sekretmanagement und Absaugung sind erleichtert. Bei erwachsenen Patienten findet mit dieser Versorgung in der Regel keine Beatmung statt. Der Lufteinstrom und der Luftausstrom erfolgt auch hier durch den Kanülenschaft. Jedoch kann bei der Ausatmung die Luft auch an der Kanüle vorbei und so die Stimmbänder in Schwingung bringen. So ist Sprach- und Stimmbildung möglich.

Bei Laryngektomierten erfolgt der Luftstrom ausschließlich durch die Trachealkanüle bzw. durch das Tracheostoma. Trachealkanülen ohne Cuff

können bei Patienten angewendet werden, die sich in der Endphase einer längeren Entwöhnung befinden.

4.3.5 Seele oder Innenkanüle

Trachealkanülen werden danach unterschieden, ob sie eine innere Kanüle, eine Seele, besitzen oder nur aus dem Kanülenschaft bestehen (■ Abb. 4.13). Die Seele ermöglicht eine komfortable Entnahme und das Einsetzen einer neuen Ersatzseele, sodass die Beatmung nur kurzfristig unterbrochen werden muss. Der komplette Wechsel der Trachealkanüle kann auf längere Zeitintervalle gedehnt werden.

Die Nachteile einer Seele sind, dass sie den inneren Durchmesser der Kanüle verringern und eine Spontanatmung dadurch erschwert wird.

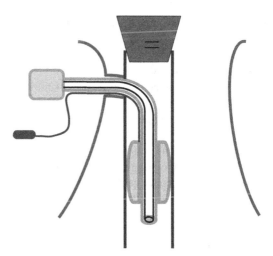

■ **Abb. 4.13**   Seele, Kanüle mit Cuff (eigene Darstellung, Bearbeitung Isabel Guckes)

Zudem können feste Sekrete die Seele leicht verstopfen, sodass Atem- und Beatmungsluft schwerer zu verabreichen sind.

Vorteile:
- Seele ist leicht herauszunehmen.
- Ersatzinnenkanüle kann sofort eingesetzt werden.
- Tracheostoma bleibt offen, somit leichtere Reinigung von verborkten Sekreten oder Krusten.
- Äußere Kanüle ist meist nicht so verschmutzt.
- Atmung/Beatmung bleibt gewährleistet.
- Kanülenwechsel ist seltener nötig.

Nachteile:
- Verringerung des inneren Durchmessers, dadurch erschwerte Spontanatmung.
- Nicht jede Verschmutzung setzt sich an der Seele fest, auch Außenkanüle kann verschmutzt sein und die Atmung behindern.
- Beatmung ist nur mit Adapter für die Außenkanüle möglich.
- Es muss die passende Seele für die Außenkanüle eingesetzt werden.

4.3.6 Gefensterte Kanülen

Gefensterte Trachealkanülen haben eine zusätzliche Öffnung in dem Teil des Kanülenschaftes, der in der Trachea liegt (◘ Abb. 4.14 und ◘ Abb. 4.15). Dadurch kann die Ausatemluft durch den Kehlkopf und an der Stimmritze vorbei strömen, wodurch eine Stimm- und Sprachbildung möglich ist. Diese Möglichkeit gibt es auch bei Trachealkanülen mit Seele.

Die Verwendung gefensterter Außenkanülen bewirken, dass
- Atmung/Beatmung gewährleistet bleiben,
- der Patient spontan atmen kann,
- Stimmbildung möglich ist,
- die Seele/Innenkanüle gefenstert sein und
- die Möglichkeit des Entfernens der Seele besteht.

> ❯ Bei gefensterten Trachealkanülen ist eine Spontanatmung zwar möglich, jedoch teilweise erschwert, da der

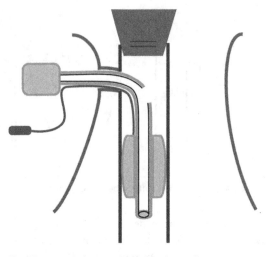

◘ **Abb. 4.14** Gefensterte TK und Seele mit Phonationsfenster (eigene Darstellung, Bearbeitung Isabel Guckes)

Innendurchmesser die Atemwegswiderstände erhöht → auf respiratorische Erschöpfungszeichen achten. Um die Atemwegswiderstände zu senken, kann die Cuffmanschette entblockt werden.

Anzeichen der respiratorischen Erschöpfung:
- Schnelles Atmen (Tachypnoe)
- Schneller Puls (Tachykardie)
- Abfall der Sauerstoffsättigung (▶ Abschn. 17.4.2)
- Unruhe des Menschen
- Ggf. Blässe, Kaltschweißigkeit, blaue Gesichts- oder Hautfärbung (Zyanose)
- Blutdruckschwankungen, meist Hypertonie

4.4 Verbandswechsel bei Trachealkanülen

Pflegerische Ziele:
- Atmung/Beatmung bleibt gewährleistet
- Vermeidung von Infektionen, Druckschäden der Trachea
- Erhaltung sauberer und trockener Hautverhältnisse
- Gewährleisten einer freien Atmung
- Vermeiden von Austrocknung der Schleimhäute.

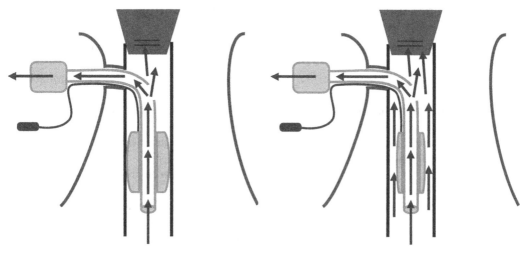

D Abb. 4.15 Luftfluss bei einer TK ohne Seele mit Phonationsfenster (eigene Darstellung, Bearbeitung Isabel Guckes)

Verbandswechsel bei neuangelegtem Tracheostoma:

— Verbandswechsel in den ersten 24 Stunden nach Anlage nur bei Bedarf
— Auf Nachblutungen und Hautemphysem achten
— Lage des Tracheostomas kontrollieren – Kanüle darf nicht auf Zug liegen
— Cuffdruck regelmäßig kontrollieren und dokumentieren
— Engmaschige Kontrolle der Vitalzeichen

Vorgehen beim Verbandswechsel:

— Wundablage abnehmen und Wundfläche inspizieren
— Umgebung der Wundränder mit Hautdesinfektionsmittel reinigen, Einwirkzeit beachten!
— Wundränder des Stomas ggf. mit NaCl-getränkten sterilen Kompressen reinigen
— Wundränder mit sterilen Tupfern trocknen
— Saugfähige Schlitzkompressen bei starker Schleimproduktion oder Metalline-Schlitzkompressen bei reizlosem Stoma verwenden
— Trachealkanüle mit Fixierungsband befestigen
— Lage der Trachealkanüle durch Auskultation und Cuffdruck kontrollieren
— Dokumentation nicht vergessen
— Verbandswechsel bei reizlosem Stoma alle 8 Stunden indiziert

— Fixierungsverbandswechsel alle 24 Stunden, bei Verunreinigung auch früher durchführen

Komplikationen beim Verbandswechsel:

— Blutungen
— Gefahr des Sekretstaus
— Störung der lokalen Blutzirkulation durch Einschnürung des Fixierbandes
— Verlegung des Kanülenlumens durch Blut und Sekret
— Dislokation der Trachealkanüle
— Hautemphysem
— Aspiration (stille Aspiration bei undichtem Cuff)

Praxistipp

Sicherheitsmaßnahmen bei Tracheostoma: kontinuierliche pflegerische Überwachung und Betreuung. In Bereitschaft, am Bettplatz bereit halten:

- Spekulum zum Spreizen des Tracheostomas
- Zwei Ersatz Trachealkanülen, eine mit gleichem Innendurchmesser, eine zweite, die eine Nummer kleiner ist
- Ambubeutel/Handbeatmungsbeutel (mit O_2-Anschluss)
- Funktionstüchtige Absauganlage mit angeschlossenem Absaugkatheter

4.5   Wechsel der Trachealkanüle

> ❯ Vor jeder Verrichtung an der Kanüle:
> Händedesinfektion!

Nach PDT:
- Wechsel der Trachealkanüle frühestens am 10. Tag, da das Tracheostoma lediglich aufgedehnt ist und unter Spannung steht.
- Dadurch ist die Einführung einer neuen Kanüle erschwert.
- Bei versehentlicher Dekanülierung sollte zunächst notfallmäßig oral intubiert werden.
- Erst danach erfolgt die erneute Dilatation mit Rekanülierung.

Nach konventioneller Tracheotomie:
- Elektiv am ersten Tag nach Anlage
- Dabei evtl. Einlage einer „low-pressure-cuff"-Kanüle
- Wechsel so früh möglich, da ein plastisch stabiler Zugang zur Trachea besteht

4.5.1   Vorbereitung

Material:
- Trachealkanüle mit entsprechendem Zubehör
- Halteband
- Cuffdruckmessgerät (bei Benutzung einer Kanüle mit Ballon)
- 5 Kompressen 10 x 10 cm, fusselfrei
- 1 Schlitzkompresse aus Vlies, nicht gewebt
- Reinigungsbürsten für die Kanüle
- Reinigungsdose
- Reinigungsmittel zum Reinigen der Kanüle
- Borkenpinzette
- Trachealspreizer/Spekulum

Weitere Vorbereitung:
- Pulston der Sauerstoffsättigung anstellen
- Ambubeutel bereithalten, mit Anschluss für Sauerstoff
- Präoxygenieren
- Sedierung nach AVO

4.5.2   Durchführung

Vorbereiten der neuen Trachealkanüle:
- Testen des Cuffs
- Sauberkeit ist oberstes Gebot: zuerst gründlich die Hände desinfizieren
- Erst dann die Einführhilfe in die neue Kanüle einführen
- Das Halteband auf einer Seite der Halteplatte befestigen
- Dann die Schlitzkompresse über die Kanüle ziehen
- Mit einer Kompresse Gleitmittel auf dem Kanülenschaft verteilen, es genügen geringste Mengen

Entfernen der alten Kanüle:
- Ist eine Kanüle mit Cuff eingesetzt, muss zunächst der Cuff entblockt und gleichzeitig unterhalb der Kanülenspitze abgesaugt werden
- Dann das Halteband lösen und die Kanüle der Krümmung folgend aus dem Tracheostoma ziehen, gleichzeitig absaugen
- Legen Sie die Kanüle auf eine trockene Unterlage (z. B. Kompresse)

Tracheostomapflege:
- Die Haut um das Tracheostoma mit einer Kompresse reinigen
- Darauf achten, dass nichts in das Stoma hineingelangt, deshalb nur fusselfreie Kompressen verwenden!
- Die Haut um das Stoma gut abtrocknen

Einlage der neuen Trachealkanüle:
- Zum Einführen der neuen Kanüle den Kopf des Patienten überstrecken bzw. in den Nacken legen
- Mit zwei Fingern die Haut um das Stoma spreizen
- Mit der anderen Hand die Kanüle der Krümmung folgend langsam einführen
- Während des Einführens den Kopf langsam wieder nach vorne neigen
- Die Kanüle mit zwei Fingern an der Halteplatte festhalten und die Einführhilfe dann zügig herausziehen

- Danach sofort mit dem Halteband die Kanüle fixieren
- Nun können in Ruhe die Zubehörteile angebracht werden

Bei der Durchführung des Wechsels der Trachealkanüle muss damit gerechnet werden, dass der Patient unruhig, ängstlich oder gar panisch wird. Daher ist abzuklären, ob eine vorherige milde Sedierung notwendig ist.

Des Weiteren muss auf die häufig auftretende akute Luftnot seitens des Patienten reagiert werden. Deshalb soll der Patient präoxygeniert werden und ein Ambubeutel mit O_2-Anschluss muss bereitgehalten werden. Der Ambubeutel sollte über eine kleine Halsmaske verfügen, die auf das Tracheostoma passt und für eine manuelle Notfallbeatmung verwendet werden kann. Zudem sind häufig hohe Sekretvolumina vorhanden. Die Absauganlage muss daher vor dem Kanülenwechsel geprüft und mit einem Absaugkatheter versehen werden und betriebsbereit sein.

4.6 Verschluss des Tracheotomas

Vor einer endgültigen Dekanülierung muss der Patient folgende Voraussetzungen aufweisen:
- Klinische Stabililtät
- Ausreichende Spontanatmung
- Keine ausgeprägte Schluckstörung
- Keine Neigung zur Aspiration
- Effektiver Hustenstoß
- Kooperationsfähigkeit, kein Delir

Zudem darf keine Obstruktion der Atemwege bestehen und der Patient sollte ein gutes Ergebnis beim Cuff-Leak-Test erreichen (▶ Abschn. 4.6.1).

4.6.1 Cuff-Leak-Test

Bevor ein Patient gesichert dekanüliert werden kann, ist es sinnvoll, vorher den Cuff-Leak-Test durchzuführen. Dabei wird zuerst gemessen, wie hoch das Atemzugvolumen ist, das ein Patient bei geblockter Trachealkanüle erzeugen kann. Die Messung erfolgt am Respirator unter Beatmung.

Anschließend wird der Cuff entblockt. Durch die dadurch entstandene Leckage ist zu erwarten, dass der Respirator ein hohes Leckagevolumen und ein sehr erniedrigtes Atemzugvolumen misst. Wird hingegen das Atemzugvolumen bei entblocktem Cuff nach wie vor hoch sein, so ist davon auszugehen, dass es eine ausgeprägte Verengung/Obstruktion vorliegt.

> ❯ Ein Unterschied der beiden Atemzugvolumina kleiner als 130 ml ist ein Hinweis auf einen Post-Dekanülierungs-Stridor. Dieser wird auch nach Entfernung der Trachealkanüle vorhanden sein. Daher sollte in dem Fall noch nicht dekanüliert werden.

4.6.2 Platzhalter

Nach Dekanülierung kann ein Platzhalter eingesetzt werden (❍ Abb. 4.16). Ein Platzhalter ist eine im Durchmesser engere Kanüle, die einen geraden Schaft hat. Sie hält das Tracheostoma offen. Sie hat

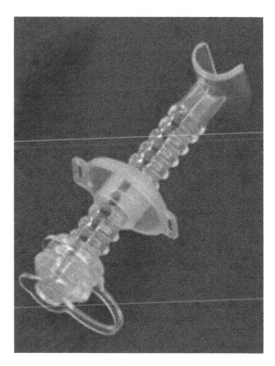

❍ **Abb. 4.16** Platzhalter (mit freundlicher Genehmigung: HEIMOMED Heinze GmbH & Co. KG HELPING INNOVATION®)

keine Beatmungsfunktion. Aber es können Tracheal-
sekrete darüber abgesaugt werden.

Der Platzhalter:

- dichtet die Trachealwand nach vorne hin
  luftdicht ab,
- ermöglicht Sekretabsaugung,
- verbleibt bis zu vier Tage nach Dekanülierung,
- dient der vorübergehenden Erhaltung des
  Tracheostomas.

> **Bei erneuter respiratorischer Insuffizienz
> ist der Platzhalter wichtig, da eine
> Rekanülierung und erneute Beatmung somit
> schnell und einfach möglich ist.**

Liegt nach den vier Tagen kein Anhalt für das erneute
Auftreten einer respiratorischen Insuffizienz vor,
wird der Platzhalter entfernt und ein dilatativ angelegtes Tracheostoma mit einem Pflaster abgeklebt.
Ein chirurgisch angelegtes Tracheostoma muss operativ verschlossen werden.

Weiterführende Literatur

Braune S, Kluge S, Die percutane Dilatationstracheotomie,
    Dtsch Med Wochenschr 2011; 136: 1265–1269.
Braune S, Kluge S, Update Tracheotomie. Med Klin Intensiv-
    med Notfmed 2012;107(7):543–7.
De Bast Y, De Backer D, Moraine JJ et al. The cuff leak test to
    predict failure of tracheal extubation for laryngeal edema.
    Intensive Care Med 2002; 28: 1267–1272.
Jaber S, Chanques G, Matecki S et al. Post-extubation stridor
    in intensive care unit patients. Risk factors evaluation and
    importance of the cuff-leak test. Intensive Care Med 2003;
    29: 69–74.
Klemm, Novak (Hrsg.) (2012). Kompendium der Tracheotomie,
    Springer Verlag
Kluge S, Schreiter D, Tracheotomie DIVI 2012:4137–144.
http://www.webop.de/punktionstracheotomie-43/, Recherche
    15.7.2014
http://www.webop.de/plastische-tracheotomie-142/, Recherche
    1.7.2014
http://www.tracheotomie-online.de/, Recherche 25.6.2012,
    Handlungsempfehlung zur subglottischen Absaugung,
    3. DGP Hochschultag 7.12. 2012, Referenten: Tanja Lohr B.
    Sc. Gesundheit und Pflege Christine Henke B. Sc. Gesund-
    heit und Pflege Julia Lehmann B. Sc. Gesundheit und
    Pflege
http://www.dg-pflegewissenschaft.de/2011DGP/wp-content/
    uploads/2012/12/Henke-Handlungsempfehlung-zur-
    subglottischen-Absaugung.pdf, Recherche 18.04.2016

NIV (nichtinvasive Beatmung)

Hartmut Lang

© Springer-Verlag GmbH Deutschland 2017
H. Lang (Hrsg.), *Außerklinische Beatmung*,
DOI 10.1007/978-3-662-53996-5_5

Neben der Tracheotomie stellt die nichtinvasive Ventilation oder nichtinvasive Beatmung (NIV) einen weiteren Beatmungszugang dar. Es stehen verschiedene Systeme der NIV zur Verfügung: Nasenmasken, Nasenmundmasken, Ganzgesichtsmasken, Mundmasken und Mundstücke. Das bedeutet auch vermehrte Anforderungen an das betreuende Fachpersonal bezüglich der Kenntnis, wann die NIV sinnvoll eingesetzt werden kann, und sie sollen vertraut sein im Umgang mit den verschiedenen Beatmungsformen und Beatmungsmasken. Dennoch sind die Betroffenen in der Regel alleine fähig, die Maskensysteme zu bedienen.

5.1   Indikationen und Kontraindikationen

5.1.1   Indikationen

Die nichtinvasive Beatmung als Therapie der chronisch-respiratorischen Insuffizienz (CRI) ist einsetzbar bei Patienten mit folgenden Erkrankungen:
- Chronisch obstruktive Erkrankung (COPD)
- Thorakal restriktive Erkrankung
- Obesitas Hypoventilationssyndrom
- Neuromuskuläre Erkrankungen

Symptome einer chronisch-ventilatorischen Insuffizienz:
- Dyspnoe/Tachypnoe (bei Belastung und/oder in Ruhe)
- Morgendliche Kopfschmerzen
- Abgeschlagenheit
- Eingeschränkte Leistungsfähigkeit
- Psychische Veränderungen (z. B. Ängste, Depressionen, Persönlichkeitsveränderungen)
- Schlafstörungen (nächtliches Erwachen mit Dyspnoe, unerholsamer Schlaf, Tagesmüdigkeit, Einschlafneigung, Alpträume)
- Polyglobulie (eine erhöhte Anzahl roter Blutkörperchen im Blut)
- Tachykardie
- Ödeme
- Cor pulmonale (Erkrankung des Herzens mit verminderter Leistung aufgrund einer Lungenerkrankung)

Diese Symptome können durch die Anwendung der NIV reduziert werden. Des Weiteren soll eine Besserung der gesundheitsbezogenen Lebensqualität erreicht werden. Die Beatmung generell, auch unter NIV, verbessert die Schlafqualität und führt zu einer Lebensverlängerung.

Möglichkeiten der NIV

Die nichtinvasive Beatmung stellt eine Alternative zur invasiven Beatmung dar. Die nachgewiesenen Vorteile sind:
- Abnahme der beatmungs-assoziierten Pneumonie
- Ggf. Vermeiden oder Hinauszögern einer Tracheotomie
- Verkürzung des Intensivaufenthaltes
- Erhöhung der Überlebenswahrscheinlichkeit
- Reduktion der Dyspnoe
- Vermeidung von Entsättigungen
- Verbesserung bzw. Erhaltung der Atemmuskelkraft
- Patient kann weiterhin kommunizieren
- Patient kann während der Beatmung Nahrung und Getränke zu sich nehmen
- Patient ist weiterhin mobil oder mobilisierbar
- Intermittierende Beatmungsmöglichkeit

Die NIV zeigt hohe Erfolge beim Versagen der Atempumpe (▶ Abschn. 2.1.1), Atemarbeit wird hierbei übernommen. Die Atempumpe wird entlastet. Sie hat weniger Vorteile bei hypoxämischem Lungenversagen (▶ Abschn. 2.1.2). Dies geht mit einem Sauerstoffmangel einher.

Eine hohe Kollapsneigung der Alveolen mit der Entstehung von Atelektasen führt zu einem primären Versagen der Lunge. Es kommt zu einem Missverhältnis von Lungendurchblutung und Lungenbelüftung und zu einer Verteilungsstörung zu Ungunsten der Belüftung. Die Kollaps- und Atelektasenneigung kann durch die Anwendung eines PEEP/CPAP vermieden werden. Die NIV kann jedoch aufgrund von hohen Leckagen diesen PEEP nicht zuverlässig genug aufrechterhalten.

Risiken bei der NIV-Anwendung

■   **Nasale Masken**

Nasale Masken werden häufig verordnet, denn sie bieten in der Regel einen hohen Patientenkomfort.

Die Möglichkeit, weiterhin essen, trinken und reden zu können, ist nicht hoch genug einzuschätzen. Aber die Menschen müssen darauf trainiert werden. Während des Schlafs, kann es zu hohen Leckagen über den Mund kommen. Das reduziert die Effektivität der nasalen Beatmung. Abhilfe kann ein Kinnband schaffen, welches das Herunterfallen des Unterkiefers verringert.

- **Full-Face-Masken (Nasen-Mund-Masken)**

Leckagen können durch die Anwendung einer Full-Face-Maske reduziert werden. Jedoch ist die Akzeptanz meist geringer. Die Maskenkissen der Full-Face-Maske haben ein recht hohes Totraumvolumen. Daher darf es nicht zur Rückatmung der vorher ausgeatmeten Luft kommen, denn damit würden die Menschen ihre eigene Ausatemluft erneut einatmen und damit auch das ausgeatmete CO_2. Die Beatmungsgerätetechnik ist jedoch längst ausgereift. So wird ein ständiger Luftfluss erzeugt, der die Ausatemluft aus der Maske „heraus spült".

Die NIV-Beatmung kann dazu führen, dass Beatmungsluft auch in den Magen gelangt, was wiederum zu Übelkeit und Erbrechen führen kann. Erbrochenes, das in das Maskenkissen gelangt, kann somit erneut aspiriert werden. Husten und Sekretauswurf ist erschwert. Es wird in die Maske ausgehustet. Diese muss dann abgelegt und gesäubert werden. Auch ausgehustetes Sekret könnte aspiriert werden.

Die NIV-Beatmung kann zu erhöhtem Ohrendruck führen. Ein Druckausgleich ist jedoch nur schwer herzustellen. Gähnen ist eine Möglichkeit, die jedoch zu erneuter Leckage führen kann. Das kann die Akzeptanz für die Menschen deutlich erniedrigen. Das Sprechen ist eingeschränkt und erschwert. Die Sprache des Menschen ist für die Zuhörer undeutlich.

Generell gilt:

- Der hohe Luftstrom kann zur Austrocknung der Nasen- und Mundschleimhäute führen. Eine Atemgasbefeuchtung ist daher zwingend notwendig.
- Die Haut unter der Maske kann schwitzen. Das geschieht auch durch die Feuchtigkeit der Ausatemluft. Die Menschen müssen daher die Fähigkeit haben, die Maske abzusetzen, um ihre Haut zu trocknen und zu pflegen.
- Masken, die nicht korrekt angepasst sind, können durch Leckagen die Augen austrocknen und Entzündungen hervorrufen.

- Der Auflagedruck der Maskenkissen kann ungleichmäßig verteilt sein, Druckstellen sind die Folge. Sie können ebenfalls Platzangst bei den Betroffenen hervorrufen. Die korrekte Auswahl und Anpassung der Maske ist Aufgabe der Kliniken bzw. deren Beatmungszentren.

5.1.2　Kontraindikationen der NIV

Nicht allen beatmungspflichtigen Menschen kann die NIV angeboten werden. In den folgenden Situationen ist die NIV keine geeignete Therapiewahl:

- Unfähigkeit, einen passenden Beatmungszugang für die NIV anzupassen
- Intoleranz der NIV
- Ineffektivität der NIV
- Schwere bulbäre Symptomatik mit rezidivierenden Aspirationen
- Ineffektivität des nichtinvasiven Sekretmanagements
- Scheitern der Umstellung auf NIV nach invasiver Beatmung
- Unfähigkeit des Betroffenen, sich die Maske selbstständig an- und abzulegen:
  - Patienten mit zunehmender muskulärer Schwäche
  - Patienten mit Tetraplegie (Vollbild neuromuskulärer Erkrankungen, hohe Querschnittslähmung)
  - Patienten mit schweren Störungen des Atemzentrums (schwerer Schlaganfall oder schwere hypoxische Hirnschäden mit Beteiligung des Atemzentrums)

- **Bulbäre Symptome**

Ist die Medulla oblongata erkrankt, so kommt es zu den sog. bulbären Symptomen oder bulbären Erscheinungen. Die Medulla oblongata ist nicht nur das Steuerungszentrum für die Atmung (Atemzentrum), sondern auch für die koordinierte Bewegung von Zunge, Lippen, Gesichtsmuskeln, Gaumen, Rachen und Kehlkopf.

Sind diese Zentren erkrankt, was meist unumkehrbar (irreversibel) ist, kommt es bei diesen Patienten zu:

- Störungen bei der Sprachbildung,
- Störungen der Gesichtsmimik und
- Störungen des Schluckreflexes

— bei gleichzeitiger Erhöhung der Speichel- und Sekretproduktion.

Das Risiko für die Patienten besteht in diesem Fall im fehlenden Schluckreflex mit anschließendem Risiko der Aspiration von Speichel, Mund-Rachensekreten, Getränken und Nahrung in die Lunge.

5.2 Charakteristika der NIV

◘ Tab. 5.1 gibt einen Überblick über die Komplikationen und Probleme der invasiven und nichtinvasiven Beatmung.

5.3 Verschiedene Maskensysteme

5.3.1 Nasale Maske

Diese Maske findet ihre Anwendung sehr oft bei Patienten mit einer chronischen respiratorischen Insuffizienz (CRI) und in der Therapie der Schlafapnoe. Sie bedeckt nur die Nase nicht den Mund (◘ Abb. 5.1), sodass Sprechen und Nahrungsaufnahme möglich ist. Die nasalen Atemwege müssen frei sein.

Vorteile:
— Komfortabel zu tragen
— Leichter in der Anwendung
— Bessere Toleranz des Patienten
— Abhusten ist möglich
— Gute Dichtigkeit
— Kommunikation ist möglich
— Nasenmaske kann an die Gesichtskontur angepasst/modelliert werden

Nachteile:
— Effektive Atmung nur bei Nasenatmung möglich
— Gute Kooperation erforderlich

5.3.2 Full-Face-Maske (Mund-Nasen-Maske)

Die Full-Face-Maske ist bei Patienten mit akuter respiratorischer Insuffizienz (ARI) die Maskenart der ersten Wahl (◘ Abb. 5.2). Sie deckt Mund und Nase

ab. So kann ein Patient auch durch beide atmen, ohne sich konzentrieren zu müssen. Ist eine nasale Maske nicht ausreichend für eine Beatmung, so bietet die Full-Face-Maske eine Alternative.

Vorteile:
— Wirksam bei eingeschränkter Mitarbeit
— Suffiziente Funktion auch bei Mundatmung
— Patient muss sich nicht entscheiden, ob er durch den Mund oder die Nase atmet

Nachteile:
— Zum Husten muss Maske abgesetzt werden
— Oft nur eingeschränkte Passgenauigkeit
— Druckstellen auf Nasenrücken möglich
— Nebenluft/Leckage, die in die Augen strömen und Bindehautreizungen oder -entzündungen verursachen kann
— Subjektiv empfundenes Beklemmungsgefühl

5.3.3 Total-Face-Maske

Diese Maske bedeckt das ganze Gesicht ab (◘ Abb. 5.3). Sie ist bei Patienten mit akuter respiratorischer Insuffizienz die Maske der zweiten Wahl, falls eine Full-Face-Maske nicht korrekt angepasst werden kann. So ist eine NIV durchführbar und eine Intubation kann evtl. vermieden werden. Diese Maskenart hat sich in der außerklinischen Beatmung nicht durchgesetzt, trotz der unten aufgeführten Vorteile.

Vorteile:
— Anwendbar, falls Full-Face-Maske nicht passt
— Meist gute Dichtigkeit
— Keine Nebenluft, die in die Augen strömt
— Patient muss sich nicht entscheiden, ob er durch den Mund oder die Nase atmet

Nachteile:
— Abhusten ist möglich, jedoch nur in die Maske hinein
— Daher ist öfters das Abnehmen der Maske notwendig, um sie zu reinigen
— Maske beschlägt von innen
— Dadurch wird die Sicht des Patienten eingeschränkt
— Gute Kooperation erforderlich
— Kommunikation schwer möglich
— Schlechte Toleranz durch den Patienten

◻ Tab. 5.1 Vergleich zwischen invasiver und nichtinvasiver Beatmung (mod. nach der AWMF-Leitlinie „Nichtinvasive Beatmung als Therapie der akuten respiratorischen Insuffizienz", 2008)

Komplikationen und klinische Aspekte	Invasive Beatmung – Trachealkanüle	Nichtinvasive Beatmung
Tracheale Früh- und Spätschäden	Ja	Nein
Intermittierende Applikation	Selten möglich	Häufig möglich
Effektives Husten möglich	Nein	Ja
Essen und Trinken möglich	Erschwert (Tracheostoma)	Ja
Kommunikation möglich	Erschwert (Sprechaufsatz)	Ja
Aufrechte Körperposition	Nur begrenzt realisierbar	Häufig möglich
Schwierige Entwöhnung vom Respirator	10–20%	Selten
Zugang zu den Atemwegen	Direkt	Erschwert
Druckstellen im Gesichtsbereich	Nein	Gelegentlich
CO_2-Rückatmung	Nein	Selten
Leckage	Kaum	Mehr oder weniger stark, meistens vorhanden
Aerophagie (Luftschlucken)	Kaum	Gelegentlich

Quelle: AWMF Leitlinie „Nichtinvasive Beatmung als Therapie der akuten respiratorischen Insuffizienz", federführend DGP (Deutsche Gesellschaft für Pneumologie), Stand 01.06.2008

◻ Abb. 5.1 Nasale Maske (mit freundlicher Genehmigung Prof. Dr. med. Stefan Kluge)

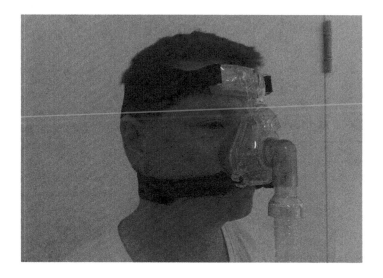

5.3.4 Sondermodelle

Sondermodelle werden meist bei Patienten mit chronischer respiratorischer Insuffizienz oder bei der Therapie der Schlafapnoe angewendet. Sie sind häufig individuell angepasst, es gibt aber auch industriell gefertigte Maskensysteme. Beatmung über Mundstücke ist eine Alternative, falls die anderen Maskensysteme nicht angepasst werden können oder vom Patienten nicht toleriert werden.

◘ Abb. 5.2   Full-Face-Maske (mit freundlicher Genehmigung Prof. Dr. med. Stefan Kluge)

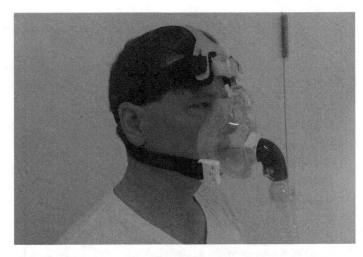

◘ Abb. 5.3   Total-Face-Maske (mit freundlicher Genehmigung Prof. Dr. med. Stefan Kluge)

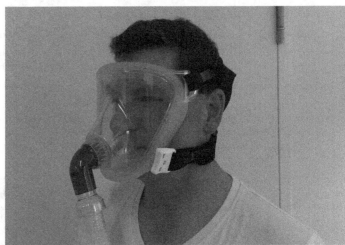

5.4   Moderne NIV-Masken

Anforderungen an moderne NIV-Masken sind:
- **Komfortabel** im Tragen für den Patienten:
  - Keine Druckstellen durch Masken oder Haltebänder
  - Kein Schwitzen
  - Keine Abdrücke im Gesicht
- **Leckagefreier** Sitz:
  - Für die Verabreichung des notwendigen Therapiedrucks
  - Für die Vermeidung von Nebenwirkungen
- **Einfache** Handhabung und Reinigung:
  - Lange Lebensdauer
  - Einfache Größenauswahl und Anpassung
- Für die Klinik validierte Desinfektionsverfahren zur mehrfachen Verwendung

NIV-Masken sind unterscheidbar nach Vented und Non-Vented-Masken:
- **Vented-Masken** haben eine integrierte Ausatemöffnung in der Maske. So kann die ausgeatmete Luft unmittelbar entweichen.
- **Non-Vented-Masken** haben keine integrierten Ausatemöffnungen. Das Ausatmungsventil ist integriert im Beatmungsschlauchsystem oder es existiert ein Zweischlauchsystem. Non-Vented-Masken sind typischerweise **blau** eingefärbt. Entweder am Verbindungsstück zur Maske oder die ganze Maske.

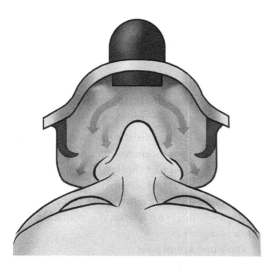

◘ Abb. 5.4 Doppelwandiges Maskenkissen, Anpassung an Gesichtskonturen (mit freundlicher Genehmigung: Isabel Guckes)

Moderne NIV-Masken verfügen über ein doppelwandiges Maskenkissen (- Abb 5.4). Sie bestehen aus einem inneren und einem äußeren Kissen, wobei das innere Kissen aus einer festen Membrane, die anatomisch vorgeformt ist, besteht. Sie gibt Halt und Stabilität. Das äußere Kissen besteht aus einer dünnen Membrane, die sich mit Luft füllt. Dadurch passt sie sich den Gesichtskonturen an und die Maske wird sicher abgedichtet, auch bei Bewegungen des Patienten (◘ Abb. 5.4).

Moderne NIV-Masken verfügen über eine verstellbare und großflächige Stirnstütze. Vorteile der Stirnstütze:

- Sie gibt Halt
- Sorgt für sehr gute Abdichtung an den Augen
- Gleichzeitige Vermeidung von zu hohem Auflagedruck auf die Nasenwurzel bzw. die Zähne

◘ Tab. 5.2 gibt einen Überblick über die Vor- und Nachteile der verwendeten Maskensysteme (Interfaces).

5.5   Typische Einsatzmöglichkeiten

Wie in ► Abschn. 5.1.1 beschreiben, kann die NIV bei Patienten mit unterschiedlichen Erkrankungen eingesetzt werden:

◘ Tab. 5.2 Vor- und Nachteile gebräuchlicher Interfaces (nach: AWMF-Leitlinie „Nichtinvasive Beatmung als Therapie der akuten respiratorischen Insuffizienz", 2008)

Aspekt	Nasen-maske	Full-Face-Maske
Mundleckage	–	+
Volumen-Monitoring	–	+
Initiales Ansprechen der Blutgase	o	+
Sprechen	+	–
Abhusten (Expektoration)	+	–
Aspirationsrisiko	+	o
Luftschlucken (Aerophagie)	+	o
Klaustrophobie	+	o
Totraum (kompressibles Volumen)	+	o
Lärm und Irritation des Gehörs	+	+

+ Vorteil
o neutral
- Nachteil
Quelle: AWMF Leitlinie „Nichtinvasive Beatmung als Therapie der akuten respiratorischen Insuffizienz", federführend DGP (Deutsche Gesellschaft für Pneumologie), Stand 1.06.2008

- COPD
- Thorakal restriktive Erkrankungen
- Obesitas Hyopventilationssyndrom
- Neuromuskuläre Erkrankungen

5.5.1   COPD

Die Indikation zur Einleitung einer außerklinischen NIV sind gegeben, wenn ein Patient an den Symptomen der chronischen Hyperkapnie leidet (► Abschn. 5.1.1). Ebenso zählt die Einschränkung der Lebensqualität dazu. Es müssen nach der S2-Leitlinie jedoch mindestens zwei weitere Kriterien hinzugezogen werden:

- Dauerhaft erhöhte CO_2-Werte im Blut am Tag ($PaCO_2 \geq 50$ mmHg / 6,65 kPa)

— Während der Nachtruhe und des Schlafs steigt der CO_2-Gehalt nochmals an (pCO$_2$ > 55 mmHg / 7,3 kPa)
— Dauerhafte aber stabile Tages-Hyperkapnie (46–50 mmHg / 6,1–6,65 kPa), jedoch Anstieg des CO_2-Wertes während des Schlafs
— Dauerhafte aber stabile Tages-Hyperkapnie (46–50 mmHg / 6,1–6,65 kPa), jedoch mindestens zwei akute hospitalisations-pflichtige Exazerbationen mit respiratorischer Azidose in den letzten 12 Monaten (Exazer-bationen = Verschlimmerungen der COPD, die eine Krankenhauseinweisung notwendig machen; Azidose = Übersäuerung des Blutes)
— Vorherige Exazerbation der COPD, die so gravierend war, dass eine künstliche Beatmung notwendig wurde

(Zu den Werten ▶ Kap. 27 BGA Blutgasanalyse)

5.5.2 Thorakal restriktive Erkrankungen

Die restriktive Ventilationsstörung, die eine Ver-ringerung des Lungenvolumens bewirkt, hat ihre Ursache in einer reduzierten Compliance (Deh-nungsfähigkeit) von Lunge und Thoraxwand. Ist das Lungenvolumen kleiner als 50 % der normalen Vitalkapazität (VC), spricht man von einer schwe-ren restriktiven Ventilationsstörung. Eine ungüns-tige Atemmechanik kann zu schweren Entsättigun-gen führen.

Indikationen zur NIV:
— Symptome der Hypoventilation (▶ Abschn. 5.1.1) und mindestens einer der folgenden Befunde:
  — Dauerhaft erhöhte CO_2-Werte im Blut am Tag (pCO$_2$ ≥ 45 mmHg / 6,0 kPa)
  — In der Nacht (pCO$_2$ ≥ 50 mmHg / 6,65 kPa)
  — Am Tag normale CO_2-Werte, jedoch Anstieg des CO_2-Wertes während des Schlafs
  — Rasche relevante Abnahme der Vitalkapzität (VC) (▶ Abschn. 1.4.5)

Ziele der Beatmung bei thorakal restriktiven Erkrankungen:
— Beseitigung der Hypoventilation
— Verhinderung der Hyperkapnie

— Übernahme der Atemarbeit
— Ggf. Versorgung mit Sauerstoff

5.5.3 Obesitas Hypoventilationssyndrom

Das Obesitas Hypoventilationssyndrom (OHS) beschreibt das Vorhandensein einer Adipositas mit einem Body-Mass-Index (BMI) > 30 kg/m$_2$. Zusätz-lich tritt eine chronische alveoläre Hypoventilation auf und einer daraus resultierenden Hyperkapnie (PaCO$_2$ > 45mmHg / 6,0 kPa) im Wachzustand unter Ruheatmung.

Klinik und Symptome:
— Ausgeprägte Tagesschläfrigkeit
— Rasche Erschöpfung
— Atemnot
— Kopfschmerzen
— Zeichen einer rechtskardialen Dekompensation
— Pulmonale Hypertonie
— Polyglobulie (Vermehrung der roten Blutkörperchen/Erythrozyten größer als Normwerte)

Indikationen zur NIV:
— Anhaltende Hyperkapnie größer als 55 mmHg / 7,3 kPa, die länger als 5 min. bestehen bleibt
— Dauerhaft erhöhte CO_2-Werte im Blut im Schlaf pCO$_2$ > 10 mmHg / 1,3 kPa im Vergleich zum Wachzustand
— Entsättigung SpO$_2$ < 80 % für mehr als 10 min.

5.5.4 Neuromuskuläre Erkrankungen (NME)

Indikationen zur NIV:
— Symptome der Hypoventilation (▶ Abschn. 5.1.1) und mindestens einem der folgenden Befunde:
  — Dauerhaft erhöhte CO_2-Werte im Blut am Tag (pCO$_2$ ≥ 45 mmHg / 6,0 kPa)
  — In der Nacht (pCO$_2$ ≥ 50 mmHg / 6,65 kPa)
  — Am Tag normale CO_2-Werte, jedoch Anstieg des CO_2-Wertes während des Schlafs
  — Rasche relevante Abnahme der VC

Ziele der Beatmung bei thorakal restriktiven Erkrankungen:

- Beseitigung der Hypoventilation
- Verhinderung der Hyperkapnie
- Übernahme der Atemarbeit
- Ggf. Versorgung mit Sauerstoff

5.6 Beurteilung einer angepassten Beatmungseinstellung

Ein Patient soll Vertrauen in die NIV finden. Er benötigt erst einmal ausreichend Luft pro Atemzug. Das erreicht man mit der Einstellung entsprechend hohen Beatmungsdrucks. Die Luft soll schnell ankommen. Je schneller die Luft ankommt, umso weniger muss sich ein erschöpfter Patient anstrengen, da er die Luft nicht so angestrengt einatmen muss. Hieraus resultiert eine Kraftersparnis für den Patienten. Der Patient soll es leicht haben, eine Beatmung oder Druckunterstützung auszulösen. Die Luft, die eingeatmet wurde, muss auch entspannt wieder ausgeatmet werden können.

Meist sind die Patienten unter NIV-Beatmung in der Lage, zu kommunizieren. Erfolg und Misserfolg der NIV hängt auch von der Beatmungseinstellung ab. Damit diese angepasst werden kann und der Patient diese auch toleriert, muss man gezielte JA-/NEIN-Fragen stellen. Unter einer Maske ist das differenzierte Reden für den Patienten kaum möglich.

Fragen an den Patienten:

- „Erhalten Sie genug/ausreichend Luft?"
  - Falls NEIN, IPAP/Pinsp/P-ASB um 2–3 cm H$_2$O erhöhen
- „Erhalten Sie zu viel Luft?"
  - Falls JA, IPAP/Pinsp/P-ASB erniedrigen
- „Kommt die Luft schnell genug?"
  - Falls NEIN, Anstiegszeit/Rampe verkürzen, auf kleinere Zeit einstellen:
  - 0,0–0,1 Sekunde
  - 0–100 ms (Millisekunden)
- „Kommt die Luft zu schnell? Ist zu viel Druck?"
  - Falls JA, Anstiegszeit/Rampe verlängern, auf 0,1–0,3 Sekunden:
  - 100–300 ms (Millisekunden)
- „Fällt es Ihnen leicht, einzuatmen?"
  - Falls NEIN, Triggerschwelle erniedrigen, Trigger empfindlicher einstellen:
  - auf 1–2 l/min

- Beobachten, ob aus Versehen eine „Autotriggerung" geschieht, d. h. eine nicht vom Patienten ausgelöste Druckunterstützung wird verabreicht.
  - Falls JA, Triggerschwelle erhöhen, Triggerwert erhöhen:
  - ggf. 3–5 l/min
- „Können Sie gut und entspannt ausatmen?"
  - Falls NEIN, ETS/Insp.Term.-Wert erhöhen, größere %-Zahl einstellen:
  - 40–50 %
- „Haben Sie das Gefühl, dass Ihre Einatmung zu kurz ist?"
  - Falls JA, ETS/Insp.Term.-Wert erniedrigen, kleinere %-Zahl einstellen:
  - 25–40 %

5.7 Beatmungseinstellung der NIV

Nahezu alle modernen Beatmungsgeräte haben eine NIV-Funktion. Diese soll auch aktiv sein, wenn bei einem Patient die Maskenbeatmung durchgeführt wird. Turbinenangetriebene Beatmungsgeräte scheinen für den Patienten meist vorteilhafter als die durch Druckluft angetriebenen Intensivrespiratoren (▶ Abschn. 6.6).

Bei turbinenangetriebenen Respiratoren wird meistens ein Einschlauchsystem verwendet. Der Beatmungsschlauch führt vom Beatmungsgerät zur Maske. Ein Ausatemventil ist im Schlauchsystem integriert. Bei druckluftangetriebenen Intensivrespiratoren wird ein Zweischlauchsystem angewendet. Damit ist die Messung von inspiratorischen und exspiratorischen Atemzug- und Minutenvolumen möglich.

Die Anwendung der NIV mit Positivdruckbeatmung ist in der Akutmedizin üblich. Dabei wird ein assistierter Beatmungsmodus wie CPAP–ASB/Druckunterstützung mit Spontanatmung (PS/SPONT) gewählt (▶ Kap. 12). Eingestellt wird weiterhin eine Back-Up-Frequenz, um Bradypnoe und Apnoe zu vermeiden. Liegt eine solche vor, wird kontrolliert beatmet. Ebenso wird zusätzlich Sauerstoff verabreicht, um Entsättigungen zu vermeiden. Das Ziel liegt bei einer Sauerstoffsättigung von mehr als 90 %. Eine PEEP-Einstellung wird meist gewählt. Deren Höhe ist jedoch abhängig von Pathophysiologie. Eine schnelle Anstiegszeit/Rampe wird gewählt, um die Atmung für den Patienten zu erleichtern.

5

Eine volumenkontrollierte Beatmungseinstellung erscheint nur bei Patienten sinnvoll, die daran gewöhnt sind. Das ist bei Patienten mit akuter respiratorischer Insuffizienz nicht zu erwarten. Daher wird sie fast nie genutzt. Die NIV im druckkontrollierten Beatmungsmodus hat den Effekt, die Atemmuskulatur zu entlasten. Das Problem besteht jedoch in einer schweren Anpassung der Beatmungsparameter bei Patienten mit akuter respiratorischer Insuffizienz. Ein „Fighten" oder „Kämpfen" mit dem Beatmungsgerät kann hierdurch entstehen. CPAP dient im Wesentlichen dem Recruitment, der Wiedergewinnung, bisher nicht an der Ventilation beteiligten Lungenarealen. CPAP verhindert einen endexspiratorischen Alveolarkollaps.

Weiterführende Literatur

ACI - Agency for Clinical Innovation Respiratory Network, Domiciliary Non-Invasive Ventilation in Adult Patients, A Consensus Statement, Dec. 2012, http://www.aci.health. nsw.gov.au/__data/assets/pdf_file/0008/159794/ACI-NIV-guidelines.pdf, Recherche 2.02.2015

AWMF Leitlinie „Nichtinvasive Beatmung als Therapie der akuten respiratorischen Insuffizienz", federführend Deutsche Gesellschaft für Pneumologie, Stand 1.06.2008

Becker HF, Schönhofer B, Burchardi H (2005), 2.Aufl. Nicht-invasive Beatmung Taschenbuch, Thieme Verlag

Burchardi H et al., Konsensus-Statement zu Indikation, Möglichkeiten und Durchführung bei der akuten respiratorischen Insuffizienz, Anaesthesist, Springer Verlag, 2002; 51:33–41

Rothaug O, Dubb R, Kaltwasser A, Neue Wege in der Beatmungstherapie, Einsatz der nicht-invasiven Ventilation (NIV) im intensivtherapeutischen Arbeitsbereich, Thieme, intensiv 2009; 17: 4–16

Schönhofer B (2010), 2. Aufl. Nicht-invasive Beatmung - Grundlagen und moderne Praxis Gebundene Ausgabe, UNI-MED

Beatmungsformen und Muster

Respiratormodelle

Hartmut Lang

© Springer-Verlag GmbH Deutschland 2017
H. Lang (Hrsg.), *Außerklinische Beatmung*,
DOI 10.1007/978-3-662-53996-5_6

Beatmungsgeräte haben die Aufgabe, Luft in die Lunge des Patienten hinein zu befördern. Dabei erfüllen sie einige Bedingungen, denn die Beatmungsluft soll möglichst alle Bereiche der Lunge erreichen. Um ein generelles Verständnis für die Funktion von Beatmungsgeräten zu erlangen, ist es vorteilhaft, diese anhand von einigen Modellen zu betrachten.

6.1   Modell der Luft- oder Kolbenpumpe

Eine Luft- oder Kolbenpumpe entspricht zugleich auch dem einfachsten Modell eines Respirators. Die Größe des Zylinders bestimmt die maximale Menge an Luft, die verabreicht werden kann. Der Kolbenweg bestimmt die Menge an Volumen, die verabreicht wird. Je länger der Kolbenweg und je größer der Zylinder sind, desto mehr **Volumen** wird verabreicht (◧ Abb. 6.1).

Damit die Luft ausströmen kann, muss der Kolben im Zylinder einen Überdruck erzeugen. Dadurch, dass der Kolben die Luft verdichtet, wenn er vorangerieben wird, entsteht ein Überdruck. Die Luft kann nun über das Auslassventil herausströmen. Dieses Prinzip entspricht einer **Überdruckbeatmung**.

Je schneller sich der Kolben im Zylinder bewegt, umso größer wird der Druck, und die herausströmende Luft wird schneller, je langsamer sich der Kolben bewegt, umso langsamer strömt die Luft aus. Hierdurch wird der **Flow**, die Fließgeschwindigkeit der Luft beschrieben. Da dieser Vorgang mehrmals pro Minute wiederholt werden kann, entspricht die Anzahl der Wiederholungen der **Atemfrequenz**.

6.2   Modell Ambubeutel (Beatmungsbeutel)

Nach ähnlichem Prinzip, wie in ▶ Abschn. 6.1 beschrieben, erfolgt die Beatmung mit einem Ambu-beutel

(◧ Abb. 6.2). Nur dass hier der Zylinder elastisch ist und von außen komprimiert wird. Dadurch entsteht ein Überdruck und die Luft kann über das Ventil zum Patienten hin ausströmen.

Die Größe des Ambubeutels bestimmt die maximale Menge an Luft, die verabreicht werden kann. Die Eindrucktiefe bestimmt die Menge an Volumen, die verabreicht wird. Je stärker der Ambubeutel eingedrückt wird, desto mehr **Volumen** erhält der Patient. Das Eindrücken des Ambubeutels erzeugt einen Überdruck Die Luft kann nun über das Auslassventil herausströmen. Dies entspricht einer **Überdruckbeatmung**.

Je schneller der Ambubeutel eingedrückt wird, umso größer wird der Druck, und die herausströmende Luft wird schneller, je langsamer der Ambubeutel eingedrückt wird, umso langsamer strömt die Luft aus, hieraus ergibt sich der **Flow**, die Fließgeschwindigkeit der Luft. Da dieser Vorgang mehrmals pro Minute wiederholt werden kann, entspricht die Anzahl der Wiederholungen der **Atemfrequenz**.

6.3   Modell der offenen/halboffenen Systeme

Bei den oben geschilderten Modellen handelt es sich um „**offene Systeme**". Die Luft, die zur Beatmung benötigt wird, wird jedes Mal von außen zugeführt. Die Ausatemluft (Exspirationsluft) wird nicht gesondert abgeleitet, sondern entweicht wie bei dem normalen Ausatmen in die Atmosphäre (▶ Abschn. 6.1, ▶ Abschn. 6.2).

Am Respirator gelangt die Beatmungsluft über ein Schlauchsystem zum Patienten. Die Exspirationsluft wird auch über ein Schlauchsystem in die Atmosphäre abgeleitet (◧ Abb. 6.3). Man spricht in diesem Fall von einem „**halboffenen System**". Dieses ist das am meisten verwendete Prinzip der Beatmungsgeräte in der Heimbeatmungstherapie.

◧ **Abb. 6.1**   Modell Kolben-/ Luftpumpe (eigene Darstellung, Bearbeitung Isabel Guckes)

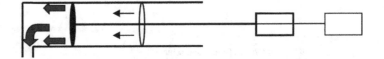

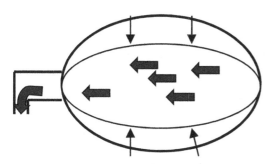

Abb. 6.2 Modell Ambubeutel/Beatmungsbeutel (eigene Darstellung, Bearbeitung Isabel Guckes)

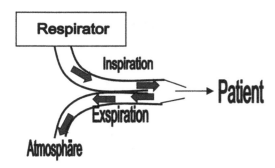

Abb. 6.3 Halboffenes System (eigene Darstellung, Bearbeitung Isabel Guckes)

6.4 Modell eines Wasserschlosses

Die Exspirationsluft gelangt über den Exspirationsschlauch in die Atmosphäre. Um einen erhöhten endexspiratorischen Druck, den PEEP, in den Atemwegen zu erhalten, kann die Exspirationsluft über ein Wasserschloss abgeleitet werden. Als Modell kann man sich das als wassergefüllten Behälter vorstellen, in den der Exspirationsschlauch mit einer variablen Tiefe eingeführt ist. Je tiefer der Exspirationsschlauch eingeführt ist, desto höher der PEEP, je weniger, desto geringer der PEEP (**Abb. 6.4).

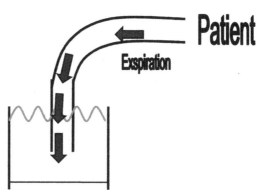

Abb. 6.4 Modell Wasserschloss (eigene Darstellung, Bearbeitung Isabel Guckes)

Moderne Respiratoren enthalten ein PEEP-Ventil und kein Wasserschloss.

6.5 Respiratormodell eines Intensivbeatmungsgerätes

Moderne Respiratoren arbeiten sensibler und sind um einige Komponenten erweitert. An einem einfachen Übersichtsmodell soll das hier veranschaulicht werden (**Abb. 6.5).

Sauerstoff und Druckluft gelangen durch die Wandanschlüsse oder Gasflaschen über die Gaseinlässe in den Respirator. Im Gasmischer werden Sauerstoff und Druckluft entsprechend den Anwendervorgaben gemischt und nochmals durch die Sauerstoffmessung kontrolliert. Über einen Druckwandler und ein Inspirationsventil gelangt das Luftgemisch über den Inspirationsschlauch zum Patienten.

Die Exspirationsluft gelangt über den Exspirationsschlauch zurück ans Beatmungsgerät, dort erfolgt erneut eine Messung von Druck und Flow. Geregelt wird der Druck im Patientensystem durch

Abb. 6.5 Respiratormodell (eigene Darstellung, Bearbeitung Isabel Guckes)

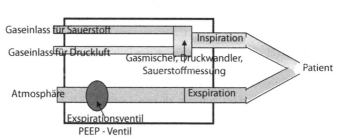

Tab. 6.1 Unterschiede von Respiratoren

Intensivrespiratoren	Turbinengesteuerte Respiratoren
Antrieb pneumatisch	Turbinenantrieb
Angewiesen auf Wandanschlüsse für Druckluft und Sauerstoff	Unabhängig davon
Erzeugung nicht so hoher Luftflüsse (Flow) bis ca. 120 l/min (2 l/sek.)	Erzeugung hoher Luftflüsse (Flow) bis ca. 200 l/min (3 l/sek.)
Dadurch langsamerer Aufbau hoher Beatmungsdrücke	Dadurch rascher Aufbau hoher Beatmungsdrücke
Folge: bei Spontanatmung mit NIV (=nicht invasiver Beatmung) oft unzureichende Synchronität mit der Spontanatmung des Patienten	Folge: bei Spontanatmung mit NIV oft bessere, angepasste Synchronität mit der Spontanatmung des Patienten
Ungünstiges Triggerverhalten, da Widerstände von Ventilen überwunden werden müssen	Besseres und rascheres Triggerverhalten

das Exspirations- oder PEEP-Ventil. Über den Luftauslass wird die Exspirationsluft des Patienten an die Atmosphäre in die Umgebungsluft abgegeben.

6.6 Intensiv- und turbinengesteuerte Beatmungsgeräte

Man unterscheidet Intensivrespiratoren von turbinengesteuerten Respiratoren (**Tab. 6.1**).

6.6.1 Intensivrespiratoren

Intensivrespiratoren erhalten ihren Antrieb durch die Wandanschlüsse für Druckluft und Sauerstoff. In diesen Wandanschlüssen herrscht ein hoher Druck. Dieser wird für Intensivrespiratoren benötigt, damit sie bei der Inspiration (Einatmung) rasch einen hohen Luftdruck aufbauen können und der Patient mit ausreichend Sauerstoff versorgt wird.

Damit ein hoher Luftdruck aufgebaut werden kann, ist es notwendig, dass innerhalb sehr kurzer Zeit ein hoher Luftfluss (Flow) erzeugt wird. Durch den Druck der Wandanschlüsse ist es möglich, dass Intensivrespiratoren einen Luftfluss von bis zu 120 Liter/Minute (entspricht bis 2 Liter/Sekunde) aufbauen können. Durch technische Veränderungen der Wandanschlüsse wird jedoch meist nur ein Luftfluss von bis zu 90–100 Litern/Minute aufgebaut (entspricht 1,5–1,7 Liter/Sekunde).

6.6.2 Turbinengesteuerte Beatmungsgeräte

Turbinengesteuerte Beatmungsgeräte haben eine Turbine. Diese wurde im Laufe der technischen Entwicklung verkleinert, leistungsstärker und leiser. Die Turbinen „saugen" Luft aus der Umgebung an. Ein Staubfilter reinigt die angesaugte Luft von Schmutzpartikeln.

Eine moderne Turbine macht bis zu 40.000 Umdrehungen pro Sekunde. Je schneller sich die Turbine dreht, umso schneller kann sie Luft ansaugen. Je langsamer sich die Turbine dreht, desto weniger Luft kann sie ansaugen. Die angesaugte Luft wird durch „Rohre" zur Inspirationstülle des Beatmungsgerätes weitergeleitet. An die Inspirationstülle wird der Beatmungsschlauch angesteckt. Dazwischen sind Sensoren platziert, die u. a. die Luftflussgeschwindigkeit (Flow) regeln und messen.

Bei Beatmungsgeräten, die auf Intensivstationen eingesetzt werden, sind ebenfalls sog. Mischer integriert, um eine entsprechende Sauerstoffbeimengung zu gewährleisten. Turbinengesteuerte Respiratoren sind dank ihrer Turbine nicht auf die Wandanschlüsse für Druckluft angewiesen. Für eine Sauerstoffversorgung aber schon. Sie können dank ihrer Turbine einen sehr hohen Luftfluss erzeugen, bis zu 180–200 Liter/Minute (entspricht ca. 3 Liter/Sekunde). Das ermöglicht eine schnellere und unmittelbare Verabreichung der Beatmungsluft an den Patienten.

6.7 Beatmungsschlauchsysteme

In der Heimbeatmungstherapie werden Einschlauchsysteme als Leckagesystem und als Schlauchsystem mit integriertem Ausatemventil und das Zweischlauchsystem genutzt.

6.7.1 Leckagesystem

In dieses Einschlauchsystem ist beabsichtigt eine Leckage eingebaut. Es dient zudem als Ausatemventil. Im Schlauchsystem soll immer Luft fließen. Dieser ständige Luftfluss bewirkt, dass das ausgeatmete Kohlendioxid aus dem Schlauchsystem herausgewaschen wird. Es kommt im Beatmungszyklus nicht zu einem Stillstand der Luft, denn das birgt das Risiko, das ausgeatmetes CO_2 erneut eingeatmet wird bzw. bei dem nächsten Inspirationszyklus erneut beatmet wird. Die Rückatmung von CO_2 kann umso größer sein, je mehr Totraum im Beatmungssystem besteht.

Deshalb kommt das Leckagesystem sehr häufig bei der NIV zur Anwendung. NIV-Masken haben in der Regel einen größeren Totraum. Durch das Maskenkissen und das Rückatmen von CO_2 stellt es ein hohes Risiko dar. Jedoch besteht eine weitere Möglichkeit bei NIV, die CO_2-Rückatmung zu verhindern, durch die Verwendung von sog. „vented Masken". In diese Masken sind Öffnungen eingebaut, die ebenso das Herausströmen der Ausatemluft garantieren sollen.

Anwendung findet das Leckagesystem auch bei der invasiven Beatmung mit großem Totraum durch die Gänsegurgel und den HME-Filter.

6.7.2 Einschlauchsystem mit integriertem Ausatemventil

Das integrierte Ausatemventil soll die Ausatemluft gezielt nach außen in die Umgebung fördern. Es lässt die Inspirationsluft zu den Patienten durch, aber als Ventil verhindert es, dass Luft aus Versehen von außen in das Schlauchsystem zum Patienten zurückfließt. So öffnet und schließt sich das Ventil jeweils nur eine Richtung. Dies ist das gängige System bei der Beatmung und findet sowohl in der NIV als auch bei der invasiven Beatmung Anwendung.

Die Ausatemventile sind sehr häufig mit einem zusätzlichen dünnen Schlauch ausgestattet, der vom Respirator zum Ventil verläuft. Durch diesen verbundenen Schlauch wird das Ausatemventil gesteuert und öffnet sich zuverlässig bei der Exspiration. Bei der Exspiration hört man ein deutliches „Zischen", wenn die Ausatemluft das Ventil nach außen hin verlässt.

Dieses Schlauchsystem verfügt meistens über einen zweiten dünnen Schlauch, der ebenfalls vom Respirator kommt und den Beatmungsdruck misst. So kann der Respirator überprüfen, ob der gemessene dem eingestellten inspiratorischen Beatmungsdruck entspricht und ebenso dem eingestellten unteren Druck, dem sog. PEEP bzw. EPAP.

6.7.3 Zweischlauchsystem

Bei diesem System gibt es einen separaten Schlauch für die Inspiration und einen für die Exspiration. Die Ausatemluft wird direkt in den Respirator zurückgeleitet. Dort befindet sich auch das Ausatemventil. Bei Verwendung des Zweischlauchsystems muss in der Regel ein gesondertes Element an dem Respirator angebracht werden, an dem der Exspirationsschlauch angeschlossen wird: das Ausatemventil. Der Zweck ist die gesonderte Messung des Ausatemvolumens (VTe – Volume tidal exspiration). Bei den vorher genannten Einschlauchsystemen kann nur das abgegebene Einatemvolumen (VTi – Volume tidal inspiration) gemessen werden, jedoch nicht das Ausatemvolumen.

Der weitere Zweck besteht darin, ein Abgleich zwischen dem Einatem- und Ausatemvolumen messen und beurteilen zu können. Falls diese Volumina zu stark voneinander abweichen, wird es unmittelbar in den gemessenen Werten am Respirator angezeigt. Ist z. B.. das Einatemvolumen immer größer als das Ausatemvolumen, so deutet das darauf hin, dass die Luft nicht vollständig bei der Exspiration aus der Lunge des Patienten entweichen kann. Sie staut sich auf und führt zu einer Überblähung der Lunge.

Zweischlauchsysteme finden Anwendung bei Menschen, bei denen es oft während der Exspiration zu Ausatemhindernissen kommt, so bei

Obstruktionen unterschiedlichster Art. Sie werden ebenfalls sehr häufig bei sehr kleinen beatmungspflichtigen Kindern eingesetzt, denn hierbei ist die Kontrolle der inspiratorischen und exspiratorischen Atemzugvolumina von höchster Bedeutung.

6.7.4 Tülle und Funktioncheck

Die Schlauchsysteme werden an besonderen Ansatzstücken am Respirator aufgesteckt, der sog. Tülle bzw. Inspirationstülle. Wird ein Zweischlauchsystem verwendet, so wird der Exspirationsschlauch auf die Exspirationstülle aufgesteckt. Die Tüllen sind vom Durchmesser recht groß und genormt. Dennoch gibt es für jedes unterschiedliche Beatmungsgerät eigene Beatmungsschläuche, die nicht einfach ausgetauscht werden können und sollen. Der Beatmungsschlauch von Gerät A passt ggf. nicht auf das Gerät B und hat auch keine Zulassung für die Nutzung.

> **Beatmungsschlauchsysteme bei unterschiedlichen Respiratoren verschiedener Hersteller dürfen niemals ausgetauscht werden.**

Die Beatmungsschlauchsysteme müssen vor dem Einsatz am Patienten auf ihre Funktiontüchtigkeit hin überprüft werden. Dafür sind an den verschiedenen Respiratoren Menues eingerichtet, in die eingegeben werden muss, um welches Schlauchsystem es sich handelt. Zusätzlich wird mit einem Funktionscheck und Gerätecheck die Dichtigkeit, Dehnbarkeit und der Widerstand des Schlauchsystems und des Gerätes gemessen.

> **Nach jedem Schlauchsystemwechsel sollte dieser Funktioncheck nach den Angaben der Gerätehersteller durchgeführt werden.**

6.8 Atemgaskonditionierung – Atemgasbefeuchtung

Die Beatmungsluft muss angefeuchtet und angewärmt sein (▶ Abschn. 1.1). Dafür gibt es zum einen passive Befeuchter, die sog. HME-Filter (Heat and Moisture Exchanger), oder aktive Befeuchter, die sog. HH (Heated Humidifier).

6.8.1 Passive Befeuchter

Passive Befeuchter, die HME-Filter, speichern die Wärme und Feuchte der Ausatemluft und geben sie bei der folgenden Inspiration wieder an die Patienten ab. Der Aufbau vom Respirator und Beatmungsschlauchsystem hat folgende Reihenfolge (am Bsp. Einschlauchsystem und Trachealkanüle):

Beatmungsgerät → Partikel- und Bakterienfilter (auf der Inspirationstülle aufgesetzt) → Schlauchsystem → HME-Filter → Gänsegurgel mit Ansatzstück für eine Trachealkanüle → Trachealkanüle

6.8.2 Aktive Befeuchter

Aktive Befeuchter, die HH, bestehen aus einem Wasserbehälter, der auf einer Heizplatte steht. Diese Heizplatte erwärmt das Wasser des Behälters kontrolliert auf 37–39 °C. Der Wasserbehälter ist jedoch nicht vollständig mit Wasser befüllt, sondern meist nur bis zur Hälfte. Bei dieser Temperatur wird Wasserdampf entstehen. Die Inspirationsluft wird in den erwärmten Behälter geführt. Dabei wird sie auf 37–39 °C erwärmt und nimmt die Menge Wasserdampf auf, die bei dieser Temperatur möglich ist. Die erwärmte und angefeuchtete Luft wird nun weiter zum Patienten geleitet.

Damit die Luft auf dem weiteren Weg nicht wieder im Inspirationsschlauch abkühlt, wird sie mit einer integrierten Schlauchheizung warm gehalten. Würde die Beatmungsluft abkühlen, würde das aufgenommene Wasser kondensieren und Wasserpfützen im Schlauchsystem bilden.

Der Aufbau vom Respirator und Beatmungsschlauchsystem (◘ Abb. 6.6) hat folgende Reihenfolge (am Bsp. Einschlauchsystem und Trachealkanüle):

Beatmungsgerät → Partikel- und Bakterienfilter (auf der Inspirationstülle aufgesetzt) → kurzer Beatmungsschlauch zum aktiven Befeuchter, dem HH → aktiver Befeuchter, HH → längerer Inspirationsschlauch mit integrierter Heizung → Gänsegurgel mit Ansatzstück für eine Trachealkanüle → Trachealkanüle

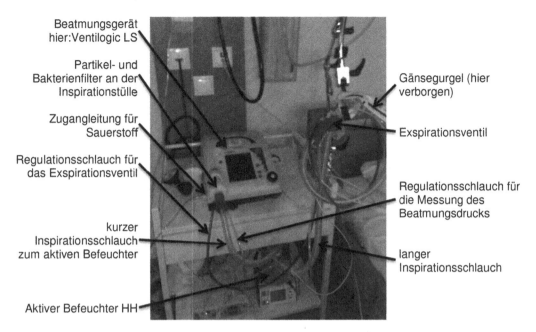

Beatmungsgerät hier:Ventilogic LS

Partikel- und Bakterienfilter an der Inspirationstülle

Zugangleitung für Sauerstoff

Regulationsschlauch für das Exspirationsventil

kurzer Inspirationsschlauch zum aktiven Befeuchter

Aktiver Befeuchter HH

Gänsegurgel (hier verborgen)

Exspirationsventil

Regulationsschlauch für die Messung des Beatmungsdrucks

langer Inspirationsschlauch

☐ **Abb. 6.6** Aufbau Beatmungsplatz (mit freundlicher Genehmigung GHP Pflegedienst in Hamburg und Umgebung)

> **KEINE gleichzeitige Verwendung von HME-Filter und aktiver Befeuchtung. Entweder HME-Filter oder aktive Befeuchtung, NIE beides zusammen benutzen!**

Für erwachsene Patienten ist in der Regel der HME-Filter für die Atemgaskonditionierung ausreichend. Besteht dennoch eine hohe Austrocknung der Bronchialschleimhäute mit Entwicklung von zähen Sekreten, die erschwert abzusaugen sind, ist die Verwendung von einem HH angezeigt.

Sind diese Menschen mobil und können mit Beatmung das Haus verlassen, so ist für diese Zeit die Verwendung des HME-Filters sinnvoll. Der Wasserbehälter darf nicht umkippen, sonst gelangt Wasser in das Beatmungsschlauchsystem und kann in die Lunge gelangen. Bei der HME Verwendung entfällt dieses Risiko.

Die genaue Funktionsweise und Vor- und Nachteile werden in ▶ Kap. 28 beschrieben.

Weiterführende Literatur

Rathgeber J (1993). Beatmungsgeräte in der Intensivmedizin. Anästhesist 42: 396–417

Spontanatmung und Überdruckbeatmung

Hartmut Lang

© Springer-Verlag GmbH Deutschland 2017
H. Lang (Hrsg.), *Außerklinische Beatmung*,
DOI 10.1007/978-3-662-53996-5_7

In diesem Kapitel wird das Atemmuster eines normal atmenden Menschen anhand eines Druck-Zeit-Diagramms erläutert. Es soll dargestellt werden, was der wesentliche Unterschied zur künstlichen/maschinellen Beatmung ist, die für die Patienten immer als Überdruckbeatmung durchgeführt wird.

7.1   Atemmuster am Respirator

Das Atemmuster bei Spontanatmung ist als Druck-Zeit-Diagramm dargestellt (◘ Abb. 7.1).

Normalerweise atmet der Mensch permanent spontan, ohne darüber nachdenken zu müssen. Die Atemregulation geschieht, wie in ▶ Kap. 1 beschrieben, durch das Atemzentrum im Stammhirn. Auch die physiologischen Vorgänge sind schon beschrieben worden. Die Lunge selbst ist ein unter Spannung stehendes elastisches Organ. Durch Kontraktion des Zwerchfells und der äußeren Rippenmuskeln wird der Brustkorb vergrößert, das Lungengewebe gedehnt und somit wird innerhalb der Lunge ein geringer Unterdruck erzeugt. Luft strömt daher bei der Inspiration (Einatmung) in die Lunge hinein bzw. wird „einsaugt". Die Exspiration (Ausatmung) geschieht passiv. Das Zwerchfell erschlafft, die elastischen Kräfte der Lunge wirken, wodurch sich der Brustkorb verkleinert. Durch den nun entstandenen geringen Überdruck innerhalb der Lunge, strömt Luft hinaus.

Die Luft strömt immer entlang einer Druckdifferenz, vom Ort höheren Drucks zum Ort niedrigeren Drucks. Dabei ist nur ein kleiner Druckgradient von 2–4 cm H_2O nötig:
- Während der Inspiration besteht ein leicht negativer Druck. Bei der Ruheatmung von -1 bis -2 cm H_2O.
- Während der Exspiration ist der Druck leicht positiv und beträgt bei der Ruheatmung ca. +1 bis +2 cm H_2O.

Mit Hilfe dieses geringen Druckgradienten ist es möglich, in Atemruhelage ca. 500–800 ml Luft pro Atemzug ein- und auszuatmen. Bei maximalster Atemanstrengung bis zu 4 Liter Luft. Dabei ist der Druckgradient wesentlich höher.

- **Weitere Merkmale der spontanen Ruheatmung**
- **Atemfrequenz**
  Ein erwachsener Mensch atmet ca. 12–20-mal pro Minute ein und aus.
- **Atemzeitverhältnis**
  Die Ausatmung ist in Ruheatmung ca. 1,5–2,5-mal so lang wie die Einatmung. Anders ausgedrückt, die Einatmung ist nur halb so lang, wie die Ausatmung. Das zeitliche Verhältnis von Ein- und Ausatmung wird auch I:E-Verhältnis genannt. Gemeint ist das zeitliche Verhältnis von Inspiration und Exspiration.
- **Einatemzeit**
  Diese dauert in Ruheatmung so lang, bis man ein angemessenes Atemzugvolumen eingeatmet hat. Sie beträgt zwischen 1–2 Sekunden.
- **Ausatemzeit**
  Diese dauert in der Regel so lange, bis die zuvor eingeatmete Luft wieder ausgeatmet wird. Das dauert in der Regel ca. doppelt so lang im Vergleich zur Einatmung.
- **Atemzugvolumen**
  Dieses ist auch in Ruheatmung unterschiedlich groß, im Durchschnitt ca. 500–800 ml. Das maximale Atemzugvolumen ist immer am Ende der Einatmung erreicht.
- **Atemfluss bzw. Flow**
  Der **Einatemluftfluss** ist ruhig und langsam, jedoch auch dynamisch. Ganz zu Beginn der Einatmung steigt der Luftfluss rasch an, erreicht seine maximale Geschwindigkeit

◘ **Abb. 7.1**   Spontanatmung eines Menschen (eigene Darstellung, Bearbeitung Isabel Guckes)

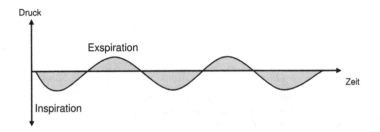

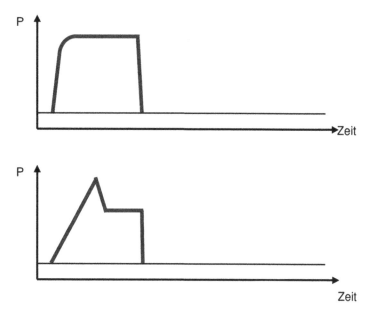

● **Abb. 7.2** Positive Druckbeatmung, oben druckkontrolliert, unten volumenkontrolliert (eigene Darstellung, Bearbeitung Isabel Guckes)

ungefähr in der Mitte der Einatmung und wird zum Ende der Einatmung wieder gedrosselt, um eine gleichmäßige Verteilung der eingeatmeten Luft in allen Bereichen der Lunge zu gewähren. Der **Ausatemluftfluss** ist langsam und dynamisch. Zu Beginn der Ausatmung ist der Luftfluss schnell, wird dann aber im Verlauf der Ausatmung reduziert, damit die zuvor eingeatmete Luft auch zuverlässig aus den Lungen herausströmt.

– **Atemzyklus**
Ein Atemzyklus besteht aus Ein- und Ausatmung. Der Wechsel von Ein- zu Ausatmung geschieht bei der Ruheatmung in der Regel ohne große Pausen. Ebenso verhält es sich zum Übergang in den nächsten Atemzyklus.

7.2   Überdruckbeatmung

Künstliche Beatmung ist eine Überdruckbeatmung, eine Beatmung mit positivem Druck. Während bei der Spontanatmung der Luftdruck in der Einatmung negativ ist (● Abb. 7.1), ist er bei der künstlichen Beatmung immer positiv (● Abb. 7.2). Das ist zunächst einmal unphysiologisch und kann die

Lunge schädigen. Daher wird versucht, die Lunge schonend zu beatmen, das nennt man **lungenprotektive Beatmung**.

Die druckkontrollierte Beatmung und die volumenkontrollierte Beatmung erscheinen als die klassischen Beatmungsformen. Mit deren Hilfe kann ein Patient zuverlässig künstlich beatmet werden. Deshalb werden sie auch zuerst vorgestellt. Weitere Beatmungsformen leiten sich aus druck- oder volumenkontrollierter Beatmung ab. Die Kenntnis beider Beatmungsformen ist daher essenziell, um die Funktionen der weiteren Modi zu verstehen (► Kap. 8).

> **Künstliche/maschinelle Beatmung versucht in weiten Teilen, die Spontanatmung nachzuahmen. Das gilt für die Atemfrequenz, das Atemzeitverhältnis, das Atemzugvolumen, die Dauer der Inspirations- und Exspirationszeit und die Gestaltung des Luftflusses.**

Weiterführende Literatur

Braun J, Preuss R (2012) Klinikleitfaden Intensivmedizin, 8. Aufl. Urban & Fischer, Elsevier
Bremer F (2014) 1×1 der Beatmung, 4. Aufl. Lehmanns Media

Oczenski W, Andel H, Werbe A (2012) Atmen – Atemhilfen,
    Atemphysiologie und Beatmungstechnik, 9. Aufl. Thieme
    Verlag
Schäfer R, Söding P (2015) Klinikleitfaden Anästhesie, 7. Aufl.
    Urban & Fischer, Elsevier
Ullrich L, Stolecki D, Grünewald M (2010) Intensivpflege und
    Anästhesie, 2. Aufl. Thieme Verlag

7

Beatmungsformen

Hartmut Lang

© Springer-Verlag GmbH Deutschland 2017
H. Lang (Hrsg.), *Außerklinische Beatmung*,
DOI 10.1007/978-3-662-53996-5_8

Die Anzahl der verschiedenen Beatmungsformen ist fast nicht mehr zu überblicken. Es sind sehr viele Anbieter von Beatmungsgeräten auf dem Markt, die zum Bedauern der Anwender nahezu alle eine unterschiedliche Nomenklatur verwenden. Es ist sehr schwierig für Einsteiger, die Beatmungsformen zu beschreiben. Wenn jedoch mehrere Geräte aus unterschiedlichen Generationen verwendet werden, wird es unübersichtlich. Auch dieses Buch wird es nicht schaffen, alle Hersteller von Beatmungsgeräten und deren Bezeichnungen vollständig wiederzugeben. Aber es vertritt den Anspruch, eine nachvollziehbare Übersicht darzustellen.

8.1   Unterscheidungsmerkmale der Beatmungsformen

Die Beatmungsformen können danach unterteilt werden, ob die Atemarbeit des Patienten vollständig übernommen wird oder nicht. Man spricht von **mandatorischer oder kontrollierter Beatmung**, wenn die Atemarbeit des Patienten vollständig vom Respirator übernommen wird. Kann der Patient noch einen Teil der Atemarbeit leisten, dann spricht man von **assistierter oder augmentierter Beatmung** oder Atemhilfe.

Beatmungsformen können auch nach den Kontrollmechanismen unterschieden werden. **Druckkontrollierte Beatmung** ist dadurch gekennzeichnet, dass die Beatmungs- bzw. Luftdrücke vom Anwender festgelegt werden. **Volumenkontrollierte Beatmung** beschreibt die Verabreichung eines festgelegten Atemzugvolumens. Aber auch hierbei gibt es schon länger Beatmungsformen, die beide Kontrollmechanismen miteinander kombinieren.

Beatmungsformen werden nach den Steuerungsarten unterteilt. Steuerungsarten definieren, wann sowohl die Einatemphase als auch die Ausatemphase beginnt und endet. Dabei kann sie einerseits vom Beatmungsgerät zeitlich gesteuert werden. Andererseits kann der Patient es auslösen, triggern. Und auch hier gibt es wieder intelligente Mischformen.

Folgende Aspekte müssen bei der Arbeit mit beatmeten Patienten unbedingt berücksichtigt werden:

1. **Beobachtung des Patienten:**
   - Pflegende müssen genau beobachten, ob ein Patient die Beatmung toleriert oder sich schwer tut bzw. quält.

   - So sehr es eine Faszination der Apparatemedizin gibt, im Mittelpunkt allen Handelns und Wirkens steht der Patient. Alle Geräte sind deshalb auch um den Patienten/Bewohner herum aufgebaut, nicht umgekehrt.

2. **Regelmäßiges Leeren der Wasserfallen bei aktiver Befeuchtung:**
   - Beatmungsschläuche müssen stets vom Wasser befreit sein, sonst kommt es zu permanenten Strömungsabrissen im System.
   - Wasser im Schlauchsystem löst „Autotriggerung" aus. Das erhöht unbeabsichtigt die Beatmungsfrequenz.
   - Wird ein Zweischlauchsystem verwendet, so führt Wasser im Exspirationsventil zu Gerätestörungen.
   - Wasser im Schlauchsystem erhöht die Keimbesiedelung.

3. **30°-Oberkörperhochlage, sofern die Grunderkrankung es erlaubt:**
   - Patienten müssen nicht flach auf dem Rücken gelagert werden, außer die Erkrankung/Verletzung erfordert es.
   - Die Nachgiebigkeit des Zwerchfells wird bei Oberkörperhochlagerung gewährleistet.
   - Es ist nachgewiesen, dass respiratorinduzierte Pneumonien in 30°–45°-Oberkörperhochlage seltener auftreten.
   - Zudem stellt dies eine wirkungsvolle Refluxprophylaxe bei Patienten dar, die eine nasale Ernährungssonde haben.

Tabelle 1 im Anhang gibt einen Überblick über die verschiedenen Beatmungsgeräte, deren Beatmungsformen und einige Zusatzfunktionen mit der entsprechenden Nomenklatur.

8.2   Beatmungskurven

Bei modernen Respiratoren wird die Beatmung anhand von Beatmungskurven dargestellt (◘ Abb. 8.1). Dabei können moderne Respiratoren 2–3 Kurven untereinander darstellen. Mit Hilfe der unterschiedlichen Beatmungskurven kann beurteilt werden, ob und wie die Beatmung verläuft. Zunächst

◘ Abb. 8.1 Druck-, Flow-, Volumen- und etCO$_2$-Kurve (eigene Darstellung, Bearbeitung Isabel Guckes)

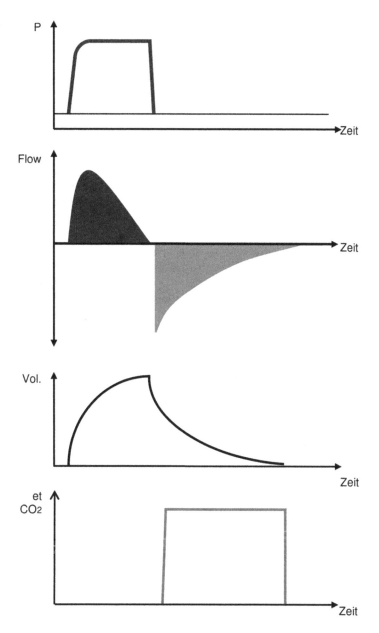

wird zusammengefasst, was die Beatmungskurven darstellen und welche Hinweise sie dem Anwender geben können.

8.2.1 Druckkurve

Der Luftdruck, der bei der Beatmung aufgebaut wird, wird bei Geräten der Heimbeatmung meist als **Luftdruckbalken** dargestellt, der in der Regel von unten nach oben wandert, wenn es sich um die Inspiration handelt und von oben nach unten zurückgeht bei der Exspiration. Weitere Hersteller zeigen diesen Luftdruckbalken auch waagerecht (z. B. Trilogy der Fa. Respironics). Auch die farbliche Darstellung ist unterschiedlich, schwarz auf hellem Hintergrund, weiß auf dunklem Hintergrund oder farbig (grün oder blau).

Markierungen am Luftdruckbalken geben an, bei welchem Wert der untere und der obere Beatmungsdruck eingestellt ist. Das können dreieckige Markierungen sein (VS 3, Fa. ResMed) oder Strickmarkierungen (Astral der Fa. ResMed, PB 560 der Fa. Covidien). Diese Luftdruckbalken können auf einem Druck-Zeit-Diagramm dargestellt werden. So erhält man die Druckkurve (◘ Abb. 8.1 oben).

- Dargestellt werden Druck-Zeit-Diagramme, die Aussagen darüber machen, wie hoch der Luftdruck in den Atemwegen zu einem bestimmten Zeitpunkt ist.
- Die Messung des Luftdrucks erfolgt durch den Respirator.
- In der Regel ist der Luftdruck immer positiv, da alle Beatmungsformen Überdruckbeatmungen sind.
- Der Luftdruck während der Inspiration höher als während der Exspiration.
- Abweichungen können erkannt werden und geben Hinweise auf inspiratorische oder exspiratorische Störungen.
- Die Luftdrücke werden in unterschiedlichen Einheiten angegeben:
  - Millibar (mb, mbar) oder
  - Zentimeter Wassersäule (cm H_2O) oder
  - Hektopaskal (hPa).

❯ Dabei ist 1 mb = 1 cm H_2O = 1 hPa.

8.2.2   Flowkurve

Synonyme Begriffe sind Atemstromkurve, Flusskurve, Flowkurve, Luftflusskurve (◘ Abb. 8.1 zweite Kurve von oben). Meist wird diese Kurve nicht angezeigt, da sie zu Diagnosezwecken verwendet wird. Moderne Respiratoren können sie darstellen, entweder als schwarze Kurve oder auch farbig.

- Dargestellt wird ein Flow-Zeit-Diagramm, das Aussagen macht, wie die Luft in die Atemwege fließt und wie die Luft wieder ausströmt.
- Der inspiratorische Flow ist positiv und geht in den oberen Bereich oberhalb der Zeitachse. Der exspiratorische Flow ist negativ und geht in den unteren Bereich unterhalb der Zeitachse.
- Bei Einschlauchsystemen wird i. d. R. nur der obere Bereich angezeigt, bei Zweischlauchsystem auch der untere Bereich.

- Eine Berechnung der Flächen gibt an, wie viel Volumen verabreicht wird und wie viel Volumen wieder ausströmt, wobei angestrebt wird, dass die Mengen an inspiratorischem und exspiratorischem Volumen gleich sind. Das errechnet der Respirator selbstständig und zeigt die Werte in den Messwerten an.
- Abweichungen können erkannt werden und geben Hinweise auf inspiratorische oder exspiratorische Störungen.
- Der Flow wird mit der Einheit
  - Liter pro Minute (l/min) oder
  - Liter pro Sekunde (l/s) angegeben.

❯ 1 l/s = 60 l/min

In den Messwerten wird oft angegeben, wie hoch bzw. schnell der maximalst gemessene Luftfluss ist, angezeigt als PIF = Peak Inspiration Flow.

8.2.3   Volumenkurve

Diese wird bei Respiratoren der Heimbeatmung sehr selten angezeigt. Jedoch werden die Werte in den Messwerten angeben. Bei einem Einschlauchsystem wird i. d. R. nur das VTi, also das inspiratorische Atemzugvolumen, angezeigt. Bei einem Zweischlauchsystem wird zusätzlich das VTe, also das exspiratorische Atemzugvolumen, angegeben.

- Dargestellt wird ein Volumen-Zeit-Diagramm, das angibt, wie viel Luft in die Lungen verabreicht wird, bzw. wie viel Luft zu einem bestimmten Zeitpunkt gegeben wurde.
- In der Inspiration steigt die Kurve an, in der Exspiration sinkt die Kurve wieder.
- In den Messwerten wird dann angegeben, wie viel Luft in der Inspiration in die Lungen hineingelangt (Vt) und wieviel Luft in der Exspiration wieder rauskommt (Vte).
- Das Volumen wird mit der Einheit Milliliter (ml) oder als Liter (l) angegeben

8.2.4 CO_2-Kurve

Die CO_2-Kurve entspricht der exspiratorischen CO_2-Messung bzw. dem endtidalen CO_2 (etCO_2). Diese Kurve kann jedoch nur angezeigt werden, wenn zusätzliche Instrumente zur Messung des Ausatem-CO_2 eingebaut werden. Für die außerklinische Beatmung ist das ungewöhnlich und meist nicht vorhanden. Dennoch soll sie erläutert werden, um ein Verständnis des Ausatem-CO_2 zu vermitteln.

Die CO_2-Kurve entspricht der exspiratorischen CO_2-Messung bzw. dem endtidalen CO_2 (etCO_2). Es wird ein CO_2-Zeit-Diagramm dargestellt. Das Kohlendioxid wird bei der Ausatmung ausgeatmet, daher ist die CO_2-Kurve ist während der Exspiration hoch, hingegen entspricht der Wert der CO_2-Kurve während der Inspiration Null. Das CO_2 wird mit der Maßeinheit Millimeter Quecksilbersäule (mmHg) angegeben.

Abweichungen von den Normwerten der CO_2-Kurve geben Hinweise auf Ventilationsstörungen

Weiterführende Literatur

Rathgeber J (2010) Grundlagen der maschinellen Beatmung, 2. Aufl. Thieme, Stuttgart

Rossaint R, Werner C, Zwißler B (2012) Die Anästhesiologie, 3. Aufl. Springer, Berlin Heidelberg

Schäfer S, Kirsch F, Scheuermann G, Wagner R (2011) Fachpflege Beatmung, 6. Aufl. Elsevier, Urban & Fischer, München

Singer BD, Corbridge TC (2011) Pressure modes of invasive mechanical ventilation. South Med J 104: 701–709

Druckkontrollierte Beatmung (PCV/A-PCV)

Hartmut Lang

© Springer-Verlag GmbH Deutschland 2017
H. Lang (Hrsg.), *Außerklinische Beatmung*,
DOI 10.1007/978-3-662-53996-5_9

Die druckkontrollierte Beatmung (pressure control-led ventilation PCV) ist eine Form der kontrollierten Beatmung. Die Atemarbeit wird vom Respirator übernommen. Es werden die Beatmungsdrücke vorgegeben, die während der Inspiration und der Exspiration erreicht werden sollen.

9.1   Nomenklatur

Die unterschiedlichen Respiratorhersteller nutzen meist den Begriff PVC oder A-PCV für die Bezeichnung der druckkontrollierten Beatmung. Die Benennung der einzelnen Beatmungsparameter ist von Respirator zu Respirator leider unterschiedlich. Eine Auflistung der Parameter findet sich in Tabelle 2 im Anhang. Die Darstellung der einzelnen Beatmungsparameter erfolgt daher allgemein.

Die druckkontrollierte Beatmung ist die meistgewählte Beatmungsform in der Heimbeatmung. Die Toleranz der Beatmung erscheint bei Patienten größer und sie weist Vorteile bezüglich einer lungenprotektiven Beatmung auf.

9.2   Parameter-Einstellung

Zur Beatmung eines Patienten mit druckkontrollierter Beatmung sind die in der Übersicht aufgeführten Einstellungen notwendig.

Beatmungsparameter
- O_2-Konz., FiO_2, Sauerstoff
- PEEP, EPAP
- P_{insp}, P_{in}, P_i, IPAP
- f, AF, Frequenz
- T_{insp}, T_i, T_{hoch} oder Atemzeitverhältnis I: E, T_i/T_{tot}
- Rampe, Druckrampe, Kurve
- Trigger, Flowtrigger oder Drucktrigger
- Ggf. Basisflow, Biasflow, Flow-By
- P_{max}, P_{aw}, Druck, P_{limit}

9.2.1   Sauerstoff

Die O_2-Konzentration wird in %, z. B. 30 %, angegeben. Die „Fraction of Inspired Oxygen" (FiO_2) bezeichnet den Anteil des Sauerstoffs an der gesamten Inspirationsluft. Angabe als einen Teil vom Wert 1, z. B. 0,3 (d. h. 30 % O_2).

Die gewählte O_2-Konzentration am Respirator richtet sich nach der BGA oder der Pulsoxymetrie. Hierbei wird eine möglichst geringe O_2-Konzentration angestrebt, bei der der Patient eine gute O_2-Sättigung erreicht. Ab einer O_2-Konzentration ≥60 % über einen Zeitraum von ≥24 Stunden muss mit den nachfolgend aufgeführten Problemen gerechnet werden.

- **Probleme hoher Sauerstoffkonzentrationen (Toxizität von O_2)**
- Bildung von Sauerstoffradikalen
- Freisetzung von Zytokinen, das sind vom menschlichen Körper produzierte regulatorische Eiweiße, die der Steuerung der Immunantwort dienen
- Inaktivierung von Surfactant
- Depression der mukoziliären Clearance
- Zunahme der alveolokapillären Permeabilität, das bedeutet, die Durchlässigkeit zwischen Alveolen und Kapillaren in der Lunge für Ödemwasser ist erhöht
- Bildung von Resorptionsatelektasen, das sind nicht belüftete Lungenbereiche, die zunächst noch mit Gas gefüllt sind, welches aber nach und nach resorbiert wird
- Dadurch Erhöhung des intrapulmonalen Shunts, Shunt ist das Blut im Lungenkreislauf, das nicht mit Sauerstoff aufgefüllt wird

Der Sauerstoff bei Respiratoren der Heimbeatmung kann entweder durch einen gesonderten Einlass am Beatmungsgerät zugeführt werden oder er wird mit Hilfe eines Zusatzadapters am Inspirationsschlauch der Beatmungsluft beigemischt.

Die oben beschriebenen sehr hohen Sauerstoffkonzentrationen werden in der Heimbeatmung nicht erreicht. Der Sauerstoff wird mit einem

O$_2$-Konzentrator oder einem Flüssigsauerstofftank beigefügt und diese erreichen meist nur eine Leistung von 1–6 Liter pro Minute. Das entspricht max. 44 % O$_2$. Daher sind die Probleme für heimbeatmete Menschen nicht relevant.

9.2.2 PEEP und EPAP

Das ist der Beatmungsdruck, der während der Exspiration aufrechterhalten bleibt. Am Ende der Ausatemphase, der Exspiration, verbleibt ein positiver Luftdruck in den Lungen. Dieser soll nicht auf Null zurückfallen und wird als PEEP oder EPAP bezeichnet.

- **PEEP:** Positive End Expiratory Pressure bzw. positiver Luftdruck am Ende der Ausatmung
- **EPAP:** Exspiratory Positive Airway Pressure bzw. positiver Atemwegsdruck der Ausatemphase

Vorteile des PEEP

Bei einem PEEP/EPAP bleiben die Lunge und damit die Alveolen immer etwas mehr gebläht als bei normaler Spontanatmung. PEEP/EPAP dient somit der:

1. Verminderung des Alveoralkollaps und der Atelektasenprophylaxe
2. Stabilisierung der Alveolen
3. Wiedereröffnen atelektatischer Bereiche (Atelektase – zusammengefallene oder kollabierte Alveolen, die deshalb nicht mehr am Gasaustausch teilnehmen können)
4. Abnahme eines erhöhten Shuntvolumens (Shunt – Blut, das wegen der Atelektasen nicht am Gasaustausch teilnehmen kann)
5. Erhöhung der funktionellen Residual-Kapazität (FRC, ▶ Kap. 1); es befindet sich aufgrund des höheren Luftdrucks immer etwas mehr Luft in der Lunge
6. Umverteilung des extravaskulären Lungenwassers in das Interstitium (Lungenödemprophylaxe)
7. Vordehnung der Atemwege und der Alveolen. Dadurch reduzierter Atemwegswiderstand

Der PEEP/EPAP soll während der Exspirationsphase für offene Atemwege und offene Alveolen sorgen. Daher umgangssprachlich auch „Offenhaltedruck". Das ist die Voraussetzung für eine gesicherte Belüftung / Ventilation. Der PEEP/EPAP kann auch als „Basisluftdruck" verstanden werden, denn der Luftdruck sinkt bei der Beatmung nicht unterhalb des eingestellten Wertes.

Allgemeiner Konsens ist, dass der PEEP/EPAP bei invasiver Beatmung mindestens 5 mbar/cm H$_2$O betragen soll. Er kann jedoch auch niedriger sein, 3–5 mbar/cm H$_2$O. Falls er niedriger eingestellt wird, dient das der Toleranz für den beatmeten Patienten, der über lange Zeit die Beatmungssituation ertragen muss. Höhere PEEP/EPAP-Werte können beim Patienten Beschwerden und Schmerzen auslösen. Die können durch die durch den PEEP/EPAP bewirkte Überblähung entstehen, die ggf. nicht akzeptiert werden.

Bei NIV ist es günstig, ebenfalls einen PEEP/EPAP von 5 mbar/cm H$_2$O einzustellen. Aber auch hier gilt, die Toleranz des Patienten entscheidet, sodass er sogar gelegentlich auf den Wert = 0 reduziert werden kann. Generell gilt, je höher der PEEP/EPAP als der Wert 5 eingestellt ist, desto kränker ist die Lunge des Patienten. Ein höherer Wert als 5 (teilweise sogar 8–10) ist dann notwendig, um die erkrankten Atemwege und Alveolen offenzuhalten. Bei Werten von 5–6 würden sie sonst kollabieren und damit nicht mehr für die Beatmung, die Belüftung/Ventilation und somit auch nicht mehr für den Gasaustausch zur Verfügung stehen. Sauerstoffmangel (Hypoxie) wäre die Folge. Das könnte zwar mit einer höheren Sauerstoffgabe gemildert werden, aber diese soll nur so hoch sein wie notwendig. Eine höhere Sauerstoffgabe würde zudem nicht die kollabierten Lungenareale eröffnen. Das kann der PEEP/EPAP aber leisten.

Wenn die Alveolen aufgrund eines zu gering eingestellten PEEP/EPAP in der Exspirationsphase kollabieren und in der anschließenden Inspirationsphase wieder eröffnet werden, verursacht das rasch Lungengewebsschäden. Es entstünde ständig ein zyklischer Kollaps und Eröffnen der Alveolen, der als Ursache für erhebliche Lungenschäden angesehen wird. Das macht Beatmung generell risikoträchtig.

Ungünstige Wirkungen des PEEP

Die ungünstigen Wirkungen können auch schon bei einer PEEP/EPAP-Einstellung von 5 mbar auftreten. Jedoch die oben aufgeführten Vorteile überwiegen. In Kliniken auf Intensivstationen gibt es daher keine Beatmung ohne PEEP/EPAP. In der Heimbeatmung wird daher auch eine Beatmung mit PEEP/EPAP durchgeführt.

- **Für die Herz-Kreislauf-Funktion**

Der PEEP/EPAP bewirkt, ebenso wie der Beatmungsdruck, dass der Druck im Thorax und Lunge ansteigt (intrathorakale Druckerhöhung). Dieser Druckanstieg verengt die großen Blutgefäße im Thorax, sodass der Blutrückstrom zum rechten Herzen verringert ist. Das HZV sinkt. Das kann entlastend bei einer Herzinsuffizienz sein. Das linke Herz muss demnach auch weniger Blut in die Aorta pumpen. Außerhalb des Thorax weiten sich die großen Blutgefäße wieder. Die Aorta verlässt den Thorax nach unten hin in das Abdomen, ins Becken und die Beine und nach oben hin durch die führenden Hauptschlagadern zum Gehirn und die Arme. Die Hauptschlagadern nehmen im Durchmesser zu. Aber die Blutmenge ist geringer, da das HZV geringer war. Das senkt den systemischen Blutdruck. Folgen:

- Ansteigen des intrathorakalen Drucks
- Verminderung des Herz-Minuten-Volumens (HZV)
- Blutdruckabfall

- **Für die Nierenfunktion**

Dieser Blutdruckabfall kann so gravierend sein, dass der mittlere Blutdruck für die Nierendurchblutung nicht mehr ausreicht. Das führt zur reduzierten Diurese und zu vermehrter Flüssigkeitsansammlung im Blutgefäßsystem. Folgen:

- Minderperfusion der Niere
- Verringerte Diurese
- Evtl. Nierenfunktionsstörungen
- ADH(antidiuretisches Hormon = Adiuretin). Ausschüttung erhöht
- Verringerte Diurese
- Evtl. Nierenfunktionsstörungen

- **Ödembildung**

Das Blut aus der Peripherie gelangt über die obere und untere Hohlvene (V. cava superior und V. cava inferior) wieder in den Thorax. Aufgrund der intrathorakalen Druckerhöhung werden die Hohlvenen komprimiert, das verringert den Durchmesser. Jedoch ist die Blut- und Flüssigkeitsmenge zunächst gleich. Diese Menge kann nicht durch die verengten Hohlvenen in den Thorax einströmen. So stauen sich Blut- und die Blutflüssigkeit in den Hohlvenen, später auch in allen davorliegenden Venengefäßen und Kapillaren der Peripherie. Bald können die ganzen Blutgefäße diese Blut- und Flüssigkeitsmenge nicht mehr im Inneren halten. Die Blutflüssigkeit tritt aus, die Blutkörperchen verbleiben in den Gefäßen und verursachen die peripheren Ödeme. Füße, Knöchel, Knie und Hüfte schwellen an.

In den inneren Bauchorganen können sich ebenfalls Ödeme bilden. Ödeme im Gastrointestinaltrakt bewirken eine eingeschränkte Nahrungsaufnahme. Malabsorption und Maldigestion mit Übelkeit und Erbrechen aber auch mit Durchfällen können die Folge sein. Aus dem Kopf und Armen kann die Blutflüssigkeit auch nicht mehr vollständig in den Thorax zurückfließen. So bilden sich auch an Fingern, Armen, im Gesicht und an den Augen Ödeme. Folgen:

- Zunächst Sklerenödeme
- Ausweitung auf Extremitäten, v. a. Handrücken, Knöchel, später generalisiert
- Ödeme im Gastrointestinaltrakt

- **Für das Gehirn**

Der eingeschränkte venöse Blutrückstrom aus dem Hirn kann auch dort Ödeme bewirken. Das führt möglicherweise zu Einschränkungen in der Denkleistung, Beeinträchtigung der kognitiven Aufnahmefähigkeit, Verwirrtheit und ggf. zu Bewusstseinseintrübungen der Menschen. Folgen:

- Hirndrucksteigerung
- Venöser Abfluss vom Gehirn ist behindert

- **Für die Lungenfunktion**

Innerhalb der Lunge kann der erhöhte intrathorakale Druck zu einer ungleichmäßigen Luftverteilung führen, obwohl die Anwendung von PEEP/EPAP dieses Ziel hat. Folgen:

- Überdehnung von Arealen mit erhöhter Compliance
- Evtl. ungleichmäßige Luftverteilung

9.2.3 Inspirationsdruck/ Beatmungsdruck

━ P_{insp}, P_{in}, P_i: Pressure Inspiration
━ **IPAP**: Inspiratory Positive Airway Pressure

Das ist der Beatmungsdruck, der während der Inspiration erreicht werden soll. Dieser bestimmt, wieviel Luft der Patient pro Atemhub erhalten soll.

▪ **Wie hoch soll P_{insp} eingestellt werden?**
Bei der Wahl der Höhe des P_{insp} ist das Ziel, eine ausreichende Ventilation zu gewährleisten. Dabei darf das Lungengewebe nicht durch zu viel verabreichtes Volumen überdehnt/überstrapaziert werden, denn das kann zu Schäden am Lungengewebe führen.

Das Atemzugvolumen kann dabei mit folgender Formel errechnet werden:

━ **6 ml/kg KG** bezogen auf das ideale Körpergewicht (**IBW = Ideal Body Weight**) eines Menschen.
━ Faustformel für die Gewichtsberechnung: Körpergröße im cm – 100 = normales Köpergewicht in kg. Davon nochmals 10–15 % abziehen.
━ So erhält man z. B. für einen 80 kg schweren Menschen ein Atemzugvolumen von 480 ml pro Atemhub.

Der Beatmungsdruck soll so hoch eingestellt werden, dass das ermittelte Atemzugvolumen sicher verabreicht werden kann. Der Beatmungsdruck muss aber auch immer wieder angepasst werden, z. B. nach Lageänderung des Patienten. Empfohlen ist, den Druck im Stufen von 2–3 mbar anzupassen.

Generell gilt: Das verabreichte Tidalvolumen ist abhängig von den eingestellten Luftdrücken P_{insp} und PEEP.

Je größer die Druckdifferenz (Δ P; Δ = griech. Delta) zwischen dem PEEP und dem P_{insp} bzw. IPAP und EPAP ist, umso mehr Volumen wird verabreicht, je kleiner die Druckdifferenz ist, umso kleiner ist das Volumen (◘ Abb. 9.1).

▪ **Zusammenhang PEEP und P_{insp} bei druckkontrollierter Beatmung**
Abhängig vom Beatmungsgerät wird der Inspirationsdruck zum voreingestellten PEEP hinzu addiert oder nicht (◘ Abb. 9.2).

Bei der Beatmung wird jeder Wert wird separat am Respirator eingestellt. Eine Einstellung des PEEP von 8 mbar bedeutet, dass ein Luftdruck von 8 mbar aufgebaut wird und dort auch beibehalten wird. Stellt man den PEEP auf 12 mbar ein, so wird ein Luftdruck von 12 mbar aufgebaut und beibehalten. Eine Einstellung des P_{insp} von 12 mbar bedeutet, dass ein Luftdruck von 12 mbar oberhalb des PEEP-Niveaus (z. B.

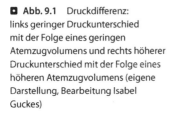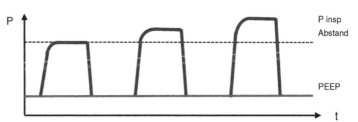

◘ **Abb. 9.1** Druckdifferenz: links geringer Druckunterschied mit der Folge eines geringen Atemzugvolumens und rechts höherer Druckunterschied mit der Folge eines höheren Atemzugvolumens (eigene Darstellung, Bearbeitung Isabel Guckes)

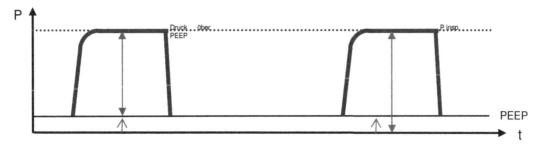

◘ **Abb. 9.2** Druckeinstellung bei druckkontrollierter Beatmung (eigene Darstellung, Bearbeitung Isabel Guckes)

8 mbar) in der Inspiration aufgebaut wird und dort auch beibehalten wird. Insgesamt wird dabei ein Beatmungsdruck von 20 mbar in der Inspiration erreicht. Hier ist das $\Delta P = 12$ mbar. Stellt man den P_{insp} von 17 mbar ein, so wird ein Luftdruck von 17 mbar oberhalb des PEEP-Niveaus (z. B. 8 mbar) in der Inspiration aufgebaut und dort auch beibehalten. Insgesamt wird dabei ein Beatmungsdruck von 25 mbar in der Inspiration erreicht. Hier ist das $\Delta P = 17$ mbar.

> **Praxistipp**
>
> PCV bei Elisee 150 oder VS III, Fa. ResMed: der Pin wird zum PEEP hinzugefügt, bzw. drauf gesetzt. Die Summe aus unterem und oberem Luftdruck ergibt dann den gesamten Luftdruck in der Inspiration (Beatmungsdruck) (◘ Abb. 9.2 links).

- **Zusammenhang PEEP/EPAP und $P_{in}/P_{insp}/$ IPAP**

Ebenso wie bei der druckkontrollierten Beatmung wird jeder Wert separat eingestellt. Eine Einstellung des PEEP/EPAP von 8 mbar bedeutet, dass ein Luftdruck von 8 mbar aufgebaut wird und dort auch beibehalten wird. Stellt man den PEEP/EPAP auf 12 mbar ein, so wird ein Luftdruck von 12 mbar aufgebaut und beibehalten. Allerdings bedeutet eine Einstellung des Pin/IPAP von 12 mbar, dass ein Luftdruck von 12 mbar, ausgehend vom Druckniveau = 0, in der Inspiration aufgebaut wird und dort auch beibehalten wird. Insgesamt wird dabei ein Beatmungsdruck von 12 mbar in der Inspiration erreicht.

- Bei einem PEEP/EPAP = 6 mbar ist das $\Delta P =$ **6 mbar**
- Bei einem PEEP/EPAP = 8 mbar ist das $\Delta P =$ **4 mbar**

Stellt man den Pin/IPAP von 17 mbar ein, so wird ein Luftdruck von 17 mbar, ausgehend vom Druckniveau = 0, in der Inspiration aufgebaut und dort auch beibehalten. Insgesamt wird dabei ein Beatmungsdruck von 17 mb in der Inspiration erreicht.

- Bei einem PEEP/EPAP = 6 mbar ist das $\Delta P =$ **11 mbar**
- Bei einem PEEP/EPAP = 8 mbar ist das $\Delta P =$ **9 mbar**

> **Praxistipp**
>
> PCV bei Legendair oder PB 560, Fa. Covidien: der IPAP bzw. P_{insp} wird ausgehend vom Luftdruckwert = 0 eingestellt. PCV bei Ventilogic LS, Fa. Weinmann: der IPAP wird ausgehend vom Luftdruckwert = 0 eingestellt. Der eingestellt IPAP bzw. P_{insp}-Wert entspricht dann auch dem Luftdruck in der Inspiration (Beatmungsdruck) (◘ Abb. 9.2, rechts).

Wird für einen beatmeten Patienten der Respirator gewechselt, so muss darauf geachtet werden, dass das ΔP, also der Luftdruckunterschied zwischen dem PEEP und dem P_{insp} bzw. EPAP und IPAP beibehalten wird. Es ist daher wichtig, auf den Beatmungsmodus zu achten.

Generell gilt: Das verabreichte Tidalvolumen ist abhängig von der gewählten Höhe der Luftdrücke P_{insp} und PEEP bzw. IPAP und EPAP.

Bei gleichbleibendem Druckunterschied zwischen P_{insp} und PEEP bzw. IPAP und EPAP gilt in der Regel, je niedriger beide Drücke sind, desto mehr Volumen wird geliefert (◘ Abb. 9.3 links):

Beispiel

PEEP 5, P_{insp} 15, Druckunterschied = 10. Je höher beide Drücke gewählt sind, desto weniger Volumen wird geliefert (◘ Abb. 9.3 rechts).

Beispiel

Nun wird beides um je 5 erhöht: PEEP 10, P_{insp} 20, Druckunterschied von 10 bleibt gleich. Jedoch wird zu erwarten sein, dass aufgrund der größeren Luftfüllung der Lunge aufgrund des PEEP und dem gleichbleibenden Druckunterschied weniger Volumen geliefert wird.

Beispiel

Nochmalige Erhöhung beider Werte um 10: PEEP = 20, P_{insp} = 30, Druckunterschied von 10 bleibt erhalten. Die Luftfüllung der Lunge aufgrund des PEEP ist noch größer. Eine Drucksteigerung um 10, sodass ein P_{insp} von 30 erreicht wird, ergibt dennoch ein geringeres Tidalvolumen, da die Lunge sich kaum noch ausdehnen kann.

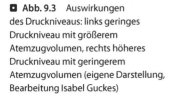

Abb. 9.3 Auswirkungen des Druckniveaus: links geringes Druckniveau mit größerem Atemzugvolumen, rechts höheres Druckniveau mit geringerem Atemzugvolumen (eigene Darstellung, Bearbeitung Isabel Guckes)

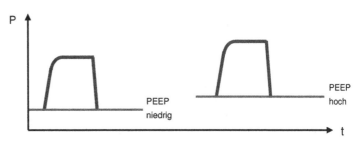

Generell gilt: Das verabreichte Tidalvolumen ist abhängig von der Dehnungsfähigkeit der Lunge (Compliance, ▶ Kap. 20).

- Je größer die Dehnungsfähigkeit ist, desto mehr Volumen wird gefördert.
- Je kleiner sie ist, umso weniger Volumen wird gefördert.

Generell gilt: Das verabreichte Tidalvolumen ist abhängig von den Atemwegswiderständen (Resistance, ▶ Kap. 20).

- Je größer der Atemwegswiderstand, umso weniger Volumen wird gefördert.
- Je kleiner der Atemwegswiderstand, umso größer wird das geförderte Tidalvolumen.

Generell gilt: Das verabreichte Tidalvolumen ist abhängig von der Dauer der Inspiration (T_{insp}).

Wird die Inspirationszeit zu kurz gewählt, reicht die angebotene Zeit evtl. nicht aus, um die Lunge ausreichend mit Luft zu füllen. Bei der Heimbeatmung ist oft zu beobachten, dass das verabreichte Atemzugvolumen VT größer ist als 6 ml/kg KG. Oft reicht das eigentlich optimal errechnete VT nicht für eine gute Ventilation aus. Daher wird der Luftdruck meist höher eingestellt und es werden häufig Atemzugvolumina von 8–10 ml/kg KG oder höher erreicht. Der beatmete Mensch muss zudem das Gefühl haben, dass er ausreichend Luft erhält.

9.2.4 Frequenz

Als Frequenz wird die Beatmungsfrequenz (f, AF) pro Minute (engl. breaths per minute, bpm) bezeichnet; z. B. 12/min. Der Patient soll mehrmals pro Minute kontrolliert beatmet werden. Dabei wird zunächst angestrebt, wie bei einem normal atmenden Menschen auch, die Beatmungsfrequenz so einzustellen, dass ein normaler Atemrhythmus entsteht, in der Regel zwischen 12–20-mal/Minute.

9.2.5 Inspirationszeit

Die Inspirationdauer bzw. -zeit, T_{insp} (Time for inspiration), wird in Sekunden (s) angegeben. Es dauert eine gewisse Zeit, bis ein Patient vernünftig beatmet ist und ausreichend Luftvolumen in die Lunge strömen/fließen kann. Mit der Einstellung der Inspirationszeit soll sichergestellt werden, dass das zu verabreichende Atemzugvolumen sicher in die Lunge gelangt und der Beatmungsdruck nur so hoch wie notwendig eingestellt wird, in der Regel zwischen 0,8 bis 1,5 Sekunden, dabei sind Abweichungen möglich.

- **Zusammenhang zwischen T_{insp} und f**

Der Zusammenhang zwischen der Einatem- und Ausatemphase wird als Atem-Zeit-Verhältnis, Inspirations-Exspirations-Verhältnis oder kurz I:E-Verhältnis bezeichnet. Normalerweise ist die Einatemphase nur halb so lang wie die Ausatemphase, bzw. die Ausatemphase ist doppelt so lang wie die Einatemphase, damit die gesamte vorher eingeatmete Luft auch wieder aus den Lungen herausströmen kann. Dieser physiologische Status soll auch bei der Beatmung erreicht werden. Daher wird die Einstellung von f und T_{insp} so gewählt, dass ein I:E-Verhältnis von 1:2 resultiert.

Wenn einer der Beatmungsparameter f oder T_{insp} verstellt wird, öffnet sich bei nahezu allen Beatmungsgeräten ein zusätzliches Informationsfenster, in dem angegeben wird, wie viele Sekunden die T_{insp} und wie viele Sekunden die T_{exp} (Ausatemzeit) beträgt und welches Atemzeitverhältnis dabei herauskommt.

Beispiel

I:E-Verhältnis: Die Beatmungsfrequenz f beträgt 15/min, die T_{insp} 1,5 s. Das bedeutet, innerhalb einer Minute werden 15 Atemhübe verabreicht → alle 4 s erfolgt ein Beatmungshub und es entfallen 1,5 s auf die Einatmung (Inspiration):

4 s – 1,5 s = 2,5 s → für die Ausatmung (Exspiration) verbleiben 2,5 s.

Für die Berechnung des I:E gilt: Wie oft passen 1,5 s Inspiration in die 2,5 s Exspiration? → 2,5:1,5 = 1,667 → knapp 1,7-mal → I:E beträgt 1:1,7.

Bei einer f von 15/min und einer T_{insp} von 1,5 s ist die Ausatemphase 1,7-mal so lang wie die Einatemphase.

Generell gilt bei gleichbleibender Inspirationszeit (T_{insp}): Je schneller die Beatmungsfrequenz eingestellt wird, umso kürzer wird die Zeit für die Exspiration.

Die Zeit der Exspiration sollte ausreichend lang sein, um das Atemzugvolumen sicher abzuatmen! Wäre die Ausatemzeit zu kurz, würde weniger Luft herausströmen als bei der Einatmung hineinströmt ist. Luft sammelt sich an und führt zu einer Überblähung.

Generell gilt: Je langsamer die Beatmungsfrequenz eingestellt wird, umso länger wird die Zeit für die Exspiration.

Die Zeit der Exspiration kann beabsichtigt lang sein, um das Atemzugvolumen sicher abzuatmen!

Eine weitere Möglichkeit, das Atemzeitverhältnis anzuzeigen, wird mit der Bezeichnung T_i/T_{tot} gemacht. T_{tot} **(Time total)** beschreibt die gesamte Dauer eines Atemzyklus und wird mit dem Wert 100 % gleichgesetzt. T_i **(Time inspiration)** beschreibt den Anteil der Zeit, die für die Einatmung (Inspiration) gebraucht wird. Das kann nur ein Anteil der 100 % sein.

- T_i/T_{tot} = 33 % bedeutet, dass 33 % des gesamten Atemzyklus für die Inspiration benötigt werden. Das entspricht dann einem Atemzeitverhältnis I:E = 1:2
- T_i/T_{tot} = 50 % bedeutet, dass die Hälfte es Atemzyklus für die Inspiration gebraucht wird. I:E = 1:1

9.2.6 Atemzeitverhältnis I:E

Wie oben erwähnt, wird oft ein Atemzeitverhältnis von 1:2 angestrebt. Bei vielen Respiratoren wird es auch so eingestellt. Unabhängig von der eingestellten Beatmungsfrequenz bleibt das I:E-Verhältnis immer gleich. Damit ergibt sich eine Koppelung zwischen den Beatmungsparametern f und T_{insp}.

Generell gilt: Je schneller die Beatmungsfrequenz eingestellt wird, umso kürzer werden die Zeiten für Inspiration und Exspiration.

Die Zeit der Inspiration sollte ausreichend lang sein, um das Atemzugvolumen sicher zu verabreichen! Zu kurze Inspirationszeiten vermindern das Atemzugvolumen. Folge wäre eine Hypoventilation. Es kann dazu führen, dass ein Patient noch aktiv Luft einatmet, auch wenn der Respirator schon auf Exspiration umgeschaltet ist. Das ist Stress für den Patienten und bedeutet eine stark erhöhte Atemarbeit mit erhöhtem Energieverbrauch für Atemarbeit.

Generell gilt: Je langsamer die Beatmungsfrequenz eingestellt wird, umso länger werden die Zeiten für Inspiration und Exspiration.

Die Zeit der Inspiration sollte nicht zu lang sein, da es als unangenehm empfunden werden kann! Unangenehm deshalb, weil sich ein Patient ggf. schon in der Ausatmung befindet, der Respirator jedoch noch auf Inspiration eingestellt ist. Um seine Luft loszuwerden, kann es dazu führen, dass der Patient gegen das Beatmungsgerät „presst". Das kostet auch wieder Kraft und Energie.

Bei einer Koppelung gilt ebenfalls:

- Wird die T_{insp} kürzer eingestellt, wird die Beatmungsfrequenz f automatisch schneller.
- Wird die T_{insp} länger eingestellt, wird die f automatisch reduziert.

9.2.7 Rampe bzw. Anstiegszeit

Die Anstiegszeit oder Druckrampe ist die Zeit, innerhalb derer der Inspirationsdruck erreicht wird. Diese Zeit wird in Sekunden, z. B. 0,2 s, in Millisekunden, z. B. 100 ms, oder als „Stufeneinstellung" von z. B. 0–6 angegeben. Diese Stufeneinstellung wird z. B. verwendet bei den Respiratoren VS III (Fa. ResMed), PB 560 (Fa. Covidien). Mit Hilfe dieses Parameters wird bestimmt, innerhalb welcher Zeit das obere Luftdruck-/Inspirationsdruckniveau erreicht sein soll.

> ❯ Die Rampe/Anstiegszeit kann man nicht ausstellen, denn es muss für den Respirator eine Definition geben, wie das Inspirationsdruckniveau aufzubauen ist. Den Wert kann man jedoch auf Null (= 0,0 s) einstellen. Das bedeutet aber nicht, dass die Rampe ausgestellt oder abgeschaltet ist.

Die Rampe (■ Abb. 9.4) ist ein Teil der gesamten Inspirationszeit T_{insp}.
- Je größer die Zeit bzw. Stufe eingestellt, desto flacher die Rampe, desto langsamer strömt die Luft in die Lunge. Der P_{insp} wird verzögert erreicht.
- Je kleiner die Zeit bzw. die Stufe gewählt ist, desto steiler die Rampe, desto schneller strömt die Luft in die Lungen. Der P_{insp} wird rasch erreicht.

Beispiel
- T_{insp} = 1,7 s, Rampe = 0,2 s (200 ms) entspricht in etwa der Stufe 2 oder 3. Innerhalb von 0,2 Sekunden wird der Beatmungsdruck P_{insp} aufgebaut und erreicht. Es verbleiben dann noch 1,5 Sekunden, in dem der Beatmungsdruck aufrecht erhalten bleibt.
- T_{insp} = 1,7 s, Rampe = 0,0 s (0 ms) entspricht der Stufe 0. Innerhalb von 0,0 Sekunden wird der Beatmungsdruck P_{insp} aufgebaut und erreicht. Es verbleiben dann alle 1,7 Sekunden, in dem der Beatmungsdruck aufrecht erhalten bleibt.

Generell gilt: Je steiler die Rampe/Flanke, desto schneller strömt Luft in die Atemwege (■ Abb. 9.5).
Dies birgt folgende Risiken:
- Sehr schneller Anstieg der Inspirationsdrücke mit möglicher inhomogener Verteilung in der Lunge
- Luftstrom dadurch nicht laminar (gleichmäßig)
- Anstieg des Atemwegwiderstandes

■ **Abb. 9.4** Rampe 0,2 s (oben) und 0,0 s (unten) (eigene Darstellung, Bearbeitung Isabel Guckes)

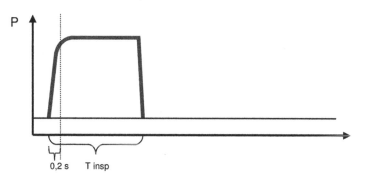

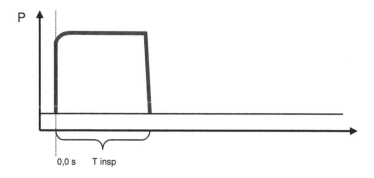

9

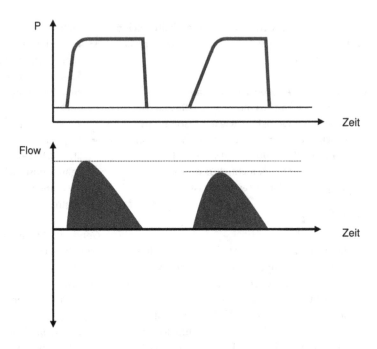

■ **Abb. 9.5** Steile Rampe vs. flache Rampe (eigene Darstellung, Bearbeitung Isabel Guckes)

— Zunahme der Scherkräfte mit erhöhtem Risiko von interstitiellen Lungenemphysem und Pneumothorax
— Depression der mukoziliären Clearance

Generell gilt: Bei einer flachen/langsamen Rampe entsteht ein langsamer Flow.

Dies birgt folgende Risiken:
— Sehr langsamer Anstieg der Inspirationsdrücke mit unzureichender Luftfüllung der Lunge Luftstrom dadurch nicht laminar (gleichmäßig)
— Möglicherweise unvollständige Füllung der Lunge, da Inspirationszeit nicht ausreicht, um vollständiges Volumen zu fördern
— Mangelnde Ventilation vieler Lungenareale
— Unzureichende Ventilation führt zu mangelnder Oxygenierung und zur mangelnden Elimination von CO_2
— Gefahr der Atelektasenbildung

9.2.8 Trigger

Trigger bedeutet Auslöser. Moderne Respiratoren erkennen die Eigenatembemühungen des Patienten. Diese sollen unterstützt werden. Durch die Triggerfunktion kann der Patient selbst einen zusätzlichen

Atemhub auslösen. Dies kann flow- und druckgetriggert geschehen (▶ Abschn. 12.2, ■ Abb. 12.2, ■ Abb. 12.3, ■ Abb. 12.4).

Flowtrigger

Die Angabe in erfolgt in Liter/Minute = l/min, z. B. 2 l/min. Atmet der Patient aus eigenem Antrieb ein, so resultiert ein Luftfluss. Das Erreichen einer vorbestimmten Schwelle wird vom Respirator erkannt und nun wird atemsynchron ein maschineller, druckkontrollierter Beatmungshub verabreicht. Wird z. B. der Flowtrigger auf 2 l/min eingestellt, verabreicht der Respirator einen atemsynchronen Beatmungshub, sobald der Patient einen Luftfluss von 2 l/min während der Inspiration erreicht.

Drucktrigger

Die Angabe erfolgt in einer Luftdruckeinheit oder als „Stufe" von 1–6. Mit Hilfe der Drucktriggerfunktion kann der Patient selbst einen zusätzlichen Atemhub auslösen, indem er einen Unterdruck erzeugt. Das Erreichen dieses voreingestellten Unterdrucks wird vom Respirator erkannt und nun wird atemsynchron ein zusätzlicher maschineller Atemhub verabreicht. Ist der Drucktrigger z. B. auf den Wert -2 mbar eingestellt und der Patient erzeugt durch seine Einatmung einen Unterdruck von -2 mbar, wird vom Respirator ein atemsynchroner Beatmungshub ausgelöst und dem Patienten verabreicht.

Bei einer Druckeinstellung gilt:

- Je negativer der Wert eingestellt ist, desto schwerer fällt es dem Patienten, einen PCV-Beatmungshub auszulösen.
- Je weniger negativ der Wert eingestellt ist, desto leichter fällt es dem Patienten, einen PCV-Beatmungshub auszulösen.

Bei einer Stufeneinstellung gilt:

- Je kleiner der Wert eingestellt ist, desto leichter fällt es dem Patienten, einen PCV-Beatmungshub auszulösen.
- Je größer der Wert eingestellt ist, desto schwerer fällt des dem Patienten, einen PCV-Beatmungshub auszulösen.

Sinn der Triggerfunktionen

Mit Hilfe der unterschiedlichen Triggerfunktionen kann der Patient durch eigene Atemarbeit einen oder mehrere zusätzliche druckkontrollierte Beatmungshübe auslösen. Die eingestellte Atemfrequenz kann somit überschritten werden. Eine Kontrolle ist durch das Ablesen der Messwerte möglich, da Beatmungsgeräte zwischen maschinell abgegebenen und durch spontane Atemaktivität ausgelösten Beatmungshüben unterscheiden.

Menschen, die Spontanatemarbeit leisten können, sollen in ihren Atembemühungen nicht „ausgebremst" werden. Nichts erscheint schlimmer, als wenn man nicht einatmen kann, da der Respirator es nicht zulässt. Alle Triggerfunktionen können deaktiviert werden. Dann wird der Patient ausschließlich mit der vorgegebenen Beatmungsfrequenz beatmet. Das Deaktivieren erscheint für Heimbeatmungspatienten jedoch nicht sinnvoll, denn ein wesentliches Ziel der künstlichen Beatmung ist das rasche Erkennen und Zulassen von Spontanatmung.

> ❯❯ Durch das Einschalten der Triggerfunktion wird die **PCV-Beatmung** zu einer **A-PCV-Beatmung**, zur assistierten (mithelfenden) druckkontrollierten Beatmung (synonym: (A)PCV, Ass-PCV, PCV-A).

9.2.9 Maximale Luftdruckgrenze

Die obere Luftdruckbegrenzung oder maximale Luftdruckgrenze wird mit Pmax, Paw oder Plimit abgekürzt und in Millibar (mbar) angegeben. Diese Luftdruckgrenze soll vor hohen Luftdrücken schützen und nicht überschritten werden. Hohe Luftdrücke entstehen v. a. in der Inspiration. Mögliche Ursachen für hohen Atemwegsdruck:

- Beatmungsschlauch oder Tubus abgeknickt
- Patient hustet
- Patient „presst", atmet gegen das Gerät
- Verlegung/Verstopfung des Tubus/der Trachealkanüle durch Sekret

Wird diese maximale Luftdruckgrenze erreicht, reagiert das Beatmungsgerät mit 2 Möglichkeiten:

- Die Inspiration wird vorzeitig abgebrochen.
- Der Luftdruck wird limitiert, die Inspirationszeit wird nicht abgebrochen.

9.3 Ablauf der druckkontrollierten Beatmung

Ausgehend von einem PEEP/EPAP-Niveau, das gesichert die Atemwege und Alveolen offen halten soll, beginnt die Inspiration (◘ Abb. 9.6). Es wird so viel Luft geliefert, bis ein vorbestimmter Luftdruck P_{insp} aufgebaut ist. Dieser wird so hoch eingestellt, dass eine ausreichende Belüftung hergestellt ist. Die Geschwindigkeit, mit der die Luft geliefert wird, hängt von der Flankensteilheit bzw. der Einstellung der Rampe ab.

Ist der vorbestimmte Luftdruck in den Atemwegen erreicht, wird dieses Luftdruckniveau für die gesamte Dauer der Inspiration aufrechterhalten. Die Dauer der Inspiration richtet sich nach den Einstellwerten des T_{insp} oder des I:E.-Verhältnisses. Die Dauer der Rampe gehört schon zur Inspirationszeit.

Ist die Inspirationszeit abgelaufen, wird die verabreichte Luft über das Exspirationsventil wieder auf das PEEP/EPAP-Niveau gesenkt. Die Exspirationsphase beginnt und seine Dauer richtet sich nach der errechneten Zeit des I:E-Verhältnisses bzw. nach deren Vorgaben. Dann beginnt ein neuer Beatmungszyklus.

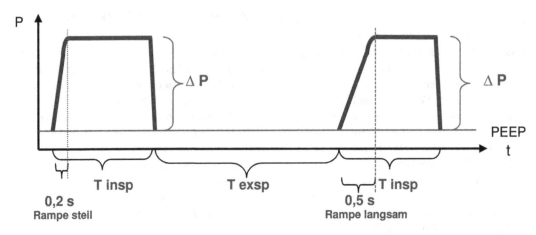

9

Abb. 9.6   Ablauf der druckkontrollierten Beatmung (eigene Darstellung, Bearbeitung Isabel Guckes)

Alle Parameter werden vom Beatmungsgerät ausgerechnet und als Messwert angezeigt. Mit einer druckkontrollierten Beatmung ist eine gesicherte Beatmung des Patienten hergestellt. Der Beatmungsdruck wird für die Dauer der Inspirationszeit konstant gehalten.

9.4   Anwendung der PCV-Beatmung

Die PCV-Beatmung ist für Menschen geeignet, deren Fähigkeit zu eigener Atmung verloren ist, so bei hoher und vollständiger Querschnittslähmung oder bei vollständig ausgeprägter neuromuskulärer Erkrankung. Die Menschen sind tetraplegisch und haben eine vollständige Ateminsuffizienz ohne Eigenatmung.

Die A-PCV-Beatmung ist zudem für alle Menschen geeignet, die noch Eigenatemaktivität haben. Sie sollen bei Bedarf weitere Beatmungshübe auslösen können, der Respirator soll ihnen dabei helfen. Das betrifft Menschen, die sowohl kontinuierlich als auch intermittierend beatmet sind. Die intermittierende druckkontrollierte Beatmung soll eine Erholung der Atemmuskulatur bewirken, die umso ausgeprägter ist, je länger die Dauer der Beatmung ist, in der Regel in den Nachtstunden. Sowohl beim Anschließen an die Beatmung als auch während der Ruhe- und Erholungsphasen haben die Menschen jedoch eigene Atemaktivität. Das muss zugelassen werden.

9.5   Fallbeispiel: PB 560 (Fa. Covidien)

Der Patient, der mit diesem Beatmungsgerät beatmet wird (■ Abb. 9.7), leidet unter ALS und ist seit mehr als 3 Jahren vollständig ateminsuffizient bei Tetraplegie. Er wird über eine Trachealkanüle invasiv und kontinuierlich beatmet.

Sein Beatmungsmodus lautet A/C PCV. A = assisted (mithelfend), C = controlled (kontrolliert). Die eingestellten Parameter stehen links, in der Mitte befindet sich der Luftdruckbalken und rechts werden die Messwerte angezeigt. Er wird 16 x/min. beatmet. Das sichert seine Atemzyklen pro Minute.

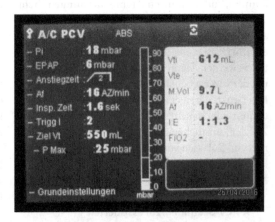

Abb. 9.7   A/C PCV (eigenes Foto, mit freundlicher Genehmigung: Covidien Deutschland GmbH)

Das wird auch erreicht und in den Messwerten auf der rechten Seite angezeigt. Dabei soll ausgehend von den EPAP von 6 mbar ein Beatmungsdruck Pi in Höhe von 18 mbar aufgebaut werden. Der EPAP von 6 mbar weist nicht auf dauerhaften Lungenschäden hin, er dient dem Offenhalten von Atemwegen und Alveolen.

Die Markierungsstriche auf dem Luftdruckbalken zeigen den EPAP von 6 mbar, jedoch befindet sich die obere Markierung bei ca. 22 mbar. Das bedeutet, dass der Pi von 18 mbar derzeit nicht ausreicht, um dem Patienten ein adäquates Atemzugvolumen zu verabreichen. Dieses wird mit dem Ziel VT = 550 ml erreicht, das zuvor in einem Beatmungszentrum ermittelt und so eingestellt worden ist. Dazu muss ein Druck von 22 mbar aufgebaut werden. Der Respirator kann errechnen, welcher Druck notwendig ist. Der Beatmungsdruck wird somit automatisch hochreguliert, falls das Ziel VT = 550 ml nicht erreicht wird. Auf der Anzeige rechts wird ein VTi von 612 ml angezeigt. Das Ziel VT ist sogar überschritten. Bei den kommenden Atemzyklen wird der Beatmungsdruck wieder automatisch reduziert. Wenn es passt bis zu dem eingestellten Wert Pi = 18 mbar.

Aus der Beatmungsfrequenz Af = 16 und dem gemessenen Atemzugvolumen Vti errechnet der Respirator das Atemminutenvolumen M Vol. in Höhe von 9,7 l/min. Die Einatemzeit (Insp.Zeit) dauert 1,6 s. Das soll ausreichen, um dem Patienten sein adäquates Atemzugvolumen zu verabreichen. Aus der Atemfrequenz (Af) und der Einatemzeit (Insp. Zeit) errechnet der Respirator das Atemzeitverhältnis I:E = 1:1,3 (Anzeige rechts). Die Ausatemzeit ist also nur 1,3-mal so lang wie die Einatemzeit. Das entspricht jedoch dem Beatmungsbedürfnis des Menschen und wurde zuvor in dem Beatmungszentrum so ermittelt und eingestellt.

Der Luftdruckanstieg vom EPAP = 6 auf das P_i = 18 soll nicht zu schnell, aber rasant erfolgen. Die Anstiegszeit ist daher auf die Stufe 2 eingestellt. Nun liegt in der Abbildung der gemessene Pi bei ca. 22 mbar. Aber es gilt dennoch die Anstiegszeit = Stufe 2. Ein höherer Luftdruck von 22 mbar soll genauso rasch erreicht sein, als würde der P_i bei 18 mbar sein.

Hätte der Patient noch Eigenatemaktivität, könnte er einen oder mehrere zusätzliche Beatmungshübe auslösen, triggern. Die Auslösefunktion ist hier aktiviert mit dem Parameter Trigg I = Stufe 2. Deshalb enthält die Beatmungsform auch den Zusatz A = assisted (mithelfend).

Da der Patient jedoch über keinerlei Eigenatmung verfügt, ist nur die Funktion C = controlled wirksam, er wird vollständig kontrolliert beatmet. Die A-Funktion ist dennoch aktiviert, da bei pflegerischen Verrichtungen, die auch Anstrengung für den Patienten bedeuten, es möglich sein muss, dass weitere Beatmungshübe ausgelöst werden, damit der Betroffene dementsprechend ein höheres M Vol. (Minutenvolumen) erhält.

Weiterführende Literatur

Fresenius M, Heck M, Zink W (2014) Repetitorium Intensivmedizin, 5. Aufl. Springer, Heidelberg Berlin
Girard TD, Bernard GR (2007) Mechanical ventilation in ARDS: a state-of-the-art review. Chest 131: 921–929
Varga M et al. (2014) PEEP role in ICU and operating room: from pathophysiology to clinical practice. Scient World J: 852356

Volumenkontrollierte Beatmung (VCV)

Hartmut Lang

© Springer-Verlag GmbH Deutschland 2017
H. Lang (Hrsg.), *Außerklinische Beatmung*,
DOI 10.1007/978-3-662-53996-5_10

Die volumenkontrollierte Beatmung ist eine Form der kontrollierten Beatmung. Die Atemarbeit wird vom Respirator übernommen. Anders als bei der druckkontrollierten Beatmung, bei der Beatmungsdrücke vorgegeben werden, wird ein Tidalvolumen eingestellt und dem Patienten verabreicht. Eine volumenkontrollierte Beatmung erscheint als die klassische Form der Beatmung. Sie hat den Vorteil, dass für die Patienten eine sichere und zuverlässige Belüftung mit einem gesicherten Atemzugvolumen gewährleistet wird.

10.1 Nomenklatur

Die unterschiedlichen Respiratorhersteller nutzen meist den Begriff VCV oder CV für die Bezeichnung der volumenkontrollierten Beatmung (Volume Controlled Ventilation). Die Benennung der einzelnen Beatmungsparameter ist von Respirator zu Respirator leider unterschiedlich. Eine Auflistung der Parameter findet sich in Tabelle 3 im Anhang. Die Darstellung der einzelnen Beatmungsparameter erfolgt daher allgemein.

Das Atemmuster volumenkontrollierter Beatmung ist in Form eines Druck-Zeit-Diagramms in ◘ Abb. 10.1 dargestellt. Der Luftdruck in den Atemwegen befindet sich immer im positiven Bereich, ein Unterdruck wird nicht erzeugt. Der Luftdruck fällt maximal auf 0 mmHg ab. Wird ein PEEP/EPAP eingestellt, fällt der Luftdruck nur bis zum eingestellten Maß ab. Es handelt sich um eine **zeitgesteuerte und volumenkontrollierte** Beatmungsform.

10.2 Parameter-Einstellung

Zur Beatmung eines Patienten mit volumenkontrollierter Beatmung sind die in der Übersicht aufgeführten Einstellungen notwendig.

> **Beatmungsparameter**
> - O_2-Konzentration, FiO_2, Sauerstoff
> - PEEP, P_{tief}
> - Atemzugvolumen (AZV, V_t, V_{ti}, volume tidal)
> - f, AF, Frequenz
> - T_{insp}, T_{hoch} oder Atem-Zeit-Verhältnis I:E, T_i/T_{tot}
> - Flow, Luftfließgeschwindigkeit
> - Flowtrigger oder Drucktrigger
> - P_{max}, P_{aw}, Druck, P_{limit}

Die Unterschiede der Einstellungen sind im Vergleich zu einer druckkontrollierte Beatmung nur gering (◘ Tab. 10.1).

Die meisten Parameter sind in ▶ Abschn. 9.1 ausführlich beschrieben, sodass hier nur die für die volumenkontrollierte Beatmung spezifischen Parameter erörtert werden.

◘ **Tab. 10.1** Parameter bei volumen- und druckkontrollierter Beatmung

Volumenkontrolliert	Druckkontrolliert
FiO_2 Sauerstoffkonzentration	FiO_2 Sauerstoffkonzentration
PEEP	PEEP
Atemzugvolumen V_T	P_{insp} Beatmungsdruck
Beatmungsfrequenz f	Beatmungsfrequenz f
I:E oder T_I/T_{tot}	I:E oder T_I/T_{tot}
Einatemzeit T_{insp}	Einatemzeit T_{insp}
Flow Luftgeschwindigkeit	Rampe/Flanke
Trigger	Trigger
P_{max}	P_{max}

◘ **Abb. 10.1** VCV-Druckkurven, links Spitzendruck und Plateauphase, rechts PLV-Pressure Limited Ventilation (eigene Darstellung, Bearbeitung Isabel Guckes)

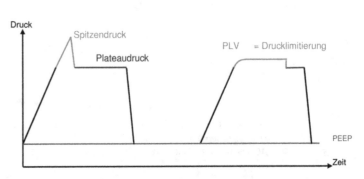

10.2.1 Atemzugvolumen

Angaben erfolgen in Milliliter (ml) pro Atemhub und geben an, wie viel Luft der Patient pro Atemhub erhalten soll. Empfohlen sind zunächst 6 ml/kgKG bezogen auf das ideale Körpergewicht eines Menschen (IBW = ideal body weight). Damit erreicht man eine ausreichende Belüftung des Patienten, ohne die Lunge mit zu viel Atemzugvolumen zu belasten. Zu hohe Atemzugvolumina bergen das Risiko der Lungengewebsschädigung.

Bei der Heimbeatmung ist oft zu beobachten, dass das verabreichte Atemzugvolumen VT größer ist als 6 ml/kg KG. Oft reicht das eigentlich optimal errechnete VT nicht für eine gute Ventilation aus und es werden Atemzugvolumina von 8–10 ml/kg KG oder höher eingestellt. Der beatmete Mensch muss subjektiv das Gefühl haben, dass er ausreichend Luft erhält.

10.2.2 Flow

Der Flow wird auch Inspirationsflow oder Fließgeschwindigkeit der Luft genannt. Die Angabe erfolgt in Liter pro Minute oder Liter pro Sekunde, z. B. 30 l/min oder 0,5 l/s.

- Bei einem hohen Flow fließt die Luft mit einer großen Geschwindigkeit in die Lungen.
- Bei einem niedrigen Flow fließt die Luft mit einer langsamen Geschwindigkeit in die Lungen.

Während eines Beatmungszyklus umfasst die Inspiration eine festgelegte Zeitspanne. Das eingestellte Hubvolumen muss in dieser Zeit verabreicht werden. Um das zu erreichen, wählt man eine angemessene

Geschwindigkeit. Am Respirator wird der inspiratorische Flow eingestellt, wobei 30–45 l/min gebräuchlich sind. Die Ausatmung geschieht passiv, hierzu sind keine Einstellungen am Respirator vorzunehmen.

Innerhalb welcher Zeit die Luft verabreicht wird, lässt sich berechnen:

Beispiel

Atemhubvolumen von 700 ml und Flow von 40 l/min (40.000 ml/60 s)

Rechnung: 40.000 ml/60 s = 700 ml/t_{inflat} s

umgeformt: $t_{inflat} = (700 \times 60)/40.000 = 1,05$ s

Bei einem I:E = 1:2 und f = 10 ist ein Atemzyklus 6 s lang.

Die Inspiration dauert 1/3 des Atemzyklus: 2 Sekunden, Exspiration 2/3: also 4 s.

Bei 2 s Inspiration und 1,05 s für einen Atemhub bleiben 0.95 s Inspirationszeit übrig.

Diese Zeit, nach der der Atemhub verabreicht wurde, wird Plateauphase/-zeit genannt. Die Luft verbleibt während der Plateauphase in der Lunge. Erst danach beginnt die Exspiration. Moderne Respiratoren berechnen selbstständig, wie schnell der Flow eingestellt wird. Der Luftfluss soll über die gesamte Inspirationszeit laufen und aufrecht erhalten sein (◘ Abb. 10.2).

10.3 Ablauf einer volumenkontrollierten Beatmung

Beispielhaft wird die VCV-Beatmungskurve (◘ Abb. 10.2) erklärt: Dargestellt ist das Druck-Zeit-Verhältnis der volumenkontrollierten Beatmung.

◘ **Abb. 10.2** Spitzendrücke und Plateauphasen bei unterschiedlich hohem Flow (eigene Darstellung, Bearbeitung Isabel Guckes)

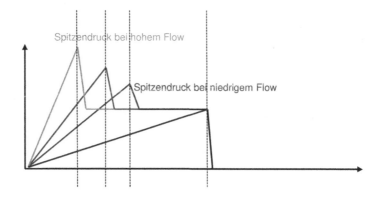

Spitzendruck bei hohem Flow

Spitzendruck bei niedrigem Flow

Gezeigt wird, welche Luftdrücke sich in der Lunge zu welchem Zeitpunkt aufbauen. Die Druckmessung bei modernen Respiratoren findet am Y-Stück statt. Zu Beginn der Inspiration strömt die Luft mit einem bestimmten Flow (mit einer bestimmten Geschwindigkeit) in die Lungen ein. Der Luftdruck steigt kontinuierlich an und erreicht dann einen sog. **Spitzendruck,** der P_{peak} oder PIP, der auch in den Messwerten angezeigt wird:

- Je größer der Flow eingestellt wird, desto schneller steigt der Druck an.
- Je niedriger der Flow eingestellt wird, desto langsamer steigt der Druck an.

Moderne Beatmungsgeräte gestalten den Flow derart, dass er über die gesamte Inspirationszeit aufrecht erhalten bleibt. Dadurch kommt es gar nicht zur Entwicklung eines Spitzendrucks. Ist ein Spitzendruck erreicht, so ist das vorbestimmte und eingestellte Hubvolumen in den Lungen appliziert. Dabei ist der Wert des Spitzendrucks zunächst unbekannt.

Der Druck fällt nach Erreichen des Spitzendrucks wieder leicht ab und pendelt sich auf einem niedrigeren Niveau, dem **Plateaudruck**, ein. Auch dessen Höhe ist zunächst unbekannt.

- **Warum fällt der Luftdruck wieder ab?**

Solange die Luft in die Lungen hineingepresst wird, kann sie sich nicht gleichmäßig verteilen. Einige Lungenareale erhalten mehr Luft, vor allem das Bronchialsystem, andere weniger. Die Luft staut sich quasi, deshalb steigt auch der Luftdruck. Dieser wird gemessen und als Spitzendruck (P_{peak} oder PIP) angezeigt. Ist das gesamte Hubvolumen verabreicht, verbleibt meist noch ein Rest der Inspirationszeit (▶ Abschn. 10.2.2). In dieser Phase hat die Luft Zeit, sich gleichmäßig in den Lungen zu verteilen. Es entsteht Pendelluft (▶ Abschn. 10.4.2), die nachteilig für die Patienten ist. Der Druck in dieser Phase fällt auf das Niveau des Plateaudrucks ab.

- **Plateauphase**

Die Zeit des Plateaudrucks wird **Plateauphase** genannt. Sie bleibt für den Rest der Inspiration erhalten. Der Patient kann während dieser Zeit nicht ausatmen, da die Ventile geschlossen sind. Während der Plateauphase wird die inspirierte Luft folglich in den Lungen gehalten. So besteht ausreichend Zeit für den Gasaustausch.

Durch Einstellung des Flow kann man die Dauer der Plateauphase beeinflussen.

- Will man eine längere Plateauphase haben, so wählt man einen hohen Flow. Die Luft strömt dann mit einer schnelleren Geschwindigkeit in die Atemwege, der Spitzendruck wird früher erreicht (und ist dabei auch meistens höher) und somit verlängert sich die Plateauphase.
- Will man eine kürzere Plateauphase haben, wählt man einen niedrigen Flow. Die Luft strömt dann mit einer langsameren Geschwindigkeit in die Atemwege, der Spitzendruck wird später erreicht (und ist dabei auch meistens niedriger) und somit verkürzt sich die Plateauphase.
- Will man gar keine Plateauphase haben, wird der Flow so eingestellt, dass die Luft während der gesamten Dauer der Inspiration in die Atemwege fließt. Der Spitzendruck wird somit erst am Ende der Inspirationszeit erreicht und ist dabei wesentlich geringer.

- **Exspiration**

Ist die Inspirationszeit vorüber, öffnet sich das Exspirationsventil. Die Luft strömt aus der Lunge heraus. Der Druck sinkt kontinuierlich bis auf seinen Ausgangswert-PEEP. Ausatmen ist ein passiver Vorgang. Der Patient leistet keine Arbeit. Die Dauer der Exspirationszeit wird durch das I:E-Verhältnis vorgegeben. Damit wird nicht sofort beim Erreichen des Ausgangsdruckwerts ein neuer Atemzyklus und damit eine erneute Inspiration eingeleitet, sondern erst nach Beendigung der Exspirationszeit beginnt ein neuer Atemzyklus.

10.4   Probleme der volumenkontrollierten Beatmung

10.4.1 Risiko der unbekannten Luftdrücke

Bei der klassischen Form der volumenkontrollierten Beatmung wird mit Hilfe des Beatmungsparameters Flow angegeben, wie schnell das vorbestimmte Atemzugvolumen verabreicht werden soll. Dabei können unterschiedlich hohe Beatmungsdrücke entstehen, die vorher unbekannt sind: Weder die Höhe des Spitzendrucks (P_{peak} bzw. PIP) noch das Niveau des Plateaudrucks sind vor der Beatmung bekannt.

Dabei können als Spitzendruck auch sehr hohe Werte erreicht werden. Diese können zudem von Atemzyklus zu Atemzyklus variieren. Es resultiert daraus ein unterschiedlich hoher Luftdruckunterschied ΔP zwischen dem PEEP und dem P_{peak}. Der ΔP sollte jedoch nicht mehr als 15 mb betragen, da höhere Druckunterschiede ggf. das Lungengewebe schädigen können. Das kann mit der klassischen Form der volumenkontrollierten Beatmung nicht garantiert werden und es besteht das Risiko ungünstiger Auswirkungen auf die Lungenfunktion.

10.4.2 Pendelluft

Bei der volumenkontrollierten Beatmung entsteht bei der Inspiration der Spitzendruck. Anschließend fällt der Luftdruck etwas ab und bildet einen Plateaudruck. Da die Lungenflügel nicht gleich groß sind (▶ Kap. 1, ◘ Abb. 1.12), ist der linke Lungenflügel zuerst mit Luft gefüllt. Die überschüssige Luft, die noch weiter vom Respirator gefördert wird, wird nun an den rechten Lungenflügel abgegeben (◘ Abb. 10.3).

Der rechte Lungenflügel wird kurzfristig überdehnt und schickt die Luft wieder in den linken Lungenflügel zurück. Die Luft pendelt zwischen den Lungenflügeln hin und her, bis ein endgültiger Druckausgleich entstanden ist. Die Lungenareale mit erhöhter Dehnungsfähigkeit (Compliance) werden durch die

einströmende Luft und die Pendelluft übermäßig gedehnt, was zu Schädigungen der Lunge führen kann.

10.4.3 Scherkräfte

Der rechte Lungenflügel besteht aus zehn Lungensegmenten, der linke Lungenflügel aus neun Lungensegmenten (▶ Kap. 1 und ◘ Abb. 10.4).

Die unterschiedliche Compliance (Dehnungsfähigkeit) unterschiedlicher Segmente wird durch pathologische Prozesse, wie z. B. pneumonische Infiltrate, bei denen einzelne Segmente betroffen sind, verstärkt. Durch die Infiltrate dehnen sich die Segmente bei der Belüftung unterschiedlich weit aus, bei der Exspiration ziehen sie sich uneinheitlich zusammen. Durch diese unkoordinierten Bewegungen scheuern die Segmente aneinander, das

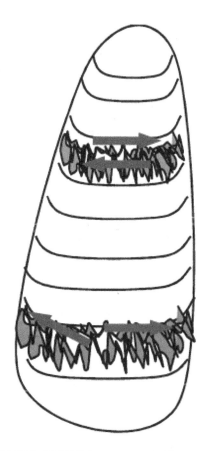

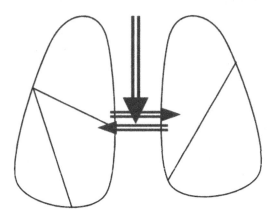

◘ **Abb. 10.3** Modell der Pendelluft zwischen den Lungenflügeln (eigene Darstellung, Bearbeitung Isabel Guckes)

◘ **Abb. 10.4** Modell der Lungensegmente (eigene Darstellung, Bearbeitung Isabel Guckes)

erzeugt Scherkräfte (■ Abb. 10.4). Dieses Aneinanderscheuern kann zu Schäden am Lungenparenchym führen und es besteht die Gefahr eines Pneumothorax. Dieses Risiko erscheint umso größer, je mehr Volumen verabreicht wird und je schneller der Flow eingestellt wird.

10.4.4 Atelektasen- und Emphysembildung

Innerhalb eines Azinus breitet sich die Inspirationsluft des Respirators nicht gleichmäßig aus, da auch diese nicht gleich groß sind. Luft geht immer den Weg des geringsten Widerstands. Zuerst sind die größeren Alveolen gefüllt, danach die kleineren. Größere Alveolen haben in der Regel eine bessere Dehnungsfähigkeit und dehnen sie sich daher am weitesten. Kleinere Alveolen werden u. U. nicht richtig belüftet. Dadurch sammeln sich in ihnen Infiltrate und aus den Alveolen werden Atelektasen (■ Abb. 10.5). Diese nehmen nicht mehr am Gasaustausch teil.

Größere Alveolen können sich durch den Inspirationsdruck so weit ausdehnen, dass sog. Bullae entstehen. Das sind große Blasen, die dann ein Emphysem bilden. Die Gesamtoberfläche ist kleiner als die der gesunden Alveolen zusammen. Dadurch reduziert sich die Fläche, die am Gasaustausch teilnimmt. Bei der volumenkontrollierten Beatmung kommt es zu völlig unbekannten Druckspitzen überall in der Lunge

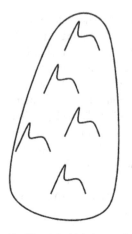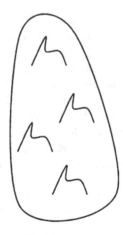

■ **Abb. 10.6** Unbekannte Spitzendrücke (eigene Darstellung, Bearbeitung Isabel Guckes)

(■ Abb. 10.6). Da es überall in der Lunge Areale mit erhöhter und mit erniedrigter Dehnungsfähigkeit gibt.

Der konstante Luftstrom (konstanter Flow), der bei der volumenkontrollierten Beatmung realisiert wird, sorgt für eine ungleiche Verteilung der Respirationsluft.

10.5 Anwendung der VCV-Beatmung

Die aufgezählten Risiken der volumenkontrollierten Beatmung haben dazu geführt, dass sie nahezu nicht mehr angewandt wird. Sie hat aber den Vorteil der gesicherten Verabreichung eines vorbestimmten Atemzugvolumens. Das wird immer wieder in Notfallsituationen genutzt, so bei der Reanimation oder bei massiver Obstruktion der Atemwege.

Dieser Beatmungsmodus wird Patienten angeboten, bei denen es wichtig ist, dass ein gesichertes Atemzugvolumen verabreicht wird, da sonst die Hypoventilation droht. Das betrifft v. a. Menschen mit Restriktionen der Lungen (Lungenfibrose, Obesitas Hypoventilationssyndrom, thorakal-restriktive Erkrankungen).

Aber auch ein gewisser Beatmungskomfort ist wichtig. So ist bekannt, dass Menschen, die mit dem Respirator Respironics PLV 100 beatmet wurden, sich bei einem Gerätewechsel sehr schwer tun und eine druckkontrollierte Beatmung selten tolerieren. Einen neuen Respirator zu finden, der einen annähernden Komfort bei der Beatmung bietet, ist eine Herausforderung für das Beatmungszentrum.

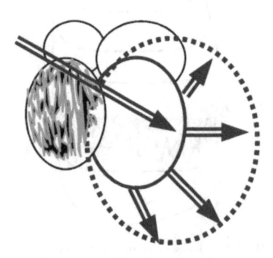

■ **Abb. 10.5** Modell der Lungenüberblähung (eigene Darstellung, Bearbeitung Isabel Guckes)

Aufgrund der Risiken der volumenkontrollierten Beatmung wird der Flow so eingestellt, dass die Luft während der gesamten Dauer der Inspiration in die Atemwege fließt. Es entsteht keine Plateauphase. Falls die Patienten jedoch mit solch einem langsamen Flow nicht zurechtkommen, wird dieser schneller eingestellt.

10.6 Fallbeispiel: Astral 150 (Fa. ResMed)

Der Patient, der mit diesem Beatmungsgerät beatmet wird (◘ Abb. 10.7), leidet seit ca. 17 Jahren unter einer hohen Querschnittslähmung mit vollständiger Atemlähmung und schlaffer Tetraplegie. Er wird über eine Trachealkanüle kontinuierlich volumenkontrolliert beatmet. Es hatte eine Umstellung vom Respirator PLV 100 (Fa. Respironics) auf die Astral 150 (Fa. ResMed) gegeben. Eine Umstellung auf eine druckkontrollierte Beatmung hat der Mensch nicht vertragen.

Es soll pro Atemhub ein Atemzugvolumen VT von 900 ml verabreicht werden, 17 x/min. Ein geringeres VT hätte dieser Mensch nicht akzeptiert, er empfand immer Luftnot. Die eingestellte Atemfrequenz entspricht der gemessenen Atemfrequenz (unten Messwerte). Der Luftdruck wird links an dem Luftdruckbalken dargestellt und beträgt für diesen Atemzyklus 17,7 cm H_2O (Anzeige links oben am Luftdruckbalken). Daraus resultiert das Atemminutenvolumen von 15,3 l/min. (unten Anzeige der Messwerte).

Die Einatemzeit Ti beträgt 1,30 s und wird in den unten dargestellten Messwerten angezeigt. Daraus ergibt sich ein Atemzeitverhältnis von 1:1,7 (oben rechts Messwertanzeige). Die Luftgeschwindigkeit, mit der die 900 ml verabreicht werden sollen, ist eingestellt mit der Flowkurve. Der Luftfluss steigt rasant an und wird über die gesamte Dauer der Einatemzeit Ti aufrechterhalten. Der Luftfluss wird dennoch im Verlauf der Einatemzeit gedrosselt. Wenn die Ti beendet ist, hat der Luftfluss dann nur noch eine Geschwindigkeit von 50 % des Ausgangswertes. Die maximale Luftflussgeschwindigkeit PIF (Peak Inspiratory Flow) beträgt für diesen Atemzyklus 55 l/min. (Anzeige oben rechts).

Der PEEP von 5 cm H_2O dient dem Offenhalten der Atemwege und Alveolen und deutet nicht auf eine Lungenerkrankung hin. Der Modus V(A)C ist eingestellt, in der Anzeige oben heißt er VC, denn die Triggerfunktion ist ausgestellt, da der Mensch

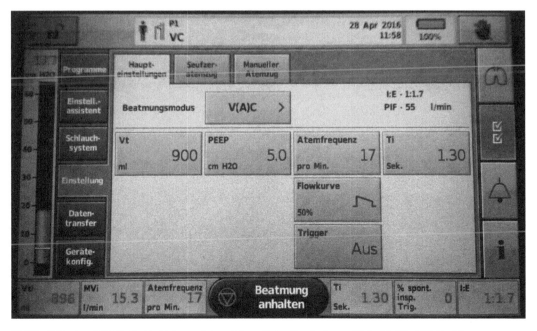

◘ **Abb. 10.7** Astral 150, Fa. ResMed (eigenes Foto, mit freundlicher Genehmigung: Fd. ResMed GmbH & Co. KG)

keinerlei Eigenatmung hat. Wäre sie eingestellt, würde oben auch VAC stehen.

Weiterführende Literatur

Campbell RS, Davis BR (2002) Pressure-controlled versus volume-controlled ventilation: does it matter? Respir Care 47: 416–424; discussion 424–426

Kallet RH, Campbell AR, Alonso JA, Morabito DJ, Mackersie RC (2000) The effects of pressure control versus volume control assisted ventilation on patient work of breathing in acute lung injury and acute respiratory distress syndrome. Respir Care 45: 1085–1096

Valta P, Takala J (1993) Volume-controlled inverse ratio ventilation: effect on dynamic hyperinflation and autoPEEP. Acta Anaesth Scand 37: 323–328

Druckregulierte-volumenkontrollierte Beatmung

Hartmut Lang

© Springer-Verlag GmbH Deutschland 2017
H. Lang (Hrsg.), *Außerklinische Beatmung*,
DOI 10.1007/978-3-662-53996-5_11

Der Vorteil einer druckkontrollierten Beatmung ist die Begrenzung der Beatmungsdrücke auf ein vorher festgelegtes Niveau. Nachteilig ist, dass dadurch unterschiedlich hohe Atemzugvolumina entstehen können (▶ Kap. 9). Der Vorteil einer volumenkontrollierten Beatmung ist das Verabreichen eines vorbestimmten Atemzugvolumens für eine gesicherte Beatmung. Nachteilig sind jedoch unbekannt hohe Beatmungsdrücke, Scherkräfte und Pendelvolumen (▶ Kap. 10). Beide Vorteile können in einer Beatmungsform miteinander kombiniert werden, als druckregulierte-volumenkontrollierte Beatmung.

11.1   Nomenklatur

Die unterschiedlichen Respiratorhersteller nutzen meist den Begriff Sicherheits- V_t oder Ziel- V_t für die Bezeichnung der volumenkontrollierten-druckregulierten Beatmung. Sie ist damit weniger eine eigenständige Beatmungsform, sondern eine Schutzfunktion bei der druckkontrollierten oder druckunterstützenden Beatmung.

11.2   Parameter-Einstellung

Zur Beatmung eines Patienten mit druckregulierter-volumenkontrollierter Beatmung sind die in der Übersicht aufgeführten Einstellungen notwendig.

Beatmungsparameter
- FiO$_2$
- PEEP
- Atemzugvolumen, V$_t$
- AF, f, Frequenz
- T$_{insp}$ (aus der Einstellung f und T$_{insp}$ resultiert das I:E)
- Rampe
- P$_{max}$/P$_{limit}$

Sauerstoff und PEEP werden nach den schon genannten Kriterien eingestellt (▶ Abschn. 9.2). Je nachdem wie lange ein Inspirationshub für den individuellen Patienten dauern soll, wird die T$_{insp}$ eingestellt.

Das optimale Atemzugvolumen wird ebenso wie eine „vernünftige" Beatmungsfrequenz für den jeweiligen Patienten ausgewählt. Aus Atemzugvolumen und Beatmungsfrequenz resultiert das Atemminutenvolumen (AMV oder MV).

Nach der Grundeinstellung erfolgen nun ein paar „Testbeatmungshübe". Daraufhin errechnet der Respirator, wie hoch der Beatmungsdruck sein muss (◘ Abb. 11.1). Der Druck wird dabei nur so hoch gewählt, dass das vorbestimmte Atemzugvolumen gesichert verabreicht werden kann.

Die Höhe des Inspirationsdrucks kann von Atemzyklus zu Atemzyklus variieren. Der Respirator wird den Inspirationsdruck automatisch, selbstständig herunter- oder hochregulieren. Diese selbstständige Regulation des Beatmungsdrucks erfolgt in kleinen Schritten von 2–3 mbar. Damit wird vermieden, dass unbeabsichtigt hohe Drücke entstehen, die die Lunge schädigen können.

Die Einstellung eines **P$_{max}$/P$_{limit}$** bewirkt, dass der Beatmungsdruck nur bis zu einem bestimmten Niveau ansteigen kann, ihn aber nicht überschreitet. Das dient der Vermeidung zu hoher Beatmungsdrücke. Mit der **Rampe** wird festgelegt, innerhalb welcher Zeit der Beatmungsdruck erreicht werden soll, unabhängig davon, ob der Druck nun gerade herunter- oder hochreguliert wurde.

Die selbstständige Regulation des Beatmungsdrucks entbindet den Anwender von der ständigen manuellen Eingabe. Sie hat jedoch den Nachteil, dass dabei dennoch unterschiedlich hohe Atemzugvolumina entstehen.

- Der Respirator errechnet z. B., dass der Druck erniedrigt werden muss. Bliebe der Druck auf dem bestehenden hohen Niveau, so würde zu viel Atemzugvolumen geliefert. Das langsame Absenken des Drucks bewirkt, dass das Atemzugvolumen sinkt, jedoch nicht unmittelbar sofort. Für 2–5 Atemzyklen wird weiterhin ein zu hohes Volumen geliefert.
- Der Respirator errechnet z. B., dass der Druck erhöht werden muss. Bliebe der Druck auf dem bestehenden niedrigen Niveau, so würde zu wenig Atemzugvolumen geliefert. Das langsame Anheben des Drucks bewirkt, dass das Atemzugvolumen vorsichtig steigt, jedoch nicht unmittelbar sofort. Für 2–5 Atemzyklen wird immer noch ein zu geringes Volumen geliefert

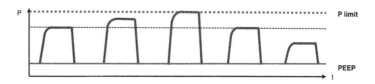

Abb. 11.1 Selbstständige Druckregulation des Respirators bei der druckregulierten-volumenkontrollierten Beatmung (eigene Darstellung, Bearbeitung Isabel Guckes)

11.3 Selbstständige Beatmungsdruckniveau-Einstellung

Folgende Einstellungen wurden festgelegt: PEEP, V_t, f, T_{insp}, Rampe, P_{limit} (▶ Abschn. 11.2). Als regulierende Parameter verbleiben die Messgrößen Compliance und Resistance, von denen das verabreichte Atemzugvolumen abhängig ist. Diese werden vom Respirator eigenständig reguliert.

11.3.1 Dehnungsfähigkeit der Lunge (Compliance)

Je größer die Dehnungsfähigkeit (C) ist, desto mehr Volumen wird bei gleichbleibendem Beatmungsdruck gefördert. Folge für die selbstständige Druckeinstellung: Der Beatmungsdruck wird langsam reduziert, bis das V_t wieder erreicht wird.

Ist C ↑ → V_t ↑ → **Beatmungsdruck wird selbstständig reduziert ↓**

Je kleiner die Compliance ist, umso weniger Volumen wird bei gleichbleibendem Beatmungsdruck gefördert. Folge für selbstständige Druckeinstellung: Der Beatmungsdruck wird langsam erhöht, bis das V_t wieder erreicht wird.

Ist C ↓ → V_t ↓ → **Beatmungsdruck wird selbstständig erhöht ↑**

11.3.2 Atemwegswiderstände (Resistance)

Je größer der Atemwegswiderstand (R), umso weniger Volumen wird bei gleichbleibendem Beatmungsdruck gefördert. Folge für selbstständige Druckeinstellung: Der Beatmungsdruck wird langsam erhöht, bis das V_t wieder erreicht wird.

Ist R ↑ → V_t ↓ → **Beatmungsdruck wird selbstständig erhöht ↑**

Tab. 11.1 Übersicht der selbstständigen Druckregulation

Zu beobachten	Grund	Selbstständige Regulation
V_t ist zu hoch – V_t ↑	Compliance groß – C ↑ Resistance niedrig – R ↓	Beatmungsdruck wird reduziert ↓
V_t ist zu gering – V_t ↓	Compliance niedrig – C ↓ Resistance hoch – R ↑	Beatmungsdruck wird angehoben ↑

Je kleiner der Atemwegswiderstand, umso mehr Volumen wird bei gleichbleibendem Beatmungsdruck gefördert. Folge für selbstständige Druckeinstellung: Der Beatmungsdruck wird langsam reduziert, bis das V_t wieder erreicht wird (▪ Tab. 11.1).

Ist R ↓ → V_t ↑ → **Beatmungsdruck wird selbstständig reduziert ↓**

11.4 Anwendung der druckregulierten-volumenkontrollierten Beatmung

Bei diesem Beatmungsmodus wird ein garantiertes und gesichertes Atemzugvolumen verabreicht. Daher profitieren nahezu die gleichen Patienten davon, wie in ▶ Abschn. 10.5. erläutert. Die in ▶ Abschn. 10.4 aufgezählten Risiken der volumenkontrollierten Beatmung sind jedoch aufgrund der automatischen Druckregulation geringer. So kommt dies einer druckkontrollierten Beatmung nahe.

Dieser Beatmungsmodus wird daher ebenfalls Patienten angeboten, bei denen es wichtig ist, dass ein gesichertes Atemzugvolumen verabreicht wird, da sonst die Hypoventilation droht. Das betrifft v. a. Menschen mit Restriktionen der Lungen

(Lungenfibrose, Obesitas Hypoventilationssyndrom, thorakal-restriktive Erkrankungen).

Bei der druckkontrollierten und druckunterstützenden Beatmung wird zur Sicherheit für die Patienten ein Atemzugvolumen in den Einstellungen eingegeben. Das soll sie davor schützen, zu wenig Atemzugvolumen zu erhalten und damit hypoventiliert zu sein. So etwas kann geschehen, obwohl die Höhe des Beatmungsdrucks ausreichend gewählt wurde.

Falls der eingestellte Beatmungsdruck nicht ausreicht, um ein gesichertes Atemzugvolumen zu verabreichen, wird automatisch das eingestellte Sicherheits-Atemzugvolumen verabreicht. Dabei wird der Beatmungsdruck so weit angehoben, wie er notwendig ist, um dem Menschen das V_t zu geben. Damit wird auch eine druckkontrollierte Beatmung zu einer volumenkontrollierten-druckregulierten Beatmung ohne dass die Bezeichnung am Respirator geändert wird.

11.5   Fallbeispiel: PB 560 (Fa. Covidien)

Hier das bekannte Beispiel aus ► Kap. 9. Grundsätzlich handelt es sich um eine PCV-Beatmung. Es soll aber ein Sicherheitsatemzugvolumen von mindestens 550 ml verabreicht werden. Falls die Einstellung des Beatmungsdruck Pi = 18 mbar nicht dafür ausreicht, wird automatisch der Luftdruck erhöht,

damit mindestens ein Ziel- V_t von 550 ml/Atemzug erreicht wird. Der Druck wird auf ca. 22 mbar automatisch angehoben. Dieser Druckanstieg geschieht sehr rasant, denn das ist der notwendige Druck, um das Ziel- V_t zu geben. Angezeigt ist, dass 612 ml Luft verabreicht wurden, in den folgenden Atemzyklen wird der Druck daher auch wieder automatisch gesenkt (☐ Abb. 11.2).

Weiterführende Literatur

Kezler M (2006) Volume-targeted ventilation. Early Hum Dev 82: 811–818

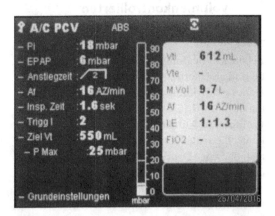

☐ **Abb. 11.2**   Automatische Druckregulation – Ziel-V_t (eigenes Foto, mit freundlicher Genehmigung: Covidien Deutschland GmbH)

Druckunterstützende Beatmung (PSV)

Hartmut Lang

© Springer-Verlag GmbH Deutschland 2017
H. Lang (Hrsg.), *Außerklinische Beatmung*,
DOI 10.1007/978-3-662-53996-5_12

Die druckunterstützende Beatmung (PSV = Pressure Support Ventilation) soll den Patienten bei der Eigenatmung unterstützen. Die Unterstützung geschieht durch die gleichzeitige Verabreichung eines Luftdruckes mit der spontanen Einatmung des Patienten. Der Patient bestimmt, wie oft und wie tief er atmet. Der spontan atmende Patient erhält vom Respirator bei jedem Atemzug eine Hilfestellung, eine Luftdruckunterstützung, den sog. Pressure-Support (PS). Die patienteneigene Einatemarbeit wird durch Lieferung eines Überdrucks vom Respirator unterstützt wird. Auch bei der PSV-Atmung befindet sich der Luftdruck in den Lungen immer im positiven Bereich. Dennoch kommt dies einer physiologischen Spontanatmung nahe.

Es ist Aufgabe der betreuenden Personen, darauf zu achten, dass die vorgegebenen Parameter den Atembemühungen des Patienten auch gerecht werden.

Aspekte der Beobachtung:
- Adäquate Lagerung
- Hecheln bzw. effektive Atmung
- Tolerierung der Lagerungsmaßnahmen durch den Patienten
- Gestresstes/gequältes Aussehen des Patienten
- Erschöpfungszustände

Anzeichen des Erschöpfungszustandes:
- Tachypnoe (hohe Atemfrequenz)
- Tachykardie
- Sättigungsabfall
- Ggf. Blutdruckschwankungen, eher Hypertonie
- Niedriges Atemzugvolumen
- Schweißausbruch
- Motorische Unruhe
- Patient versucht, nonverbal auf sich aufmerksam zu machen
- Blutgasanalyse: pO_2 sinkt, pCO_2 steigt eventuell

12.1   Nomenklatur

Die unterschiedlichen Respiratorhersteller nutzen meist den Begriff PSV oder PSV S/T für die Bezeichnung der druckunterstützenden Beatmung. Die Benennung der einzelnen Beatmungsparameter ist von Respirator zu Respirator leider unterschiedlich. Eine Auflistung der Parameter finden Sie in ▶ Tabelle 4 im Anhang. Die Darstellung der einzelnen Beatmungsparameter erfolgt daher allgemein.

12.2   Parameter-Einstellung

Zur Beatmung eines Patienten mit druckunterstützender Beatmung sind folgende Einstellungen notwendig:

Beatmungsparameter
- O_2-Konz., FiO_2, Sauerstoff
- PEEP, P_{tief}
- $P_{support}$/PS
- Back-Up mit Einstellungen:
  - f, AF, Frequenz
  - T_{insp}, T_{hoch} oder
  - Atem-Zeit-Verhältnis I:E
- Rampe, Druckrampe, Anstiegszeit
- Trigger, als Flowtrigger oder Drucktrigger
- Exspirationstrigger
- P_{max}, P_{aw}, Druck, P_{limit}

Die meisten Parameter sind in ▶ Abschn. 9.1 ausführlich beschrieben, sodass hier nur die für eine druckunterstützende Beatmung spezifischen Parameter erörtert werden. Die Atemfrequenz und T_{insp} müssen im PSV-Modus nicht vorgegeben werden, da der Patient einen eigenen Atemrhythmus hat. Bei fast allen Respiratoren ist sie jedoch als sog. „Back-Up"-Funktion eingestellt!

12.3   Druckunterstützung der Atmung

Die grundsätzliche Voraussetzung für die Anwendung des PSV-Modus ist die Fähigkeit des Patienten, überhaupt spontan atmen zu können. Er bestimmt selbst eine Atemfrequenz, seine Atemtiefe und ob er lange oder kurze Atemzüge machen möchte. Meistens sind Patienten jedoch nicht kräftig genug, eine ausreichende Atemtiefe und ein ausreichendes

Atemzugvolumen V_t zu erreichen. Die druckunterstützende Beatmung soll den Patienten bei der Eigenatmung unterstützen. Diese Unterstützung geschieht durch die gleichzeitige Verabreichung eines Luftdrucks mit der spontanen Einatmung. Es wird ein Unterstützungs- bzw. ein Hilfsdruck eingestellt werden. In der Regel wird eine Einstellung zwischen 10 und 20 mbar bzw. cm H_2O gewählt.

Der Luftdruckunterschied, die Differenz zwischen dem **PEEP** und dem **PS** wird **Δ P** genannt (Δ = griech. Delta, entspricht dem Luftdruckunterschied).

Generell gilt: Je höher der Hilfsdruck eingestellt ist, umso mehr Inspirationsvolumen wird geliefert; je niedriger der Hilfsdruck ist, umso weniger Inspirationsvolumen wird geliefert.

12.3.1 Optimale Höhe der Druckunterstützung

Die Wahl der Höhe der Druckunterstützung richtet sich nach der ausreichenden Ventilation des Patienten. Diese ist in der Regel mit 6–8 ml/kg KG erreicht. Es ist darauf zu achten, dass der Hilfsdruck nicht zu hoch eingestellt wird, da es zu einer Überblähung führen kann. Eine zu niedrige Einstellung des Hilfsdruckes kann zu einer Minderbelüftung führen. Die entsprechende Höhe herauszufinden und einzustellen ist Aufgabe des Beatmungszentrums.

■■ **Inspiration**

Atmet der Patient ein, wird das vom Respirator erkannt und für die Dauer der Einatmung ein Hilfsdruck geliefert. Das unterstützt seine Eigenatmung. Mit Hilfe der Rampe/Anstiegskurve wird die Geschwindigkeit vorbestimmt, mit der die Luft in die Lungen strömt, und die Dauer, bis das eingestellte PS-Niveau erreicht ist.

■■ **Exspiration**

Moderne Respiratoren erkennen auch, wann der Patient wieder ausatmen möchte. Dazu wird das Prinzip der Flowsteuerung angewendet. Dieser wird durch einen Ausatemtrigger eingestellt. Wenn die Fließgeschwindigkeit der Luft einen bestimmten Wert unterschreitet, wird die Exspiration eingeleitet.

12.3.2 Trigger

Die Grundlagen des Triggers wurden in ▶ Abschn. 9.2.8 beschrieben.

Flowtrigger

Im PS-Modus wird bei Erreichen des Flowtriggers, eines voreingestellten Luftflusses von z. B. 2 l/min, ein Hilfsdruck bzw. die Druckunterstützung geliefert. Diese synchrone Lieferung der PS-Druckunterstützung wird „Demand-Flow" genannt (◘ Abb. 12.1).

Generell gilt: Je niedriger der Flowtrigger eingestellt ist, desto geringer muss die Inspirationsbemühung des Patienten sein, um den Hilfsdruck zu erhalten.

Der Flowtrigger kann zwischen 1–15 l/min variieren. Meist werden zu Beginn der PSV-Beatmung 2–5 l/min gewählt.

Atmet ein Patient ein, so wird der Druck leicht unterhalb des PEEP-Niveaus sinken. Dieser Unterdruck entsteht durch die Arbeit der Inspirationsmuskeln Zwerchfell und äußere Zwischenrippenmuskulatur (◘ Abb. 12.1 oben). Jedoch wird dieser kleine Druckabfall sehr selten auf der Druckkurve zu erkennen sein. Man kann ggf. an dem Luftdruckbalken erkennen, dass dieser sich leicht unterhalb der Markierung des eingestellten PEEP bewegt.

Bei der Einatmung erzeugt der Patient einen leichten Luftfluss, einen Flow (◘ Abb. 12.1 unten). Wenn der Patient kräftig genug einatmet und so einen Luftfluss, also einen Flow von 2 l/min erzeugen kann, wird die Druckunterstützung, der PS, ausgelöst. Der Druck steigt auf das eingestellte Druckniveau an (◘ Abb. 12.1 oben). Dabei fließt die Luft rasch in die Lunge des Patienten hinein (◘ Abb. 12.1 unten).

❯ **Die Gefahr einer zu niedrigen Triggereinstellung besteht in einer möglichen Autotriggerung.**

■ **Folgen der Autotriggerung**

Es kann evtl. unbeabsichtigt ein oder mehrmals ein PS-Hilfsdruck verabreicht werden, obwohl diese Druckunterstützung nicht vom Patienten gefordert wurde. Der Patient kann nicht mehr selbstbestimmt atmen. Hierdurch besteht die Gefahr einer

12

□ **Abb. 12.1**   Flowtriggerung, oben Druckkurve, unten Flowkurve (eigene Darstellung, Bearbeitung Isabel Guckes)

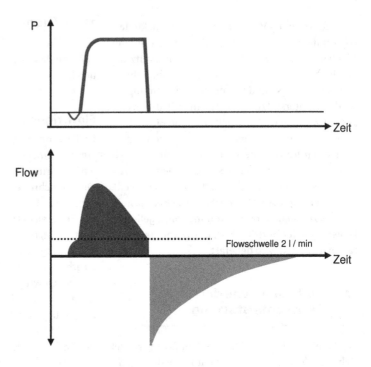

Hyperventilation. Auch bei einem Singultus kann es unbeabsichtigt zur Triggerung kommen – mit den eben beschriebenen Folgen.

■ **Mögliche Folgen einer zu hohen Triggereinstellung**

Je höher der Flowtrigger eingestellt ist, umso größer muss die Inspirationsbemühung des Patienten sein, um den Hilfsdruck zu erhalten.

Die Atemanstrengung der Patienten kann zu groß sein. Zu große Atemanstrengungen können zu Erschöpfungszuständen führen. Atemanstrengungen des Patienten werden evtl. nicht mit einem PS-Hilfsdruck beantwortet. Der Patient atmet zwar ein, jedoch nicht kräftig genug, um die Druckunterstützung auszulösen (□ Abb. 12.2 oben Druckkurve) und erreicht nicht die Flowtriggerschwelle (□ Abb. 12.2 gestrichelte Linie über der unten dargestellten Flowkurve). Daraus resultiert eine Hypoventilation.

Drucktrigger

Die Angabe erfolgt in einer Luftdruckeinheit oder als „Stufe" von 1–6. Atmet der Patient im PS-Modus, so entsteht durch die Einatembemühungen ein

Unterdruck (□ Abb. 12.3 oben) unterhalb des PEEP-Niveaus. Das Erreichen dieses Unterdrucks wird erkannt und es wird synchron zur Einatmung der PS-Hilfsdruck bzw. die Druckunterstützung geliefert.

Beispiel

Der Drucktrigger ist auf den Wert -2 mbar eingestellt: Der Patient atmet ein und erzeugt dabei einen Unterdruck von -2 mbar unterhalb des eingestellten PEEP, dann wird vom Respirator ein atemsynchroner Beatmungshub ausgelöst und dem Patienten verabreicht.

Die Triggerfunktion stellt einen Schwierigkeitsgrad dar, den der Mensch zu Auslösung eines PS-Hilfsdrucks aufbringen muss. Bei einer Einstellung mit einem Luftdruckwert gilt:

— Er wird immer mit einem negativen Wert eingestellt, z. B. -2 mbar/-2 cm H_2O.
— Je negativer der Wert eingestellt ist, desto schwerer fällt es dem Patienten, einen PS-Hilfsdruck auszulösen.
— Je weniger negativ der Wert eingestellt ist, desto leichter fällt des dem Patienten, einen PS-Hilfsdruck auszulösen.

☐ Abb. 12.2 Keine Triggerung (eigene Darstellung, Bearbeitung Isabel Guckes)

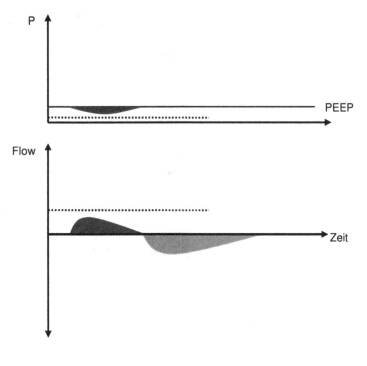

☐ Abb. 12.3 Drucktrigger: oben Druckkurve, unten Flowkurve (eigene Darstellung, Bearbeitung Isabel Guckes)

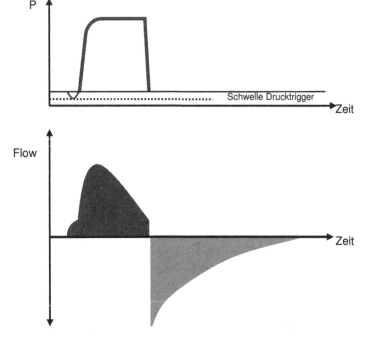

☐ Abb. 12.4 PSV-Atmung an der Astral 150, Fa. ResMed (eigenes Foto, mit freundlicher Genehmigung Fd. ResMed GmbH & Co. KG)

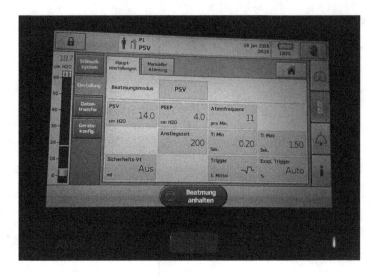

Bei einer Stufeneinstellung für den Drucktrigger gilt:
- Je kleiner der Wert eingestellt ist, desto leichter fällt es dem Patienten, einen PS-Hilfsdruck auszulösen.
- Je größer der Wert eingestellt ist, desto schwerer fällt des dem Patienten, einen PS-Hilfsdruck auszulösen.

12.3.3 Back-Up

Das „Back-Up"-Programm ist für den Patienten eine Sicherheit, für den Fall, dass er aufgrund von Erschöpfung, trotz Druckunterstützung, nicht mehr selbstständig atmet. In dem Fall wird automatisch die „Back-Up"-Funktion aktiviert und der Patient nach den Prinzipien der druckkontrollierten Beatmung beatmet (▶ Kap. 9). Dazu werden zusätzlich eine Atemfrequenz und eine Inspirationszeit eingestellt. Damit eine ausreichende Lungenbelüftung erhalten bleibt, kann zusätzlich ein Sicherheitsatemzugvolumen V_t eingestellt werden. Damit stellt die „Back-Up"-Funktion eine Apnoe-Ventilation dar und sichert dem Patienten die Ventilation.

12.4   Fallbeispiel: PSV-Atmung

Der Ablauf der PSV-Atmung wird anhand ☐ Abb. 12.4 dargestellt und verdeutlicht:
- PEEP von 4 cm H_2O

- Trigger Stufe 3, bedeutet einen Schwierigkeitsgrad mittel
- Hilfsdruck bzw. PSV von +14 cm H_2O oberhalb des PEEP-Niveaus
- Anstieg von 200 ms = 0,2 s (entspricht der Rampe, ▶ Abschn. 9.2.7)

Ausgangspunkt der Atmung ist das PEEP-Niveau von 4 cm H_2O. Der Patient atmet ein. Dabei wird das PEEP-Niveau etwas unterschritten. Der Patient muss eine Einatemkraft der Stufe 3 aufbringen, der einem mittleren Schwierigkeitsgrad entspricht. Dieser Wert wurde gewählt, damit eine Luftdruckunterstützung nicht zu leicht ausgelöst werden kann. Kann ein Patient diese Kraft nicht aufbringen, so wird er auch keine Druckunterstützung für seine Einatmung erhalten (☐ Abb. 12.2). Die richtige Auswahl der Trigger Stufe ist Aufgabe des Beatmungszentrums.

Ist die Triggerschwelle überschritten, so wird dem Patienten parallel zu seiner eigenen Einatmung der Überdruck, der PS-Hilfsdruck bzw. die Druckunterstützung geliefert. Die Anstiegszeit bzw. Rampe ist auf 200 ms (= 0,2 s) eingestellt und bedeutet, das eingestellte PS-Hilfsdruckniveau wird nach 200 ms erreicht.

Der Patient kann aber noch weiter einatmen. Es wird ihm so lange Luft geliefert, wie er möchte. Jedoch ist auch hierbei eine Sicherheitsfunktion eingestellt: Es soll sichergestellt sein, dass die Einatmung mindestens 0,2 s ($T_{i\,Min}$, Min = Minimum) dauert und eine Zeit von 1,5 s ($T_{i\,Max}$, Max = Maximum) nicht überschreitet.

Für die gesamte Zeit der Einatmung wird das Luftdruckniveau nicht überschritten. Die gesamte Höhe des Luftdruckniveaus, das erreicht wird, ergibt sich aus dem PEEP = 4 plus dem eingestellten PSV von 14 cm H_2O. Insgesamt resultiert daraus ein Luftdruck von 18 cm H_2O. Dieser wird am Luftdruckbalken an der linken Bildschirmseite angezeigt. Einmal durch den Strich in Höhe des Wertes 18 und am oberen Ende des Druckbalkens mit dem Wert 18,7. Er ist somit leicht höher als errechnet, aber diese kleine Abweichung tritt immer wieder auf und bedeutet keine Gefahr für den Patienten.

12.5 Exspirationstrigger

Weitere mögliche Bezeichnungen:
- **ETS:** Exspiratorische Trigger Sensibilität
- **TG (E):** Trigger für die Exspiration
- Exsp. Trigger

Die Inspiration ist irgendwann beendet. Der Respirator muss nun erkennen, dass der Patient auch wieder ausatmen möchte, und muss es unmittelbar zulassen. Dazu dient der Exsp.-Trigger bzw. der Exspirationstrigger.

Das Beatmungsgerät misst ständig den erzeugten Luftfluss (Flow). Relativ rasch, meist schon zum Beginn der Einatmung, wird eine maximale Luftflussgeschwindigkeit erreicht (ein maximaler Flow).

Dieser Wert wird vom Beatmungsgerät gespeichert und mit dem Wert **100 %** gleichgesetzt. Die Bezeichnung für den maximalen Luftfluss wird **PIF** = Peak Inspiration Flow genannt. Im weiteren Verlauf der Einatmung (Inspiration) nimmt der Luftfluss immer weiter ab.

Ab einem gewissen Wert wird die Ausatmung eingeleitet. Dieser Wert beträgt meistens **25 %** und bedeutet, wenn der Luftfluss so weit abfällt, dass nur noch eine Luftflussgeschwindigkeit von 25 % der zuvor gemessenen maximalen Luftflussgeschwindigkeit erreicht ist, wird die Ausatmung eingeleitet/ausgelöst. Diesen Wert kann man variabel einstellen. Je **höher** die **Prozentzahl** ist, desto früher wird die Ausatmung eingeleitet/ausgelöst.

◻ Abb. 12.5 links: Exspirationstrigger auf 30 % eingestellt. Folge, wenn ETS < 30 %:
- Einatmung dauert länger
- Ausatmung evtl. erschwert

Je geringer die Prozentzahl ist, desto später wird die Ausatmung ausgelöst. Vorteil:
- Eigentlich keine Vorteile, denn Patient muss ggf. pressen, um auszuatmen.
- Dieses Pressen führt wieder zur Erschöpfung.

◻ Abb. 12.5 rechts: Exspirationstrigger auf 50 % eingestellt. Folge:
- Einatmung ist kürzer
- Ausatmung evtl. erleichtert

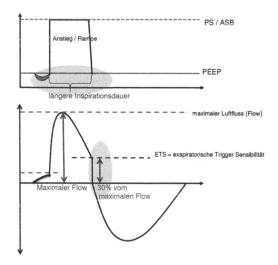 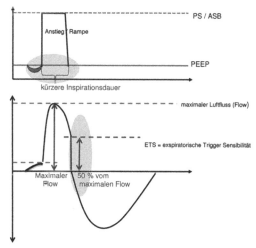

◻ **Abb. 12.5** Exspirationstrigger niedrig – hoch (eigene Darstellung, Bearbeitung Isabel Guckes)

Vorteil für den Patienten (auch im Selbstversuch so erfahren !!!):

- Ausatmung wird für den Patienten erleichtert.
- Patient muss nicht „kräfteraubend" pressen, damit ausgeatmet werden kann.

In dem Fallbeispiel ist die Triggerfunktion auf „Auto" eingestellt. Der Respirator versucht somit, nach jeder Einatmung selbstständig eine optimale Stufe einzustellen. Die Ausatmung des Patienten soll nicht zu früh beginnen, denn sonst könnte der Mensch das Empfinden haben, er könne zuvor gar nicht ausreichend einatmen. Die Ausatmung soll jedoch auch nicht zu spät beginnen, sonst kann der Patient das Gefühl haben, er würde die zuvor eingeatmete Luft gar nicht wieder abatmen können. Diese variable „Auto"-Einstellung erhöht den Atemkomfort an dem Respirator.

Der Patient atmet aus und der Luftdruck sinkt wieder auf das PEEP-Niveau zurück. Will der Patient erneut atmen, so muss der Trigger überwunden werden.

12.6   Vor- und Nachteile

- **Vorteile der PSV-Atmung**

Jede Form der Beatmung bedeutet Stress. Dieser ist umso größer, je schlechter die Beatmung angepasst ist. Vorteile der PSV:

- Hohes Maß an Selbstbestimmung
- Eigene Entscheidung des Patienten, wie oft und wie tief geatmet wird
- Kein vorgegebener Atemtakt, der eingehalten werden muss
- Der Patient ist in der Regel wacher
- Kommunikation ist daher möglich
- Trachealsekret wird oft besser mobilisiert
- Bessere Atelektasen- und Pneumonieprophylaxe durch Aktivität der Atemmuskulatur
- Bessere Belüftung basaler Lungensegmente

- **Nachteile von PSV:**

- Atemmonotonie → es wird immer der gleiche Atemhilfsdruck geliefert

- Bewusster Fremdkörperreiz
- Abhängigkeitsgefühl

12.7   ST-Modus

Der ST-Modus (spontaneous – timed) verknüpft eine druckkontrollierte mit einer druckunterstützenden Beatmung. Es ist eine Kombination aus beidem, bei der die Spontanatmung ermöglicht ist. Vorteilhaft erscheint diese Kombination bei der nichtinvasiven Beatmung. ▶ Tabelle 5 im Anhang gibt eine Auflistung der verschiedenen Gerätehersteller wieder.

Turbinengesteuerte Beatmungsgeräte wie Hamilton C2, T1 und Respironics V60 und BiPAP Vision (Philips) verfügen über einen Modus für die NIV Beatmung, mit der Bezeichnung „NIV ST".Dabei steht S für spontaneous (spontan) und T für timed (Zeit). Die Bezeichnung NIV beschreibt, dass diese Beatmungsform für die Maskenbeatmung angewandt wird. Erzeugt wird damit eine sog. **BiLevel Beatmung**. Eine Beatmung, bei der **zwei (Bi-)** unterschiedlich hohe Luftdruckniveaus (**-level**) durch das Beatmungsgerät aufgebaut werden.

Ein hohes Luftdruckniveau wird während der Inspiration erzeugt durch den Beatmungsparameter **IPAP** „Inspiratory Positive Airway Pressure" (synonym auch: P_{hoch}, P_{insp}, P_{in}, P_i). Ein niedriges Luftdruckniveau wird während der Exspiration erzeugt durch den Beatmungsparameter **EPAP** „Exspiratory Positive Airway Pressure" (synonym auch: PEEP oder P tief). IPAP und EPAP haben die gleiche Endung, nämlich **PAP**. Daher wird diese Art der Beatmung auch **BiPAP** genannt.

> ❯❯ BiPAP (mit kleinem i) ist nicht das BIPAP von den Evita Intensivbeatmungsgeräten der Fa. Dräger, auch wenn es gleich ausgesprochen wird.

- **Beschreibung des Beatmungsmodus ST**

Mit Hilfe dieses Beatmungsmodus kann ein Patient unter Maskenbeatmung spontan atmen. Die **S-Funktion** (Spontanatemfunktion) entspricht der

Tab. 12.1 Übersicht der Beatmungsparameter bei NIV ST

Alle Parameter	Für die S-Funktion	Für die T-Funktion
Sauerstoffkonzentration	×	×
EPAP	×	×
IPAP	×	×
Anstieg/Rampe	×	×
Trigger/Flowtrigger	×	
ETS (exspiratorische Trigger-Sensibilität)	×	
Beatmungsfrequenz f (Back-Up-Frequenz)		×
Inspirationszeit T_i		×

ASB/PSV-Atmung, also der Spontanatmung mit Druckunterstützung.

Kann ein Patient vor Erschöpfung nicht mehr spontan atmen, so wird er beatmet. Die **T-Funktion** (timed – zeitgetaktet bzw. zeitgesteuert) entspricht der druckkontrollierten Beatmung (▶ Kap. 9). Sie erfüllt gleichzeitig die Back-Up-Beatmung für den Fall, dass ein Patient nicht mehr spontan atmen kann. Die einzustellenden Beatmungsparameter sind in ● Tab. 12.1 und anhand eines Praxisbeispiels in ● Tab. 12.2 aufgeführt.

Ein Patient atmet ruhig spontan mit der Druckunterstützung. Die S-Funktion ist aktiv (● Abb. 12.6).

Im Hintergrund „wacht" das Beatmungsgerät, dass eine bestimmte Atemfrequenz nicht unterschritten wird (● Abb. 12.7).

Atmet der Patient weiterhin regelmäßig mit Druckunterstützung, „wacht" das Beatmungsgerät nur, dass mindestens 12 Atem- oder Beatmungshübe erreicht sind (● Abb. 12.8).

12 Atem- und Beatmungshübe sollen mindestens erreicht sein. Kann der Patient jedoch einige Atemzüge mit Druckunterstützung nicht auslösen, werden sie als Beatmungshübe ergänzt. Falls somit ein Patient nur 5-mal pro Minute spontan atmen kann, werden somit 7 Beatmungshübe ergänzt, sodass die 12 Atem- und Beatmungshübe erreicht sind. S-Funktion und T-Funktion sind aktiv (● Abb. 12.9).

Kann der Patient gar nicht mehr atmen, weil er erschöpft ist, wird er kontrolliert mit 12 Beatmungshüben/Minute (● Abb. 12.10) beatmet. Nur die T-Funktion ist aktiv.

Kann der Patient wieder regelmäßig mit Druckunterstützung atmen, „wacht" das Beatmungsgerät

Tab. 12.2 Beispiel für eine ST-Einstellung

Alle Parameter	Für die S-Funktion	Für die T-Funktion
Sauerstoffkonzentration	30 %	Gleich
EPAP	5 cm H_2O	Gleich
IPAP	15 cm H_2O	Gleich
Aus dem Druckunterschied zwischen EPAP und IPAP folgt: $\Delta P = 10$ cm H_2O		
Anstieg/Rampe	0,2 s/200 ms	Gleich
Trigger / Flowtrigger	2 l/min.	
ETS (exspiratorische Trigger-Sensibilität)	25 %	
Beatmungsfrequenz f (Back-Up-Frequenz)		12 ×/min.
Inspirationszeit Ti		1,5 s
Aus der f = 12 ×/min. und der T_i = 1,5 s folgt: I:E = 1:2,3 oder T_i/T_{tot} = 30 % (= 0,3)		

Abb. 12.6 Modus eigene Atmung mit Druckunterstützung (eigene Darstellung, Bearbeitung Isabel Guckes)

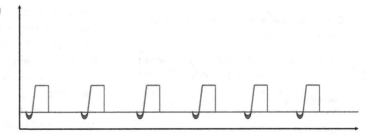

Abb. 12.7 Modus, Respirator wacht (eigene Darstellung, Bearbeitung Isabel Guckes)

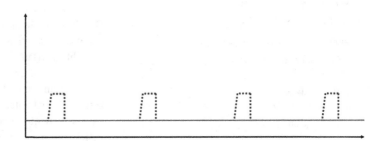

Abb. 12.8 Modus bei Spontanatmung, Respirator wacht (eigene Darstellung, Bearbeitung Isabel Guckes)

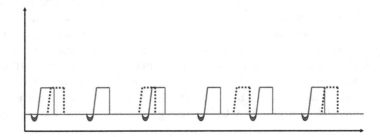

Abb. 12.9 Modus, ergänzende Beatmungshübe (eigene Darstellung, Bearbeitung Isabel Guckes)

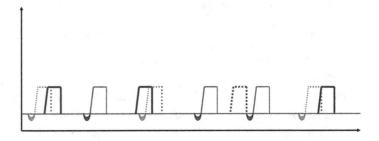

Abb. 12.10 ST-Modus, Übernahme der Beatmung (eigene Darstellung, Bearbeitung Isabel Guckes)

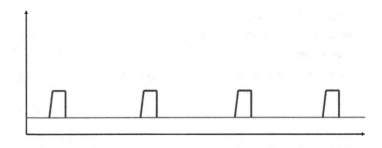

nur, dass mind. 12 Atem- oder Beatmungshübe erreicht sind (◼ Abb. 12.7).

Fazit

Der ST-Modus ist eine Kombination aus einer druckkontrollierten und einer druckunterstützenden Beatmung. Falls ein Patient nicht mehr spontan atmen kann, auch nicht mit Druckunterstützung, tritt zur Sicherheit eine druckkontrollierte Beatmung ein. Der Patient bleibt zuverlässig beatmet. Die Übergänge von kontrollierter zu unterstützenden Beatmung können fließend sein.

Weiterführende Literatur

Brochard et al. (1989) Inspiratory Pressure Support Prevents Diaphragmatic Fatigue during Weaning from Mechanical Ventilation. Am Rev Respir Dis 139: 513–521

Brochard et al. (1991) Inspiratory Pressure Support Compensates for the Additional Work of Breathing Caused by the Endotracheal Tube. Anesthesiology 75: 739–745

Elsasser S, Guttmann J, Stocker R et al. (2003) Accuracy of automatic tube compenation in new-generation mechanical ventilators. Crit Care Med 31: 2619–2626

Juban A, Grant BJ, Duffner LA et al. (2013) Effect of pressure support vs unassisted breathing through a tracheostomy collar on weaning duration in patients requiring prolonged mechanical ventilation: a randomized trial. JAMA 309: 671–677

Kuhlen R, Guttmann J, Nibbe L et al. (1997) Proportional pressure support and automatic tube compensation: new options for assisted spontaneous breathing. Acta Anaesthesiol Scand Suppl 111: 155–159

Ladeira MT, Vital FM, Andriolo RP (2014) Pressure support versus T-tube for weaning from mechanical ventilation in adults. Chochrane Database Syst Rev 5: CD006056

SIMV (Synchronized Intermittent Mechanical Ventilation)

Hartmut Lang

© Springer-Verlag GmbH Deutschland 2017
H. Lang (Hrsg.), *Außerklinische Beatmung*,
DOI 10.1007/978-3-662-53996-5_13

SIMV bezeichnet eine zeitlich aufeinander abgestimmte, immer wiederkehrende maschinelle Beatmung. SIMV ist eine Kombination von kontrollierter Beatmung und Spontanatmung. Es gibt somit Anteile der kontrollierten und Anteile der augmentierten Beatmung. Die Beatmung mit SIMV wurde in ihrer Entwicklung zunächst patientenorientierter. Die Kombination von kontrollierter und augmentierter Beatmung erleichterte anfänglich die Entwöhnung vom Beatmungsgerät, obwohl weitere Studien ergeben hatten, dass die Entwöhnungsphase damit nicht wesentlich verkürzt sondern verlängert wurde.

Früher mussten die Patienten nach einer längeren Beatmungstherapie zeit- und personenaufwendig vom Respirator abtrainiert werden. Als noch keine augmentierten Beatmungsformen zur Verfügung standen, hatte man die Patienten einfach für ein gewisses Intervall vom Gerät diskonnektiert. Sie mussten nun spontan atmen. Diese Intervalle wurden allmählich verlängert bis zur vollständigen Entwöhnung. Mit CPAP gelang es, die Spontanatmung für Patienten mit einem Respirator zu ermöglichen.

IMV (engl. Intermittent Mechanical Ventilation) bezeichnet eine periodische oder unterbrochene Beatmung und ermöglicht dem Patienten, zwischen den maschinellen Beatmungshüben spontan zu atmen (Spontanatemphasen). Der Nachteil war dabei, dass die Beatmungsmaschine nicht dem Patienten angepasst war. Wenn ein maschineller Atemhub an der Reihe war, so wurde dieser verabreicht ohne Rücksicht auf die Atembemühungen des Patienten.

Mit SIMV ist es gelungen, Triggermechanismen einzubauen, die zur Synchronisation der zu verabreichenden Atemhübe führen. Sie ermöglichen somit eine Anpassung des Respirators an den Patienten.

13.1 Volumenkontrolliertes SIMV (VC-SIMV)

In ◘ Abb. 13.1 sieht man eine VCV-Beatmungsdruckkurve. Die mandatorischen Beatmungshübe unterscheiden sich nicht von denen bei VCV. Man kann erkennen, dass der Patient die Zeit zwischen den mandatorischen Atemhüben zu einer spontanen Atmung nutzt. Auch eine höhere spontane Atemfrequenz oder gar keine Spontanatmungsbemühung wären möglich.

Wenn – entsprechend der eingestellten Frequenz – der Zeitpunkt für den nächsten mandatorischen Beatmungshub gekommen ist, wird vom Gerät ein „Trigger" aktiviert. Die Spontanatemzeit ist beendet und die nächstfolgende Inspirationsbemühung des Patienten führt zur synchronen Verabreichung eines mandatorischen Beatmungshubs.

Der Zeitraum, der für die Trigger-Aktivierung zur Verfügung steht, wird als **„Erwartungsfenster", „Triggerfenster"** oder **„Erwartungszeitraum"** bezeichnet. Die Dauer kann 0,5–5 s betragen. Der Respirator „erwartet" eine Einatmungsbemühung des Patienten. Wurde der Trigger bis zum Ende dieses Erwartungszeitraums nicht aktiviert, so wird der mandatorische Beatmungshub unsynchronisiert verabreicht. Anschließend folgt wieder ein Zeitraum mit der Möglichkeit zur Spontanatmung bis zum Beginn des nächsten „Triggerfensters".

Wird innerhalb eines Erwartungsfensters eingeatmet, so wird der mandatorische Beatmungshub synchron zur Einatemarbeit des Patienten verabreicht. Die nicht genutzte Zeit des Erwartungsfensters wird an die Exspiration des nächsten Atemhubs gehängt. Damit wird verhindert, dass die eingestellte Frequenz der mandatorischen Hübe überschritten wird. SIMV bietet somit die Möglichkeit, Spontanatmung mit kontrollierter Beatmung zu kombinieren.

◘ **Abb. 13.1** Volumenkontrolliertes SIMV-Druckkurve mit Spontanatmung (eigene Darstellung, Bearbeitung Isabel Guckes)

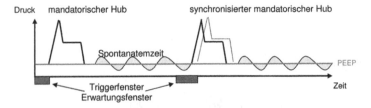

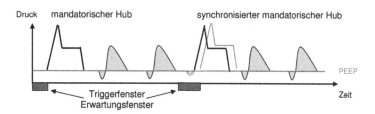

◘ Abb. 13.2 Volumenkontrollierte SIMV mit PS (eigene Darstellung, Bearbeitung Isabel Guckes)

Eine kombinierte Anwendung von SIMV und PSV ist möglich. Die Spontan-Atemzüge erhalten dann eine Druckunterstützung (◘ Abb. 13.2).

13.1.1 Parameter-Einstellung

Zur Beatmung eines Patienten mit volumenkontrollierter SIMV-Beatmung sind die in ◘ Tab. 13.1 aufgeführten Einstellungen notwendig. Eine allgemeine Auflistung der verschiedenen Gerätehersteller ist in ► Tab. 6 im Anhang aufgelistet.

13.2 Druckkontrolliertes SIMV (PC SIMV)

Das druckkontrollierte SIMV ist eine Kombination der Beatmungsformen PCV und CPAP. Es gibt darin Anteile der kontrollierten und Anteile der augmentierten Beatmung (◘ Abb. 13.3).

Nahezu alle modernen Respiratoren bieten nicht nur volumenkontrolliertes, sondern auch druckkontrolliertes SIMV an. Es gelten die gleichen Prinzipien wie bei dem volumenkontrollierten SIMV (► Abschn. 13.1). SIMV kann auch mit einer PS-Unterstützung angeboten werden. Für das PS gelten auch die oben genannten Prinzipien. Die Druck-Zeit-Kurve ist in ◘ Abb. 13.4 dargestellt.

◘ Tab. 13.1 Generelle Einstellung volumenkontrolliertes SIMV

Für die volumenkontrollierte Beatmung	Für die Druckunterstützung
O_2-Konz., FiO_2, Sauerstoff	O_2-Konz., FiO_2, Sauerstoff
PEEP, P_{tief}	PEEP, P_{tief}
f, AF, Frequenz	
V_t, Atemzugvolumen	
T_{insp}, T_{hoch} oder Atemzeitverhältnis I:E, T_I/T_{tot}	
	P ASB, $P_{support}$/PS, Δ P ASB, Δ P_{sup} Wert auf 0 einstellen, falls keine Druckunterstützung verabreicht werden soll
	Rampe, Druckrampe, Anstiegszeit
Flow, Luftgeschwindigkeit	
Flowtrigger, Triggerempfindlichkeit oder Drucktrigger	Flowtrigger, Triggerempfindlichkeit oder Drucktrigger
	ggf. Expirationstrigger

◘ Abb. 13.3 Druckkontrolliertes SIMV mit Spontanatmung (eigene Darstellung, Bearbeitung Isabel Guckes)

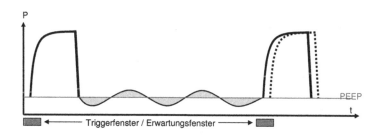

Abb. 13.4 Druckkontrolliertes SIMV mit ASB/PS-Unterstützung (eigene Darstellung, Bearbeitung Isabel Guckes)

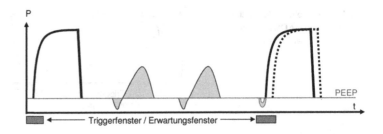

13.2.1 Parameter-Einstellung

Zur Beatmung eines Patienten mit druckkontrollierter SIMV-Beatmung sind die in ☐ Tab. 13.2 aufgeführten Einstellungen notwendig. Eine allgemeine Auflistung der verschiedenen Gerätehersteller ist in ► Tab. 7 im Anhang aufgelistet.

13.3   Vorteile und Nachteile von SIMV

- **Vorteile von SIMV**
- Nahezu stufenlose Verringerung der vom Gerät übernommenen Atemarbeit.
- Die Vorteile der Parametereinstellung der einzelnen Atemzüge bleiben erhalten: Bei jedem „Zwangsatemzug" können die Vorteile einer optimalen Einstellung von Flow, Plateau und I:E weiter genutzt werden. Da der Patient die Charakteristik der Atemzüge gewohnt ist, ist die Toleranz im Allgemeinen sehr gut.
- Ein minimales Atemminutenvolumen ist garantiert. Auch bei unzureichendem eignen Atemantrieb tritt allenfalls ein geringer Anstieg des arteriellen pCO_2 auf, solange die SIMV-Frequenz noch ungefähr die Hälfte des eigentlich notwendigen Atemminutenvolumens „abdeckt".

- **Nachteile von SIMV**
- Viele Studien belegen, dass keine adäquate Entlastung der Atemmuskulatur erreicht wird.
- Das Weaning (= die Entwöhnung vom Respirator) ist verlängert durch:
  - Störung der Eigenatemphasen durch die maschinelle Beatmung
  - Verzögertes Anpassen der Beatmungsfrequenzen

☐ **Tab. 13.2** Generelle Einstellung druckkontrollierte SIMV

Für die druckkontrollierte Beatmung	Für die Druckunterstützung
O_2-Konz., FiO_2, Sauerstoff	O_2-Konz., FiO_2, Sauerstoff
PEEP, P_{tief}	PEEP, P_{tief}
f, AF, Frequenz	
P_{insp}, P_{hoch}	
T_{insp}, T_{hoch} oder Atemzeitverhältnis I:E, T_i/T_{tot}	
	P ASB, $P_{support}$/PS, Δ P ASB, Δ P_{supp}
	Wert auf 0 einstellen, falls keine Druckunterstützung verabreicht werden soll
Rampe, Druckrampe, Anstiegszeit	Rampe, Druckrampe, Anstiegszeit
Flowtrigger, Triggerempfindlichkeit, V sens oder Drucktrigger	Flowtrigger, Triggerempfindlichkeit, V sens oder Drucktrigger
	ggf. Expirationstrigger

- Unzureichendes Triggerverhalten
- Überanstrengung der Atemmuskulatur
- Risiko des erneuten ventilatorischen Versagens
- Kein optimaler Komfort für den Patienten, da die Eigenatemphasen immer wieder durch die maschinelle Beatmung gestört werden. Das verlängert die Entwöhnung vom Respirator.

Fazit: Die klinische Anwendung von SIMV auf Intensivstationen bietet dem Patienten keinen Vorteil. Deshalb wird sie fast gar nicht mehr angewendet.

13.4   Anwendung in der außerklinischen Beatmung

SIMV wird sehr selten angewandt, obwohl sie auch als druckkontrollierte Beatmung verwendet werden kann. Für Patienten mit erschöpfter Atempumpe, die intermittierend oder kontinuierlich auf eine Beatmung angewiesen sind, hat SIMV keinen Vorteil. Die Beatmung soll eine größtmögliche Entlastung der Atemmuskulatur gewährleisten. Daher profitieren die meisten Menschen von der A-PCV Beatmung.

Vorteile bietet SIMV möglicherweise bei Patienten mit hoher Querschnittslähmung und mit implantiertem Zwerchfellschrittmacher und weiterer notwendiger Beatmung. Der Zwerchfellschrittmacher stimuliert das Zwerchfell zur Atemkontraktion. Der Takt des Schrittmachers wird entweder festgelegt oder kann auch vom Patienten bzw. deren Hilfsperson verändert werden, je nach körperlicher Belastungssituation.

Der Takt des Zwerchfellschrittmachers ist jedoch nie identisch mit dem eingestellten Beatmungstakt bei der PCV-Beatmung. Auch wenn die jeweiligen Frequenzen gleich eingestellt werden, wird es im PCV-Modus immer zur Unsynchronität führen. Durch diese Unsynchronität werden sogar zusätzliche PCV-Beatmungshübe „getriggert". Das ist sehr nachteilig für diese Patienten.

Hier hat die SIMV-Beatmung aufgrund des „Triggerfensters" Vorteile. Der Zwerchfellschrittmacher gibt einen Impuls, das Zwerchfell kontrahiert und synchron wird im SIMV-Modus ein Beatmungshub verabreicht. Das garantiert eine gesicherte und synchron zum Schrittmacher verabreichte Beatmung. Wird der Takt des Zwerchfellschrittmachers verändert, so muss auch die SIMV-Beatmungsfrequenz angepasst werden. Die Erfahrung zeigt jedoch, dass diese Patienten sehr selten mit SIMV beatmet werden.

SIMV kann in Einzelfällen auch bei Patienten mit neurologischen Störungen eingesetzt werden. Auch bei ihnen kommt es beim A-PCV-Modus zu Unsychronitäten, die mit SIMV ggf. gemildert werden können.

Weiterführende Literatur

Imsand C, Feihl F, Perret C et al., Regulation of inspiratory neuromuscular output during synchronized intermittent mechanical ventilation., Anesthesiology 1994; 80: 13–22

Marini, J J, Smith, Th C, Lamb, V J; External Work Output and Force Generation during Synchronized Intermittend Mechanical Ventilation; Am. Rev. Resp. Dis.; 138, 1169–1179, 1988

Santak et al, Influence of SIMV plus inspiratory pressure support on V/Q distribution during postoperative weaning; Int. Care Med.; 17, 136–140, 1991

AVAPS (Average Volume Assured Pressure Support)

Hartmut Lang

© Springer-Verlag GmbH Deutschland 2017
H. Lang (Hrsg.), *Außerklinische Beatmung*,
DOI 10.1007/978-3-662-53996-5_14

AVAPS steht für **A**verage **V**olume **A**ssured **P**ressure **S**upport. Das bedeutet eine Druckunterstützung mit gesichertem Durchschnittsvolumen. Ein durchschnittliches (average) Atemzugvolumen wird gesichert (volume assured) durch eine automatische Anpassung der Luftdruckunterstützung in der Inspiration (pressure support).

Beatmungsgeräte der Fa. Phillips Respironics bieten diese Option an. Die Funktion AVAPS wird zusätzlich zu den druckkontrollierten Beatmungsmodi S, S/T, T, PC aktiviert (▶ Abschn. 12.6 und ▶ Kap. 9).

14.1   Druckkontrollierte Beatmung und AVAPS

Ein Merkmal der druckkontrollierten oder -unterstützenden Beatmung ist, dass ein Beatmungs- oder Unterstützungsdruck gewählt werden muss, mit dem eine ausreichende Ventilation für den Patienten erreicht wird. Diese ist in der Regel mit 6–8 ml/kg KG erreicht. Es ist darauf zu achten, dass der Druck nicht zu hoch eingestellt wird, da dies zu einer Überblähung führen kann. Eine zu niedrige Einstellung des Druckes kann eine Minderbelüftung bedeuten.

Der Beatmungs- oder Unterstützungsdruck muss jedoch bei Veränderungen der Lungenfunktion des Patienten oder bei Lageveränderung immer wieder angepasst werden, damit ein ausreichendes Ventilationsvolumen erreicht wird. Die entsprechende Höhe herauszufinden und einzustellen ist Aufgabe des Beatmungszentrums.

Hier setzt die Funktion AVAPS an. Für einen Patienten wird festgelegt, welches durchschnittliche Atemzugvolumen seine Ventilation sichert. Es wird zusätzlich ein Beatmungsdruckbereich für die Inspiration gewählt. Innerhalb dieses Bereiches wird der notwendige Beatmungsdruck automatisch hoch- oder herunterreguliert, um das Atemzugvolumen gesichert zu verabreichen. Dies entspricht damit einer volumenkontrollierten und gleichzeitig druckregulierten Beatmungsform (▶ Kap. 11). Jedoch ist die Druckregulation bei AVAPS sanfter.

14.2   Parameter-Einstellung

Zur Beatmung eines Patienten mit druckkontrollierter Beatmung PC und zusätzlicher AVAPS-Funktion sind die in der Übersicht aufgeführten Einstellungen notwendig, zusätzlich ▶ Tab 8 im Anhang.

Beatmungsparameter
- O_2-Konz., FiO_2, Sauerstoff
- EPAP (entspricht PEEP)
- IPAP-Bereich
- AVAPS-Geschwindigkeit (entspricht Druckanpassgeschwindigkeit)
- Atemzugvolumen
- f, AF, Frequenz
- Inspirationszeit, T_{insp} oder Atemzeitverhältnis I:E, T_i/T_{tot}
- Rampe, Druckrampe
- Trigger, Flowtrigger

14.3   Fallbeispiel: Trilogy 100 (Fa. Phillips Respironics)

Der Patient, der mit diesem Beatmungsgerät beatmet wird (◘ Abb. 14.1), leidet unter ALS und ist seit mehreren Jahren nahezu vollständig ateminsuffizient bei Tetraplegie. Er wird über eine Trachealkanüle invasiv und kontinuierlich beatmet. Es besteht jedoch noch in einem geringen Maß eine Eigenatmung.

Der eigentliche Beatmungsmodus ist PC (Pressure Control), also druckkontrollierte Beatmung. Angezeigt oben links auf dem Bildschirm. Die weiteren Einstellungen sind in dem Menü ▶ Informationen angezeigt. Aktiviert ist die AVAPS-Funktion. Erkennbar ist der Luftdruckbalken, der sich von links nach rechts bewegt. Links neben dem Luftdruckbalken ist ein Punkt, der eine Triggerung des Patienten anzeigt. Unterhalb des Luftdruckbalkens sind die aktuellen Messwerte dargestellt.

Für diesen Patienten wurde ein Atemzugvolumen von 380 ml pro Atemhub festgelegt. Das soll möglichst bei jedem Beatmungshub erreicht werden. Die rechte Abbildung zeigt jedoch, dass die 380 ml Luft manchmal nicht erreicht werden. Es ist ein

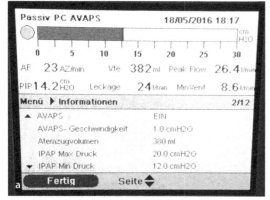
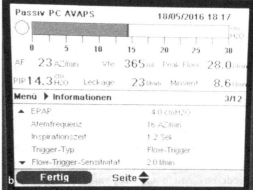

☐ **Abb. 14.1** PC AVAPS-Einstellungen (Zentrums der Gesundheitsdienste Dresden, mit freundlicher Genehmigung der Fa. Phillips GmbH Respironics)

IPAP Bereich mit den Größen IPAP-Max.Druck = 20 cm H_2O und IPAP-Min.Druck = 12 cm H_2O eingestellt. Innerhalb des IPAP-Bereichs wird der Luftdruck automatisch angepasst. Der IPAP-Min.Druck gewährleistet, dass der Beatmungsdruck nicht unter 12 cm H_2O fallen wird. Der IPAP-Max.Druck garantiert, dass er nicht über 20 cm H_2O steigen wird. Das dient dem Schutz vor Lungenüberblähung und damit Lungenschäden.

Der Effekt der automatischen Druckanpassung kann auf den beiden Abbildungen beobachtet werden. Während die linke Abbildung als Messwert V_{te} = 382 ml anzeigt ist das V_{te} auf der rechten Abbildung auf 365 ml gesunken. Erkennbar ist im Ansatz, dass der Druck auf der rechten Abbildung gesteigert wird. Der Luftdruckbalken ist bei knapp 15 cm H_2O (Messwert PIP = 14,3; PIP = Peak Inspiration Pressure, dt. Spitzeninspirationsdruck).

Bliebe das V_{te} unter den eingestellten Wert von 380 ml, so würde der Druck automatisch angehoben werden. Dieser Druckanstieg wird mit dem Parameter AVAPS-Geschwindigkeit eingestellt. Soll der Druck angehoben werden, würde das in Schritten von je 1 cm H_2O pro Atemhub geschehen und nicht abrupt. Das macht die Druckregulation für den Menschen sanfter. Diese sanfte Druckregulation in Schritten von je 1 cm H_2O pro Atemhub gilt auch, wenn der Druck wieder gesenkt werden soll. Das wäre der Fall, wenn das V_{te} dauerhaft größer als 380 ml wäre.

In ▶ Abschn. 11.4 wurde ein Fallbeispiel der Druckregulation vorgestellt, bei der der notwendige Druck abrupt angehoben wird, falls ein Ziel V_t nicht erreicht wird. Dieser abrupte Anstieg des Drucks kann für die Patienten unangenehm oder gar schmerzhaft sein. Die Möglichkeit, den Druckanstieg sanft für die Patienten zu gestalten, verringert die Druckbelastung und erhöht damit den Beatmungskomfort.

PC (Pressure Control) ist eine kontrollierte Beatmung, deshalb wird die Atemfrequenz und die Inspirationszeit festgelegt (linke Abbildung). Da der Patient noch über Eigenatmung verfügt, wird ihm die Möglichkeit gegeben, weitere Atemzüge zu triggern. Die Triggerfunktion ist aktiviert und als Flowtrigger eingestellt (▶ Abschn. 9.2.8). In den Messwerten ist ablesbar, dass die AF 23 AZ/min und somit um 7 Atemzüge höher ist als eingestellt.

Wie bei jedem invasiv beatmeten Menschen ist auch hier ein EPAP gewählt, der Atemwege und Alveolen offenhalten und stabilisieren soll.

14.4 Anwendung von AVAPS

Diese Zusatzfunktion wird Patienten angeboten, bei denen es wichtig ist, dass ein gesichertes Atemzugvolumen verabreicht wird, da sonst die Hypoventilation droht. Das betrifft v. a. Menschen mit Restriktionen der Lungen (Lungenfibrose, Obesitas

Hypoventilationssyndrom, thorakal-restriktive Erkrankungen, COPD). Durch die Einstellung einer Beatmungsfrequenz wird somit auch ein angepasstes Minutenvolumen erreicht. Die automatische und sanfte Druckregulation ermöglicht eine dem Patienten angepasste Beatmung und damit eine hohe Toleranz.

Die AVAPS-Funktion wird nicht nur bei kontrollierter Beatmung eingesetzt, sondern auch bei druckunterstützender Spontanatmung. Von dieser profitieren Menschen, deren Spontanatemaktivität erhalten, aber deren Einatem- bzw. Inspirationskraft unzureichend ist. Auch für diese Menschen wird vom Beatmungszentrum festgelegt, welches Atemzugvolumen für eine Ventilation angemessen ist. Die Höhe der Druckunterstützung wird dabei automatisch vom Respirator geregelt, bei drohender Hypoventilation wird der Druck angehoben, bei Hyperventilation wieder gesenkt.

Bei drohender Bradypnoe wird eine Back-Up-Beatmungsfrequenz eingestellt, sodass ein angepasstes Minutenvolumen gewährleistet bleibt. Neue Entwicklungen der AVAPS-Funktion ermöglichen auch die automatische Einstellung des EPAP- bzw. PEEP-Niveaus. Dieser Modus nennt sich AVAPS-AE. Hierbei werden die Atemwegswiderstände (▶ Kap. 21) gemessen und daraufhin die Höhe des EPAP automatisch angepasst.

Weiterführende Literatur

Janssens J-P, Metzger M, Sforza E: Impact of volume targeting on efficacy of bi-level non-invasive ventilation and sleep in obesity-hypoventilation, Respiratory Medicine, Vol. 103, Issue 2, February 2009, Pages 165–172

Storre et al.: Average volume assured pressure support in obesity hypoventilation: a randomized cross-over trial, Chest 2006 Sep;130(3):815–21

Notfallmanagement

Malte Voth

© Springer-Verlag GmbH Deutschland 2017
H. Lang (Hrsg.), *Außerklinische Beatmung*,
DOI 10.1007/978-3-662-53996-5_15

Eine Verschlechterung des Zustandes eines außerklinisch beatmeten Patienten kann vielseitige Ursachen haben. Handelt es sich um einen akuten Notfall? Sorgt die Grunderkrankung für die Beschwerden? Wurden wichtige pflegerische Maßnahmen versäumt oder nicht beachtet? Sind die verordneten Medikamente korrekt eingenommen worden? Einige akute Notfälle sind auf den ersten Blick erkennbar (z. B. ein Krampfanfall). Oftmals geht es dem Patienten aber einfach nicht gut. Die Pflegekraft wird mit nicht eindeutigen Symptomen konfrontiert. Daher soll dieses Kapitel der Pflegekraft Wege aufzeigen, sich selbst und eine „nicht normale" Situation zu organisieren und sicher im Notfall zu handeln.

Der Begriff Notfallmanagement bedeutet sinngemäß: Planung des Notfalls. Vorbereitete Menschen sind eher handlungsfähig als diejenigen, die erst in der Situation überlegen, wie es jetzt weitergehen kann. Zusätzlich werden typische Notfallsituationen dargestellt und anhand praxisrelevanter Beispiele aufgearbeitet.

15.1 Was ist ein Notfall?

Als medizinischer Notfall wird in der Regel eine Erkrankung bezeichnet, die akut lebensbedrohlich ist oder schwerwiegende Schäden am Betroffenen nach sich ziehen kann, sofern keine unmittelbare Behandlung erfolgt.

15.2 Wer ist wann zuständig?

Nicht bei jeder Veränderung eines heimbeatmeten Patienten ist der Rettungsdienst der richtige Ansprechpartner. Die Aufgabe der Pflegekraft vor Ort ist es, die Situation einzuschätzen und bei Bedarf die richtige Hilfe zu rufen. Damit dies gelingen kann, ist eine fundierte Weiterbildung notwendig. Gerätekunde und Kenntnisse über die Tracheostomapflege sind unabdingbar.

Ein Patient ist nicht immer im Krankenhaus gut aufgehoben. Eine Einweisung in eine Klinik sollte nur dann erfolgen, wenn der Aufenthalt in der Klinik einen therapeutischen Nutzen hat. Viele Veränderungen lassen sich durch einen kompetenten Hausarzt gut versorgen. In der Regel kennt der Hausarzt seinen Patienten und ist über die Krankheitsgeschichte gut informiert. Im Idealfall ist der Hausarzt auch über den Willen des Patienten im Bilde und trifft demzufolge eine patientengerechte Entscheidung.

15.2.1 Wenn der Hausarzt nicht erreichbar ist …

Sofern ein Arzt benötigt wird, wenn der Hausarzt nicht erreichbar ist, bietet sich der Kassenärztliche Notdienst an. Der Kassenärztliche Notdienst ist bundesweit über die Rufnummer **116117** zu erreichen. Nach einem telefonischen Erstkontakt kann der diensthabende Arzt zum Patienten kommen und vor Ort eine ärztliche Behandlung durchführen oder eine Einweisung in ein geeignetes Krankenhaus veranlassen. Leider ist es möglich, dass ein Arzt zum Dienst eingeteilt ist, der fachlich nicht weiterhelfen kann. Dies wird in der Regel während des Telefonkontaktes besprochen.

> **Der Kassenärztliche Notdienst steht nur zu bestimmten Uhrzeiten zur Verfügung. Diese unterscheiden sich in den einzelnen Bundesländern. Weitere Informationen finden sich online im Internet auf folgender Homepage: www.116117info.de**

15.2.2 Weaning-Zentrum

Bei beatmungsspezifischen Problemen gibt es oftmals auch die Möglichkeit, telefonischen Kontakt mit dem zuletzt behandelnden Beatmungs- bzw. Weaning-Zentrum aufzunehmen. Häufig können Probleme mit der Beatmung oder dem Beatmungsgerät am Telefon geklärt und ein weiteres therapeutisches Vorgehen besprochen werden. Das entsprechende Beatmungszentrum mit telefonischen Kontaktdaten ist in dem ärztlichen Verlegungsbericht hinterlegt und soll ebenso in der Pflegeanamnese aufgeführt sein. An jedem Beatmungsgerät, Absauggerät etc. sind auch große Aufkleber mit Notfall-Telefonnummern der entsprechenden Versorger angebracht, die bei technischen Problemen kontaktiert werden können.

15.2.3 Rettungsdienst

Handelt es sich um einen akuten Notfall, ist der Rettungsdienst der Ansprechpartner. Für den Regelrettungsdienst ist der heimbeatmete Patient meist ein selten gesehener Patient. Je nach Erfahrung und Ausbildungsstand des Personals, kann eine Besatzung vor Ort sicher auftreten oder auch eher unsicher sein. Unsicherheit führt bei Menschen häufig zu nicht professionellem Auftreten und kann eine Situation vor Ort erschweren. Die Besetzung der Rettungsmittel ist in vielen Bundesländern unterschiedlich geregelt.

> **Für den Regelrettungsdienst ist der heimbeatmete Patient kein Routinefall!**

15.2.4 Qualifikation des Rettungsdienstpersonals

Das im Rettungsdienst eingesetzte Personal ist unterschiedlich qualifiziert. Erst ab 2021 sind in den meisten Bundesländern Vorschriften für die Besetzung eines Rettungswagens mit einem Notfallsanitäter vorgesehen. Der Notfallsanitäter ist ein neu geschaffenes Berufsbild mit einer drei jährigen Ausbildung und wird auf medizinische Probleme gut vorbereitet sein. Mitarbeiter, die vor 2016 im Rettungsdienst angefangen haben zu arbeiten, sind weniger umfangreich ausgebildet (Rettungsassistent, Ausbildung i. d. R 2 Jahre). Je nach Region, sind auch Rettungssanitäter anzutreffen (Ausbildungsdauer: 3 Monate).

Um als Notarzt fahren zu können, muss man approbierter Arzt sein. Die Fachrichtung ist nicht entscheidend. Je nach Bundesland werden unterschiedliche Zeiten auf Stationen (z. B. auf einer Intensivstation) vorausgesetzt. Ein spezieller Notarztkurs (80 Std. Dauer) muss absolviert sein. Anschließend müssen in den meisten Bundesländern noch 50 Einsätze als Praktikant auf einem notarztbesetzten Rettungsmittel absolviert werden. Trotz dieser Vorgaben kann die Fachkenntnis eines Notarztes sehr stark variieren. Während ein Facharzt für Anästhesie und Intensivmedizin die Fachgebiete Beatmung und Tracheostoma beherrscht, ist es für einen Facharzt für Chirurgie oder innere Medizin nicht der Alltag, sich mit diesen medizinischen Themen auseinanderzusetzen.

15.2.5 Absetzen eines Notrufs

Der Rettungsdienst wird im Notfall **bundeseinheitlich** über die **Rufnummer 112** alarmiert. Nicht dringliche Krankentransporte werden je nach Region teilweise über separate Telefonnummern angerufen und bestellt. Wenn ein Anrufer die 112 wählt, wird der Anruf in der regionalen Rettungsleitstelle auflaufen. Je nach Region und Anrufaufkommen ist es möglich, dass der Anrufer zunächst in einer Warteschleife landet.

> **Landet man in der Warteschleife: NICHT auflegen, ansonsten wird man erneut an der letzten Position eingereiht.**

Sobald ein freier Disponent den Notruf annimmt, wird in modernen Rettungsleitstellen das Gespräch von der Leitstelle aus geführt. Dies bedeutet, dass der Leitstellenmitarbeiter gezielt fragen wird. Trotzdem ist es sinnvoll, dass die Pflegekraft vor Ort die wichtigen Angaben eines Notrufes kennt. Sollte die Leitstelle nach etwas nicht fragen, kann der Anrufer wichtige Angaben noch ergänzen. Da die Aufregung im Notfall möglicherweise groß ist, ist es schwer, klare Gedanken zu fassen. Deshalb arbeiten viele Einrichtungen (auch Arztpraxen, Kliniken & Rettungsdienste) mit Checklisten.

Die Standardangaben sollten in einer Checkliste gesammelt werden, so braucht der Anrufer diese Angaben nur abzulesen.

Checkliste für Notfälle

— **Wo ist der Notfallort?** → Angaben über den Ort, die Straße und die Hausnummer, die Etage.
  In Pflegeheimen oder Kliniken sind die Station und die Zimmernummer zu nennen.
  CAVE: Manchmal gibt es eine sinnvollere Anfahrtstraße als die Postanschrift!

— **Was ist passiert?** → Leitsymptom nennen, auf Heimbeatmung und evtl. Infektionen (z. B. 3 MRGN im Trachealsekret) hinweisen.

— **Wer ruft an?** → Namen und Qualifikation nennen

— **Wie viele Patienten?** → I.d.R. handelt es sich um einen Patienten

— **Auf Rückfragen warten**

15.2.6 Transportmanagement

Egal ob es sich um einen Notfall oder einen geplanten Transport handelt, für den Patienten ist eine Transportbegleitung durch die aktuell betreuende Pflegekraft sinnvoll! Diese kennt ihre Patienten in der Regel gut und kann im Krankenhaus detaillierte Auskünfte geben. Zusätzlich wird durch die Begleitung ein Wechsel der Beatmung häufig vermieden. Schließlich ist die betreuende Pflegekraft in das Heimbeatmungsgerät eingewiesen. Das Personal im Krankenhaus und im Rettungsdienst ist dies für gewöhnlich nicht.

Vorbereitung auf den Transport
- Heimbeatmungsgerät aufgeladen? Netzkabel und Bedienungsanleitung dabei?
- Reservegerät einsatzbereit und vollständig vorhanden?
- Vollständiges Notfallset dabei?
- Dauermedikamente und Bedarfsmedikamente eingepackt?
- Patientenakte, letzter Krankenhausbericht, Patientenverfügung und Vorsorgevollmacht?
- Versichertenkarte?
- Persönliche Dinge, die der Patient mitnehmen möchte, sind auf ein Minimum zu beschränken!

❯ Der Patient sollte vor Transportbeginn endotracheal abgesaugt werden. Das Sekret wird in der Regel während des Transports massiv mobilisiert!

Wie die Betreuung im Krankenhaus weitergeregelt wird, wird vor Ort zusammen mit den behandelnden Ärzten entschieden.

15.3 Patienteneinschätzung

■ **Ersteindruck**

Viele Kollegen kennen das: Eine erfahrene Kraft äußert ein Gefühl. „Bei Herrn Müller müssen wir besonders hinschauen, der gefällt mir nicht … ".

Manchmal verbirgt sich hinter dieser Äußerung das gute „Bauchgefühl". Oftmals ist es jedoch die Summe des Patienteneindrucks. Diesen kann man allerdings nicht immer in Worte fassen. Im Rettungsdienst nennt man den Ersteindruck auch häufig „Türschwellendiagnostik".

■■ **Die Haut eines Patienten**

Man erwartet eine normale, rosige und trockene Haut. Fällt einem auf, dass der Patient eine Blässe, graue Hautfarbe, oder eine Zyanose aufweist, ist dies ein Hinweis, dass es sich möglicherweise um eine ernste Störung handelt.

■■ **Bewegt sich der Patient?**

Normalerweise beobachtet man Menschen, die den Raum betreten oder mit einem reden. Oftmals kann man auch etwas über die Stimmung des Menschen an der Mimik erkennen. Wenn jemand nicht reagiert, einen Krampfanfall hat oder ganz schlaff im Bett liegt, geht man zunächst von einem potenziell ernsten Notfall aus.

■■ **Spricht der Patient?**

Kann der Patient nicht sprechen, antwortet nicht auf Ansprache, so handelt es sich möglicherweise um einen Notfall.

■■ **Atmet der Patient?**

Man achtet gezielt auf den Brustkorb. Hebt und senkt sich dieser? Sind die Atemzüge gleichmäßig? Sieht man direkt eine angestrengte Atmung, oder hört man auffällige Atemgeräusche?

Selbstverständlich sind der allgemeine Patientenzustand und die Vorerkrankungen maßgebend, ob ein Ersteindruck tatsächlich einen Krankheitswert hat. Bei einem Patienten mit einer Querschnittslähmung ist das Sich-nicht-bewegen-Können „normal". Der Wachkomapatient fixiert jemanden nicht mit seinen Augen. Der Patient mit einer schweren COPD ist möglicherweise immer zyanotisch usw. Die Pflegekraft ist daher für den Rettungsdienst eine wichtige Informationsquelle! Genauso verhält es sich bei neuen Patienten. Kennt ein Teammitglied diesen Patienten schon länger, können wichtige Informationen eingeholt werden.

Somit ist jeder Patient individuell zu betrachten. Der Ersteindruck kann jedoch ein einfach anwendbarer Weg sein, um auf ein Problem aufmerksam zu werden.

15.4 Roter Faden der Notfallversorgung

- **ABCDE der Notfallmedizin**

Mittlerweile hat sich das ABCDE-Schema als internationaler Standard in der Notfallversorgung etabliert und in vielen Kliniken und Rettungsdiensten durchgesetzt. Das ABCDE-Schema bietet einen effektiven „roten Faden" in der Versorgung eines Notfalls. Es handelt sich dabei um eine Reihenfolge, in der man den Patienten im Notfall direkt versorgt. Man geht die einzelnen Punkte Schritt für Schritt durch. Sobald man an einem Punkt einen Hinweis auf ein Problem hat, wird dieses Problem beseitigt und erst wenn das Problem beseitigt wurde, wendet man sich dem nächsten Punkt zu.

Die Patienten werden somit nach der Wichtigkeit der einzelnen Bereiche behandelt, ohne eine Diagnose zu kennen. Da das ABCDE-Schema seinen Ursprung im anglo-amerikanischen Raum hat, sind die einzelnen Wortbezeichnungen in englischer Sprache.

ABCDE-Schema

A: Airway	Sind die Atemwege frei?
B: Breathing	Wie ist die Belüftung der Lungen?
C: Circulation	Wie ist die Kreislaufsituation?
D: Disability	Liegen neurologische Beeinträchtigungen vor?
E: Exposure	Verletzungen? Schmerzen? Wärmehaushalt gestört?

Gerade wenn man nicht weiß, welches nun die richtigen Schritte im Notfall sind, bietet sich ein standardisiertes Vorgehen nach dem ABCDE-Schema an. Das bedeutet, dass der Helfer zunächst prüft, ob es ein Problem in den Atemwegen gibt.

Zeichen für ein A-Problem:
- Geräuschvolle Atmung
- Atemwegsobstruktion durch Fremdkörper oder durch Flüssigkeiten
- Nasenflügeln (vor allem bei Säuglingen)

- Einziehungen des Thorax bei Inspiration
- Zyanose

Bei einem heimbeatmeten Patienten liegt hier die Trachealkanüle im Fokus. Liegt diese korrekt? Ist sie korrekt geblockt? Lässt sich der Patient manuell gut belüften?

> **Eine Überblähung der Lungen unbedingt vermeiden! Sobald der Brustkorb sich beginnt zu heben, ist genug Luft in den Lungen.**

Wenn die Atemwege gesichert und frei sind, wird im nächsten Schritt die Belüftungssituation überprüft und gegebenenfalls verbessert.

Zeichen für ein B-Problem:
- Apnoe
- Pathologisch langsame/schnelle Atmung
- Nasenflügeln
- Auskultatorisch fehlende oder abgeschwächte Atemgeräusche
- Pathologische Atemmuster
- Einsatz der Atemhilfsmuskulatur
- Niedrige Sauerstoffsättigung < 93 % (je nach Grunderkrankung des Patienten)
- Zyanose

Sofern auch hier kein Problem vorliegt, wird im nächsten Schritt die Kreislaufsituation des Patienten untersucht.

Zeichen für ein C-Problem:
- Fehlender, schwacher oder unregelmäßiger Puls
- Pathologisch langsamer oder schneller Puls
- Abnorme Zeichen der Hautdurchblutung
- Entgleister Blutdruck
- (Relevante äußere Blutungen)
- (Hämatome am Rumpf)
- (Abdominelle Abwehrspannung)

Anmerkung: Die eingeklammerten Punkte haben für die häusliche Pflegesituation nur begrenzte Relevanz.

Maßnahmen bei einem C-Problem können beispielsweise eine Lagerung des Patienten angepasst an den Kreislauf sein. Möglicherweise gibt es eine Bedarfsmedikation?

Zeichen für ein D-Problem:
- Verhaltensänderungen (z. B. Aggressivität, Verwirrtheit)
- Pathologische Flexion (Beugen) oder Extension (Strecken)
- Krampfanfall
- Vigilanzverlust
- Pathologische Pupillenreaktion bei Bewusstseinsminderung

Eine Behandlungsoption kann hier z. B. die Verabreichung eines Bedarfsmedikaments bei einem Krampfanfall sein (▶ Abschn. 15.6). Bei unterzuckerten Patienten ist die Gabe von Glukose erforderlich.

Zeichen für ein E-Problem:
- Körpertemperatur? Fieber oder Unterkühlung?
- Verdeckte Verletzungen?

Ein gestürzter Patient unterkühlt auf einem kalten Fußboden innerhalb weniger Stunden. Hier ist der passive Wärmeerhalt mittels Zudecken und der vorherigen Entfernung durchnässter Kleidung eine wichtige Maßnahme!

Beispiel

Der Patient wird kaltschweißig und bewusstlos im Bett vorgefunden. Sind die Atemwege frei? Der Patient gibt schnarchende Geräusche von sich. Der Patient wird auf die Seite gedreht, um die Atemwege freizuhalten (A). Die Belüftung (B) ist problemlos möglich, der Patient weist keine Zyanose auf, die gemessene Sauerstoffsättigung liegt bei 97 %. Die Kreislauffunktion (C) ist vorhanden und unauffällig, die Herzfrequenz beträgt 76 Schläge in der Minute, der gemessene Blutdruck liegt bei 130/80 mmHg. Der Patient reagiert nicht auf Ansprache. Die Messung des Blutzuckers ergibt einen Wert von 35 mg/dl. Es wird als Sofortmaßnahme Jubin® als Zuckerlösung oral verabreicht. Der Patient wird zugedeckt (E) und der Rettungsdienst alarmiert.

Bis zum Eintreffen des Rettungsdienstes wird die Situation stets reevaluiert. Dies bedeutet, dass das ABCDE-Schema mehrfach wiederholt wird. So können die eigenen Maßnahmen auf Effektivität kontrolliert werden. Eine Verbesserung (der Patient im Beispiel klart langsam auf) oder eine Verschlechterung (Sättigungsabfall, Atemwege frei?) wird durch eine ständige erneute Untersuchung rasch erkannt.

15.5 Beatmungsprobleme

Tritt ein Problem mit der Beatmung auf, so gibt es typische Beatmungsprobleme. Auch hierfür gibt es eine Arbeitshilfe, das DOPES-Schema. Diese Arbeitshilfe sollte bei jedem Problem mit der Beatmung im Kopf der Pflegekraft abrufbar sein. Bei plötzlichen Problemen mit der Beatmung, als auch nach einem Wechsel der Trachealkanüle empfiehlt sich eine Abklärung folgender Punkte:

DOPES-Schema

D: disconnection/ dislocation	Diskonnektion des Beatmungsschlauches, Fehllage der Kanüle
O: obstruction	Obstruktive Belüftungsstörung (z. B. Schleim, Abknicken)
P: pneumothorax	Neu aufgetretener oder nicht bekannter Pneumothorax, andere pulmonale Störungen (z. B. Lungenembolie, Bronchospasmus)
E: equipment	Materialfehler
S: stomach	Überblähung des Magens, Atelektasen

15.5.1 Verlegung der Trachealkanüle

Am häufigsten tritt sicherlich eine Verlegung der Trachealkanüle mit Sekret auf. Der Patient muss eine vermehrte Atemarbeit leisten, höhere Beatmungsdrücke sind erforderlich, die Sauerstoffsättigung fällt ab. An den gemessenen Werten des Respirators ist ein verringertes Atemzugvolumen Vt abzulesen. Kann das Problem mit dem Absaugen nicht gelöst werden, muss ein Kanülenwechsel in Erwägung gezogen werden.

15.5.2 Versehentliche Dekanülierung

Kommt es aufgrund einer Verkettung unglücklicher Umstände zu einer Dekanülierung des Patienten, so ist schnellstmöglich wieder eine Kanüle einzusetzen. Hierfür ist ein Notfallset stets in Reichweite zu halten. Darin soll immer eine kleinere Kanüle als die

Patientengröße und ein geeigneter Spreizer neben anderen Utensilien vorgehalten werden.

> ❯ **Es gibt keinen Notfall auf der Welt, der sich durch Hektik verbessert. In der Ruhe liegt die Kraft. Jegliche Unruhe überträgt sich auf den Betroffenen. Stress erhöht den Sauerstoffbedarf!**

Kann die Kanüle nicht sicher eingesetzt werden, atmet der Patient aber spontan ausreichend, soll keine weitere Manipulation erfolgen. Hier ist eine Rekanülierung durch besonders erfahrene Kräfte indiziert. Möglicherweise erfolgt diese unter bronchoskopischer Kontrolle im Krankenhaus.

Atmet der Patient nicht spontan, so ist das Tracheostoma mit einem geeigneten Pflaster (z. B. Weaningpflaster) oder durch einen zweiten Helfer mit einer Kompresse zu verschließen. Die Beatmung kann dann über den Mund mittels Beatmungsbeutel und Maske erfolgen.

> ❯ **Jede Pflegekraft muss sich vor dem Eintreten eines Notfalls mit der Notfallausrüstung vertraut machen! Der Notfall ist nicht der richtige Augenblick hierfür.**

15.5.3 Gerissener Cuff-Schlauch

Falls ein Cuff-Schlauch einmal reißt, entweicht Luft aus der Cuffmanschette und die Beatmungsluft wird nicht mehr in Richtung Lunge strömen (❒ Abb. 15.1).

> **Praxistipp**
>
> Eine klassische Kanüle Größe 1 (gelb) oder 2 (grün) wird bereit gehalten. Mit einer Schere wird der Cuff-Schlauch schräg angeschnitten, danach die Kanüle eingefädelt. Nun kann erst einmal „blind" geblockt werden. In der Regel reichen dazu 8–10 ml Luft aus. Dabei muss auf das Geräusch von Nebenluft geachtet und ggf. nachgeblockt werden. Der Cuff-Schlauch wird anschließend mit einer Klemme zugeklemmt. Danach kann der Wechsel der Trachealkanüle vorbereitet werden.

15.6 Zerebraler Krampfanfall

Arne Raupers

Beispiel

Ein Patient wirkt plötzlich verwirrt und apathisch. Er verdreht die Augen, ist schlagartig bewusstlos und seine Muskulatur – Arme, Beine, Rücken, Schulter, Nacken und auch die mimische Muskulatur – ist komplett angespannt, und zwar so stark, dass sie zittert und zuckt.

Man wird sehr schnell erkennen, dass es sich um einen Krampfanfall handelt, und entsprechende Hilfe leisten. Die Tatsache, dass man mit der Arbeitsdiagnose „Krampfanfall" aber nicht ein Krankheitsbild benennen, sondern nur ein Symptom, hinter dem viele verschiedene Krankheitsbilder als Ursache stecken können, wird zunächst außer Acht gelassen. Notfallmedizin richtet sich – anders als andere Fakultäten – nach den Symptomen und kommt zunächst ohne Diagnose aus.

Entsprechend der vielen möglichen Ursachen (▶ Abschn. 15.6.5) sind auch die Symptome und Ausprägungen solch eines Anfalls sehr verschieden: Von sehr kleinen Anfällen, bei denen nur kleine Areale des Gehirns betroffen sind und z. B. nur einzelne Körperregionen verkrampfen (fokale Anfälle), und Anfällen, die nur sehr kurz und zum Teil ohne Bewusstlosigkeit erscheinen (Absencen), über größere, die z. B. mit einem plötzlichen Sturz verbunden sind (astatische Anfälle), bis hin zu generalisierten Anfällen, die den ganzen Körper betreffen und mit minutenlanger Bewusstlosigkeit verbunden sind, kommen Anfälle in allen möglichen Ausprägungen vor. Für dieses Kapitel sind die großen Anfälle interessant (Grand-mal-Anfälle), weil sie als lebensgefährlich eingestuft werden müssen.

15.6.1 Symptomatik

Symptome des generalisierten Krampfanfalls:
- **Aura**
  - Der Patient wirkt benommen und apathisch, selbst nimmt er womöglich abnorme Sinneseindrücke wahr.

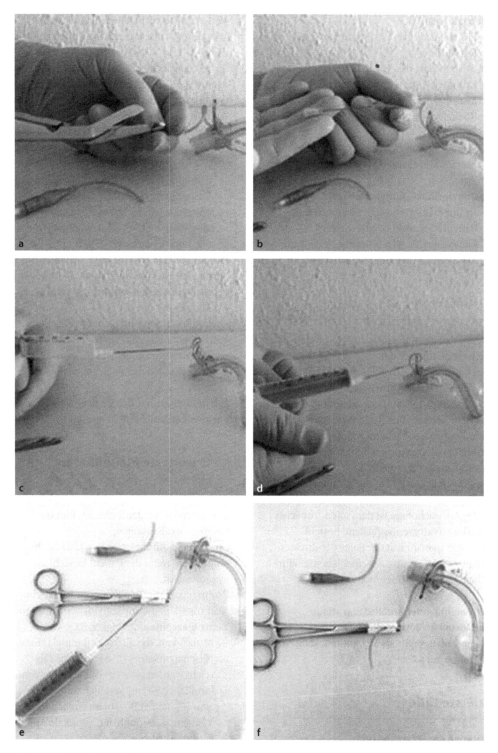

◻ **Abb. 15.1**   Gerissener Cuff-Schlauch

- **Krampfphase**
  - Plötzlicher Sturz, evtl. mit einem sog. Initialschrei
  - Anspannung der Muskulatur (tonischer Krampf), Zittern und Zucken (klonischer Krampf)
  - Röchelnde Atmung, Ateminsuffizienz, Zyanose
  - Speichelbildung, „Schaum vor dem Mund"
  - Blut im Mund als Folge eines Zungenbisses
  - Einnässen
- **Postiktale Phase (Aufwachphase)**
  - Krampf sistiert (besteht weiterhin fort)
  - Patient zunächst noch bewusstlos
  - Langsames Zu-sich-Kommen, evtl. zunächst Desorientiertheit oder Schläfrigkeit

15.6.2 Gefahren

Solch ein Krampfanfall muss zunächst als lebensbedrohlich eingestuft werden:

- Der Patient kann sich gefährlich verletzen, sowohl durch einen Sturz als auch im Rahmen des Krampfes, bei dem er z. B. immer wieder mit dem Kopf auf den Boden schlägt.
- Eine Trachealkanüle kann während des Krampfanfalls diskonnektieren oder in der Position verändert werden.
- Die eingeschränkte Atmung kann zum Sauerstoffmangel und damit zum Ersticken führen.
- In der Aufwachphase ist der Patient zunächst noch bewusstlos, entsprechend besteht Aspirationsgefahr mit der Folge der direkten Atemwegsverlegung oder einer lebensgefährlichen Aspirationspneumonie.

> Mit zunehmender Anfallsdauer steigt die Mortalität. Beträgt die Dauer eines Krampfanfalls mehr als 30 Minuten, steigt die Mortalität auf 42 %!

15.6.3 Erste Hilfe

Maßnahmen der Lebensrettung:
1. Ruhe bewahren: bei umgehender Hilfe sind Krampfanfälle in aller Regel beherrschbar.

2. Verletzungen vermeiden: alles aus dem Weg räumen, was scharfkantig oder gefährlich wäre.
3. Sichere Lagerung des Patienten.
4. Atemwege sichern! Ist die Trachealkanüle in Gefahr, wird das Heimbeatmungsgerät für die Anfallsdauer diskonnektiert.
5. Notruf absetzen (Tel. 112)
6. Krampf beobachten:
   - Wie sieht der Krampf aus (generalisiert, Betonung auf einer Körperhälfte, nur Anspannung oder auch zuckend)?
   - Wie lange hat der Krampf gedauert? Möglichst auf die Uhr schauen, um die Zeit angeben zu können.
7. Atmung prüfen. Wenn eine normale Atmung vorhanden ist, wird der Patient in die Seitenlage gebracht, um eine Aspiration zu verhindern.

Welche Maßnahmen sind nicht indiziert?
- Patienten möglichst nicht festhalten, sondern so auskrampfen lassen, wie er es von sich aus tut, weil er sich dabei noch am wenigsten verletzt.
- Ein Beißschutz hat sich nicht bewährt und wird entsprechend nicht mehr empfohlen.

15.6.4 Erweiterte Maßnahmen

- Absaugpumpe bereitstellen, eventuell kann es notwendig werden, Schleim, Blut oder Erbrochenes abzusaugen.
- Eine Sauerstoffinhalation wird nur noch empfohlen, wenn der Patient tatsächlich zyanotisch ist.
- Zur medikamentösen Krampfunterbrechung sind vor allem die antikonvulsiv wirkenden Benzodiazepine angezeigt, z. B.:
  - Midazolam, das auch nasal mittels eines Nasenapplikators (MAD 300®) verabreicht werden oder zur Behandlung von kindlichen Krampfanfällen unter dem Handelsnamen Buccolam einfach in die Wangentasche appliziert (bukkale Applikation) werden kann.
  - Lorazepam, als Schmelztablette ebenfalls zur bukkalen Applikation. CAVE: Tavor

Expedit® hat aktuell keine Zulassung zur Behandlung eines Krampfanfalls.
- Lorazepam (i. v.) ist nach derzeitiger Studienlage das empfohlene Medikament in der Initialtherapie.
- Diazepam, als Rektiole.

15.6.5 Ursachen

Erst in der weiteren Behandlung im Krankenhaus ist dann eine genaue Diagnostik mit dem Ziel einer ursächlichen Therapie anzustreben. Mögliche Ursachen:
- Epilepsie
- Hirndruck durch Blutungen, Ödeme oder Tumore
- Vergiftungen inkl. Nebenwirkungen von Medikamenten
- Entzug von Giften (Alkohol steht hier im Vordergrund)
- Symptomatische Anfälle, die Ausdruck einer Unterversorgung des Gehirns und damit Symptom der Störung eines anderen Organsystems darstellen, z. B. Kreislaufstörungen im Rahmen von Schockgeschehen oder Herzrhythmusstörungen, Unterzuckerung, Sauerstoffmangel im Rahmen von Atemstörungen
- Bei Kindern: Fieber
- Bei Schwangeren: eklamptische Anfälle

Sofern ein Patient ein bekanntes Krampfanfallsleiden hat, wird i. d. R. keine Abklärung in der Klinik erforderlich sein. Das genaue Vorgehen wird bei dieser Patientengruppe mit dem behandelnden Arzt und der behandelnden Klinik festgelegt.

15.6.6 Epidemiologie

Generell erleidet etwa jeder zwanzigste Mensch im Laufe seines Lebens irgendwann aus irgendeinem Grund einmal einen Krampfanfall. Insofern ist dies eines der häufigeren Notfallgeschehen. Meist bleiben die Ereignisse allerdings ohne weitere Folgen. Die Prävalenz (Krankheitshäufigkeit) für eine bleibende Epilepsie liegt bei 0,5–1 % der Bevölkerung.

Es muss bedacht werden, dass im intensivmedizinischen Bereich, bei dem über beatmete Patienten geredet wird, bereits ein ursächliches Krankheitsgeschehen vorliegt. Insofern liegt die Wahrscheinlichkeit für einen Anfall deutlich höher. Die häufigsten Anfallsursachen im intensivmedizinischen Bereich sind:
- Enzephalitiden (Immunreaktion gegen zentrales und/oder peripheres Nervengewebe)
- Subarachnoidale Blutungen
- Anoxische Hirnschäden (▶ Abschn. 3.2.1)

15.7   Reanimation

Nach aktuellen Leitlinien (ERC 2015) soll mit einer Reanimation begonnen werden, wenn der Betroffene nicht auf Ansprache reagiert und nicht normal atmet. Das Tasten von Pulsen wird nicht mehr als Standardvorgehen empfohlen, denn es ist mit einer hohen Fehlerquote behaftet. Selbst Fachpersonal hat Probleme, in Reanimationssituationen oder Situationen, die mit schlechten Kreislaufverhältnissen einhergehen, einen korrekten Puls zu tasten. Die Pflegekraft in der außerklinischen Beatmungspflege muss, sofern im Vorwege keine verbindliche anderslautende Absprache getroffen wurde, die Reanimationsmaßnahmen einleiten. Im Zweifel sind Reanimationsmaßnahmen einzuleiten.

Sobald der Rettungsdienst gerufen wird, wird ein Patient auch reanimiert, bis der Arzt sich einen Überblick verschaffen kann. Nur wenn sichere Todeszeichen vorliegen, wird Assistenzpersonal im Rettungsdienst die Reanimation nicht beginnen. Es ist sinnlos, den Rettungsdienst zu rufen, um dann zu verlangen, dass keine Reanimation durchgeführt werden soll!

> **Notruf 112 bedeutet: Dieser Patient soll gerettet oder Leid muss gelindert werden.**

15.7.1 Vorgehen

1. Patienten ansprechen, anfassen → Patient reagiert nicht →
2. Hilfe rufen, Notruf (Telefon: 112) absetzen →
3. Atmung kontrollieren → keine normale Atmung vorhanden →
4. Beginn mit der Reanimation

Bei erwachsenen Patienten werden aktuell 30 Herzdruckmassagen im Wechsel mit zwei Beatmungen empfohlen. Die Herzdruckmassage soll mit einer Frequenz von 100–120/min erfolgen. Die empfohlene Drucktiefe beträgt mindestens 5 cm, aber nicht mehr als 6 cm. Wenn möglich soll hochdosiert Sauerstoff gegeben werden (15 l/min).

Sicherer ist eine manuelle Beatmung mittels eines Beatmungsbeutels. Es ist nicht auszuschließen, dass ein Heimbeatmungsgerät aufgrund einer eingestellten Druckbegrenzung keine Beatmung durchführt, da die Herzdruckmassage einen hohen Druck ausübt. Dieser Punkt soll explizit bei einer Geräteeinweisung angesprochen und nachgefragt werden. Die Aussage des Geräteherstellers ist hierzu zu beachten.

Im Idealfall erfolgt eine manuelle Beatmung mittels Beatmungsbeutel über eine liegende und funktionierende Trachealkanüle. Um keinen unnötigen Zug an der Trachealkanüle auszuüben, wird die Nutzung einer Tubusverlängerung („Gänsegurgel") empfohlen. Sofern die Möglichkeit besteht, Sauerstoff an den Beatmungsbeutel anzuschließen, soll diese Möglichkeit auch genutzt werden. Die ERC-Leitlinien 2015 empfehlen die hochdosierte Sauerstoffgabe während der Reanimation (15 l/min). Wenn vorhanden soll auch ein Reservoirbeutel genutzt werden.

Die Reanimation soll auf einer harten Unterlage erfolgen. Wie dies umzusetzen ist, muss im Einzelfall vor Ort entschieden werden. Ein leichter Patient, z. B. ein Kind, ist relativ einfach auf den Fußboden zu legen. Bereits bei einem normalgewichtigen Erwachsenen ist es jedoch gar nicht so einfach, ihn auf den Fußboden zu legen. Hier kann ein „Reanimationsbrett" Abhilfe schaffen. Einige Pflegebetten verfügen über ein herausnehmbares Fußteil, dieses ließe sich ebenfalls als „harte Unterlage" nutzen. Weichteilmatratzen lassen sich in der Regel für eine Reanimationssituation „hart stellen".

Sind keine Hilfsmittel vorhanden und kann der Patient nicht aus einem Bett auf den Fußboden gelegt werden, sollte der Helfer an Ort und Stelle mit der Reanimation beginnen. Sofern der Kreislaufstillstand bei einem Patienten sitzend in einem Rollstuhl oder einem E-Rollie eintritt, ist es ebenfalls wichtig,

ihn auf den Fußboden zu legen. Dieses Vorgehen sollte in Notfallkursen gezielt geübt werden.

> ❱ **Vor jeder notfallmäßigen Umlagerung unbedingt den Atemweg und andere Zugangswege (z. B. einen Blasenkatheter) sichern! Die Beatmungsmaschine wird hierfür diskonnektiert.**

15.7.2 Erweiterte Maßnahmen der Reanimation

Ist ein Defibrillator oder AED (automatisierter externer Defibrillator) vorhanden, soll dieser bei Reanimationsbeginn durch eine weitere Pflegekraft geholt und während der laufenden Basisreanimation einsatzbereit gemacht werden. Die frühzeitige Defibrillation kann bei einem Kammerflimmern lebensrettend sein. Jede Minute, in der eine Defibrillation nicht durchgeführt wird, senkt die Überlebenswahrscheinlichkeit um 8–12 %.

Eine medikamentöse Therapie wird erst durch einen anwesenden, besonders geschulten Arzt oder eine besonders geschulte Pflegekraft durchgeführt. In der Regel ist dies die Aufgabe des Rettungsdienstes. Entscheidend für das Reanimationsergebnis (Outcome) sind gut durchgeführte und schnell eingeleitete Basismaßnahmen. Denn Hirnzellen sterben bereits nach 3 Minuten ohne Sauerstoff ab.

Die Zugangswege für den alarmierten Rettungsdienst sind zu öffnen. Sollte die Pflegekraft alleine vor Ort sein, empfiehlt es sich, dies während des Absetzens des Notrufs zu tun. Möglicherweise können in einer häuslichen Betreuungssituation auch Angehörige hiermit beauftragt werden.

15.7.3 Das Reanimationsergebnis (Outcome)

Das Outcome ist abhängig vom zügigen und effektiven Beginn der Basismaßnahmen und der Ursache des Kreislaufstillstandes. Selbstverständlich beeinflussen die Vorerkrankungen ebenfalls ein mögliches Überleben. Heimbeatmete Patienten sind i. d. R. bereits schwer krank. Daher muss die Pflegekraft, sowie die Angehörigen dieser Patientengruppe, stets von einem schlechten Reanimationsergebnis ausgehen. Leitungspersonal sollte bei Betreuungsbeginn eines Patienten die Frage nach einer Reanimation und dem Patientenwillen gezielt ansprechen.

Das Thema Patientenverfügung (▶ Abschn. 34.3) muss im Vorfeld direkt angesprochen und der Ausgang des Gesprächs entsprechend dokumentiert werden, das gesamte Team ist vor Betreuungsbeginn darüber zu informieren. Der Patientenwille muss in der Patientenakte dokumentiert werden, eine Patientenverfügung sowie eine Vorsorgevollmacht müssen in der Patientenakte als zusätzliches Exemplar vorgehalten werden. Der verantwortliche Arzt trifft die Entscheidung zum Reanimationsabbruch. Die Kriterien sind individuell. Folgende Aspekte werden hierbei berücksichtigt:

- Wurde das Ereignis beobachtet (Zeitpunkt des Kreislaufstillstandes)?
- Welcher Grund hat vermutlich zum Kreislaufstillstand geführt?
- Wie lange dauerten die Reanimationsmaßnahmen?
- Wie war der erste Herzrhythmus und welcher ist jetzt aktuell beim Patienten vorhanden?
- Welche Grunderkrankungen liegen vor?
- Wie ist der (mutmaßliche) Patientenwille?

Je nach Grunderkrankungen des Patienten, können die Voraussetzungen, eine technisch korrekte Herzdruckmassage durchführen zu können, variieren. Patienten mit einer veränderten Anatomie des Körpers haben bedingt durch die Veränderungen schlechtere Vorrausetzungen. Dieser Umstand muss allen beteiligten Personen bewusst sein.

15.8 Kinderreanimation

- **Vorgehen**
1. Patienten ansprechen, anfassen → Patient reagiert nicht →
2. Hilfe rufen →
3. Atmung kontrollieren → keine normale Atmung vorhanden →
4. 5 × initial beatmen
5. Lebenszeichen? → wenn nein:
6. 15 Thoraxkompressionen : 2 Beatmungen
7. Wenn der Helfer alleine ist, soll erst nach einer Minute durchgeführter Basisreanimation der Rettungsdienst gerufen werden

Bei einem Kind sollen zunächst 5 initiale Beatmungen durchgeführt werden. Der Grund ist der, dass bei Kindern meist ein A- oder ein B-Problem die Ursache für einen Kreislaufstillstand ist. Bei Erwachsenen ist die Ursache meistens ein C-Problem (z. B. Herzinfarkt).

Gibt es auf diese Initialbeatmungen keine Reaktion, werden für medizinisches Fachpersonal 15 Herzdruckmassagen im Wechsel zu 2 Beatmungen empfohlen. Die Drucktiefe beträgt 1/3 des Thorax. Wenn möglich soll hochdosiert Sauerstoff gegeben werden (15 l/min). Für Kinder muss ein geeigneter Beatmungsbeutel benutzt werden. In den Reanimationsleitlinien gilt ein Kind als Kind bis zum Beginn der Pubertät. Je nach Grunderkrankung und Entwicklungsstand des Kindes trifft die Pflegekraft vor Ort die Entscheidung über das weitere Vorgehen.

Die Unterschiede in der Reanimation bei Kindern sind in ◘ Tab. 15.1 zusammengefasst. Wichtig ist hier bereits der frühe Beginn von Wiederbelebungsmaßnahmen.

> **Praxistipp**
>
> Vor jedem Schichtbeginn sollte eine „Antrittskontrolle" durchgeführt werden. Dazu gehört die Kontrolle, ob alle Notfallutensilien dort sind, wo sie vermutet werden, und ob sie einsatzbereit sind. Alle Einstellungen an den Geräten und die Alarmgrenzen müssen geprüft werden. Der Patienten wird sorgfältig angeschaut und beurteilt, ob er so aussieht, wie es von seinem Gesundheitszustand zu erwarten ist.

◘ Tab. 15.1 Kinderreanimation

	Neugeborenes (direkt nach Geburt	Säugling (Tag 1 bis Ende 1. Lebensjahr)	Kind bis zur Pubertät (Beginn 2. LJ bis Pubertät)
Verhältnis HDM/ Beatmung	5 Initialbeatmungen (Inspirationszeit 1–1,5 Sekunden) danach 3:1	5 Initialbeatmungen (Inspirationszeit 1–1,5 Sekunden) 15:2	5 Initialbeatmungen (Inspirationszeit 1–1,5 Sekunden) 15:2
Druckpunkt	Unteres Drittel des Brustbeines	Unteres Drittel des Brustbeines	Unteres Drittel des Brustbeines
Drucktechnik	Zwei-Finger-Kompression (eine Hand) für 1 Helfer Zwei-Daumen-Kompression (Thorax umgreifen) für 2 Helfer	Zwei-Finger-Kompression (eine Hand) für 1 Helfer Zwei-Daumen-Kompression (Thorax umgreifen) für 2 Helfer	Ein-Hand- oder Zwei-Hand-Methode (helferabhängig) Entscheidend ist die korrekte Drucktiefe
Drucktiefe	1/3 des Brustkorbdurchmessers	1/3 des Brustkorbdurchmessers	1/3 des Brustkorbdurchmessers
Frequenz	120	100–120	100–120
Beatmungsvolumen	Beatmung soll zu einem mäßigen Heben des Brustkorbes führen Keine Hyperventilation Hochdosiert Sauerstoff	Beatmung soll zu einem mäßigen Heben des Brustkorbes führen Keine Hyperventilation Hochdosiert Sauerstoff	Beatmung soll zu einem mäßigen Heben des Brustkorbes führen Keine Hyperventilation Hochdosiert Sauerstoff
Tasten des Pulses (für erfahrenes Personal)	Arteria brachialis	Arteria brachialis	Arteria carotis
Beginn der Reanimation	Bei fehlendem Kreislauf oder Puls < 60/min mit schwacher Durchblutung	Bei fehlendem Kreislauf oder Puls < 60/min mit schwacher Durchblutung	Bei fehlendem Kreislauf oder Puls < 60/min mit schwacher Durchblutung
Beatmung	Wenn keine normale Atmung vorhanden ist oder Herzfrequenz < 100/min	Wenn keine normale Atmung vorhanden ist	Wenn keine normale Atmung vorhanden ist
Lagerung des Kopfes	Neutralposition (Schnüffelstellung), keine Überstreckung des Halses	Neutralposition (Schnüffelstellung), keine Überstreckung des Halses	Vorsichtige Überstreckung wie beim Erwachsenen
Besonderheiten	Vor Wärmeverlust schützen		
Reanimation durch Laien	Mit 5 Initialbeatmungen beginnen Danach 30:2 analog zur Erwachsenenreanimation	Mit 5 Initialbeatmungen beginnen Danach 30:2 analog zur Erwachsenenreanimation	Mit 5 Initialbeatmungen beginnen Danach 30:2 analog zur Erwachsenenreanimation

Weiterführende Literatur

Biarent D, Bingham R, Eich C, Lopez-Herce J, Maconochie I, Rodriguez-Nunez A, et al: European Resuscitation Council Guidelines for Resuscitation 2010 Section 6. Paediatric life support. Resuscitation 2010;81:1364–88

S1-Leitlinie der deutschen Gesellschaft für Neurologie (DGN) zum Thema Status Epilepticus im Erwachsenenalter (Stand: Februar 2015 – Gültig bis 29.09.2017)

Noachtar, Soheyl (2009): Epileptische Anfälle und Status epilepticus In: Akutmedizin – die ersten 24 Stunden. 4.Aufl. Elsevier Verlag

ERC Leitlinien 2015

Weitere Behandlungs- maßnahmen

Pharmakologie

Britta Behrens

© Springer-Verlag GmbH Deutschland 2017
H. Lang (Hrsg.), *Außerklinische Beatmung*,
DOI 10.1007/978-3-662-53996-5_16

16.1 Einführung in die Medikamentenkunde

16.1.1 Wirkung eines Medikaments im Körper

Die Wirkung eines Medikaments kommt durch verschiedene, sehr komplexe Vorgänge im Körper zustande (◘ Abb. 16.1). Vereinfacht kann man den Ablauf in drei Abschnitte unterteilen:

- Der erste Abschnitt ist die **pharmazeutische Phase**. Dabei wird der dem Körper zugeführte Arzneistoff freigesetzt. I. d. R. geschieht das durch die orale Aufnahme einer Darreichungsform, sprich einer Tablette oder Kapsel o. Ä., welche dann zerfällt und sich anschließend auflöst.
- Im zweiten Abschnitt, genannt **pharmakokinetischen Phase**, wird der Wirkstoff resorbiert, d. h. in das Blut aufgenommen und im Körper verteilt. Der Wirkstoff gelangt so schließlich an seinen Wirkort. Zu dieser Phase gehören auch eine eventuelle Speicherung, der Abbau und die Ausscheidung aus dem Körper.
- Der dritte Abschnitt ist die **pharmakodynamische Phase**. Am Wirkort entsteht die eigentliche erwünschte Wirkung, die den krankhaften Zustand bessert, auch als pharmakologischer Effekt bezeichnet.

16.1.2 Applikationsarten

Um einen pharmakologischen Effekt zu erhalten, bietet der menschliche Körper unterschiedliche Aufnahmeorte für Arzneistoffe. Die häufigste und am besten bekannte Verabreichung ist die **orale** oder **perorale Applikation**, also das Schlucken der Arzneiform mit anschließender Lösung und Aufnahme über die Schleimhaut des Magen-Darm-Traktes. Für die meisten Anwendungsgebiete gibt es Arzneistoffe für die orale Anwendung, da diese bei der Handhabung i. d. R. einfach für den Patienten sind.

Bei einigen Anwendungsgebieten gibt es spezielle Applikationswege. Dabei werden andere Applikationsorte gesucht, weil der Arzneistoff z. B. im Magen-Darm-Trakt zerstört werden würde oder seine

Eigenschaften das Auflösen und die Aufnahme aus dem Magen-Darm-Trakt nicht ermöglicht. Ein Beispiel für einen anderen Applikationsweg ist die Aufnahme durch Inhalation des Arzneistoffs, genannt **bronchopulmonale Applikation**. Darunter versteht man die Inhalation der Arzneistoffe in die Lungen, z. B. die Anwendung von Dosieraerosolen oder Pulverinhalaten sowie Vernebleraerosole.

Ein anderes Beispiel ist die **parenterale Applikation**, dazu zählt man u. a. die subkutane Injektion. Man spritzt das Arzneimittel subkutan, also unter die Haut, wobei sich der Arzneistoff langsam, wie aus einem Reservoir, in das Blut verteilt. In der folgenden Tabelle werden einige Applikationsarten und Darreichungsformen aufgeführt (◘ Tab. 16.1).

Weitere Begrifflichkeiten:
- **Alveolen:** Lungenbläschen
- **Applikation:** Verabreichung, Anwendung
- **parenteral:** unter Umgehung des Magen-Darm-Traktes
- **Pharmakokinetik:** befasst sich mit der Veränderung des Arzneistoffs im Körper
- **Pharmakodynamik:** befasst sich mit der Wirkung auf den Körper

16.1.3 Darreichungsformen

Orale Anwendung

Zur oralen Applikation werden v. a. **feste Darreichungsformen** wie einfache **Tabletten, Kapseln** und **Dragees** verwendet. Im Normalfall findet man in Aluminiumfolie und Plastik verschweißte Durchdrückpackungen, auch Blister genannt, aus denen man das Arzneimittel durch die Folie herausdrücken muss.

▪ Einnahme fester Darreichungsformen

Die Einnahme fester Darreichungsformen sollte immer aufrecht sitzend oder stehend mit mindestens 125 ml Flüssigkeit erfolgen. Hierzu eignet sich am besten Leitungswasser oder Mineralwasser. Beim Schlucken von Tabletten und Dragees wird der Kopf leicht nach hinten geneigt, beim Schlucken von Kapseln sollte dagegen der Kopf und Oberkörper leicht nach vorne gebeugt werden. Bei Schluckproblemen kann im Einzelfall der Inhalt von

■ **Abb. 16.1** Wirkung einer Tablette

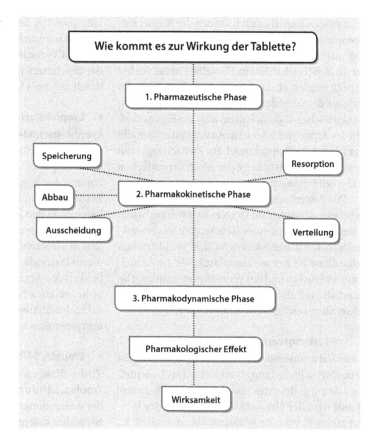

■ **Tab. 16.1** Applikationsarten und Darreichungsformen

Applikationsort	Applikationsart	Darreichungsform
Anwendung auf der Haut oder Schleimhaut		
Magen-Darm-Schleimhaut	(per)oral/enteral	Tabletten, Kapseln, Dragees, Emulsionen, Suspensionen, Lösungen
Rektumschleimhaut	rektal	Zäpfchen, Rektalkapseln, Salben
Nasenschleimhaut	nasal	Spray, Tropfen, Salben, Gele
Bronchialschleimhaut, Alveolen	pulmonal, per inhalationem	Aerosole, Inhalate
Parenterale Anwendung		
Unter die Haut In den Muskel	subkutan intramuskulär	Injektionslösungen

sehr großen Kapseln durch Öffnen der Kapsel entnommen und in Flüssigkeit oder Weichkost (z. B. Joghurt, Kartoffelbrei, Obstmus) eingenommen werden. Bei solch einem Einzelfall muss vorher geprüft werden, ob das Öffnen möglich ist und/oder sich aus der veränderten Anwendung die pharmakokinetischen Eigenschaften, also die Eigenschaften des Arzneistoffs, ändern. Auskunft darüber gibt manchmal der Beipackzettel. Im Zweifel fragt man besser beim Apotheker oder pharmazeutischen Unternehmen nach.

Das Pulverisieren von einfachen Tabletten, Kautabletten oder einfachen Dragees lässt sich am besten unter Zuhilfenahme eines Tablettenmörsers bewerkstelligen. Dabei handelt es sich i. d. R. um kleine verschließbare Becher aus Hartplastik, die die Arzneiform zerdrücken und fast verlustfrei vermahlen. Das so erhaltene Pulver kann dann dem Patienten, wie schon oben beschrieben, verabreicht werden.

▪ Freisetzungsverhalten
Viele oral anzuwendende Arzneimittel besitzen ein verändertes Freisetzungsverhalten. Das bedeutet, dass sie ein gesteuertes Lösungsverhalten besitzen. Damit wird der Ort der Löslichkeit und der Wirkungseintritt bzw. die Wirkdauer beeinflusst, d. h., sie werden durch die Verwendung spezieller Hilfsstoffe für die Anwendung optimiert. Die veränderte Freisetzung kann zum einen Schutz für den Arzneistoff aber auch für den Magen bieten, z. B. damit die Freisetzung erst später im Dünndarm stattfindet. Solche Präparate nennt man magensaftresistent. **Magensaftresistente Arzneimittel** müssen mindestens 30 Minuten vor der Mahlzeit eingenommen werden, damit sie den Magen ungehindert passieren können. Sie dürfen nicht zerkleinert, zerkaut oder gelutscht werden. **Retardarzneimittel** setzen den Arzneistoff verzögert frei, wobei vor allem die Wirkdauer optimiert werden kann, die Wirkung wird durch Retardformen verlängert. Die Teilbarkeit des Retardpräparats muss für den Einzelfall im Beipackzettel nachgelesen oder mit dem pharmazeutischen Hersteller abgeklärt werden.

▪ Brause- und Trinktabletten
Brause- und **Trinktabletten** werden mit Leitungswasser aufgelöst und getrunken. Die Stabilität der so hergestellten Lösungen kann unterschiedlich lang sein. Die Lösungen sollte man frisch herstellen und unmittelbar trinken. Trinklösungen sollen nicht auf Vorrat hergestellt werden. Die Stabilität und der Geschmack verschlechtern sich i. d. R. erheblich durch zu langes Stehenlassen.

▪ Lyophilisiertabletten oder Schmelztabletten
Lyophilisiertabletten oder **Schmelztabletten** sind durch Gefriertrocknung hergestellte Plättchen, die bei Flüssigkeits- und Speichelkontakt sofort zerfallen und den Arzneistoff extrem schnell freisetzen. Bei der Entnahme dieser Tabletten darf man die Tabletten nicht durch die Blisterfolie drücken, sondern muss die Aluminiumfolie abziehen und die Tablette mit trockenen Fingern entnehmen. Der Vorteil dieser Darreichungsform ist die sehr schnelle Löslichkeit des Arzneistoffs und die Anwendung auch ohne weiteres Nachtrinken von Flüssigkeit. Die Schmelztabletten können auch in Wasser aufgelöst und getrunken werden.

▪ Tropfen, Säfte und Suspensionen
Zu den flüssigen, oralen Darreichungsformen zählen **Tropfen, Säfte und Suspensionen** (◘ Abb. 16.2). Bei der Anwendung von flüssigen Darreichungsformen ist auf die Dosiergenauigkeit zu achten. Viele Hersteller liefern entsprechende Messlöffel oder Messbecher in der Verpackung mit. Bei Säuglingen und Kindern können auch Einmalspritzen als Dosierhilfe benutzt werden, die man am besten langsam an der Innenseite der Wange entleert.

Bei **Tropfenpräparaten** werden Senkrechttropfer und Randtropfer eingesetzt oder Verschlüsse mit Dosierpumpe. Die Senkrechttropfer haben ihre Öffnung zentral liegend und werden beim Tropfen senkrecht gehalten. Bei den Randtropfern liegt die Tropföffnung am Rand. Diese werden zur richtigen Tropfenentnahme etwa im Winkel von 45 Grad gehalten. Bei Vorhandensein einer Dosierpumpe sollte die Flasche bei der Entnahme immer senkrecht stehen und die Flüssigkeit vorher nicht geschüttelt werden, da es sonst zu Unterdosierungen kommt. Wird vom Hersteller eine Pipette zur Entnahme der Dosis verwendet, gilt bei gerader Form der Pipette eine senkrechte Verwendung, wie bei Senkrechttropfern. Bei Pipetten mit Kugelspitze kann nahezu jede beliebige Neigung bei der Tropfenabgabe gewählt werden.

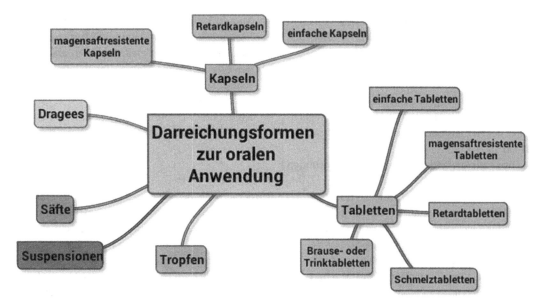

□ **Abb. 16.2** Darreichungsformen zur oralen Anwendung

Bei **Saftpräparaten** sind die vom Hersteller beigefügten Messlöffel oder Messbecher zu verwenden. Fehlen diese, sollte man als Dosierhilfe eine Einmalspritze verwenden. Pulverförmige Trockenpräparate, z. B. Antibiotikasäfte, werden frisch vor der Anwendung durch die Zugabe eines Lösungsmittels, am besten frisches Leitungswasser, in eine Lösung oder Suspension überführt. Das Datum der Herstellung sollte man am besten auf der Flasche notieren, um die Aufbrauchfrist zu berechnen oder das „Verwendbar-bis-Datum" auf der Flasche vermerken. Suspensionen, wie sie bei Antibiotika-Säften häufig vorliegen, müssen vor der Entnahme vorsichtig geschüttelt werden.

Bronchopulmonale Anwendung

Als Darreichungsformen zur bronchopulmonalen Anwendung werden Inhalationslösungen, Dosieraerosole und Pulverinhalate verwendet.

- **Inhalationslösungen**

Die Anwendung von Arzneistoffen in den Bronchien bzw. Lungen stellt besondere Anforderungen an die Darreichungsform und die Teilchengröße des Arzneistoffs. Bei **Inhalationslösungen** liegt der Arzneistoff bereits in gelöster oder suspendierter Form vor

und wird mit Hilfe eines elektrischen Gerätes, eines Verneblers, in kleinste Tröpfchen vernebelt und somit in ein lungengängiges Inhalat überführt.

Bei den Inhalationslösungen handelt es sich um Arzneistoffkonzentrate und um Lösungen zum Verdünnen, z. B. isotonische Kochsalzlösung, die sich in Tropf- oder Pumpflaschen oder Ampullen aus Glas oder Plastik befinden. Angebrochene Inhalationslösungen in Mehrdosisbehältnissen sollte man am besten im Kühlschrank aufbewahren.

Unkonservierte Inhalationslösungen sind nach dem Öffnen max. 24 h haltbar. Bei den Tropfflaschen ist die Form des Tropfaufsatzes bei der Dosierung zu beachten. Die wiederholte Entnahme aus Flaschen ohne Dosiervorrichtung sollte mit sterilen Kanülen und Einmalspritzen erfolgen. Bei Durchstechflaschen mit Gummistopfen ist es sinnvoll, eine steril belüftete Aufziehkanüle zu benutzen, wobei die in die Flasche einströmende Luft einen 0,2 µm Membranfilter passiert und somit Keime zurückgehalten werden. Zuviel aufgezogene Arzneistofflösung darf aus hygienischen Gründen nicht zurück in das Vorratsgefäß gegeben werden und wird verworfen.

Die Aufbrauchfrist der Arzneistofflösung ist den Herstellerangaben zu entnehmen. Ist nichts angegeben, liegt die Frist bei maximal 4 Wochen nach Anbruch. Das Vorratsgefäß ist dicht verschlossen, kühl, am besten im Kühlschrank und vor Licht geschützt aufzubewahren. Das „Verwendbar-bis-Datum" ist auf der Flasche zu vermerken.

Das Mischen von Inhalationslösungen mit isotonischer Kochsalzlösung darf erst unmittelbar vor der Inhalation erfolgen. Beim Mischen von arzneistoffhaltigen Konzentraten muss man Unverträglichkeiten der Arzneistoffe bzw. der Hilfsstoffe beachten (◘ Tab. 16.2).

Tipps zur Anwendung von Inhalationslösungen mit Verneblergeräten:

- Wie häufig und welche Arzneistoffmenge inhaliert wird, ist vom Arzt festzulegen.
- In der Regel werden 1–2 ml Lösung vernebelt und über max. 15 min inhaliert.
- Vor dem Umgang mit dem Inhalator und der Inhalationslösung Hände waschen und desinfizieren.
- Der Patient sollte entspannt, am besten aufrecht sitzen.
- Das Gerät sollte senkrecht stehen, damit die Lösung richtig angesaugt werden kann.
- Wenn möglich immer ein Mundstück verwenden, das fest mit den Lippen umschlossen wird (muss eine Maske verwendet werden, sollte die Nase durch eine Klemme verschlossen werden, da sonst bereits Arzneistoffpartikel in der Nase abgeschieden werden).
- Tief einatmen, Atempause beachten, langsames Ausatmen.

- Mundstück beim Ausatmen entfernen, soweit kein Ausatemventil im Mundstück vorhanden ist.
- Nach der Inhalation den Raum lüften, aber den Patienten keiner starken Temperaturschwankung aussetzen, um die Infektionsgefahr zu minimieren.
- Kinder unter 12 Jahren sollten nur im Beisein eines Erwachsenen inhalieren.

▪ Dosieraerosole

Dosieraerosole bestehen meist aus einer druckfesten Aluminiumdose mit einem Ventil und einer Halterung aus Kunststoff mit einem verschließbaren Mundstück. In den meisten Aerosolen liegt der Arzneistoff in suspendierter Form vor und muss vor jedem Gebrauch aufgeschüttelt werden. Neben dem Arzneistoff enthält die Aluminiumdose ein verflüssigtes Treibgas. Beim Betätigen des Sprühmechanismus wird eine definierte Menge Treibgas und Arzneistoff über das Ventil freigesetzt.

Tipps zur Anwendung von Dosieraerosolen:

- Dosieraerosole vor Gebrauch schütteln (wichtig!)
- Zeitgleiches Sprühen und Einatmen bei Dosieraerosolen
- Nach dem Einatmen Atem ca. 5–10 Sekunden anhalten, mit Lippenbremse ausatmen
- Bei Dosieraerosolen mit Kortisonanteil immer den Mund ausspülen, Zähne putzen oder im Anschluss an die Inhalation essen

◘ **Tab. 16.2** Verträglichkeit von Wirk- und Hilfsstoffen beim Mischen von Inhalationslösungen

	Epinephrin	Cromoglycinsäure	Acetylcystein	Salbutamol	Budesonid	Ipatropium	Terbutalin
Budesonid	+	+	n. b.	+		+	n. b.
Cromoglycinsäure	+		+	+	+	+	+
Salbutamol	n. b.	n. b.	+		+	+	n. b.
Ambroxol	n. b.	n. b.	n. b.	+	–	n. b.	n. b.
Benzalkoniumchlorid	n. b.	–	n. b.	n. b.	n. b.	n. b.	n. b.

+ mischbar
– unverträglich
n. b. nicht bekannt

Beim sogenannten Autohaler®-System handelt es sich um speziell gebaute Dosieraerosole, welche durch den Atemzug des Patienten ausgelöst werden und den Arzneistoff mit dem Beginn der Einatmung freisetzen. Bei den meisten Autohalern wird vor der jeweiligen Anwendung zuerst ein Kipphebel betätigt, der eine kleine Feder spannt und damit die Inhalation vorbereitet. Bei sogenannten Easybreath®-Systemen erfolgt das Spannen der Feder für die Auslösung des Atemzugmechanismus allein durch das Herunterklappen der Schutzkappe und der Patient löst durch den Atemzug beim Einatmen die Arzneistoffabgabe aus.

- **Pulverinhalatoren**

Pulverinhalatoren sind eine weitere Darreichungsform zur inhalativen Anwendung. Dabei handelt es sich um treibgasfreie Inhalationssysteme, in denen der Arzneistoff in Pulverform vorliegt und ausschließlich über den Einatemstrom des Patienten, ohne Hilfe eines Treibgases, zum Wirkort gelangt. Damit der Arzneistoff richtig freigesetzt werden kann, muss der Inhalator absolut trocken sein, der Patient sollte also nie in den Inhalator ausatmen, da sich sonst Feuchtigkeit aus der Atemluft absetzen könnte und das Pulverinhalat verklebt. Die Einatmung zum Freisetzen der Arzneistoffmenge sollte kurz und kräftig erfolgen.

Tipps zur Anwendung von Pulverinhalatoren:
- Der Inhalator muss absolut trocken sein (wichtig!)
- Kräftige, kurze Einatmung
- Nicht in den Inhalator ausatmen, da sich sonst Feuchtigkeit niederschlägt!

16.2 Medikamentengruppen

16.2.1 Kardiaka

Antihypertensiva (Bluthochdruck, Hypertonie)

- **Beta-Blocker**

■■ **Wirkung**

Körpereigene Botenstoffe, die Katecholamine (Adrenalin, Noradrenalin), bewirken durch den Angriff an Beta-Rezeptoren eine Verengung der glatten Muskulatur an den Blutgefäßen und damit einen Blutdruckanstieg. Sogenannte Beta-Blocker, oder genauer **beta-Adrenorezeptor-Antagonisten**, sind in der Lage, diese Verengungen durch Blockade der Rezeptoren aufzuheben, sodass der Gefäßwiderstand und damit der Blutdruck sinken. Da diese blutdrucksenkende Wirkung vor allem über Beta-1-Rezeptoren zustande kommt, werden bevorzugt Beta-Blocker mit Hauptwirkung am Beta-1-Rezeptor angewendet. Man bezeichnet diese Beta-Blocker auch als „β-1-selektiv". Die Selektivität ist allerdings dosisabhängig und bei höheren Dosierungen werden auch β-2-Rezeptoren blockiert, woraus unerwünschte Wirkungen, z. B. Bronchospasmus, periphere Durchblutungsstörungen, Unterzuckerung und Störungen im Lipidstoffwechsel, entstehen können.

Zur Gruppe der hauptsächlich β-1-selektiven Beta-Blocker gehören **Atenolol, Acebutolol, Celiprolol, Bisoprolol, Metoprolol, Nebivolol, Betaxolol**.

Die Arzneistoffe werden entsprechend den Therapieempfehlungen zur Blutdrucksenkung verwendet und bei nicht ausreichendem Erfolg auch in Kombination mit anderen Arzneistoffen (❏ Tab. 16.3) verabreicht. Betablocker werden v. a. bei Patienten < 65 Jahren zur Blutdrucksenkung eingesetzt, bei gleichzeitig bestehender Koronarer Herzkrankheit und Tachyarrhythmien. Die Anfangsdosierung erfolgt meist niedrig oder einschleichend und wird wochenweise gesteigert. Die Blutdrucksenkung setzt langsam ein und ist nach 1–2 Wochen voll ausgeprägt. Aber auch ältere Patienten profitieren vom Einsatz dieser Arzneistoffe. Unter Berücksichtigung von anderen Erkrankungen, wie Nieren- und Leberfunktionsstörungen oder Diabetes, und von möglichen Wechselwirkungen kann auch bei höherem Lebensalter mit Betablockern therapiert werden.

■■ **Kontraindikationen**

Chronisch obstruktive Atemwegserkrankungen, Bradykardie < 50 Schläge/min, sinuatrialer Block, AV-Block II. und III. Grades, ausgeprägte Hypotonie, periphere Durchblutungsstörungen, (Herzinsuffizienz).

■■ **Nebenwirkungen**

Bronchospasmus, Hypoglykämie, periphere Durchblutungsstörungen, Fettstoffwechselstörungen, Potenzstörungen.

◻ Tab. 16.3 Arzneistoffe und mittlere Dosierung der Beta-Blocker

Arzneistoff	Mittlere Dosierung	Sonstiges
Betaxolol	1 × 10–20 mg/d	Kerlone® 20 HWZ 16–20 h
Atenolol	1 × 50–100 mg/d	DDD 75 mg Atenolol Generika HWZ 6–11 h
Atenolol + Chlortalidon (Thiazid-analogon, Diuretikum)	1 × 100 mg/25 mg	Atenolol comp. Heumann
Acebutolol	Initial 1 × 200 mg/d	DDD 400 mg Prent® HWZ 3–9 h
Celiprolol	1 × 200 mg/d unzerkaut vor der Mahlzeit	Selectol® 200 HWZ 5–7 h
Bisoprolol	1 × 5–10 mg/d	Concor®, Bisoprolol Generika DDD 10 mg HWZ 10–12 h
Bisoprolol + HCT (Thiazidanalogon)	1 × 5/12,5 mg/d oder 1 × 10/25 mg/d	Concor® plus Bisoprolol comp. Generika
Metoprololtartrat	1 × 50–100 mg als Retardform	Prelis®, M.-tartrat-Generika
Metoprololsuccinat	1 × 23,75–190 mg als Retardform	Beloc® Zok, M.-succinat-Generika
Metoprolol + HCT	1 × 100 mg/12,5 mg/d	Beloc® Zok comp.
Metoprolol + Chlortalidon	1 × 200 mg/25 mg/d	Prelis® plus
Metoprolol + Felodipin	1 × 47,5 mg/5 mg/d als Retardform	Mobloc®
Nebivolol	1 × 5 mg/d	Nebilet®, Nebivolol Generika

DDD = Definierte Tagesdosis („Defined Daily Dose")

▪▪ Wechselwirkungen

Andere Antihypertonika verstärken die Blutdrucksenkung (wird teilweise ausgenutzt in Kombipräparaten, Ca-Antagonisten und Diuretika), Insulin und Antidiabetika (Hypoglykämieneigung, bei gleichzeitiger Maskierung der Symptome).

▪ Diuretika

▪▪ Wirkung

Bei der Gruppe der Diuretika handelt es sich um Arzneistoffe, die zu einer vermehrten Harnausscheidung im Körper führen. Diuretika fördern dabei die Wasser- und Salzausscheidung, vor allem von Natrium- und Chlorid-Ionen, aber auch Kalium und Magnesium. Zu Beginn der Therapie sinkt das Blutvolumen durch die verstärkte Ausscheidung von Salzen und Wasser. Als reflektorische Reaktion nimmt der Widerstand der Gefäße in der Peripherie kurzzeitig zu. Im weiteren Verlauf der Behandlung spricht dann aber die glatte Gefäßmuskulatur nur noch vermindert auf die vasokonstriktorischen Reize, also gefäßverengenden Reize, des Nervensystems an, da die Natriumionenkonzentration in den Gefäßwänden vermindert bleibt. In der Hypertoniebehandlung werden Diuretika als Monotherapie vor allem bei älteren Patienten angewendet. Sonst stellen sie wichtige Kombinationsmittel mit anderen blutdrucksenkenden Arzneistoffen dar. Die Blutwerte in Bezug auf die Salze sollten regelmäßig überprüft werden, um bei unerwünschten Konzentrationen rechtzeitig gegen zu steuern.

Die wichtigsten Arzneistoffgruppen der Diuretika sind:

1. **Thiazide (Benzothiadiazine) und Thiazidanaloga: Hydrochlorothiazid (HCT), Xipamid, Indapamid**

HCT hemmt den Ko-Transporter des Natriumchlorids im distalen Tubulus der Niere, wodurch vermehrt Natrium- und Chloridionen sowie etwas schwächer auch Kalium und Magnesiumionen ausgeschwemmt werden. Kalzium- und Phosphationen werden vermindert ausgeschieden. HCT hat eine gute Langzeitwirkung ohne wesentlichen Wirkverlust und stellt die Basis der Hypertonie-Kombinationstherapie dar (◘ Tab. 16.4).

▪▪ Nebenwirkungen
Hyponatriämie, erhöhte Blutfettwerte, Hypokaliämie, Hypomagnesiämie, Hautausschläge, Photosensibilisierung, Hypotonie.

▪▪ Wechselwirkungen
Mit Ca-Antagonisten, ACE-Hemmern kommt es zu einer verstärkten Blutdrucksenkung; verstärkte Kaliumverluste kann es mit Antiarrhythmika geben; verstärkte Natriumverluste zeigen sich bei gleichzeitiger Anwendung von Antidepressiva, Antipsychotika und natriuretischen Diuretika.

2. **Kaliumsparende Diuretika: Spironolacton (Aldosteronantagonist) als Hauptvertreter**

Spironolacton antagonisiert, d. h. blockiert den Rezeptor von Aldosteron und hemmt dadurch die Natriumionenresorption im distalen Tubulus und Sammelrohr der Niere und es wird mehr Natrium ausgeschieden. Die Kaliumausscheidung wird dagegen verringert („Spareffekt"). Es wird vornehmlich angewendet bei primärem Hyperaldosteronismus, falls eine Operation nicht möglich ist und bei sekundärem Hyperaldosteronismus mit Ödemen bei Herzinsuffizienz (◘ Tab. 16.5).

▪▪ Nebenwirkungen
Hyperkaliämie, M-D-Störung, Hautausschläge, Hypomagnesiämie, Hyperkalzämie, bei Männern

◘ **Tab. 16.4** Arzneistoffe und mittlere Dosierung der Thiazide

Arzneistoff	Mittlere Dosierung	Sonstiges
Hydrochlorothiazid	12,5–25 mg/d	Esidrix®, HCT-Generika
Xipamid	10–20 mg/d	Xipamid-Generika
Indapamid	2,5 mg/d	Natrilix®

◘ **Tab. 16.5** Arzneistoffe und mittlere Dosierung der kaliumsparenden Diuretika

Arzneistoff	Mittlere Dosierung	Sonstiges
Spironolacton	50–100 mg/d	bei Ödemen
	Initial 200–400 mg/d später 75–100 mg/d	prim. Hyperaldosteronismus
	25 mg/d	Herzinsuffizienz
		Aldactone® und Spironolacton-Generika
In Kombination mit Furosemid	50 mg/20 mg/d (Spiro/Furo) 100 mg/20 mg/d (forte)	Spiro-comp® ratiopharm

◼ **Tab. 16.6** Arzneistoffe und mittlere Dosierung der Schleifendiuretika

Arzneistoff	Mittlere Dosierung	Sonstiges
Furosemid	20–40 mg/Tag 1 × täglich	Furorese®, Furosemid-Generika
Piretanid	Initial 6–12 mg/d, dann 6 mg/d oral	Hypertonie (Hypertensive Krise) Arelix® Piretanid-Generika
Torasemid	1 × 5 mg/Tag (bis 20 mg max.) 20 mg. i. v. (bis 100 mg/d max.) 1 × 50–200 mg	→ Ödeme → Lungenödem → Niereninsuffizienz Torem®, Torasemid-Generika

Gynäkomastie und Potenzstörungen, bei Frauen Hirsutismus (übermäßige Körperbehaarung).

■■ **Wechselwirkungen**

Andere Diuretika führen zu verstärkter Urinbildung (Diurese) und u. U. zu Blutdruckabfall, Wirkungsabschwächung von Epinephrin und Norepinephrin.

3. **Schleifendiuretika: Furosemid/Torasemid, Piretanid**

■■ **Wirkung**

Die Schleifendiuretika wirken in der Niere im aufsteigenden Teil der Henle-Schleife durch Blockade des Na+/K+/2Cl-Transporters. Dadurch werden vermehrt Natrium-, Kalium- und Chloridionen ausgeschieden. Des Weiteren werden Magnesium- und Kalziumionen ausgeschieden. Die Vertreter dieser Gruppe sind stark wirksame Diuretika, die vor allem bei Ödemen, aber auch zur Behandlung des Bluthochdrucks verwendet werden (◼ Tab. 16.6).

■■ **Nebenwirkungen**

Nach längerer Gabe Hypokaliämie, Hyponatriämie, Hypomagnesiämie und Hypokalzämie, erhöhte Harnsäure- und Blutzuckerwerte.

■■ **Wechselwirkungen**

Wirkabschwächung durch NSAR – nicht steroidale Antirheumatika, z. B. Diclofenac, Ibuprofen, Verstärkung der Hypokaliämie durch Kortikosteroide, Insulin, Laxanzien und Testosteron. Hypokaliämie verstärkt die Wirkung von Herzglykosiden und Muskelrelaxanzien. Erhöhte Ototoxizität (Gefahr der giftigen bzw. schädigenden Wirkung für das Innenohr

bzw. den Hörnerv) in Kombination mit Aminoglykosiden und Cephalosporinen, sowie Cisplatin. Andere Blutdrucksenker verstärken den Blutdruckabfall, besonders ACE-Hemmer. Antidiabetika sind in ihrer Wirkung ebenfalls abgeschwächt.

◼ **Angiotensin-II-Antagonisten bzw. AT1-Blocker**

■■ **Wirkung**

Die AT1-Blocker, auch als **Sartane** bezeichnet, hemmen die Wirkung von Angiotensin II am AT1-Rezeptor, wodurch weniger Angiotensin III und Aldosteron gebildet wird. In der Folge sinkt der Blutdruck und es wird mehr Wasser und Salz aus dem Körper ausgeschieden (◼ Tab. 16.7).

■■ **Nebenwirkungen**

Schwindel, Kopfschmerz, Störungen im Lipidstoffwechsel (Dyslipidämie).

■■ **Wechselwirkungen**

Lithium, kaliumsparende Diuretika, nichtsteroidale Antirheumatika.

■■ **Kontraindikationen**

Schwere Leber- und Nierenfunktionsstörungen, Schwangerschaft und Stillzeit.

◼ **ACE-Hemmer**

ACE ist die Abkürzung für **A**ngiotensin-**C**onverting-**E**nzym. Das körpereigene Enzym ACE ist beteiligt im Renin-Angiotensin-Aldosteron-System und reguliert u. a. den Blutdruck.

◘ **Tab. 16.7** Arzneistoffe und mittlere Dosierung der Sartane

Arzneistoff	Mittlere Dosierung	Sonstiges
Candesartan	4–16 mg/d	
Olmesartan	10–40 mg/d Höchstdosis 40 mg	Olmetec® und Olmetec® plus (in Kombi mit HCT) Votum®, Vocado®, Sevikar®
Valsartan	80–160 mg/d Höchstdosis 320 mg	Diovan®, Provas® und Generika
Irbesartan	150–300 mg/d	Aprovel®, Karvea® und Generika
Azilsartan	20–80 mg/d	Edarbi®
Losartan	50–100 mg/d	Lorzaar® und Losartan-Generika

◘ **Tab. 16.8** Arzneistoffe und mittlere Dosierung der ACE-Hemmer

Arzneistoff	Mittlere Dosierung	Sonstiges
Kurzwirksam		
Captopril	2–3 × tägl. 6,25–50 mg max. 150 mg/d	Halbwertszeit (HWZ) 1,5 h Captopril-Generika
Langwirksam		
Moexipril	7,5–15 mg/d morgens	beginnend mit 3,75 mg bis max. 30 mg/d, HWZ 8 h Fempress®
Enalapril	2,5–40 mg/d	HWZ 11 h Corvo®, Enalapril-Generika
Fosinopril	5–20 mg/d	max. 30 mg HWZ 12 h Fosinorm®, Fosinopril-Generika
Ramipril	5–40 mg/d	HWZ 13–14 h Delix®, Ramipril-Generika

■■ **Wirkung**

ACE-Hemmer hemmen die Umwandlung von Angiotensin I in Angiotensin II im Blut und im Gewebe und hemmen den Abbau von gefäßerweiterndem Bradykinin. Im Ergebnis nimmt der Gefäßwiderstand der Arterien ab, die Aldosteronproduktion und die aldosteronabhängige Salz- und Wasserretention in der Niere nimmt ab. Zusätzlich werden durch die Abnahme der Angiotensin-II-Bildung die Natriumionenkonzentration und der Sympatikotonus herabgesetzt. ACE-Hemmer werden bei essentieller und renovaskulärer Hypertonie und Herzinsuffizienz angewendet.

Man unterscheidet kurzwirksame und langwirksame ACE-Hemmer. Die Arzneistoffe enden auf -pril (◘ Tab. 16.8).

■■ **Nebenwirkungen**

Hypotonie, Hautreaktionen, Fieber, Juckreiz, Hustenreiz (5–10 %), Geschmacksstörungen, Hyperkaliämie v. a. bei Niereninsuffizienz (zusätzliche Überwachung), Angioödem.

■■ **Wechselwirkungen**

Kaliumsparende Diuretika (wegen sich verstärkender Hyperkaliämie), andere Antihypertonika können zu starkem Blutdruckabfall führen, nichtsteroidale Antirheumatika können den blutdrucksenkenden Effekt vermindern.

▪▪ Kontraindikationen

Patienten mit obstruktiven Lungenerkrankungen, bestimmte Nierenerkrankungen, Schwangerschaft und Stillzeit.

▪ Kalziumantagonisten oder Kalziumkanalblocker

▪▪ Wirkung

Diese Arzneistoffe hemmen am Herzen und an der glatten Muskulatur, z. B. an Gefäßen, den Einstrom von Kalziumionen, wodurch es zu einer Erschlaffung der Gefäße und zu einer Abnahme der Kontraktionskraft und Frequenz des Herzens kommt. Der Blutdruck sinkt und das Herz wird entlastet.

▪▪ Anwendung

Angina pectoris, Hypertonie, koronare Herzkrankheit

Man unterscheidet unterschiedliche Gruppen von Kalziumantagonisten (◘ Tab. 16.9):

- Verapamiltyp (Verapamil, (Gallopamil))
- Nifedipintyp (Nifedipin, Nitrendipin, Amlodipin, Felodipin, Nisoldipin)
- Diltiazemtyp (Diltiazem, Benzothiazepine)

▪▪ Nebenwirkungen

Beim Ca-Antagonisten vom Diltiazem- und Verapamiltyp stehen die kardiodepressiven Wirkungen im Vordergrund, beim Nifedipintyp infolge der Gefäßerweiterungen eher Kopfschmerzen, Schwindel, Hautrötungen und Ödeme.

▪▪ Wechselwirkungen

Herzglykoside, Betablocker und Antiarryhthmika bei Verapamil, Gallopamil und Diltiazem. Verstärkung der Blutdrucksenkung von Nitraten, Betablockern ACE-Hemmern und Diuretika.

▪▪ Kontraindikation

Ausgeprägte Hypotonie, Herzinsuffizienz, kardiogener Schock. Bei Verapamil- und Diltiazemtyp: AV-Block II. und III. Grades, Sinusknotensyndrom. Bei Nifedipin Schwangerschaft, Herzinsuffizienz, Herzinfarkt. Bei Nitrendipin Schwangerschaft und Schock.

◘ **Tab. 16.9** Arzneistoffe und mittlere Dosierung der Kalziumantagonisten

Arzneistoff	Mittlere Dosierung	Sonstiges
Verapamil	240–480 mg/d in 3–4 Einzeldosen	DDD 240 mg Isoptin® und Generika
Nifedipin	3 × 5–20 mg/d	DDD 30 mg Adalat®, Nifehexal und Generika
Nitrendipin	1 × 20 mg oder 2 × 10 mg/d	DDD 20 mg Bayotensin®, Nitrepress®
Nisoldipin	2 × 5–10 mg/d	DDD 20 mg Baymycard®
Felodipin	1 × 5 mg/d	DDD 5 mg Modip® und Generika
Amlodipin	1 × 5–10 mg/d	DDD 5 mg Norvasc® und Generika
Diltiazem	3 × 60–120 mg/d 2 × 90–180 mg/d als Retardform	DDD 240 mg Dilzem® und Generika

DDD = Definierte Tagesdosis

Herzinsuffizienz

Die Herzinsuffizienz, oder kurz Herzschwäche, beruht in den meisten Fällen auf einer Kontraktionsschwäche des Herzmuskels, infolge geschädigter Herzkranzgefäße (Koronare Herzkrankheit, KHK), Herzklappenfehlern und Bluthochdruck. Auch können Rhythmusstörungen eine Herzinsuffizienz hervorrufen. Symptome der chronischen Herzinsuffizienz sind erkennbar im kleinen Blutkreislauf (z. B. Dyspnoe, Zyanose, Lungenödem) und im großen Blutkreislauf (z. B. Stauungserscheinungen der Halsvene, Ödeme an den Knöcheln, verstärkter nächtlicher Harndrang, Lebervergrößerung, Aszites). Insgesamt ist die Leistungsfähigkeit deutlich eingeschränkt. Häufig treten zur Kompensation der Herzschwäche auch Tachykardien auf und das Herz ist vergrößert. Der Blutdruck ist erhöht und es werden vermehrt Wasser und Salze im Körper zurückgehalten. Der Schweregrad der Herzinsuffizienz wird nach einem Schema der New York Heart Association (NYHA) in vier Stadien eingeteilt.

Man behandelt je nach Schweregrad und begleitenden Erkrankungen. Manifeste Herzinsuffizienz Klasse III + IV werden häufig mit einer Kombination aus ACE-Hemmer und Diuretikum behandelt.

Möglichkeiten der Therapie der Herzinsuffizienz mit Arzneistoffen:

A. Entlastung des Herzens durch Senkung der Vor- und Nachlast durch Anwendung von gefäßerweiternden Arzneistoffen, v. a. **ACE-Hemmern** und **AT1-Hemmer** (s. dort) (seit Januar 2016 gibt es eine neue Arzneistoffkombination aus AT1-Hemmer und Neprilysin-Hemmer). Die Forschung hat festgestellt, dass der Herzmuskel bei einer Herzinsuffizienz vermehrt die Bildung bestimmter Eiweiße stimuliert, sogenannte natriuretische Peptide, welche den Herzmuskel vor Schädigungen schützen und den Blutdruck senken können. Diese Eiweiße werden durch das körpereigene Enzym Neprilysin relativ schnell abgebaut. Die neue Kombination in dem Medikament Entresto® nutzt die synergistische Wirkung des AT1-Hemmer Valsartan mit dem Neprilysin-Hemmer, Sacubitril. Dieser Hemmstoff bewirkt eine Konzentrationssteigerung an schützendem Neprilysin, bei gleichzeitiger Blutdrucksenkung durch den AT1-Hemmer. Die Dosierung erfolgt 2 × täglich, beginnend mit 49 mg/51 mg und wird nach 2 Wochen auf 2 × täglich 97 mg/103 mg gesteigert.

▪▪ Kontraindikationen
Einnahme von ACE-Hemmern, Angioödem, schwere Leberfunktionsstörungen, 2. und 3. Trimenon der Schwangerschaft, Vorsicht bei Diabetikern und Nierenfunktionsstörungen.

▪▪ Wechselwirkungen
Sildenafil, NSAR.

▪▪ Nebenwirkungen
Hyperkaliämie, Blutdruckabfall, Nierenfunktionsstörungen, Angioödem)

B. Senkung des Blutvolumens durch **Diuretika** (s. dort)
C. Entlastung mit **β-Blockern** durch Senkung der Sympathikusaktivität (s. dort)
D. Steigerung der Kontraktionskraft durch positiv inotrop wirkende Arzneistoffe z.B. Herzglykoside. Die **Herzglykoside** oder **Digitalisglykoside** werden heute in Kombination mit anderen Arzneistoffen verwendet. Anwendung finden **Digoxin** und **Digitoxin**. Beide Arzneistoffe wirken positiv inotrop (steigern die Kontraktionskraft des Herzmuskels), negativ dromotrop (erschweren die Erregungsleitung am Herzen) und negativ chronotrop (verlangsamen die Schlagfrequenz).

▪▪ Nebenwirkung
Extrasystolen bis hin zum Kammerflimmern, Tachykardie, Bradykardie.

▪▪ Wechselwirkungen
Bei Hypokaliämie und Hypokalzämie verstärkt sich die Glykosidempfindlichkeit und die positiv inotrope Wirkung nimmt zu. Bei Hyperkaliämie, z. B. bei Laxanzienabusus, durch Diuretika, Glukokortikoide oder Carbenoxolon verstärkt sich die negativ dromotrope Wirkung. Die Wirkung verstärkt sich mit höherem Lebensalter und bei Digoxin, wenn eine Niereninsuffizienz vorliegt. Die Wirkung kann ebenfalls verstärkt werden bei gleichzeitiger

Anwendung von Anticholinergika, Erythromycin und Tetracyclinen

Antiarrhythmika (Herzrhythmusstörungen)

- **Bradykardien**

Beta-Adrenorezeptor Agonisten: Adrenalin, Isoprenalin, Orciprenalin

■■ Wirkung
Beschleunigen den Herzschlag, indem sie die Anstiegssteilheit des Aktionspotenzials steigern und die Dauer des Aktionspotenzials sowie die Refraktärzeit verkürzen, durch die Erhöhung des Kalziumionen-Einstroms in der Plateauphase und durch die Beschleunigung des Kaliumionen-Auswärtsstromes während der Repolarisation.

■■ Nebenwirkungen
Arrhythmiegefahr ist erhöht, Zittern, Angstzustände, verstärktes Schwitzen.

Parasympatholytika: Atropin, Ipratropiumbromid

■■ Wirkung
Beschleunigen den Herzschlag, indem sie an den Muscarin-Rezeptor binden und damit kompetitiv die Wirkung von Acetylcholin hemmen.

■■ Wechselwirkungen
Trizyklische Antidepressiva und Neuroleptika verstärken die Wirkung.

■■ Kontraindikation
Koronarsklerose, Glaukom, benigner Prostatahyperplasie.

- **Tachykardien und Extrasystolen**

Klasse I
   Klasse I A: Chinidin, Disopyramid (Ajmalin, Detajmium, Prajmalium)

■■ Wirkung
Verlängern die Dauer des Aktionspotenzials (QRS- bzw. QT-Intervall) durch Blockade des schnellen Na-Einstroms in der Phase 0. Beide Arzneistoffe sind

in Deutschland in keinem Fertigarzneimittel mehr im Handel und werden nur der Vollständigkeit mit aufgeführt.

■■ Nebenwirkungen
Blutdrucksenkung, Mundtrockenheit, Durchfall, gastrointestinale Störungen, erschwertes Wasserlassen, Störungen des Sehens.

■■ Wechselwirkung
Trizyklische Antidepressiva und Neuroleptika verstärken den antiarrhythmischen Effekt.

■■ Gegenanzeigen
Dekompensierte Herzinsuffizienz, Bradykardie.

Klasse I B: Lidocain, Tocainid, Mexiletin, Phenytoin

■■ Wirkung
Wirken überwiegend an den Herzkammern und verlangsamen den Herzschlag, indem sie die Depolarisationsgeschwindigkeit herabsetzen und die Erholungszeit der Natriumkanäle verlängern. Die Arzneistoffe werden vor allem in Ausnahmefällen bei lebensbedrohlichen Rhythmusstörungen angewendet.

■■ Nebenwirkungen
Ähnlich wie bei Klasse I A, in höherer Dosierung zentrale Erregung und Krämpfe.

Klasse IC: Flecainid, Propafenon

■■ Wirkung
Verlangsamen den Herzschlag, indem sie den schnellen Natriumeinstrom in der Phase 0 stark blockieren.

> ❯ Die Anwendung der Arzneistoffe ist wegen Wechsel- und Nebenwirkungen auf wenige Anwendungsbereiche eingeschränkt.

Klasse II: Beta-Blocker bzw. ß-Adrenorezeptorenblocker wie Acebutolol, Atenolol, Metoprolol, Pindolol, Propranolol, Sotalol

■■ Wirkung
Senkung der Herzfrequenz, Senkung der Kontraktionskraft des Herzmuskels, der Leitungsgeschwin-

16

digkeit von elektrischen Impulsen am Herzen und Verringerung der Erregbarkeit des Herzens durch Blockade der ß-Rezeptoren im Bereich des Sympatikus (Adrenalin, Noradrenalin).

Ein plötzliches Absetzen muss bei ß-Blockern unbedingt vermieden werden, da es zu Angina-pectoris-Anfällen oder zum Auslösen eines Herzinfarktes kommen kann. Das Absetzen erfolgt daher immer langsam mit Dosisreduktion („Ausschleichen").

▪ ▪ Gegenanzeigen

Asthma, chron. obstruktive Atemwegserkrankungen, Diabetes mellitus mit Neigung zu Spontanhypoglykämien, Bradykardie, periphere Durchblutungsstörungen, Achtung bei Fettstoffwechselstörungen!

▪ ▪ Wechselwirkungen

Insulin, orale Antidiabetika, andere Antiarrhythmika und Narkosemittel.

Klasse III: Kaliumkanalblocker: Sotalol, Amiodaron, Dronedaron (Multaq®)

▪ ▪ Wirkung

Verlängern die Aktionspotenzialdauer in der Phase 3 des Aktionspotenzials am Herzen durch Blockade von Kaliumkanälen. Dronedaron hat blockierende Wirkungen auch an anderen Kanälen als dem Kaliumkanal (Kalzium- und Natriumkanäle) und wirkt ebenfalls blutdrucksenkend.

▪ ▪ Gegenanzeigen

Bei Sotalol (siehe β-Blocker). Bei Amiodaron: Bradykardie, Reizleitungsstörungen am Herzen, Iodallergie, Schilddrüsenerkrankungen, Frauen im gebährfähigen Alter. Bei Dronedaron: Herzinsuffizienz, Leber- und Nierenfunktionsstörungen, Schwangerschaft, Stillzeit.

▪ ▪ Nebenwirkungen

Bei Amiodaron: Photosensibilisierung, Ablagerungen in Haut und Hornhaut des Auges, Leberfunktionsstörungen, Atembeschwerden, Schilddrüsenfunktionsstörungen. Bei Dronedaron: Störungen des Magen-Darm-Traktes, Bradykardie, Müdigkeit, Allergie, Leberinsuffizienz.

▪ ▪ Wechselwirkungen

Dronedaron darf nicht gleichzeitig mit Grapefruitsaft eingenommen werden! Erythromycin, Phenothiazine, trizyklische Antidepressiva, Johanniskraut, Antiarrhythmika Klasse I und III, Kalziumkanalblocker, Rifampicin, Dosisanpassung bei gleichzeitiger Anwendung von Betablockern, Tacrolimus, Sirolimus, Digoxin, Überwachung der Blutgerinnung bei Blutgerinnungshemmern.

Klasse IV: Kalziumkanalblocker Verapamil, Diltiazem

▪ ▪ Wirkung

Substanzen hemmen den Kalziumioneneinstrom am Kalziumkanal und vermindern dadurch die Geschwindigkeit der Aktionspotenziale am Sinus- und am AV-Knoten und verlängern die atrioventrikuläre Überleitung. Verapamil und Gallopamil unterscheiden sich nur geringfügig und haben daher ähnliche Wirkungen.

▪ ▪ Wechselwirkungen

Da der Abbau dieser Substanzen über Cytochrom P-Enzyme stattfindet, gibt es häufig Wechselwirkungen mit anderen Arzneimitteln, die ebenfalls über dieses Enzymsystem verstoffwechselt werden, z. B. Antihistaminika, Antimykotika, Immunsuppressiva, Proteaseinhibitoren. Verapamil und Theophyllin sowie Digoxin interagieren stark.

Generell kein Genuss von Grapefruitsaft!

▪ ▪ Nebenwirkungen

Obstipation, Bradykardien, unerwünschter Blutdruckabfall, Hautrötungen, allergische Hautreaktionen. Diltiazem wirkt teratogen! (◘ Tab. 16.10)

16.2.2 Bronchodilatativa/Bonchospasmolytika

Beta-2-Rezeptoragonisten

Zur Behandlung aller obstruktiven, also verengenden Zustände der unteren Atemwege, wie z. B. beim Asthma bronchiale und der chronischen Bronchitis, verwendet man meist kurzwirksame Broncholytika in Form von beta-2-Rezeptoragonisten. Diese Arzneistoffe

◻ Tab. 16.10 Übersicht Antiarrhythmika

Arzneistoff	Mittlere Dosierung	Sonstiges
Klasse IA		
Chinidin	oral 1–1,5 g alle 6–8 h oder 12 h bei Retardformen	Testdosis 200 mg oral, außer Vertrieb
Disopyramid	300–600 mg/d in 2–4 ED	DDD 400 mg, außer Vertrieb
Klasse IB		
Lidocain	initial 50–100 mg in 2–5 min i. v., dann p.inf. 2–4 mg/min	
Tocainid	400 mg/d 3–4 ED	DDD 1200 mg, außer Vertrieb
Mexiletin	Akut i. v. sehr langsam 125–250 mg, gleiche Dosis über 1 h, ggf. gleiche Dosis alle 4 h oral 200 mg in 3 ED oral 360 mg als retard in 2 ED	DDD 800 mg
Phenytoin	zu Beginn i. v. 125 mg, bei guter Verträglichkeit nach 20–30 min erneut 125 mg, anschließend oral	Tagesdosis 600 mg
Klasse IC		
Flecainid	akut 1 mg/kg KG langsam i. v. oral 50–100 mg in 2 ED	DDD 200 mg Tambocor®, Generika
Klasse II		
Acebutolol	200–400 mg	Prent®
Atenolol	1 × 50–100 mg/d	DDD 75 mg; selektiver β-1-Blocker Tenormin®, Atenolol-Generika
Metoprolol	1 × 100–200 mg/d	selektiver β-1-Blocker Beloc®, Metoprolol Generika
Pindolol	3 × 5–10 mg/d	DDD 15 mg Visken®, Generika
Propranolol	3 × 40 mg ggf. 2–3 × 80 mg oder 1 × 160 mg retard /d	nicht selektiver β- Blocker Dociton®, Generika
Sotalol	2–3 × 80–160 mg/d	DDD 160 mg Darob®, Sotalex®, Generika
Klasse III		
Sotalol siehe Klasse II		
Amiodaron	Initial 3 × 200 mg für ca. 8 Tage als Sättigungsdosis, dann täglich 200 mg als Erhaltungsdosis an 5 Tagen der Woche	Cordarex®, Generika
Dronedaron	2 × täglich 400 mg, morgens und abends	Multaq® HWZ 16 h
Klasse IV		
Verapamil	3 × 40–80 mg/d	DDD 240 mg Isoptin®, Generika
Diltiazem	3 × 60–120 mg/d oder 90–180 mg ret.	DDD 240 mg Dilzem®, Generika

DDD = Definierte Tagesdosis („Defined Daily Dose")

16

helfen schnell, die Verengung in den Atemwegen zu beheben, indem sie durch Wirkung an den beta-Rezeptoren der Bronchialmuskulatur die Bronchien erschlaffen lassen und einen Bronchospasmus (Bronchialkrampf) aufheben. Ferner steigern sie die Bewegung der Flimmerhärchen in den Bronchien und verbessern damit den Abtransport von Schleim (▶ Abschn. 1.2.4). Außerdem hemmen sie die Ausschüttung von Botenstoffen aus den Mastzellen, z. B. Histamin.

Die wichtigsten Vertreter sind als kurz wirkende Mittel Fenoterol, Salbutamol und Terbutalin. Sie werden hauptsächlich inhalativ angewendet, wobei die Wirkung innerhalb von wenigen Minuten eintritt und ungefähr 4 Stunden anhält.

Zu den lang wirksamen Mitteln gehören Formoterol und Salmeterol. Inhalativ angewendet beginnt ihre Wirkung ebenfalls rasch, hält aber deutlich länger – bis zu 12 Stunden – an. Sie werden vor allem bei der Langzeittherapie mit nächtlichen Asthmaanfällen zur Dauertherapie verwendet.

Ein neueres ß2-Sympathomimetikum zur Behandlung der chronisch obstruktiven Lungenerkrankung (COPD) ist das lang wirksame Indacaterol. Mit einer Halbwertszeit von 40–52 Stunden wird es einmal täglich alle 24 Stunden inhaliert (❏ Tab. 16.11).

Theophyllin

Ein weiterer wichtiger krampflösender und sekretomotorisch wirkender Arzneistoff an den Bronchien ist das **Theophyllin**. Intravenös oder oral als Lösung wird Theophyllin zur Behandlung des schweren

❏ **Tab. 16.11** Arzneistoffe beta-2-Rezeptoragonisten

Wirkstoff	Dosierung	Beispiele Präparate	Häufige unerwünschte Wirkungen
SABA (Wirkdauer 4–6 h)	Bei Bedarf als Notfallbehandlung		
Fenoterol	Beim Anfall 1 Hub à 0,1 mg evtl. nach 5 Minuten weiteren Hub, frühestens nach 2 h erneut, max. 8 Hübe/d	Berotec®	Zittern, Kopfschmerzen, Husten, Arrhythmien, Blutdruckschwankungen, allergische Reaktionen
Salbutamol	Beim Anfall 1–2 Hübe à 0,1 mg inhalieren, frühestens nach 4 h, max. 8–10 Hübe/d	Sultanol® DA Bronchospray® Cyclocaps® Salbutamol	Hyperglykämie, Kopfschmerzen, Zittern, Tachykardie
Terbutalin	1–2 × 7,5 mg Ret-Tabl./d 1 Hub 0,5 mg, 3–4 × tägl.	Bricanyl® Retardtabletten Aerodur® Turbohaler	Zittern, Kopfschmerzen, Unruhe, Hautreaktionen
LABA 12–24 h Wirkdauer	1–2 × tägliche Anwendung		
Formoterol	1–2 Hübe à 6 µg bzw. 1 Hub à 12 µg/ED max. 8 Hübe à 6 bzw. 4 Hübe à 12 µg in 24 h	Foradil® Formatris® Oxis®	Kopfschmerzen
Salmeterol	2 × 1 Hub/d, max. 4 Hub/d 2 × 2 Hübe/d, max. 8 Hub/d	Serevent® Diskus 50 µg Serevent® DA 25 µg	Zittern, Kopfschmerzen, Herzklopfen
Indacaterol	1× täglich 150 µg bzw. 300 µg Maximal 300 µg	Onbrez® 150µg Onbrez® 300µg	

ED= Einzeldosis, DA= Dosieraerosol
SABA/LABA = short / long acting beta agonist

Asthmaanfalls und des Status asthmaticus angewendet. Zur Asthmaprophylaxe werden oral Retardformen eingesetzt. Die Anwendung sollte am Abend erfolgen. Die Dosierung erfolgt individuell, die mittlere Erhaltungsdosis beträgt 200–800 mg, definierte Tagesdosis 400 mg.

▪▪ Wirkung

Der genaue Wirkmechanismus des Theophyllins ist noch nicht geklärt. Es erweitert die Bronchien und erhöht die mukozilliäre Clearance, also die Beweglichkeit der Zilien und damit den Abtransport von Schleim. Die Freisetzung von Botenstoffen, wie Histamin, wird gehemmt.

▪▪ Nebenwirkungen

Zentralnervöse Störungen, wie Unruhe, Schlaflosigkeit, Übelkeit und Kopfschmerzen, am Herz Tachyarrhyhthmien sowie gastrointestinale Störungen.

▪▪ Wechselwirkungen

Theophyllin wird durch beta-2-Rezeptoragonisten und Ephedrin in der Wirkung verstärkt. Makrolidantibiotika (Erythromycin, Clarithromycin, Azitromycin), Allopurinol, Furosemid, Cimetidin, orale Kontrazeptiva und Gyrasehemmer (Ciprofloxacin, Norfloxacin, Enoxacin) verstärken Theophyllin in seiner Wirkung. Die Wirkung von Theophyllin wird durch die gleichzeitige Anwendung von Rifampicin, Carbamazepin, Phenytoin, Isoniazid und bei Rauchern (!) vermindert.

Anticholinergika/Beta-2-Sympathomimetika

▪▪ Wirkung

Die Arzneistoffe aus der Gruppe der Anticholinergika sind **Ipatropiumbromid, Glycopyrroniumbromid** und **Tiotropium**. Sie heben die Wirkung von Acetylcholin am Muscarin-Rezeptor auf, indem sie den Rezeptor blockieren. Das führt zu einer Erweiterung der Bronchialmuskulatur, hebt also eine Verengung der Bronchien auf. Bei den verwendeten Darreichungsformen handelt es sich um Pulverkapseln oder Lösungen zur Inhalation, deren Wirkung vorwiegend lokal in den Bronchien zustande kommt. Die Wirkung setzt 5–30 min nach Inhalation ein und hält je nach Arzneistoff 4–24 h

an. Anticholinergika werden **nicht** zur Akutbehandlung des Asthmaanfalls verabreicht, sondern nur zur Behandlung der COPD, der chronischen Bronchitis und Reflexbronchokonstriktion. Es gibt auch die Kombination mit einem beta-2-Sympatomimetikum (◘ Tab. 16.12).

▪▪ Nebenwirkungen

Hautrötungen und Wärmestau, Unruhezustände, Engwinkelglaukom, Sehstörungen, Mundtrockenheit, Tachykardie, Miktionsbeschwerden.

▪▪ Wechselwirkungen

Die anticholinerge Wirkung wird verstärkt durch die gleichzeitige Anwendung von Chinidin, Amantadin, tri- und tetrazyklische Antidepressiva, Neuroleptika, Dopaminantagonisten (z. B. Metoclopramid).

▪▪ Kontraindikationen

Engwinkelglaukom, Blasenentleerungsstörungen, Tachyarrhythmien, mechanische Verengungen im Magen Darm Trakt, akutes Lungenödem.

PDE-4-Hemmer

▪▪ Wirkung

Der Arzneistoff Roflumilast ist ein Phosphodiesterasehemmer (PDE-4), ein nicht-steroidaler Entzündungshemmer, der bei COPD und chronischer Bronchitis mit häufigen Exazerbationen in Kombination mit einem Bronchodilatator gegeben wird. Durch die Hemmung der PD Esterase erhöht sich c-AMP und es kommt zu einer Erweiterung der Bronchialmuskulatur. Die Anwendung erfolgt peroral. Die volle Wirkung kommt erst nach einigen Wochen zustande (◘ Tab. 16.13).

▪▪ Nebenwirkungen

Anfänglich Störungen des Magen-Darm-Traktes, z. B. Durchfall, Übelkeit, Schlafstörungen, Kopfschmerzen, selten psychische Störungen, Leber-und Gallenerkrankungen.

▪▪ Wechselwirkungen

Verstärkung der Wirksamkeit durch Enoxacin, Erythromycin, Ketokonazol, Theophyllin, orale Kontrazeptiva, Cimetidin, Fluvoxamin. Verminderung

⧉ **Tab. 16.12** Arzneistoffe und mittlere Dosierung Anticholinergika

Arzneistoff	Mittlere Dosierung	Sonstiges
SAMA 6–8 h Wirkung	Anwendung bei Bedarf	
Ipatropiumbromid	3–4 × 1–2 Hübe/d max. 12 Hübe/d 0,02 mg/Hub max. 0,24 mg/d HWZ ca.3 h Lösung/Inhalat 3–4 × 0,24 mg-0,5 mg/d bis 2 mg/d	DDD 0,12 mg Aerosol 0,3 als Lösung Atrovent®Dosieraerosol/ Inhalationslösung/Fertiginhalat Berodual® Dosieraerosol/Lösung/ Respimat
LAMA ~ 24 h Wirkdauer		
Glycopyrroniumbromid +Indacaterol (beta-2-Sympathomi- metikum, als Ultibro®)	1 × 44 µg/d inhalieren, alle 24 h	Seebri® 44 µg Breezehaler Kapseln zur Inhalation Ultibro® 85 µg/43 µg Breezehaler Kapseln zur Inhalation
Tiotropium	1 × 0,018 mg inhalieren alle 24 h Lösung zur Inhalation 1 Hub = 2,5 µg, 1 × 2 Hübe alle 24 h	Spiriva® 0,018 Kapseln zur Inhalation Spiriva® Respimat Lösung

HWZ= Halbwertzeit
SAMA/LAMA = short/long acting muscarinergic antagonist
DDD = Definierte Tagesdosis

⧉ **Tab. 16.13** Arzneistoff und mittlere Dosierung PDE-4-Hemmer

Arzneistoff	Mittlere Dosierung	Sonstiges
Roflumilast	1 × 500 µg/d	Daxas® 500

der Wirksamkeit durch Rifampicin, Phenobarbital, Carbamazepin und Phenytoin.

■■ **Gegenanzeigen**

Personen <18 Jahren, mittelschwere bis schwere Leberfunktionsstörungen.

16.2.3 Sekretolytika/Expektoranzien

Hierbei handelt es sich um Arzneistoffe, die die Viskosität, also die Zähigkeit des Schleims in den Bronchien, vermindern, sodass der Schleim dünnflüssiger wird und besser von den Bronchien abgehustet werden kann. Es ist auf eine ausreichende Flüssigkeitszufuhr zu achten, wenn Sekretolytika angewendet werden. Zum Einsatz kommen vor allem **Ambroxol** und **Acetylcystein** (ACC bzw. NAC).

Ambroxol

■■ **Wirkung**

Ambroxol bewirkt in den Bronchien die Verflüssigung des zähen Schleims und die vermehrte Bildung von dünnflüssigem Sekret. Zugleich wird die Anhaftung des Schleims an der Bronchialschleimhaut herabgesetzt. Das Flimmerhärchenepithel kann wieder besser den Schleim abtransportieren. Eine antientzündliche Komponente wird vermutet (⧉ Tab. 16.14).

■■ **Nebenwirkungen**

Magenbeschwerden, Durchfall, Hautausschlag, Fieber, Schüttelfrost.

▪▪ Wechselwirkungen

Die zeitgleiche Anwendung von Hustenblockern (Antitussiva) kann zu einem Sekretstau innerhalb der Bronchien führen, da sie gegensätzlich, also antagonistisch wirken.

Acetylcystein (ACC)

▪▪ Wirkung

ACC verringert die Zähigkeit des Bronchialschleims und erleichtert das Abhusten. Der Arzneistoff wird oral und inhalativ angewendet.

▪▪ Nebenwirkungen

Störungen des Magen- und Darmtraktes, bei der Aerosoltherapie mit Verneblergerät kann es zu Verkrampfungen der Bronchien kommen, allergische Reaktionen der Haut.

▪▪ Wechselwirkungen

In der Literatur und auch in Beipackzetteln findet sich bei manchen Antibiotikagruppen (Aminoglycoside, Tetrazykline, Penicilline und Cephalosporine) der Hinweis auf die Abschwächung der antibiotischen Wirksamkeit bei zeitgleicher Einnahme des ACC. Diese Wechselwirkung konnte bisher nur im Laborversuch bestätigt werden. Als Empfehlung kann ACC 2 h zeitversetzt nach der Antibiotikagabe eingenommen werden, um einer Wechselwirkung vorzubeugen (◩ Tab. 16.14).

Kochsalzlösungen

Isotonische Kochsalzlösung hat eine Konzentration von 0,9 % Natriumchlorid und ist damit der Salzkonzentration des Körpers angepasst. Diese isotonische Lösung kann zur Befeuchtung und zur verbesserten Reinigung durch das Flimmerhärchenepithel bei Asthma, Mukoviszidose und COPD unterstützend mit Hilfe von Verneblergeräten inhaliert werden oder zur Verdünnung von Arzneistofflösungen (s. jeweiliger Beipackzettel, ob verdünnbar) zur Inhalation benutzt werden.

16.2.4 Sedativa

Benzodiazepine

Diese Arzneistoffe werden i. d. R. als kurzfristige, unterstützende Begleitmedikation von Neuroleptika bei psychiatrischen Erkrankungen und bei Angstneurosen angewendet, zusätzlich bei Agitiertheit, Schlafstörungen, zur Vorbehandlung der Narkose und bei bestimmten Epilepsieformen (◩ Tab. 16.15).

▪▪ Wirkung

Die Arzneistoffe wirken im zentralen Nervensystem und verstärken die hemmende Wirkung von Botenstoffen am GABA-Rezeptor (Gamma-Aminobuttersäure); sie wirken als Agonisten. Es entsteht eine angstlösende, sedierende, schlaffördernde, zentral muskelentspannende und krampflösende Wirkung. ACHTUNG: Es kann eine Abhängigkeit bei regelmäßiger und längerer (> 4 Wochen) Anwendung entstehen! Die Behandlung sollte daher nur kurzzeitig und nach mehrwöchiger Behandlung auch ausschleichend erfolgen. Man unterscheidet kurz- (< 6 h HWZ), mittellang- (6–24 h HWZ) und langwirksame (> 24 h) Benzodiazepine.

◩ Tab. 16.14 Arzneistoffe und mittlere Dosierung Sekretolytika

Arzneistoff	Mittlere Dosierung	Sonstige
Ambroxol	2–3 x 30 mg/d 1 x 75 mg/d als retard	Mucosolvan® Ambroxol-Generika
Acetylcystein	3 x 200 mg/d 1 x 600 mg/d 2 x täglich 1 Ampulle mit Vernebler inhalieren Erwachsene, ½ Amp. bei Kindern	ACC®, Fluimucil® Fluimucil® Amp (300 mg/Amp)

Tab. 16.15 Sedativa

Arzneistoff	Mittlere Dosierung	Sonstiges
Lorazepam	1,5–3 mg/d	Tavor® und Generika HWZ 9–19 h
Oxazepam	10–40 mg/d	Adumbran® und Generika HWZ 8–12 h
Chlordiazepoxid	10–50 mg/d	Librium® Tabs HWZ 10–15 h
Nitrazepam	2,5–10 mg/d	Mogadan® und Generika HWZ 18–30 h
Clonazepam	4–8 mg/d	Rivotril® HWZ 18–40 h
Diazepam	5–15 mg/d	Diazepam Generika HWZ 24–48 h
Zolpidem	10–20 mg/d	Stilnox®, Bikalm® und Generika DDD 10 mg, HWZ 2,5 h
Zopiclon	3,75–7,5 mg/d	Ximovan® und Generika DDD 7,5 mg, HWZ 3,5–6 h

HWZ= Halbwertzeit
DDD = definierte Tagesdosis

▪▪ Nebenwirkungen

Zu starke Sedierung, Tagesmüdigkeit, Verwirrtheit, paradoxe Erregungszustände, Abhängigkeitsentwicklung, Entzugssymptome, Störungen des Schlafrhythmus, WICHTIG: Einschränkung der Reaktionsfähigkeit!

▪▪ Kontraindikationen

Myasthenia gravis, Suchtprobleme mit Drogen/Alkohol, akute Intoxikationen mit zentral dämpfenden Arzneimitteln.

▪▪ Wechselwirkungen

Wirkungsverstärkung von zentral dämpfenden Arzneistoffen, Cimetidin, orale Kontrazeptiva, Östrogene, Isoniazid.

Zolpidem und Zopiclon

▪▪ Wirkung

Bei diesen beiden Arzneistoffen handelt es sich um Hypnotika, also Schlafmittel. Sie greifen am GABA-Rezeptor an und verstärken dort die hemmende Wirkung der Gamma-Aminobuttersäure. Sie wirken aber weniger muskelentspannend und weniger krampf- und angstlösend als Benzodiazepine und werden daher nur bei Schlafstörungen angewendet (**Tab. 16.15**).

▪▪ Nebenwirkungen

Wie Benzodiazepine, allergische Reaktionen, bitterer Geschmack (Zopiclon).

▪▪ Wechselwirkungen

Wie Benzodiazepine, aber nicht mit H2-Rezeptorantagonisten und Haloperidol.

▪▪ Kontraindikation

Schwangerschaft und Stillzeit, Kinder < 18 Jahre.

Neuroleptika

Hierbei handelt es sich um Substanzen, die vor allem bei Schizophrenien psychische (bis psychotische) Zustände verbessern (neuroleptische Wirkung), ohne zu stark die intellektuellen Fähigkeiten oder das Bewusstsein zu beeinträchtigen. Die Substanzen haben aber auch auf das Nervensystem dämpfende bis sedierende, also beruhigende, schlaffördernde Wirkungen.

■ ■ Wirkung

Der genaue Mechanismus bzw. die Wirkung der Arzneistoffe ist noch nicht geklärt. Die Wirkungen kommen durch die Hemmung von Neurotransmitterrezeptoren, hauptsächlich Dopaminrezeptoren, zustande. Die klassischen Neuroleptika hemmen am stärksten den Dopamin-2-Rezeptor, bei den atypischen werden außerdem noch andere Rezeptoren blockiert. Dabei wirken sie dämpfend auf Erregungszustände, Angst, Trugwahrnehmungen, und zwar mehr oder weniger stark. Eine Übersicht verschafft ◧ Tab. 16.16.

■ Haloperidol

Leitsubstanz der 1. Generation ist **Haloperidol**.

■ ■ Nebenwirkungen

Extrapyramidal-motorische Störungen wie Zittern, Zucken (Parkinson-Symptome), Unruhe sowie hormonelle und vegetative Störungen. Bei den Substanzen der 2.Generation kommen insbesondere Abgeschlagenheit, Antriebslosigkeit, depressive Verstimmungen, metabolische Störungen (Diabetes, Blutfette) und Gewichtszunahme als Nebenwirkungen vor.

■ ■ Anwendungsbereiche

Behandlung von Schizophrenien, in niedriger Dosierung auch bei Angsterkrankungen.

■ ■ Wechselwirkungen

Narkosemittel, Schlafmittel, starke Analgetika, Alkohol, α- und β-Blocker und Anticholinergika verstärken die Wirkung von Neuroleptika.

■ ■ Kontraindikation

Vergiftungen mit zentral dämpfenden Arzneimitteln (Narkosemittel, Schlafmittel, starke Analgetika) und Alkohol.

■ ■ Nachteile

Die Neuroleptika haben eine Latenzzeit bis zum antipsychotischen Wirkungseintritt von mehreren Wochen. Die Nebenwirkungen treten sofort auf.

Neuroleptika werden auch nach ihrer neuroleptischen Wirkungsstärke oder Potenz eingeteilt.

◧ **Tab. 16.16** Neuroleptika

Typische Neuroleptika bzw. Neuroleptika der 1. Generation	Atypische Neuroleptika bzw. Neuroleptika der 2. Generation	Trizyklische Neuroleptika	Atypische Neuroleptika der 3.Generation
Haloperidol (Haldol®)	Risperidon (Risperdal®)	Clozapin (Clozapin®, Leponex®)	Aripiprazol (Abilify®)
Chlorpromazin (außer Vertrieb)	Ziprasidon (Zeldox®)	Promethazin (Atosil®)	
Melperon (Melperon-Generika)	Amisulpirid (Solian®)	Quetiapin (Seroquel®)	
Pipamperon (Pipamperon- Generika)	Sulpirid (Dogmatil®)	Levomepromazin (Neurocil®)	
Prothipendyl (Dominal®)		Thioridazin (Melleril® und Generika)	
		Olanzapin (Zyprexa®)	
		Fluphenazin (Lyogen®, und Generika)	
		Flupentixol (Fluanxol®)	
		Chlorprotixen (Truxal®)	

16

Mit steigender Potenz nimmt die antipsychotische Wirkung zu und die sedierende Wirkung ab.

- Schwach potente Neuroleptika → psychomotorische Erregtheit und ängstliche Agitiertheit
- Mittelstark potente Neuroleptika → akute manische Phasen, schizophrene Endzustände
- Stark und sehr stark potente Neuroleptika → akute psychotische Syndrome, Paranoia, chronische Schizophrenie, paranoid-halluzinatorische Zustände

Die Dosierung von Neuroleptika erfolgt immer individuell auf den Patienten abgestimmt. In der folgenden Tabelle werden nur Beispiele und Richtwerte angegeben (◘ Tab. 16.17).

Es gibt bei einigen der stark und sehr stark potenten Wirkstoffe die Möglichkeit der Behandlung mit Depotpräparaten in Spritzenform. Dabei spricht man von Langzeitneuroleptika mit einer Wirkdauer von 1, 2 bis 4 Wochen. Die Präparate werden vom Arzt meist intraglutäal injiziert und haben von dort eine lange Wirkzeit. Sie dienen der Langzeitbehandlung und Rückfallprophylaxe von psychiatrischen Erkrankungen.

16.2.5 Antidepressiva

Antidepressiva werden zur Behandlung von Depressionen eingesetzt. Als Ursache für diese Erkrankung werden ein Mangel an Botenstoffen und/oder eine mangelnde Empfindlichkeit von Rezeptoren diskutiert. Der genaue Wirkmechanismus dieser Arzneistoffe ist unbekannt, sie greifen aber alle regulierend in den Stoffwechsel der Botenstoffe Noradrenalin,

◘ **Tab. 16.17** Mittlere Dosierung Neuroleptika

Arzneistoff	Mittlere Dosierung	Sonstiges
a. schwach potent		
Sulpirid	300 mg /d (-1600 mg/d max.)	Dogmatil®, Meresa® und Generika
Chlorprotixen	15--45 mg/d	Truxal® und Generika
Pipamperon	120 mg/d (max. -360 mg/d)	Dipiperon® Saft und Tabl. Pipamperon Generika
Promethazin	50®150 mg/d	Atosil® Tabl und Tropfen, Proneurin®, Generika
Prothipendyl	120–320 mg (-960 mg)	Dominal® forte
Levomepromazin	50–150 mg/d (-600 mg/d)	Neurocil®
Thioridazin	bis 200 mg/d (-600 mg/d)	Melleril® und Generika
b. mittelstark potent		
Melperon	50–200 mg/d	Generika
Perazin	50–150 mg/d (-600 mg/d)	Taxilan® und Perazin-neurax®
c. stark potent		
Perphenazin	8–24 mg/d	Perphenazin-Generika
Flupentixol	4–20 mg/d (-60 mg/d)	Fluanxol® Tabl, Ampullen
Quetiapin	150–600 mg/d (-750 mg/d)	Seroquel® Quetiapin-Generika
Risperidon	2–6 mg/d	Risperdal® und Generika
d. sehr stark potent		
Pimozid	1–2 mg/d	Orap®
Fluphenazin	3–6 mg/d (-24 mg)	Lyogen® und Generika
Haloperidol	5–10 mg/d	Haldol®
Fluspirilen	1,5–6 mg /Woche! Als Depotspritze	Imap®, Fluspi® Amp

Dopamin, Serotonin und/oder Adrenalin im zentralen Nervensystem ein. Dadurch werden die Erregungsleitung und die Konzentration der Botenstoffe verändert.

Diese Botenstoffe haben viele verschiedene Wirkungen und Angriffsorte im Körper. Um Nebenwirkungen so gering wie möglich zu halten, beginnt man einschleichend mit der Dosierung und beendet die Therapie auch immer ausschleichend, d. h., man steigert bzw. reduziert die Dosis stufenweise.

Die volle antidepressive Wirkung wird bei den meisten Antidepressiva erst nach mehreren Wochen erreicht. Die Behandlung erfolgt meist 6–12 Monate. Eine sedierende Komponente, aber auch leider die meisten Nebenwirkungen treten unmittelbar auf. Für die Therapietreue sollte der Patient darüber informiert werden, weil nur die regelmäßige Einnahme des Medikaments zum Therapieerfolg führen kann. Als Tipp sollten aktivierende Antidepressiva am Morgen eingenommen werden, sedierende am Abend.

▪▪ Anwendungsgebiete

Depression, generalisierte Angststörung, Panikstörung, Essstörungen, neuropathische Schmerzen.

SSRI (selektive Serotonin-Wiederaufnahmehemmer)

Zu dieser Gruppe gehören verschiedene Arzneistoffe mit ähnlichem Wirkspektrum und eher

aktivierenden, als beruhigenden (sedierenden) Eigenschaften (◘ Tab. 16.18).

▪▪ Nebenwirkungen

Kopfschmerzen, Schlaflosigkeit, Magen-Darm-Störungen, erhöhtes Risiko für Knochenfrakturen bei Patienten > 50 Jahre.

▪▪ Wechselwirkungen

Wirkverstärkung von trizyklischen Antidepessiva (Imipramin, Trimipramin, Opipramol, Amitriptilin, Doxepin), Haloperidol, Phenytoin, Carbamazepin, Diazepam und Lithiumsalze, Triptane und Dextromethorphan.

▪▪ Kontraindikation

Gleichzeitige Anwendung von MAO-Hemmern.

SSNRI (selektive Serotonin/Noradrenalin-Wiederaufnahmehemmer)

Bei diesen Arzneistoffen handelt es sich um Substanzen, die die Serotonin- und Noradrenalinaufnahme aus dem synaptischen Spalt an den Nervenenden hemmen. Deren Konzentration wird dort somit erhöht und die Wirkung der Botenstoffe an den Rezeptoren selbst wird verändert. Die Arzneistoffe wirken eher aktivierend als sedierend (◘ Tab. 16.19).

◘ Tab. 16.18 SSRI - selektive Serotonin-Wiederaufnahmehemmer

Arzneistoff	Mittlere Dosierung	Sonstiges
Citalopram	20 mg/d	Cipramil® Citalopram-Generika HWZ 36 h
Escitalopram	10 mg/d (max. 20 mg 1 × täglich)	Cipralex® Tabletten u. Tropfen (Tropfen können in Wasser, Apfel- oder Orangensaft eingenommen werden)
Fluoxetin	20 mg/d	HWZ 4Tage Generika
Paroxetin	20–40 mg/d	HWZ 24 h Seroxat® und Generika
Sertralin	50 mg/d	HWZ 26 h Gladem® und Generika
Fluvoxamin	100–200 mg/d	HWZ 15 h Fevarin® und Generika

HWZ = Halbwertzeit

◘ Tab. 16.19 SSNRI – selektive Serotonin/Noradrenalin-Wiederaufnahmehemmer

Arznei-stoff	Mittlere Dosie-rung	Sonstiges
Venlafaxin	2 × 37,5–75 mg/d oder 1 × 75–150 mg/d als Retardform	Trevilor® Venlafaxin Generika
Duloxetin	30–60 mg/d (120 mg max.)	Cymbalta® Duloxetin-Generika

◘ Tab. 16.20 NaSSA – Noradrenalin und spezifisch serotonerge Antidepressiva

Arzneistoff	Mittlere Dosierung	Sonstiges
Mirtazapin	15–30 mg/d	Remergil® und Generika

■ ■ **Nebenwirkungen**
Übelkeit, Schwindel, Schlafstörungen, Tremor, Nervosität, Schwitzen, Potenzstörungen.

■ ■ **Kontraindikationen**
Keine gleichzeitige Einnahme von MAO-Hemmer, Vorsicht bei Ciprofloxacin, Fluvoxamin und Enoxacin, sowie schweren Leber- und Nierenstörungen.

NaSSA (Noradrenalin und spezifisch serotonerge Antidepressiva)

Vertreter dieses Wirkmechanismus ist Mirtazapin. In einer Dosierung bis 30 mg wirkt Mirtazapin sedierend, in höherer Dosierung wirkt es antriebssteigernd (◘ Tab. 16.20).

MAO-Hemmer (Tranylcypromin, Moclobemid)

■ ■ **Wirkung**
MAO-Hemmer blockieren den Abbau von Monoaminen (Dopamin, Noradrenalin, Serotonin und Adrenalin) durch die Hemmung des Enzyms Monoaminoxidase. Dieses Enzym kommt als Typ A und als Typ B vor. Tranylcypromin hemmt irreversibel Typ A und B, während Moclobemid vorwiegend Typ B des Enzyms reversibel hemmt. Als Effekt wird die Transmittermenge an den Synapsen erhöht.

■ ■ **Anwendung**
Bei gehemmter Depression, sozialen Phobien, Therapieresistenz der trizyklischen Antidepressiva. Die antidepressive Wirkung beginnt nach ungefähr zwei Wochen.

■ ■ **Nebenwirkungen**
Schlafstörungen, Übelkeit, Kopfschmerzen; bei Moclobemid zusätzlich Mundtrockenheit.

■ ■ **Wechselwirkungen**
Amphetamine, Levodopa, Sumatriptan, Alkohol. Bei Tranylcypromin kann es mit tyraminhaltigen Lebensmitteln (z. B reifer Käse, Hefe, Fleischextrakt, Fischkonserven) zum Anstieg des Blutdrucks kommen, bis hin zur hypertensiven Krise (Lebensgefahr möglich!)

■ ■ **Kontraindikationen**
Schwere Erkrankungen des Herzens und des Kreislaufs, Phäochromozytom, Thyreotoxikose, Suizidgefahr, Verwirrtheit, gleichzeitige Einnahme von Opioiden (besonders Pethidin), Clomipramin, Sympathomimetika und trizyklische Antidepressiva (SSRI + SNRI) (◘ Tab. 16.21).

◘ Tab. 16.21 MAO-Hemmer

Arzneistoff	Mittlere Dosierung	Sonstiges
Tranylcypromin	5–20 mg	Hemmt Typ A+B irreversibel Erfordert spezielle Diät (ohne Thyramin) HWZ 1–2 h, aber mit längerer Wirkdauer Jatrosom® und Generika
Moclobemid	300–600 mg	DDD 300 mg Hemmt nur Typ A reversibel Aurorix® und Generika

HWZ= Halbwertzeit
DDD = definierte Tagesdosis

16.2.6 Antikoagulanzien

Der Verschluss von Gefäßen, besonders der arteriellen Gefäße, durch Bildung von Blutgerinnseln (Thromben) und die daraus resultierenden thrombo-embolischen Erkrankungen, wie Herzinfarkt und Schlaganfall, zählen in den westlichen Industrienationen mit zu den häufigsten Todesursachen. Durch Aneinanderlagern von Thrombozyten bilden sich Thromben, die normalerweise im Gewebe Defekte oder Verletzungen zur Reparatur verschließen. Bei Gefäßveränderungen, z. B. krankhafte Ablagerungen innerhalb der Gefäße (Arteriosklerose), Veränderungen der Fließeigenschaften des Blutes (Verlangsamung der Strömung durch Immobilisierung, Verwirbelungen des Blutes durch kranke Herzklappen oder Venenklappen), bei beschleunigter Gerinnung oder nach operativen Eingriffen ist das Risiko zur Thrombenbildung erhöht. Mit verschiedenen Arzneistoffen kann man in die krankhaften Abläufe eingreifen bzw. diesen vorbeugen (Prophylaxe).

Thrombozytenaggregationshemmer (TAH)

Acetylsalicylsäure (ASS), Clopidogrel und Dipyridamol sind Thrombozytenaggregationshemmer. Sie hemmen oder verringern die Verklumpung von Thrombozyten

- **ASS**

hemmt irreversibel in den Blutplättchen das Enzym Cyclooxygenase 1, wodurch die Thromboxan-A2-Synthese gehemmt wird und die Verklumpung ausbleibt. ASS wird angewendet bei instabiler Angina pectoris, zur primären und sekundären Prophylaxe des Herzinfarkts und Schlaganfalls. Die Dosierung ist 30–100 mg/d (Präparate: Aspirin® 100 mg, ASS 100 mg Generika)

■■ **Nebenwirkungen**

Gastrointestinale Störungen, erhöhte Blutungsneigung, Eisenmangel.

■■ **Wechselwirkungen**

Glukokortikoide, Allopurinol, NSAR, andere Antikoagulanzien (außer niedrig dosiertem Heparin)

■■ **Kontraindikationen**

Magen-Darm-Geschwüre, Asthma bronchiale, Analgetikaasthma, Nierenschäden, Schwangerschaft.

- **Clopidogrel**

Hemmt selektiv die Bindung von ADP (Adenosindiphosphat) an die Thrombozyten, wodurch sich diese nicht vernetzen können und die Gerinnselbildung ausbleibt. Die Dosierung ist 75 mg/d (Präparate: Iscover®, Plavix®, Clopidogrel-Generika).

■■ **Nebenwirkungen**

Erhöhte Blutungsneigung, Veränderungen im Blutbild, Kopfschmerz, Schwindel.

■■ **Wechselwirkungen**

Andere Antikoagulanzien, NSAR.

■■ **Kontraindikationen**

Schwere Leberfunktionsstörungen, akute Blutungen im Magen-Darm-Trakt oder intrakraniell, frischer Herzinfarkt.

- **Dipyridamol**

Verstärkt die aggregationshemmende Wirkung von Adenosin und Prostaglandin E und hemmt die Thrombozytenphosphodiesterase, ein Enzym, das die Botenstofffreisetzung aus den Thrombozyten unterdrückt, sodass diese sich nicht vernetzen und nicht verklumpen. Meist wird es in Kombination mit ASS eingesetzt. Dosierung: 2 × täglich 1 Retardkapsel 200 mg/25 mg (ASS), (Präparat: Aggrenox®).

Direkte und indirekte Antikoagulanzien

- **Heparine**

Der wesentliche Wirkmechanismus der Heparine ist die Aktivierung von Antithrombin, welches Thrombin und andere Enzyme der Blutgerinnung hemmt. Dabei bildet das Heparin einen Komplex mit diesen Substanzen und verringert dadurch die Gerinnungsfähigkeit des Blutes. Heparine haben den Vorteil, dass sie sofort nach der Verabreichung wirken. Die Wirkung von Standard-Heparin kann z. B. mit Protaminsulfat schnell aufgehoben werden und damit relativ gut steuerbar. Je nach Molekulargewicht unterscheidet man

- Standard-Heparin: 5000–30000 Molekulargewicht, Ø 15000, 1 mg entspricht 170 I.E.
- Niedermolekulares Heparin: 4000–6000 Molekulargewicht, Halbwertzeit 4–6 h bei subkutaner Anwendung, Präparate: Clexane®, Fragmin®,Clivarin®, Innohep®

▪▪ Anwendung

Vor- und nachoperative Thrombose- und Embolieprophylaxe, instabile Angina pectoris, Akutphase des Herzinfarktes.

▪▪ Dosierung

2–5 h vor der Operation und 5–10 Tage nach der Operation in 6 h, 8 h später 12 h-Intervallen 3000–5000 IE Standard-Heparin oder entsprechende Dosis niedermolekulares Heparin.

▪▪ Nebenwirkungen

Blutungen in die Haut oder Schleimhäute, Heparin-induzierte-Thrombozytopenie (HIT) Typ I und II (bei Auftreten von Typ II muss eine andere Substanzgruppe verwendet werden), allergische Reaktionen.

▪▪ Kontraindikationen

Blutungsneigungen, Magen-Darm-Geschwüre, schwere Leber-, Nieren- und Pankreaserkrankungen.

▪▪ Wechselwirkungen

Thrombozytenaggregationshemmer und Antibiotika (Penicilline, Cephalosporine) verstärken die Blutungsneigung. Antihistaminika, Digitalis und Tetrazykline vermindern die Wirkung

- **Cumarinderivate (Phenprocoumon und Warfarin)**

▪▪ Wirkung

Bei diesen Arzneistoffen handelt es sich um Vitamin-K-Antagonisten, welche in die Bildung der Gerinnungsfaktoren innerhalb der Leber eingreifen und den normalen Ablauf der Blutgerinnung blockieren. Die Wirkung tritt erst nach einer gewissen Latenzzeit von 1–3 Tagen ein. Dabei wirkt Warfarin mittellang

(HWZ 40 h) und Phenprocoumon ist langwirksam (150 h HWZ).

▪▪ Anwendung

Die Arzneistoffe werden zur Langzeittherapie als Prophylaxe und Therapie von Thromboembolien angewendet. Zu Beginn der Therapie werden die Arzneistoffe immer mit einem parenteralen Antikoagulans kombiniert, bis sich alle anderen Signalstoffe innerhalb der Blutgerinnung, die blutgerinnungsfördernd wirken, normalisiert haben.

▪▪ Dosierung

Die Dosierung erfolgt auf den Patienten abgestimmt, da der Stoffwechsel individuell variiert. Die Blutgerinnung wird engmaschig über die Bestimmung des INR-Wertes (International Normalized Ratio) kontrolliert. Dieser Blutwert sollte bei 2,5–3,5 liegen und 4,5 nicht überschreiten. Phenprocoumon wird dafür zwischen 1,5–6 mg/d dosiert und Warfarin zwischen 5–15 mg/d.

▪▪ Antidot

Vitamin K wird als Antidot verwendet, hat allerdings einen verzögerten Wirkeintritt von 6–12 h. Bei stärkeren Blutungen werden Transfusionen und Gerinnungsfaktoren verabreicht.

▪▪ Nebenwirkungen

Blutungen, mit verlängerter Gerinnungszeit.

▪▪ Kontraindikationen

Schwangerschaft und Stillzeit.

▪▪ Wechselwirkungen

Die Cumarinderivate sind sehr anfällig für Interaktionen, die Wirkung kann dabei abgeschwächt werden oder verstärkt werden.

- Verstärkung der Blutungsneigung durch: Allopurinol, Schilddrüsenhormone, NSAR (Salicylate!) Sulfonylharnstoffe, Chloramphenicol, Langzeitsulfonamide, Chinidin, Tetracycline, Anabolika
- Abschwächung der Wirkung: Barbiturate andere Enzyminduktoren, Vitamin-K-haltige Präparate und Lebensmittel

- **Anti-Xa-Faktoren (direkte Thrombininhibitoren) (Dabigatran, Rivaroxaban, Apixaban, Edoxaban)**

■ ■ Wirkung
Diese Arzneistoffe greifen unmittelbar in die Gerinnungskaskade ein, sind also direkte Antikoagulanzien mit schnellem Wirkungseintritt und nach Absetzen mit schneller Wirkabschwächung.

■ ■ Anwendung
Vorhofflimmern, erhöhtes Risiko venöser Thromboembolien (Prophylaxe des Schlaganfalls und der Lungenembolie), postoperative Knie- und Hüftgelenkoperation. Die regelmäßige Anwendung, also die Therapietreue des Patienten ist bei diesen Wirkstoffen sehr wichtig. Auf keinen Fall sollte eine vergessene Dosis dann als doppelte Dosis eingenommen werden.

■ ■ Wechselwirkungen
Von Dabigatran und Edoxaban: Amiodaron, Verapamil, Chlarithromycin

■ ■ Kontraindikation
Von Dabigatran und Edoxaban: gleichzeitige Anwendung von Dronedaron, Itraconazol, Ciclosporin.

■ ■ Wechselwirkungen
Von Rivaroxaban und Apixaban: Phenytoin, Carbamazepin, Johanniskraut! vermindert die Wirkung.

■ ■ Kontraindikationen
Künstliche Herzklappen, Nierenfunktionsstörungen, bestimmte Gerinnungsstörungen.

Seit Mitte 2016 gibt es auch für den Arzneistoff Dabigatran, Pradaxa® ein spezifisches Antidot, einen Antikörper, das Idarucizumab, welches die Wirkung von Dabigatran aufhebt. Nach 24 h kann die Behandlung mit Pradaxa® wieder begonnen werden. Das Präparat heißt Praxbind® 2,5 g/50 ml, es handelt sich um eine Infusionslösung, die ausschließlich zur Notfallbehandlungen im Krankenhaus angewendet wird. Die Wirkung setzt sofort nach der Infusion ein (◘ Tab. 16.22).

◘ Tab. 16.22 Anti-Xa-Faktoren

Arzneistoff	Mittlere Dosierung	Sonstiges
Dabigatran	1 × 220 mg/d (2 Kapseln à 110 mg) 1 × 150–300 mg/d für 28–35 Tage nach Gelenkersatz-OP 1 × 300 mg (2 Kaps. à 150 mg) bei tiefer Venenthrombose, Lungenembolie 1 × 150 mg/d (2 Kaps à 75 mg) bei Patienten > 75 Jahre, eingeschränkter Nierenfunktion	Pradaxa® 75, 110, 150 mg Kaps. Antidot: Praxbind® 2,5 mg/50 ml Infusionslösung
Apixaban	2 × 2,5–10 mg/d	Eliquis® 2,5 mg und 5 mg
Edoxaban	1 × 15–60 mg/d	Lixiana® 15, 30, 60 mg DDD 60 mg
Rivaroxaban	1 × 10 mg/d Gelenk-OP 1 × 20 mg/d Schlaganfallprophylaxe 2 × 15 mg für 3 Wochen dann 1 × 20 mg/d bei tiefer Vvenenthrombose und Lungenembolie 2 × 2,5 mg/d als Kombi mit ASS oder ASS + Clopidogrel bzw. Ticlopidin	Xarelto® 2,5 mg, 10 mg, 15 mg, 20 mg

16

Weiterführende Literatur

Mutschler (2001), Arzneimittelwirkungen
Kirchner W (2000) Arzneiformen richtig anwenden
Scholz H, Schwabe U (2000), Taschenbuch der Arzneibehand-
    lung
DAZ 2014, Nr. 1, Artikel S. 52, 09.01.2014
DocCheck Flexicon Online
Gelbe Liste Online 2016
Pharmazeutische Zeitung Ausgabe 05/12 Artikel Neu auf dem
    Markt
Pharmazeutische Zeitung Ausgabe 22/12 Artikel Bluthoch-
    druck – Ausnahmen von der Regel
Pharmazeutische Zeitung Ausgabe 39/11 Artikel Runter mit
    dem Blutdruck
Pharmazeutische Zeitung Ausgabe 47/11 Artikel Damit aus
    akut nicht chronisch wird
Onlineartikel PZ 28/13 Ulrike Viegener, Metaanalyse bringt
    neue Ordnung rein
Onlineartikel PZ 46/13 Hintergrundwissen für den Patienten
Onlineartikel PTA Forum Ausgabe 01/07 Den quälenden Reiz
    stillen und den zähen Schleim lösen
Onlineartikel Ursula Sellerberg PTA Forum 07/12 Beratungs-
    hinweise bei Psychopharmaka
Onlineartikel PTA Forum Ausgabe 16/15 Blutgerinnung-Neue
    Wirkstoffe mit Beratungsbedarf
Onlineartikel PTA Forum Ausgabe 02/16 Neue Arzneistoffe
Rote Liste Online 2016

Sauerstofftherapie

Hartmut Lang

© Springer-Verlag GmbH Deutschland 2017
H. Lang (Hrsg.), *Außerklinische Beatmung*,
DOI 10.1007/978-3-662-53996-5_17

17.1 Aufgaben der Atmung

Atmen zu können ist für uns Menschen eine Grundvoraussetzung für unser Leben. Ohne Atmen ist kein Leben möglich. Sauerstoff ist ein Bestandteil der Luft, die wir einatmen und benötigen, um zu leben, damit die Stoffwechselprozesse in Gang bleiben, damit Energie und Wärme gewonnen wird.

17.1.1 Aufnahme von Sauerstoff und Abgabe von Kohlendioxid

Die Grundvoraussetzung des Lebens der Menschen ist seine Fähigkeit mit der Atmung Sauerstoff aufzunehmen und Kohlendioxid abzugeben. Sauerstoff ist das Element, das für sämtliche Stoffwechselprozesse in unserem Körper benötigt wird. Kohlendioxid ist das Endprodukt dieser Stoffwechselprozesse und muss vom Körper ausgeschieden werden. Das Kohlendioxid (CO_2) wird abgeatmet. Der Anteil des CO_2 an der Ausatemluft ist bedeutend höher als der der Einatemluft. Bestandteile unserer Atemluft ◘ Tab. 17.1

Damit eine unbehinderte Atmung funktioniert, müssen zwei Voraussetzungen beim Menschen erfüllt sein:
- Funktionierende Atempumpe
- Funktionierender Gasaustausch (► Kap. 2)

17.1.2 Sauerstoff und Kohlendioxid

Sauerstoff (O_2)

Sauerstoff ist lebensnotwendig und wird benötigt, damit unsere Nahrungsbestandteile „verbrannt" werden können. Daraus gewinnen wir die Energie für alle Stoffwechselprozesse im Körper. Zusätzlich wird Wärme frei, bei Menschen 37 °C. Als Stoffwechselendprodukt entsteht CO_2 (Kohlendioxid).

Beispiel
Verbrennung von Traubenzucker:
$C_6H_{12}O_6 + 6\,O_6 \rightarrow 6\,CO_2 + 6\,H_2O$
+ Energie (ATP)
+ Wärme

◘ **Tab. 17.1** Zusammensetzung der Luft bei Ein- und Ausatmung

	Einatmung	Ausatmung
Stickstoff	78%	78%
Sauerstoff	21%	16%
Kohlendioxid	0,03%	4%
Andere/Edelgase	1%	1%

- **Wie viel Sauerstoff atmen wir ein?**

Beispiel
Beispiel eines Erwachsenen:
Atemfrequenz/min = 16 ×
Atemzugvolumen = 500 ml (≙ 105 ml O_2)
→ Atemminutenvolumen = 8 l/min (≙ 1,68 l O_2)
→ Atemvolumen/Stunde (h) = 480 l/h (≙ 100,8 l O_2)
→ Atemvolumen/Tag = 11520 l/Tag (≙ 2419,2 l O_2)
Davon sind 21 % Sauerstoff.

Beispiel
Beispiel eines Neugeborenen (3 kg Gewicht):
Atemfrequenz/min = 50 ×
Atemzugvolumen = 18 ml
→ Atemminutenvolumen = 900 ml/min (≙ 189 ml O_2)
→ Atemvolumen/h = 54000 ml = 54 l/h (≙ 11,34 l O_2)
→ Atemvolumen/Tag = 1296000 ml = 1.296 l/Tag (≙ 272,16 l O_2)
Davon sind 21 % Sauerstoff.

- **Wie viel Sauerstoff benötigen wir?**
Die folgenden Angaben beziehen sich auf herzkreislauf- und lungengesunde Menschen.
Sauerstoffbindungskapazität (Hüfner Zahl):
- Maximale Menge an Sauerstoff (O_2), die 1 g Hämoglobin (Hb) binden kann.
- 1 g Hämoglobin (Hb) kann 1,34 ml Sauerstoff O_2 binden.

Sauerstoffgehalt (CaO_2 = oxygen content of arterial blood):
- Menge an Sauerstoff (O_2) im arteriellen Blut, ist abhängig von:

- Hb-Konzentration
- Sauerstoffsättigung
- Beträgt ca. 18–20 ml O_2/100 ml Blut, bzw. 180–200 ml O_2/1 l Blut

Sauerstoffangebot (DO_2 = oxygen delivery):

- Menge an Sauerstoff (O_2), die pro Minute von der Lunge zu den Kapillaren transportiert wird, ist abhängig von:
  - Hb-Konzentration
  - Sauerstoffsättigung
  - Herzminutenvolumen
- Beträgt ca. 1000 ml O_2/min

Sauerstoffverbrauch (VO_2):

- Menge an Sauerstoff (O_2), die pro Minute vom Gewebe aufgenommen wird
- Beträgt ca. 250–300 ml O_2/min, bzw. 3–4 ml/kg KG

Der Sauerstoffverbrauch ist jedoch bei körperlicher Anstrengung, wie körperlicher Arbeit oder Sport, erhöht und kann leicht auf das Doppelte bis Vierfache ansteigen. Der gesunde Körper kann darauf auch reagieren und das Angebot an Sauerstoff erhöhen, indem zum einen die Atemfrequenz und die Atemtiefe erhöht werden. Zusätzlich schlägt das Herz bei körperlicher Anstrengung schneller; dadurch steigt das Herzminutenvolumen. Dauerhaft kann i. d. R. die erhöhte Belastung jedoch nicht aufrechterhalten werden und nach der Anstrengung werden Phasen der Erholung benötigt.

Sauerstoffextraktionsrate:

- Verhältnis von Sauerstoffverbrauch (VO_2) und Sauerstoffangebot (DO_2)
- Ca. 25 % der im arteriellen Blut transportierten O_2-Menge wird in der Peripherie verbraucht und vom Gewebe aufgenommen
- Ca. 75 % verbleiben im venösen Blut „Sauerstoffreserve"

Sauerstoffvorrat:

- Beträgt ca. 1500 ml unter physiologischen Bedingungen

Bei einem Verbrauch von 250 ml/min reicht der Sauerstoffvorrat somit ca. 6 Minuten aus. Wird der Mensch mit 100 % Sauerstoff oxygeniert, so steigt der Sauerstoffvorrat auf ca. 4200 ml und reicht damit für ca. 15 Minuten aus (daher wichtig bei Notfallsituationen).

Kohlendioxid (CO_2)

- **Wie viel Kohlendioxid produzieren wir?**

Durch unsere Stoffwechselprozesse produziert unser Organismus CO_2, die CO_2-Produktion ist abhängig von unserer Ernährung:

- Bei Kohlenhydraten ist sie höher
- Bei Fetten ist sie niedriger

Kohlendioxid-Produktion (VCO_2):

Durch unsere Stoffwechselprozesse produziert unser Organismus CO_2, und zwar ca. 250 ml CO_2/min oder 3 ml/kg KG. CO_2 diffundiert ca. 20-mal schneller als Sauerstoff durch die Membranen.

Respiratorischer Quotient (RQ):

- Verhältnis zwischen CO_2-Produktion und O_2-Verbrauch
  - VCO_2 = 250 ml/min
  - VO_2 = 300 ml/min
  - **RQ = 0,8**

Interpretation des respiratorischen Quotienten (RQ): Die Produktion von CO_2 ist erniedrigt bei einer reinen Fettverbrennung und strebt gegen den Wert 0,7. Sie ist erhöht bei einer reinen Kohlenhydratverbrennung und strebt gegen den Wert 1,0. Bei der Beatmung scheint somit eine erhöhte Versorgung mit Fetten vorteilhaft zu sein, weil dadurch nicht so viel CO_2 produziert wird.

Begriffe
- **Hypoxämie:** zu wenig Sauerstoff im Blut
- **Hypoxie:** zu wenig Sauerstoff im Gewebe
- **Normoxie:** ausreichend Sauerstoff im Blut und Gewebe
- **Hyperoxie:** zu viel Sauerstoff im Blut und Gewebe
- **Hypokapnie:** zu wenig Kohlendioxid im Körper/Blut
- **Normokapnie:** ausreichend CO_2 im Körper/Blut
- **Hyperkapnie:** zu viel CO_2 im Körper/Blut

17.2 Symptome von Sauerstoffmangel

Die ersten Anzeichen eines Sauerstoffmangels:
- Müdigkeit
- Abgeschlagenheit, Unlust
- Vitalitätsverlust
- Leistungsabfall
- Geistige und körperliche Erschöpfung
- Nachlassen der Konzentrationsfähigkeit
- Kopfschmerzen

Dies sind eher unspezifische Symptome, die in der Regel noch nicht behandlungsbedürftig sind.

Bei den folgenden Symptomen ist eine Sorge um den Menschen angebracht. Bleiben sie länger bestehen, ist dringend ärztliche Hilfe angezeigt:
- Kurzatmigkeit
- Luftnot (Dyspnoe)
- Erschöpfung bei geringer körperlicher Belastung
- Zyanose (Blaufärbung der Haut)
- Blässe der Mundschleimhäute

- **Krankheiten einhergehend mit Sauerstoffmangel**

Verlangsamter, behinderter oder unterbrochener Blutdurchfluss durch die Blutgefäße:
- Thrombose
- Arterielle Verschlusskrankheit pAVK (Schaufensterkrankheit)
- Lungenembolie

Lungenerkrankungen:
- Chronische Bronchitis
- Asthma bronchiale
- Lungenemphysem
- Pneumonie
- Lungenfibrose
- Chronisch-obstruktive Lungenerkrankung (COPD)
- Lungenembolie
- Evtl. Lungentumore
- Zystische Fibrose (Mukoviszidose)

Neuromuskuläre und Thoraxwand-Erkrankungen:
- Spinale Muskelatrophie
- Amyotrophe Lateralsklerose
- Postpoliosyndrom
- Polyneuroradikulitis
- Guillain-Barré-Syndrom
- Phrenikusparesen (i. d. R. beidseitig)
- Progressive Muskeldystrophie
- Kongenitale Myopathien
- Polymyositis
- Myasthenia gravis pseudoparalytica
- Kyphose
- Skoliose
- Morbus Bechterew
- Restriktive Pleuraerkrankungen

Erkrankungen des Herzens:
- Angeborene Herzfehler (Fallot Tetralogie)
- Klappenfehler (Stenosen, Insuffizienz)
- Koronare Herzkrankheit (KHK)
- Herzinsuffizienz (Herzschwäche)
- Herzrhythmusstörungen (Bradykardie, Tachykardie)
- Entzündungen (z. B. Endokarditis)
- Tumoren

Nicht alle genannten Erkrankungen führen zu einem dauerhaften Sauerstoffmangel, die eine dauerhafte Sauerstofftherapie erfordern. Jedoch haben sehr viele der o. g. Erkrankungen zur Folge, dass die Menschen dauerhaft eine Sauerstofftherapie benötigen.

17.3 Messmethoden zur Sauerstoffmessung

17.3.1 Transkutane Sauerstoffsättigung

Zur Messung einer transkutanen Sauerstoffsättigung kann z. B. ein TCM 5 Monitor verwendet werden (◘ Abb. 17.1).

Der durch die Haut und durch die Membran des Sensors diffundierende Sauerstoff verändert die Spannung zwischen einem + Pol und einem - Pol, die sich im Sensor (◘ Abb. 17.2 rechts außen) befinden. Das Gerät kann das messen und umrechnen und gibt den Wert der Sauerstoffsättigung an.

17.3.2 Pulsoxymetrie

Die Oxymetrie des Pulses (oder Pulsoxymetrie) ist die Messung der Sauerstoffsättigung des Blutes

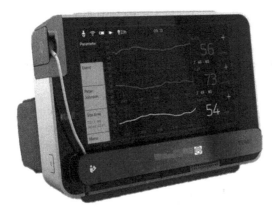

Abb. 17.1 TCM 5 Monitor zur transkutanen Messung (mit freundlicher Genehmigung: Fa. Radiometer)

mittels eines an den pulsierenden Blutgefäßen angebrachten Messfühlers.

Gebräuchliche Abkürzungen:
- SpO_2
- O_2-Sätt.

▪ **Messmethode**

Die Farbe des Blutes ist von der Sauerstoffsättigung des Hämoglobins abhängig. Sauerstoffreiches Blut absorbiert weniger Licht als sauerstoffarmes Blut. Im Abnehmer wird das Licht von zwei Dioden ausgesendet. Nach Passage der Abnahmestelle (Finger, Ohrläppchen etc.) wird das Licht von einem Photodetektor aufgenommen. Dieser leitet die Intensität des absorbierten Lichtes kontinuierlich an das Gerät weiter. Das Gerät misst über mehrere Herzzyklen die Differenz zwischen der minimalen und maximalen Absorption und errechnet einen Mittelwert, den

sog. Sauerstoffsättigungsgrad des arteriellen Blutes (Abb. 17.3).

Die Sauerstoffsättigung sagt aus, zu wie viel Prozent das vorhandene Hämoglobin aktuell mit Sauerstoff gesättigt ist. Es ist eine Angabe in %:
- Sie sollte bei lungengesunden jungen Menschen > 96 % betragen.
- Bei älteren gesunden Menschen > 93 %.
- Bei gesunden Kleinkindern ~ 94–96 %

Werte < 90 % bei Erwachsenen und bei Kindern/Kleinkindern < 93 % bergen das Risiko des Sauerstoffmangels, der **Hypoxie/Hypoxämie**. Diese ist umso bedrohlicher, je länger der Zustand anhält. Ab einem gewissen Zeitpunkt muss evtl. mit irreversiblen Schäden für das Gehirn und anderen Organsystemen gerechnet werden.

Die Messung der Sauerstoffsättigung sollte somit zur obligaten Überwachung bei Menschen mit einer Sauerstofftherapie gehören. Sie ist einfach und nicht invasiv, d. h. es muss kein Blut abgenommen werden. Es gibt jedoch gerade bei der Pulsoxymetrie etliche Faktoren, die für falsche Messungen verantwortlich sind. Zu beachten sind Fehlmessungen bei:

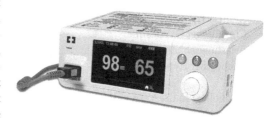

Abb. 17.3 Pulsoxymeter (mit freundlicher Genehmigung: Fa. Medtronic GmbH)

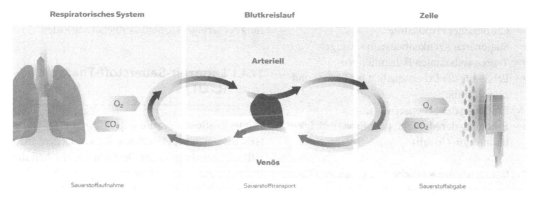

Abb. 17.2 TC Blut-Kreislauf (mit freundlicher Genehmigung: Fa. Radiometer)

Pulskurve oder Pulston ist unregelmäßig bei:

- Bewegungen des Patienten
- Muskelzittern
- Durchblutungsstörungen der Haut (Blässe, livide)
- Hypothermie
- Zentralisation
- Gabe von Katecholaminen
- Zu niedrigem Blutdruck

VORSICHT: falsch-richtige Werte bei:

- Lackierten Fingernägel
- Erhöhtem Bilirubin
- Fieber
- Kohlenmonoxidvergiftungen
- Nitropräparate

17.4 Indikationen für eine Sauerstoffgabe

Patienten mit Sauerstoffmangelzuständen, die nicht weiter behandelt und therapiert werden können, benötigen eine zusätzliche Sauerstofftherapie, z. B. bei:

- Akuter Hypoxämie
- Chronischer Hypoxämie
- Belastungsabhängiger Hypoxämie
- Nächtlicher Hypoxämie

Der Profit liegt in der Vermeidung oder dem Hinauszögern von:

- Krankheitsbedingter Immobilität
- Sekundärfolgen (Osteoporose, Infektanfälligkeit)
- Sozialer Isolation
- Pflegebedürftigkeit
- Chronischer Hypoxämie
- Stationären Krankenhauseinweisungen
- Teuren ambulanten Behandlungen
- Erhöhung der Lebensqualität für Patient und seine Familie
- Erhöhung der Lebenserwartung
- Erhöhung der Mobilität (von Erwerbstätigkeit bis hin zum Urlaub)

Bei fast allen unter ▶ Abschn. 17.2 genannten Patienten ist eine Sauerstoffgabe angezeigt. Eine größere

Ausnahme davon bilden die Patienten mit neuromuskulären und restriktiven Thoraxerkrankungen. Bei diesen Patienten ist v. a. die Kraft zum Atmen verringert oder komplett eingeschränkt, sie benötigen eine dauerhafte oder intermittierende Beatmungstherapie, ggf. mit einer zusätzlichen Sauerstoffgabe.

Bei den übrigen Erkrankungen, v. a. Lungen- und Herzerkrankungen, kann es im Rahmen einer akuten zunehmenden Verschlechterung zu einer akuten Hypoxie kommen, die auf jeden Fall eine Sauerstoffgabe nötig macht. Fast immer werden diese Patienten in einem Akutkrankenhaus aufgenommen werden müssen. Deren Situation ist sehr oft lebensbedrohlich.

Zur Beurteilung, ob deren Sauerstoffgehalt ausreichend ist, benötigt man die Blutgasanalyse (▶ Kap. 27) und die Messung der Sauerstoffsättigung. Bei vielen Situationen, wie operativen Eingriffen in Vollnarkose, Beatmung auf der Intensivstation oder kardiopulmonaler Wiederbelebung, ist sogar sehr oft eine 100 %-ige Sauerstoffgabe erforderlich. Das Ziel bei allen Sauerstoffgaben ist immer, dass die Patienten so viel Sauerstoff erhalten, wie sie benötigen; der Sauerstoffbedarf von ca. 250–300 ml/min soll gedeckt sein.

Chronisch erkrankte Patienten mit Herz- oder Lungenproblemen haben das Problem, dass ihre Belastung erhöht ist, ihr Sauerstoffbedarf aber gleich hoch bleibt. Jedoch können sie durch ihre Organerkrankungen nicht ausreichend Sauerstoff aufnehmen. Lungenerkrankte Patienten können nicht ausreichend Sauerstoff über die Atmung aufnehmen und herzerkrankte Patienten können keine ausreichend hohe Herzfrequenz mit ausreichendem Herzminutenvolumen erbringen. Bei diesen Menschen besteht somit immer ein Defizit in der Sauerstoffversorgung, sodass sie unter Kurzatmigkeit, Luftnot (Dyspnoe) und Erschöpfung bei geringer körperlicher Belastung leiden.

17.4.1 Langzeit-Sauerstoff-Therapie (LTOT)

Die Indikationen zur Einleitung einer **LTOT** (long term oxygen therapy) richten sich v. a. nach dem arteriell gemessenen pO_2. Die Deutsche Gesellschaft für Pneumologie und Beatmungsmedizin (DGP) hat hierfür gültige Leitlinien erlassen: ◘ Tab. 17.2.

◘ Tab. 17.2 Indikationen LTOT

Indikationen	pO_2 in Ruhe < 55 mmHg (7,3 kPa)
	pO_2 in Ruhe 50–60 mmHg (6,5–8 kPa) bei Cor pulmonale/Polyglobulie
	pO_2 unter Belastung < 55 mmHg (7,3 kPa) oder Hypoxämie im Schlaf
Verschreibungskriterien	Stabile Krankheit über 4 Wochen 3 × < 55 mmHg
	Optimale Therapie, keine inhalativen Noxen (Rauchen)
Kontraindikationen	Keine
Ziel	pO_2 > 60 mmHg (8 kPa) oder Anstieg um 10 mmHg (1,3 kPa) gegenüber Startwert
	pO_2 > 60 mmHg (8 kPa) oder Belastbarkeit verbessert

Dauer der Sauerstoffgabe bei LTOT:
- Mindestens 16 Stunden/Tag
- Besser 24 Stunden am Tag

Flussraten:
- Meistens 1–2 l/min

17.4.2 Intermittierende Sauerstoffgabe

Nicht immer ist eine kontinuierliche O_2-Gabe erforderlich. Das gilt v. a. bei Krankheiten, die mit einer akuten Hypoxämie einhergehen, z. B.:
- Asthma bronchiale
- KHK mit Angina-pectoris-Anfällen
- Kinder mit Herzfehlern
- Schweres zerebrales Anfallsleiden
- Attacken des „Cluster"-Kopfschmerzes

Die Sauerstoffgabe ist hierbei nur in den akuten Phasen der Erkrankung notwendig, eine kontinuierliche Gabe wie bei LTOT entfällt, wenn die akute Krankheit überwunden ist.

17.4.3 Basisdiagnostik

- BGA (Blutgasanalyse) in Ruhe ohne Sauerstoff
- BGA unter Sauerstoff
- Sauerstoff abschalten
- BGA ca. 10 Minuten danach
- Gleichzeitige Pulsoxymetrie SpO_2

Erläuterung zur Basisdiagnostik: Die BGA in Ruhe ohne Sauerstoff ermittelt die Hypoxie. Die BGA mit

Sauerstoff ermittelt das Ziel der Oxygenierung, damit auch die optimale Flussrate vom Sauerstoff. Da viele Patienten bei schon geringer Belastung auch unter Sauerstoffgabe eine Hypoxie erleiden können, ist die Messung in Ruhe alleine nicht repräsentativ.

Menschen mit Sauerstoffmangel werden zur Kompensation beschleunigt atmen (**Hyperventilation**). Eine Hyperventilation führt zur vermehrten Abatmung von Kohlendioxid und verursacht eine **Hypokapnie**. Dies erhöht die Belastung der Atemmuskulatur und kann zu Erschöpfungszuständen führen.

Die Hypokapnie ist meist nicht rasch in der BGA nachweisbar. Daher wird der Sauerstoff wieder abgeschaltet und für weitere 10 Minuten Ruhe eingehalten. Auch in diesem Fall geht der Sauerstoffgehalt wieder zurück. Das kann durch die Pulsoxymetrie gemessen werden. Ist der SpO_2-Wert am Fallen, ist das der optimale Zeitpunkt für eine Kontroll-BGA ohne Sauerstoff. Dies dient auch der verbesserten Suche nach der optimalen Flussrate von Sauerstoff.

- **Empfohlene Kontrollen/Kontrolluntersuchungen**
  - Im ersten Jahr: **alle 3 Monate**
  - Später: **halbjährlich**
  - Engmaschiger:
    - Bei Hyperkapnie
    - Bei Verschlechterung der Krankheit
  - Sofortige Kontrolle
    - Bei akuter Verschlechterung (Exazerbation)
  - Inhalte der Kontrolluntersuchung:
    - Blutbild mit Hämatokrit
    - Spirometrie mit Bronchospasmolysetest
    - BGA mit und ohne Sauerstoff, ggf. mit und ohne Belastung

17.5   Geräte zur Sauerstoffversorgung

17.5.1 Sauerstoffkonzentrator

Sauerstoffkonzentratoren verfügen über einen Kompressor, der die Umgebungsluft über Grob-, Fein- und gegebenenfalls Bakterienfilter ansaugt, verdichtet und über paarig angeordnete Molekularsiebe oder -filter (auch Katalysatoren genannt) presst. In den Molekularsieben wird der in der Luft vorhandene Stickstoff abgetrennt (gefiltert) und der verbleibende Sauerstoff in einem angeschlossenen Überdruckbehälter gesammelt. Von dort erfolgt über einen Druckminderer die Abgabe nach außen zum Anwender. Die Leistungsgrenze der „üblichen" Konzentratoren liegt bei ca. 3–5 l/min bei einer ausreichenden Konzentration von mindestens 85 % Sauerstoff.

Der so hergestellte Sauerstoff ist vollkommen trocken und muss entweder noch am Gerät (geräteseitig) oder am Ende der Patientenzuleitung (patientenseitig) durch einen Sprudlerbefeuchter geführt werden, wobei letzteres aus hygienischen Gründen (Vermeidung von Kondenswasser in den zuführenden Schläuchen) zu bevorzugen ist. Die Befeuchtung ist erforderlich, um ein Austrocknen der Schleimhäute zu vermeiden. Lediglich bei geringen Flussraten bis ca. 1 l/min kann oftmals auf eine Anfeuchtung verzichtet werden.

Es sollten nur Geräte mit Betriebsstundenzähler zur Verfügung gestellt werden. Regelmäßiges Auswechseln der zuführenden Schläuche (ca. alle sechs Monate, evtl. öfter) und der Sauerstoffkanülen/-brillen (ca. einmal monatlich, evtl. öfter bei starker Verschmutzung durch Sekret). Die sorgfältige Reinigung der Befeuchter ist aus hygienischen Gründen unbedingt erforderlich.

Anfallende Kosten

- Neuanschaffung: Gerät ca. € 800–1.300
- Wartung: 1–2 × jährlich, jeweils ca. € 200 (ohne besondere Ersatzteile und Wegegeld)
- Auslieferung/Einlagerung: ca. € 200
- Stromkosten pro Jahr: abhängig von Betriebsdauer, Leistungsaufnahme und Strompreis, maximal ca. € 450 pro Jahr

Quelle: Langzeitbeatmung und Langzeit-Sauerstofftherapie Arbeitshilfe zur sozialmedizinischen Begutachtung in der MDK-Gemeinschaft, Projektgruppe P 34 „Langzeitbeatmung"

17.5.2 Sauerstoffflaschen

Flaschengrößen

Reiner Sauerstoff (ca. 99,9 %) kann in Flaschen (aus Stahl oder Kohlenfaserverbundstoffen) unter hohem Druck abgefüllt werden und erfüllt so – je nach Flaschengröße – die Funktion eines mehr oder weniger transportablen Sauerstoffvorrats. Das Fassungsvermögen liegt bei einem Fülldruck von i. d. R. 200 bar (1 bar = 10^5 Pa) zwischen 0,8 und 50 l.

Die in der häuslichen Therapie üblichen Füllmengen liegen für **stationäre Systeme** bei 10 bzw. 11 l und für **mobile Systeme** bei 0,8 bzw. 2 l. Ein Druckminderer reduziert den Flaschendruck, welcher über ein Manometer gemessen und angezeigt wird, auf den erforderlichen Betriebsdruck von ca. 1,5 bar. Aufgrund der hohen Kosten für die Wiederbefüllung der stationären Systeme/Flaschen werden bei der Verordnung eher die Sauerstoff-Konzentratoren bevorzugt.

Um eine Mobilität der Patienten zu erhalten, sind mobile Systeme/Flaschen von Vorteil. Denn die Probleme der Immobilität sind gravierend:

- Deprimierende soziale Isolation
- Erhöhte Infektanfälligkeit
- Muskelatrophie
- Gefahr der Inaktivitätsosteoporose
- Verschlimmerung anderer Sekundärfolgen
- Expektorationsschwierigkeiten
- Infektanfälligkeit
- Hustenfrakturen

Bewegung ist sehr wichtig für die Funktion und Gesundheit des menschlichen Körpers. Bewegungsmangel setzt multiple degenerative Abläufe in Gang, u. a. auch eine Verschlechterung der Atemfunktion.

Anfeuchtung

Eine Anfeuchtung des abgegebenen Sauerstoffs ist i. d. R. erforderlich, da der abgefüllte Sauerstoff keinerlei Feuchtigkeit enthält. Die Anfeuchtung erfolgt über einen an den Druckminderer anschließbaren

Sprudlerbefeuchter. Eine besonders sorgfältige Reinigung der Befeuchter ist aus hygienischen Gründen unbedingt erforderlich, gerade bei Sauerstoffgeräten, die nicht kontinuierlich benutzt werden.

Bei nur gelegentlichem oder kurzzeitigem Sauerstoffbedarf wird ein Anfeuchter nicht benötigt. Ebenso wird bei mobilen Sauerstoffgeräten keine Befeuchtung notwendig sein. Wird bei laufender Beatmung Sauerstoff zugeführt, darf **kein** Sprudler genutzt werden. Der Sauerstoff wird entweder direkt am Respirator angeschlossen oder über Adaptoren in das Beatmungsschlauchsystem eingeführt.

Füllmengen und Verbrauch

> Die allgemeine Formel für den Verbrauch von Sauerstoff und deren Dauer lautet: Flascheninhalt (in Liter) × Flaschendruck (in bar): Verbrauch (in O_2 l/min.)

- Eine **0,8 l O_2-Flasche** enthält mit einem Druck von 200 bar – **160 l O_2** (0,8 × 200).
  - Bei einem Verbrauch von 1 l/min reicht der O_2-Vorrat für 160 min = 2 h 40 min (160:1).
  - Bei einem Verbrauch von 2 l/min reicht der O_2-Vorrat für 80 min = 1 h 20 min (160:2).
  - Bei einem Verbrauch von 3 l/min reicht der O_2-Vorrat für 53 min (160:3).
  - Bei einem Verbrauch von 4 l/min reicht der O_2-Vorrat für 40 min (160:4).
- Eine **2,0 l O_2-Flasche** enthält mit einem Druck von 200 bar – **400 l O_2** (2 × 200).
  - Bei einem Verbrauch von 1 l/min reicht der O_2-Vorrat für 400 min = 6 h 40 min (400:1).
  - Bei einem Verbrauch von 2 l/min reicht der O_2-Vorrat für 200 min = 3 h 20 min (400:2).
  - Bei einem Verbrauch von 3 l/min reicht der O_2-Vorrat für 133 min = 2 h 13 min (400:3).
  - Bei einem Verbrauch von 4 l/min reicht der O_2-Vorrat für 100 min = 1 h 40 min (400:4).
- Eine **10 l O_2-Flasche** enthält mit einem Druck von 200 bar – **2000 l O_2** (10 × 200).
  - Bei einem Verbrauch von 1 l/min reicht der O_2-Vorrat für 2000 min = 33 h 20 min (2000:1).
  - Bei einem Verbrauch von 2 l/min reicht der O_2-Vorrat für 1000 min = 16 h 40 min (2000:2).

- Bei einem Verbrauch von 3 l/min reicht der O_2-Vorrat für 666 min = 11 h 6 min (2000:3).
- Bei einem Verbrauch von 4 l/min reicht der O_2-Vorrat für 500 min = 8 h 20 min (2000:4).

Diese Rechenbeispiele geben die mögliche Dauer bei einer ununterbrochenen 24-Stunden-Anwendung an. Bei einer unterbrochenen Nutzung bleibt der Vorrat an Sauerstoff natürlich der gleiche, aber die Intervalle, in denen die Flaschen aufgefüllt sein müssen, verlängert sich dabei.

- **Welche Menge des angebotenen O_2 wird wirklich eingeatmet?**

Ein Atemzyklus besteht aus Einatmung und Ausatmung. In der Regel ist die Dauer der Ausatmung doppelt so lange wie die Einatmung.

Atemzyklus
- Ein Mensch atmet 20 ×/min.
- Ein Atemzyklus beträgt dabei 1 min = 60 s: 20 Atemzyklen
- → ein Atemzyklus = 4 Sekunden (s)
- Davon entfallen **1 Teil (1/3) auf die Einatmung** → **1,3 s**
- und **2 Teile (2/3) auf die Ausatmung** → **2,7 s**

Auf die gesamte Minute übertragen bedeutet das, dass unser Beispiel-Mensch pro Minute nur **20 Sekunden zur Einatmung** benötigt. **40 Sekunden werden für die Ausatmung** benötigt. 2/3 der Minute fließt zwar Sauerstoff, aber während 2/3 der gesamten Minute wird ja ausgeatmet. Das bedeutet eine recht hohe Verschwendung.

- Wenn unser Beispiel-Mensch pro Atemzug 500 ml einatmet, so ergibt das: 20 × 500 ml = 10 l/min. Davon sind eh schon 21 % Sauerstoff, also 2,1 l/min. Erhält unser Patient 1 l/min zusätzlich Sauerstoff, so werden davon nur 1/3, also 0,3 l zusätzlich eingeatmet → **insgesamt erhält der Patient 2,1 + 0,3 = 2,4 l/min. Die Sauerstoffkonzentration beträgt im Beispiel somit 24 %.**
- Erhält unser Patient 2 l/min zusätzlich Sauerstoff, so werden davon nur 1/3, also knapp 0,7 l zusätzlich eingeatmet → **insgesamt erhält der Patient 2,1 + 0,7 = 2,8 l/min.**

Die Sauerstoffkonzentration beträgt im Beispiel somit 28 %.

- Erhält unser Patient 3 l/min zusätzlich Sauerstoff, so werden davon nur 1/3, also 1,0 l zusätzlich eingeatmet → **insgesamt erhält der Patient 2,1 + 1,0 = 3,1 l/min.**
Die Sauerstoffkonzentration beträgt im Beispiel somit 31 %

- Erhält unser Patient 4 l/min zusätzlich Sauerstoff, so werden davon nur 1/3, also 1,3 l zusätzlich eingeatmet → **insgesamt erhält der Patient 2,1 + 1,3 = 3,4 l/min.Die Sauerstoffkonzentration beträgt im Beispiel somit 34 %.**

Damit die Verschwendung nicht so hoch ist, gibt es Demand- oder Triggersysteme.

Demand-Systeme oder Triggersysteme

Atemgetriggerte Sauerstoffsparsysteme, sogenannte Demand-Systeme, steuern die Abgabe des Atemgases über ein kleines elektronisches oder pneumatisches Gerät. Dieses registriert zu Beginn der Eigenatmung einen initialen Atemflow des Patienten und sorgt dann für die bolusförmige Abgabe einer vorher definierten und eingestellten Sauerstoffmenge (meist zwischen 25 und 40 ml).

> ❯ Bleibt der anfängliche Atemfluss des Patienten aus oder ist zu gering, so erfolgt keine Triggerung durch das Gerät. Entsprechende Demand-Systeme (oder Demand-Flow-Systeme) können nicht zum Einsatz kommen (z. B. bei Säuglingen und Kleinkindern sowie bei Erwachsenen mit überwiegender Mundatmung).

Während der Ausatmung und der Phase der Totraumventilation wird die Sauerstoffzufuhr gestoppt; allein die Ausatmung nimmt ca. 65 % der Zeit eines Atemvorganges in Anspruch. Es ist so leicht ersichtlich, welche Einsparung (= Verlängerung der Reichweite des Systems) gegenüber einem kontinuierlichen Sauerstofffluss möglich ist, sie beträgt, abhängig von der Atemfrequenz ca. 50–75 %.

- **Beispiel:** Ein Erwachsener, der 20 ×/min atmet, benötigt bei einer Abgabe von 25 ml nur 0,5 l O_2/min.

Gegenüber einem kontinuierlichen Fluss von 2 l/min ist das eine Ersparnis um 75 %.

- **Beispiel:** Ein Erwachsener, der 20 ×/min atmet, benötigt bei einer Abgabe von 40 ml nur 0,8 l O_2/min.
Gegenüber einem kontinuierlichen Fluss von 2 l/min ist das eine Ersparnis um 60 %.

Demand-Systeme sind nicht in Verbindung mit Sauerstoffmasken sondern nur mit Sauerstoffsonden anwendbar. Bei Langzeitnutzung von Demand-Systemen ist zu beachten, dass eine Befeuchtung nicht möglich ist. Sie wird aber i. d. R. auch nicht benötigt, da ja nur geringe Mengen des trockenen Sauerstoffs eingeatmet werden und diese sich auch noch mit der Umgebungsluft mischen.

17.5.3 Flüssigsauerstoff

Als weitere Alternative kommt bei hoher Mobilität (ab ca. 3–5 h/Tag) oder unter bestimmten Voraussetzungen die Vollversorgung mit einem Flüssigsauerstoffsystem in Betracht. Diese Systeme bestehen aus einem stationären Vorratsbehälter (meist 45 l Füllvolumen) und kleineren transportablen Mobileinheiten mit einem Volumen von 0,5 l bzw. 1,2 l Flüssigsauerstoff.

Der Siedepunkt des Sauerstoffs liegt bei ca. -183 °C, d. h., unterhalb dieser Temperatur ist Sauerstoff flüssig. Dieser wird dann in speziell isolierte Vorratsbehälter abgefüllt. Aus 1 l Flüssigsauerstoff können ca. 860 l Sauerstoffgas gewonnen werden. Das bedeutet, ein 45 l-Tank enthält 37800 l O_2.

- Eine mobile Einheit von 0,5 l enthält 430 l O_2
- Eine Mobile Einheit von 1,2 l enthält 1008 l O_2

Ein System von Sicherheitsventilen verhindert, dass der Druck im Behälter zu hoch werden kann, wobei die Spontanverdampfungsrate von der thermischen Behälterisolation abhängig ist und 0,5–0,7 l Flüssigsauerstoff pro Tag betragen kann (430–600 l/Tag).

Auch hier wieder Beispielrechnungen über die Anwendungsdauer:

- 45 l-Tank = 37800 l O_2. Bei einem Verbrauch von 1 l O_2/min benötigt der Patient 1440 l O_2/Tag (1 l × 60 min × 24 h)

- Zusätzlich ein Verlust von durchschnittlich 560 l/Tag
- → Verbrauch 2000 l/Tag
- → Vorrat für ca. 18,5 Tage (37800:2000)
- Verbrauch mit Demand-Systemen:
  - Beispiel: Ein Erwachsener, der 20 ×/min atmet, benötigt bei einer Abgabe von 25 ml nur 0,5 l O_2/min (0,5 × 60 × 24 = 720 O_2/Tag)
  - Zusätzlich ein Verlust von durchschnittlich 560 l/Tag
  - → Verbrauch 1280 l/Tag
  - → Vorrat für ca. 29,5 Tage (37800:1280)
- **Gegenüber einem kontinuierlichen Fluss von 1 l/min ist das eine Ersparnis um 36 %.**
- Bei einem Verbrauch von 2 l O_2/min benötigt der Patient 2880 l O_2/Tag (2 l × 60 min × 4 h)
  - Zusätzlich ein Verlust von durchschnittlich 520 l/Tag
  - → Verbrauch 3400 l/Tag
  - → Vorrat für ca. 11 Tage (37800:3400)
- Verbrauch mit Demand-Systemen:
  - Beispiel: Ein Erwachsener, der 20 ×/min atmet, benötigt bei einer Abgabe von 40 ml nur 0,8 l O_2/min (0,8 × 60 × 24 = 1150 O_2/Tag)
  - Zusätzlich ein Verlust von durchschnittlich 560 l/Tag
  - → Verbrauch 1720 l/Tag
  - → Vorrat für ca. 21,5 Tage (37800:1720)
- **Gegenüber einem kontinuierlichen Fluss von 2 l/min ist das eine Ersparnis um fast 50 %.**
- Bei einem Verbrauch von 3 l O_2/min benötigt der Patient 4320 l O_2/Tag (3 l × 60 min × 24 h)
  - Zusätzlich ein Verlust von durchschnittlich 580 l/Tag
  - → Verbrauch 4900 l/Tag
  - → Vorrat für ca. 7,5 Tage (37800:4900)
- Verbrauch mit Demand-Systemen:
  - Beispiel: Ein Erwachsener, der 20 ×/min atmet, benötigt bei einer Abgabe von 40 ml nur 0,8 l O_2/min (0,8 × 60 × 24 = 1150 O_2/Tag)
  - Zusätzlich ein Verlust von durchschnittlich 580 l/Tag
  - → Verbrauch 1740 l/Tag
  - → Vorrat für ca. 21 Tage (37800:1740)
- **Gegenüber einem kontinuierlichen Fluss von 3 l/min ist das eine Ersparnis um fast 65 %.**

❯ **Vorsicht: Hier könnte der Patient unterversorgt sein.**

Eine Anzeige für den Füllungszustand ist i. d. R. vorhanden; die Abgabe des Sauerstoffs wird über einen sog. Flowregler dosiert. Die Füllung der mobilen Einheiten erfolgt an stationären Tanks (Vorratsbehältern), wofür die Systeme entsprechende Kupplungs- und Ventilsysteme aufweisen müssen. Analog zu den Druckgassystemen können ebenfalls Sauerstoffsparsysteme eingesetzt werden, zum Teil sind diese auch bereits in das mobile System fest integriert. Die Vorteile der Flüssigsauerstoffbevorratung liegen in dem relativ günstigen Verhältnis von Gesamtgewicht und der nutzbaren Sauerstoffmenge.

17.5.4 Auswahl eines geeigneten mobilen Systems

Im Rahmen der Langzeit-Sauerstofftherapie stehen mobilen Patienten grundsätzlich verschiedene Versorgungsmöglichkeiten zur Verfügung:
- Kombination aus Sauerstoffkonzentrator und tragbarer Sauerstoffflasche (i. d. R. mit Demand-System)
- Flüssig-Sauerstoffsystem als Komplettversorgung (optional mit Demand System)
- Sauerstoffkonzentrator kombiniert mit Flüssigsauerstoff
- Sauerstoffkonzentrator mit Füllfunktion für Druckgasflaschen

Alle möglichen Versorgungsformen beinhalten verschiedene Vor- und Nachteile, über die die Betroffenen eingehend informiert und beraten werden müssen: Unterschiede im alltäglichen Anwendungskomfort, z. B. auf Reisen, unterschiedliche Geräusch- und Wärmeentwicklungen und ggf. zusätzliche Folgekosten, Probleme der Reichweite und ggf. auch die Notwendigkeit zur Mitnahme einer Reserve. Eine fachkompetente Beratung setzt hier nicht nur Kenntnis aller verfügbarer Hilfsmittel und ihrer medizinisch sinnvollen Einsatzmöglichkeiten voraus, sondern auch die Auseinandersetzung mit den persönlichen Wünschen und Erfahrungen der Patienten.

17.6   Applikationssysteme

Für die Versorgung der Patients stehen verschiedene Sauerstoffversorgungssysteme zur Verfügung (◘ Tab. 17.3).

- **Sauerstoffnasensonden**

Diese sind zur kurzfristigen bzw. vorübergehenden Anwendung vorgesehen. Mit Hilfe eines Schaumstoffballons gelingt die lockere Fixierung der Sonde in einem Nasenloch.
- Anwendung eines O_2-Flusses von 4–6 l/min.
- Entspricht ca. 40–50 % O_2.

- **Sauerstoffbrillen**

Auch sog. doppelläufige nasale Sonden. Sie dienen sowohl der vorübergehenden als auch der kontinuierlichen Anwendung und haben eine hohe Verbreitung in der außerklinischen Versorgung. Die Fixierung gelingt durch eine Schlauchführung um die Ohren oder den Kopf des Patienten.
- Anwendung eines O_2-Flusses von 4–6 l/min.
- Entspricht ca. 40–50 % O_2.

- **Sauerstoffmasken**

Diese dienen der akuten Versorgung bei Sauerstoffmangel. Die Masken werden über Nase und Mund angebracht, der Patient kann somit einfach atmen. In der Maske sind recht große Öffnungen an der rechten und linken Seite angebracht, damit die Ausatemluft und das darin enthaltene CO_2 auch entweichen kann und nicht zurückgeatmet wird.

- Anwendung eines O_2-Flusses von bis zu 12 l/min.
- Entspricht bis zu 60 % O_2.

Die oben genannten Systeme sind sog. **Niedrigflusssysteme**. Sie bieten eine einfache Handhabung, aber auch Probleme.
- Gasfluss reicht für gesamtes System nicht aus
- Mischung von Sauerstoff und Raumluft erfolgt in den Atemwegen
- Nachteil: unkontrollierte Therapie, da abhängig von Atemmuster

17.7   Sicherheit gegen Feuer

Das BfArM (Bundesinstitut für Arzneimittel und Medizinprodukte) empfiehlt seit 2012 hinsichtlich des sicheren Betriebs von Sauerstoffkonzentratoren im häuslichen Bereich, die nachfolgenden Maßnahmen umzusetzen. Neu in Verkehr gebrachte Sauerstoffkonzentratoren sollen folgende Anforderungen erfüllen:
- Verhindern von Eindringen von Feuer in das Gerät am Sauerstoff-Auslass
- Stoppen der Sauerstoffzufuhr bei Zündung des Zubehörs (Anbringung patientennah – direkt am ersten Adapter nach der Nasenbrille)

Bereits in Nutzung befindliche Konzentratoren sollen bei Wartung oder Wiedereinsatz mit geeigneten Produkten nachgerüstet werden. Zur Nachrüstung gibt

◘ **Tab. 17.3** Applikationssysteme

Verabreichungsform	Fluss (l/min)	Verabreichte O_2-Konzentration
Nasensonde	1–6 l	24–44 %
Transtracheal Katheter	0,25–0,5 l	24–44 %
Sauerstoffbrille	bis 8 l	bis 50 %
Einfache Sauerstoffmaske	6–12 l	bis 60 %
Masken mit Reservoirbeutel	Minimal 6 l, bis > 10 l	bis 80%
Hoch-Fluss-Systeme		
Venturi-Maske	3–15 l	30–50%

Quelle: M. Kasper, D. Kraut: Atmung und Atemtherapie, Verlag Huber, Bern, Göttingen Toronto Seattle 2000, S. 128.

es sog. FireSafes. Das sind thermische Ventile, die im Brandfall den Sauerstoffdurchfluss stoppen.

Weiterführende Literatur

Kasper Martina, Kraut Detlef; Atmung und Atemtherapie, Ein Praxishandbuch für Pflegende: Bern, Göttingen, Toronto, Seattle, Verlag Hans Huber 2000

AWMF Leitlinie Langzeit-Sauerstofftherapie, http://www.awmf.org/uploads/tx_szleitlinien/020-002_S2_Langzeit-Sauerstofftherapie-2007_12-2011_01.pdf, Recherche 5.4.2016

http://infomed.mds-ev.de/sindbad.nsf/0/7bd4753ed2857f63c1256ec3003525c9?OpenDocument Langzeitbeatmung und Langzeit-Sauerstofftherapie Arbeitshilfe zur sozial-medizinischen Begutachtung in der MDK-Gemeinschaft, Projektgruppe P 34„Langzeitbeatmung"

Ambulante Sauerstofftherapie Indikationen, Durchführung und Überwachung Indikationen, Durchführung und Überwachung, C. F. Poets, Monatsschrift Kinderheilkunde Volume 144, Number 11, 1198-1205

Deutsche Sauerstoffliga LOT e.V. http://www.sauerstoffliga.de/home.php, Recherche 5.4.2016

Dysphagie

Mona van den Boom

© Springer-Verlag GmbH Deutschland 2017
H. Lang (Hrsg.), *Außerklinische Beatmung*,
DOI 10.1007/978-3-662-53996-5_18

Dysphagie ist eine Störung des Schluckvorgangs. Schlucken ist ein sensomotorischer Vorgang mit willkürlichen und reflektorischen Anteilen mit dem Ziel, Speichel oder Nahrung sicher in den Magen zu befördern.

18.1   Physiologischer Schluckvorgang

Der Schluckvorgang kann in vier Phasen unterteilt werden:

1. **Orale Vorbereitungsphase**
   In der ersten Phase sind die Abläufe willkürlich beeinflussbar. Die Nahrung wird in den Mund geführt, wenn nötig gekaut, mit Speichel vermischt und es wird ein Bolus (schluckfertige Portion) geformt. Es findet eine Analyse von Geschmack, Konsistenz, Größe, Form und Temperatur des Bolus statt. Die Lippen sind geschlossen, um ein Austreten der Nahrung aus dem Mund zu verhindern („drooling"). Die Wangen stehen unter Spannung, Kiefer und Zunge rotieren (◩ Abb. 18.1).

2. **Orale Transportphase**
   Auch die zweite Schluckphase ist willkürlich beeinflussbar. Die Zunge befördert mittels Druck gegen den Gaumen die Nahrung von vorne nach hinten in den Rachen (Pharynx). Das Gaumensegel (Velum) hebt sich, um den Nasenraum abzuschließen, damit keine Nahrung eintritt. Erreicht der Bolus die Hinterzunge wird die nächste Phase ausgelöst. Auch diese Phase ist willkürlich beeinflussbar.

3. **Pharyngeale Phase**
   Bei Berührung der Gaumenbögen, des Zungengrunds oder der hinteren Rachenwand durch den Bolus wird der sogenannte Schluckreflex ausgelöst. Der Bolus wird durch den Rachen nach unten in die Speiseröhre (Ösophagus) transportiert. Zur Sicherung der Atemwege erfolgt eine Hebung des Kehlkopfes (Larynx) und eine Senkung des Kehldeckels (Epiglottis) über den Kehlkopfeingang. Auch die Stimmlippen (Glottis) und die darüber liegenden Taschenfalten werden geschlossen. Die Atmung wird dadurch für die Dauer von ungefähr einer Sekunde unterbrochen. Gleichzeitig wird der obere Schließmuskel des Ösophagus (Ösophagussphinkter) geöffnet. Diese Phase ist reflektorisch und nicht willkürlich beeinflussbar.

4. **Ösophageale Phase**
   In der vierten Phase wird der Bolus mit einer peristaltischen Welle durch den Ösophagus in den Magen transportiert. Sowohl der obere als auch der untere Ösophagussphinkter öffnet sich, damit der Bolus hindurch transportiert werden kann. Der Kehlkopf hebt sich wieder und Glottis, Epiglottis und Velum werden wieder geöffnet. Auch dieser Vorgang verläuft reflektorisch und ist nicht willkürlich beeinflussbar.

Die Bewegungen während des gesamten Schluckvorgangs sind präzise aufeinander abgestimmt und es werden ständig Rückmeldungen in die zugehörigen Hirnareale gesendet, damit die Bewegungen genau an Größe und Konsistenz des Bolus angepasst werden können. Am Schlucken sind verschiedene Hirnareale beteiligt. Für die Regulation und willentliche Initiierung des Schluckaktes sind Teile des Großhirns relevant. Strukturen im Stammhirn sind für den automatisierten Ablauf des Schluckens

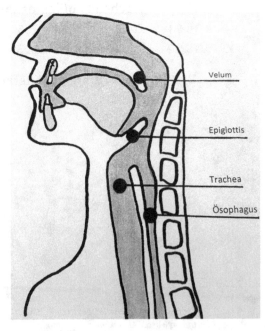

◩ **Abb. 18.1**   Sagittalschnitt Kehlkopf

notwendig. Die Schluckmuskulatur wird von fünf Hirnnerven innerviert (N. trigeminus, N. facialis, N. glossopharyngeus, N. vagus und N. hypoglossus).

18.2 Gestörter Schluckakt

Wenn man bedenkt, wie eng die Atemwege mit der Speiseröhre verbunden sind und wie viele Strukturen und fein aufeinander abgestimmte Vorgänge für das Schlucken notwendig sind, wird deutlich, dass es leicht zum Verschlucken kommen kann. Von einer Dysphagie spricht man, wenn eine der am Schlucken beteiligten Strukturen oder das Zusammenwirken beeinträchtigt ist. Störungen können in jeder Phase des Schluckens auftreten. Im Folgenden werden mögliche Symptome einer Dysphagie dargestellt.

18.2.1 Symptome einer Dysphagie

Es gibt direkte Symptome einer Dysphagie, die die Schluckfunktion betreffen und indirekte Symptome, die sich aus den direkten ergeben.

Direkte Symptome

- **Drooling** (auch anteriores Leaking): In der oralen Phase tritt Flüssigkeit vorne aus dem Mundraum aus.
- **Leaking**: Entgleiten des Bolus in den pharyngealen Raum vor Auslösung des Schluckreflexes.
- **Penetration**: Nahrung tritt in den Kehlkopfbereich bis oberhalb der Stimmlippen (laryngeales Leaking) oder in den Nasenraum (nasales Leaking) ein. Eine Penetration kann vor, während oder nach dem Schluckreflex auftreten.
- **Aspiration**: Nahrung tritt in die Atemwege unterhalb der Stimmbänder ein. Dies kann merkbar auftreten oder in Form einer „stillen Aspiration" bei Sensibilitätsstörungen oder fehlenden Schutzreflexen.
- **Verzögerter Schluckreflex**: Die reflektorische pharyngeale Schluckphase wird verspätet ausgelöst. Der Schluckreflex kann auch ganz ausbleiben.

- **Öffnungsstörung des oberen Ösophagussphinkters**: Aufgrund unzureichender muskulärer Relaxation öffnet der obere Ösophagussphinkter nicht oder zu gering.
- **Residuen**: Verbleibende Nahrungsreste im Mund- oder Rachenraum.
- **Gestörte Schutz- und Reinigungsfunktion**: Schutz- und Reinigungsmechanismen wie Räuspern oder Husten bleiben aus oder werden nur fragmentarisch ausgeführt.

Indirekte Symptome

- Häufiges Husten, Räuspern oder Würgen während der Nahrungsaufnahme
- Stimmveränderung im Sinne einer „wet voice" (gurgelnder Stimmklang)
- Erschwerte Atmung
- Atemgeräusche
- Abfall der Sauerstoffsättigung, blaue Verfärbung der Lippen oder des Gesichts (Zyanose)
- Zunehmende Verschleimung der unteren Atemwege
- Unklare Temperaturerhöhungen
- Bronchitis oder Lungenentzündung (Pneumonie)
- Unbeabsichtigter Gewichtsverlust

18.3 Ursachen von Dysphagien

Eine Schluckstörung kann viele verschiedene Ursachen haben. Neurologische Erkrankungen, aber auch entzündliche Erkrankungen, strukturelle Veränderungen oder die Einnahme von bestimmten Medikamenten können zu einer Dysphagie führen.

- **Mit neurogenen Dysphagien assoziierte Erkrankungen**

Im außerklinischen Bereich sind hauptsächlich neurologische Erkrankungen als Ursache einer Dysphagie relevant. Hirnschädigungen können zu einer reduzierten oder erhöhten Muskelspannung der betreffenden Muskulatur führen. Es können Lähmungen, Koordinations- oder Sensibilitätsstörungen auftreten.

▪▪ Einseitiger Großhirninfarkt

Bei einseitigen Infarkten (Blutung oder Verschluss) im Bereich der Schluckzentren kann es anfänglich zu schweren Dysphagien kommen, die sich aber im Verlauf oft verbessern, da sich die Region wieder erholt oder die Funktion von der anderen Hemisphäre übernommen wird. Hier ist oft ein verzögerter Schluckreflex zu beobachten. Nahrung wird lange im Mund behalten, bevor sie geschluckt werden kann.

▪▪ Beidseitiger Großhirninfarkt

Beidseitige Großhirninfarkte sind seltener. Sind beidseits schluckrelevante Hirnregionen betroffen, kommt es zu schweren Dysphagien im gesamten Schluckablauf. Die Prognose ist deutlich schlechter als nach einseitigen Infarkten.

▪▪ Hirnstamminfarkt

Infarkte im Hirnstamm können zu leichten und schweren Dysphagien führen. Häufig bei einem Hirnstamminfarkt ist das Wallenberg-Syndrom mit Sensibilitätsstörungen im Gesicht, Ataxie, Lähmungen im Rachen- und Kehlkopfbereich und daraus resultierender schwerer Dysphagie.

▪▪ Subkortikale arteriosklerotische Enzephalopathie (SAE)

Durch Gefäßveränderungen (Arteriosklerose) kommt es zu vielen kleinen Infarkten und zu einer Abnahme der Nervenzellfasern meist im Bereich des Stammhirns und der Hirnnervenkerne. Symptome sind unter anderem eine verlängerte Bolustransportzeit und kognitive Symptome wie eingeschränkte Aufmerksamkeit oder geminderter Antrieb, die wiederum zu sekundären Schluckstörungen führen können.

▪▪ Schweres Schädelhirntrauma (SHT)

50–60 % der Patienten mit schwerem SHT zeigen anfangs eine schwere Dysphagie. Diese resultiert aus Verletzungen des Großhirns oder des Hirnstamms. Neben der Dysphagie können Störungen der Stimme (Dysphonien) und Störungen der Aussprache (Dysarthrien) auftreten. Die Prognose nach SHT ist zum Teil günstig, da sich manche betroffene Hirnareale wieder erholen. Da bei einem SHT verschiedene schluckrelevante Areale betroffen sein können, treten Symptome auch in unterschiedlichen Phasen des Schluckens auf.

▪▪ Hypoxische Enzephalopathie nach Herz-Kreislauf-Versagen

Beim Herz-Kreislauf-Versagen kommt es zu einer Sauerstoffunterversorgung des Gehirns. Je nach Dauer des Herz-Kreislauf-Stillstandes und der Reanimation kann es zu schwersten Hirnschädigungen kommen. Diese Schäden betreffen das gesamte Gehirn. Deshalb treten auch hier unterschiedliche Schluckstörungen auf.

▪▪ Demenzielle Erkrankungen

Der Begriff umfasst viele verschiedene Krankheiten, bei denen ein Abbau von Hirnsubstanz stattfindet. Im fortgeschrittenen Verlauf kann der Abbau auch fürs Schlucken relevante Hirnareale betreffen und somit zu einer Dysphagie führen. Auch die kognitiven Symptome bei demenziellen Erkrankungen können Auswirkungen auf das Schlucken haben. Hier sind die Symptome in jeder Phase des Schluckens möglich.

▪▪ Progrediente neurologische Erkrankungen

Zahlreiche progrediente neurologische Erkrankungen führen zu einer Dysphagie. Am häufigsten ist das Parkinson-Syndrom. Eine verminderte Beweglichkeit der Muskulatur kann zu Schluckstörungen in jeder Phase führen. Häufig tritt eine vermehrte Ansammlung von Speichel mit Drooling auf (► Abschn. 18.2.1). Multiple Sklerose (motorische und sensible Störungen im Mund- und Halsbereich) kann zu Schluckstörungen in jeder Phase führen; auch bei amyotropher Lateralsklerose (Muskelschwäche, Lähmungen, Krämpfe und unwillkürliche Bewegungen sowie fehlende Reflexe auch im Mund- und Halsbereich) kann jede Phase des Schluckens betroffen sein.

▪▪ Hirntumoren

Schluckstörungen bei Hirntumoren oder nach Tumorentfernungen können auftreten, wenn relevante Strukturen davon betroffen sind. Daher gibt es keine typische Schluckstörung bei Hirntumoren.

18.4   Diagnostik von Dysphagien

Das Ziel einer Dysphagie-Diagnostik ist es zum einen, eine Dysphagie auszuschließen oder zu bestätigen, und zum anderen auch, den Schweregrad sowie die genaue Funktionsbeeinträchtigung zu definieren. Aus den Ergebnissen der Diagnostik können dann konkrete therapeutische Schritte abgeleitet werden. Es gibt unterschiedliche diagnostische Schritte, die je nach Situation eingesetzt werden.

18.4.1 Medizinische Anamnese

Soweit ein ärztlicher Befund über eine bestehende Erkrankung des Patienten vorliegt, gewinnt man hieraus Erkenntnisse über mögliche Hinweise auf das Bestehen einer Dysphagie. Hat der Patient eine mit Dysphagie assoziierte Erkrankung, so ist die Wahrscheinlichkeit hoch, dass auch eine Schluckstörung vorliegt, und es werden weitere diagnostische Schritte eingeleitet.

18.4.2 Eigen-/Fremdanamnese

Gegebenenfalls kann der Patient selbst oder seine Angehörigen Auskünfte über die Dauer und die Art der Schluckbeschwerden geben.

18.4.3 Klinische Diagnostik

In der klinischen Diagnostik beurteilt der Schlucktherapeut die Fähigkeiten und Einschränkungen der relevanten Funktionen des Patienten. Er führt Untersuchungen und Beobachtungen durch und erlangt so Hinweise auf den Schweregrad und die Symptome der Schluckbeschwerden. Daraus leitet er konkrete Therapieverfahren und eine geeignete Kostform und -stufe ab. Es gibt verschiedene Checklisten, die dabei helfen, die Ergebnisse der klinischen Schluckuntersuchung zu dokumentieren und einen Verlauf darzustellen

Da beim Schlucken aber große Anteile auch in nicht von außen sichtbaren Bereichen ablaufen

(unterer Rachenbereich, Kehlkopf), können die Funktionen nur teilweise zuverlässig beurteilt werden. Deshalb werden aus den Ergebnissen der klinischen Diagnostik auch ggf. weitere notwendige instrumentelle Diagnostikverfahren abgeleitet.

Allgemeine Beurteilung

Die Vigilanz und die Kooperationsfähigkeit des Patienten werden beurteilt, da dies einen erheblichen Einfluss auf die Testung und auch auf Schluckakt selbst haben kann. Auch die Körperhaltung des Patienten ist relevant, da sich diese auf den Schluckvorgang auswirkt. Außerdem beurteilt der Therapeut die Sprache und die Stimme des Patienten, da Störungen in diesen Bereichen mit Schluckstörungen assoziiert sein können.

Untersuchung motorischer und sensibler Funktionen

Der Therapeut inspiziert die Anatomie des Mund- und Rachenraumes und testet verschiedene motorische und sensible Funktionen.

Screenings zum Einschätzen des Aspirationsrisikos

Um einzuschätzen, ob der Patient Speichel oder Nahrung aspiriert, können verschiedene Screenings in Form von Schluckversuchen durchgeführt werden. Zunächst wird beobachtet, wie oft der Patient spontan (Speichel) schluckt. Der Therapeut beurteilt dabei sichtbare Bewegungen, wie die Hebung des Kehlkopfes oder den Mundschluss, und achtet auf Schluckgeräusche und die Dauer des Schluckvorgangs. Anschließend versucht der Therapeut, den Schluckreflex manuell auszulösen. Wenn möglich wird der Patient auch aufgefordert, willentlich zu schlucken. Zusätzlich wird überprüft, wie der Patient auf Reize an den Lippen oder im Mundraum reagiert (z. B. Stimulation mit Zitronensaft). Es können auch Schluckversuche mit Schluckmaterial unterschiedlicher Konsistenz durchgeführt werden, allerdings nur, wenn keine Hinweise auf eine schwere Schluckstörung vorliegen. Begonnen wird mit kleinen Mengen und möglichst ungefährlichem Material (z. B. angedicktes Wasser).

Ein Test, in dem bestimmte Mengen von Wasser geschluckt werden ist z. B. der Daniels-Wasserschluck-Test (Daniels et al. 1997). Im Anschluss an das Schlucken werden die Schutzmechanismen sowie die Stimmqualität beurteilt. Daraus ergeben sich Hinweise auf das Vorliegen einer Penetration oder Aspiration sowie die Schutz- und Reinigungsmechanismen des Patienten.

Der Gugging Swallowing Screen (GUSS) (Trapl et al. 2007) ist ein Schlucktest, der mehrere Konsistenzen beinhaltet und eine Empfehlung zur Koststufe gibt.

Bei Patienten mit Trachealkanüle wird der Speichel des Patienten oder zu schluckendes Material mit blauer Lebensmittelfarbe angefärbt. Anschließend wird über die Trachealkanüle abgesaugt. Wenn das abzusaugende Sekret/Material blau oder bläulich ist, kann auf eine Aspiration geschlossen werden (Modified Evan's Blue Dye Test; Brady, 1999).

Diese Testungen können eine Schluckstörung niemals zu 100 % ausschließen. Stille Aspirationen können mit Wasserschlucktests definitionsgemäß nicht nachgewiesen werden. Auch der Blauschluck kann nur aussagen, dass im Moment der Testung eine Aspiration vorliegt, nicht aber, dass keine vorliegt. Das Schluckmaterial kann auch lange über Stimmlippenniveau verbleiben, bis es aspiriert wird, oder in geringen Mengen nur langsam an der Trachealwand nach unten fließen. Diese Testungen können nur das Vorliegen einer Schluckstörung für die konkrete Situation nachweisen. Sie können weder eine Aspiration während der Testung ausschließen noch bestätigen sie ein generelles Aspirationsrisiko. Sie dienen einem ersten Eindruck.

Schweregradeinteilung

Um den Schweregrad einer Dysphagie zu bestimmen, gibt es spezielle Kriterien, nach denen eine Schluckstörung in verschiedene Schweregrade unterteilt werden kann. Relevant für die Einteilung ist unter anderem die Effizienz des Schluckens und der Reinigungsmechanismen. Die einzelnen Kriterien können zum einen anhand von klinischer Diagnostik und zum anderen mit instrumentellen Diagnostikmethoden beurteilt werden.

Ein im deutschsprachigen Raum gebräuchliches Instrument zur Einschätzung des Dysphagieschweregrades ist der Bogenhausener Dysphagiescore (BODS) (Bartolome 2006): Es gibt zwei Unterskalen mit jeweils ein bis acht erreichbaren Punkten. Eine beurteilt die Beeinträchtigung des Speichelschluckens bei Patienten mit und ohne Trachealkanüle, die andere die Beeinträchtigung der Nahrungsaufnahme. Die Summe beider Skalen ergibt den Schweregrad der Dysphagie, wobei fünf Schweregrade unterschieden werden. Die Einteilung in Schweregrade dient vor allem der ärztlichen und therapeutischen Kommunikation und Verlaufsdokumentation. Für die Therapieplanung ist sie nicht hilfreich, da sie nichts über die Qualität der Störung aussagt.

Instrumentelle Diagnostik

Instrumentelle Diagnostikverfahren sind objektiv und liefern Erkenntnisse über die genaue anatomische Beschaffenheit sowie Funktion und Dysfunktion der am Schlucken beteiligten Strukturen. Eine instrumentelle Diagnostik wird durchgeführt, wenn die medizinische Anamnese die Wahrscheinlichkeit einer Dysphagie nahelegt oder Schluckbeschwerden aus der Eigen-/Fremdanamnese oder der klinischen Diagnostik hervorgehen. Eine instrumentelle Diagnostik zeigt gestörte Funktionen, die in der klinischen Diagnostik nicht sicher erkannt werden können. Sie ist Voraussetzung für die richtige Auswahl der nachfolgenden Therapieschritte. Im Folgenden werden die zwei wichtigsten instrumentellen Verfahren der Dysphagiediagnostik sowie ergänzende Verfahren dargestellt.

Videoskopie des Schluckens (FEES)

Bei dieser Untersuchung wird ein flexibles Endoskop durch die Nase des Patienten bis über den Kehldeckel eingeführt. Durch eine Kamera und eine Lichtquelle am Ende des Endoskops sind das Velum, der untere Pharynx und der Kehlkopf bis zur Glottis sichtbar.

Der Begriff „FEES" bedeutet **Flexible Endoscopic Evaluation of Swollowing** und wird nur verwendet, wenn während der Untersuchung nach einem speziellen Untersuchungsprotokoll (Langmore et al. 1988) vorgegangen wird. Es wird eine Ruheinspektion der Schleimhäute und der Strukturen vorgenommen. Außerdem wird eine Funktionsprüfung ohne Nahrung und ggf. eine Funktionsprüfung mit Nahrung durchgeführt.

Mithilfe der Penetrations- und Aspirationsskala (Rosenbek et al. 1996) wird das Ausmaß des Speichels beurteilt, der penetriert oder aspiriert wird und daraufhin die Indikation für eine Trachealkanüle gestellt. Das Gefilmte kann auf einen Monitor übertragen werden. Die Untersuchung wird von einem Arzt durchgeführt und zusammen mit einem Schlucktherapeuten interpretiert. Auch speziell ausgebildete Schlucktherapeuten können die Untersuchung durchführen.

Nachteil dieser Untersuchung ist das sogenannte „white out": Direkt während des Schluckens kontrahiert die Rachenmuskulatur und verlegt die Kamera des Endoskops, sodass in diesem Moment nur die Reflektion des Lichtes sichtbar ist. Durch Residuen in der Trachea nach dem Schlucken kann zwar auf eine Aspiration geschlossen werden, das direkte Schlucken ist aber nicht sichtbar. Außerdem kann bei dieser Untersuchung der Schluckvorgang durch die Reizung des Endoskops den Schluckvorgang beeinträchtigen. Ein weiterer Nachteil ist die fehlende Einsicht in den Ösophagusbereich. Störungen in diesem Bereich können damit nicht diagnostiziert werden. Eine Alternativ zur Endoskopie ist die Videofluoroskopie.

Videofluoroskopie des Schluckens

Die Videofluoroskopie ist eine Röntgenuntersuchung des Schluckvorgangs. Dabei wird der Speichel oder anderes Schluckmaterial mit einem Kontrastmittel angereichert und der Schluckakt als Video aufgezeichnet. Wird das Video in Zeitlupe abgespielt, ist die genaue Passage des Bolus sichtbar. So können Störungen in jeder Phase des Schluckens erkannt werden. Auch Störungen im Bereich des Ösophagussphinkters werden sichtbar.

Nachteile der Videofluoroskopie sind die Strahlenbelastung und die Notwendigkeit eines sitzenden Patienten, was nicht immer gewährleistet werden kann.

Weitere instrumentelle Diagnostikverfahren

Unter anderem kann eine Bronchoskopie zum Erkennen einer Aspirationspneumonie durchgeführt werden. Eine Ösophagusmanometrie dient der Beurteilung der Ösophagussphinkterfunktion und die ph-Metrie kann mithilfe des Säuregehalts eine Refluxerkrankung feststellen.

18.5 Therapie von Dysphagien

Das Ziel der Dysphagietherapie ist der Schutz der Atemwege vor Aspiration beim Schlucken von Speichel oder bei der Nahrungsaufnahme durch eine Verbesserung der Schluck- und Reinigungsfunktionen oder durch das Anpassen äußerer Einflussfaktoren. Bei der Therapieplanung müssen die individuellen Bedürfnisse des Patienten berücksichtig werden. Die Dysphagietherapie wird i. d. R. von speziell ausgebildeten Logopäden oder Sprachtherapeuten durchgeführt. Sie beinhaltet vorbereitende Maßnahmen, restituierende, kompensatorische und adaptive Therapieverfahren sowie die enge Zusammenarbeit mit verschiedenen Berufsgruppen und den Angehörigen.

18.5.1 Therapievorbereitung

Voraussetzung für einen physiologischen Schluckakt ist immer eine Positionierung, die dem Patienten ermöglicht, sein Gleichgewicht zu halten und gleichzeitig verschiedene Funktionen auszuführen. Wenn der Patient dies nicht allein kann, muss er durch Hilfsmittel wie Funktionsrollstühle oder Lagerungsmaterial dabei unterstützt werden. Denn wenn kein stabiler Haltungshintergrund sowie eine physiologische Kopfhaltung gewährleistet ist, wird der Patient für die Schlucktherapie nicht aufmerksam sein und die physiologische Schluckfunktion noch stärker beeinträchtigt.

Eine weitere Voraussetzung für die Dysphagietherapie ist die Mundhygiene. Eine reduzierte Aktivität im Mundbereich kann zu Austrocknung der Schleimhaut und zu Borkenbildung führen. Die regelmäßige Mundpflege durch die Pflege und im

Rahmen der Schlucktherapie schützt den Patienten vor Karies und Erkrankungen im Mund- und Rachenraum sowie vor Aspirationspneumonien. Außerdem ist die Schlucktherapie danach für den Patienten angenehmer und es werden bereits Schleimhaut und Muskulatur stimuliert und aktiviert.

18.5.2 Restituierende Therapieverfahren

Im Rahmen restituierender Maßnahmen sollen physiologische Funktionen so weit wie möglich wiedererlangt werden. Dazu gehören zum einen Funktionsübungen zur Kräftigung der am Schlucken beteiligten Muskeln wie Motorik- und Sprechübungen. Diese Übungen sind nur mit kooperativen Patienten durchführbar. Zum anderen wird therapeutische Mundpflege oder orale Stimulation mit verschiedenen Reizen zur Verbesserung der Sensibilität und der Schluckreflextriggerung durchgeführt. Dies ist auch bei nichtkooperativen Patienten möglich. Hierbei reagiert jeder Patient sehr individuell. Aus diesem Grund muss der Therapeut die Reaktionen des Patienten genau beobachten und sein Vorgehen daran anpassen.

Maßnahmen wie Wärme- und Kältebehandlungen, Behandlungen mit Druck oder Vibration wirken tonusregulierend. Manuelle Therapie soll durch eine Flexibilisierung für das Schlucken relevanter Strukturen eine bessere Beweglichkeit und Funktionsfähigkeit der Muskulatur bewirken und dient so zudem als Vorbereitung für motorische Übungen. Es gibt konkrete Therapiekonzepte, die verschiedene der genannten Maßnahmen integrieren wie die Fazio-orale-Trakt-Therapie nach Kay Coombes oder die manuelle Schlucktherapie nach Renata Horst.

18.5.3 Kompensatorische Therapieverfahren

Wenn eine funktionelle Verbesserung nicht mehr zu erwarten oder nicht ausreichend ist, können kompensatorische Maßnahmen einen Ausgleich zur Störung bieten und dabei helfen, dass der gestörte Schluckakt trotzdem sicher durchgeführt wird. Zu den kompensatorischen Maßnahmen gehören

Haltungsänderungen (z. B. Drehen des Kopfes zur gelähmten Seite bei Residuen oberhalb des Kehlkopfes auf der betroffenen Seite) sowie bestimmte Schlucktechniken. Auch hierbei muss der Patient kooperativ und außerdem in der Lage sein, die Vorgehensweise zu verstehen, umzusetzen und zu behalten.

18.5.4 Adaptive Therapieverfahren

Adaptive Maßnahmen bieten externe Hilfen, wenn die Schluck- und Reinigungsfunktionen (noch) nicht ausreichend wiederhergestellt wurden. Zum einen wird die Ernährungsform angepasst. Es wird entschieden, ob der Patient die Nahrung oral aufnehmen kann oder ob er ergänzend oder komplett über eine Magensonde ernährt werden muss. Außerdem wird die Kostform seinen Schluck- und Reinigungsfähigkeiten angepasst. Es gibt verschiedene Kostformen von fein püriert über weiche Kost bis Vollkost. Die Nahrung kann auch nach Temperatur und Geschmack angepasst werden, sodass sie besser vom Patienten wahrgenommen werden kann.

Es gibt außerdem Hilfsmittel, z. B. angepasste Becher, die eine physiologische Kopfhaltung während des Trinkens oder eine Portionierung des Schluckmaterials ermöglichen. Ferner wird der Patient beraten, kleine Mengen zu sich zu nehmen, langsam zu essen, sich selbstständig Residuen aus den Wangen zu entfernen oder ggf. zwischendurch zu trinken. Auch hier sind die Maßnahmen individuell wirksam.

Bei den adaptiven Maßnahmen stehen den therapeutischen Empfehlungen die individuellen Bedürfnisse des Patienten gegenüber. Bei Differenzen ist das Ziel die größtmögliche Sicherheit bei größtmöglicher Lebensqualität für den Patienten.

18.6   Trachealkanülenmanagement

Bei schweren Dysphagien werden Patienten zum Aspirationsschutz mit einer Trachealkanüle versorgt (◘ Abb. 18.2). Auch bei Langzeitbeatmung oder zur Gewährleistung freier Atemwege ist eine Trachealkanüle indiziert (▶ Kap. 4).

Auch Patienten mit Trachealkanüle bekommen Schlucktherapie. Die Ziele sind je nach Störungsbild unterschiedlich. Zum einen wird auch hier eine Verbesserung der Schluckfunktion und der Schutz- und

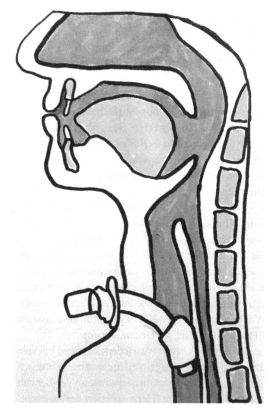

◻ Abb. 18.2 Sagittalschnitt Kehlkopf mit geblockter Trachealkanüle

Reinigungsmechanismen angestrebt. Wenn möglich wird die Trachealkanüle dazu entblockt, sodass der Cuff keinen Druck auf den Ösophagus ausübt und eine Atemumleitung über die oberen Atemwege möglich ist. Zum anderen ist auch das Trainieren der Atemumleitung Teil der Therapie, da der Atemweg durch die Trachealkanüle teilweise schon automatisiert ist. Im besten Fall ist das Ziel die Dekanülierung. Zum besseren Verständnis der logopädischen Arbeit bei Patienten mit Trachealkanüle werden unter ▶ Abschn. 18.6.2 zwei Patientenbeispiele ausführlich beschrieben.

18.6.1 **Zusammenarbeit**

In der Dysphagietherapie ist es notwendig, mit verschiedenen Berufsgruppen und mit Angehörigen zusammenzuarbeiten, da die Schluckstörung den Alltag und jede Lebenssituation des Patienten betrifft. Die Ärzte legen in Absprache mit dem

Schluckherapeuten Therapieziele fest und koordinieren und leisten die instrumentelle Diagnostik sowie die medikamentöse Therapie und invasive Maßnahmen wie Magensonden und Trachealkanülen.

Die Pflege von Patienten mit Schluckstörungen beinhaltet viele Aufgaben. Dazu gehören Mundpflege, das Anreichen von Nahrung bzw. die Unterstützung und Anleitung und auch Überwachung bei der Nahrungsaufnahme, die Stomapflege und das Absaugen bei Patienten mit Trachealkanüle sowie die Überwachung der Vitalparameter zur rechtzeitigen Erkennung von Infekten, vor allem Aspirationspneumonien. Außerdem führt die Pflege die Lagerung von bettlägerigen Patienten in Hinblick auf Aspirationsprophylaxe und Tonusregulierung durch und kann den Patienten in Vorbereitung auf die Schlucktherapie sitzend für eine allgemeine Aktivierung und physiologische Haltung für Schluckversuche lagern.

Bei der Zubereitung der Mahlzeiten muss ein Austausch mit Diätassistenten/Küchenpersonal stattfinden, damit die Koststufe eingehalten und ggf. angepasst wird. Auch geeignete Nahrungsmittel für Schluckversuche müssen gemeinsam besprochen und besorgt werden. Zum Teil führen Ergotherapeuten Esstraining mit den Patienten durch. Auch da sind Absprachen erforderlich.

Die Zusammenarbeit mit Angehörigen ist besonders wichtig, da sie oft viel Zeit mit dem Patienten verbringen und Veränderungen häufig als erstes bemerken und kommunizieren können. Evtl. nehmen sie auch Mahlzeiten mit ihm ein oder bereiten sie zu.

18.6.2 **Patientenbeispiele**

Frau X, 54 Jahre

▪▪ **Ärztliche Diagnose**
Ruptur eines Aneurysmas der A. communicans, Subarachnoidalblutung, Apallisches Syndrom, spastische Tetraparese, schwerste Dysphagie mit geblockter Trachealkanüle.

▪▪ **Anamnese**
Frau X kam nach einer 3-monatigen Rehabilitation in der Klinik zu uns ins Therapiezentrum in die Langzeitrehabilitation. Sie zeigte oben genannte

Symptome. Die Dysphagie war schwer, hauptsächlich in der pharyngealen Phase, mit Aspiration von Speichel und kompletter Ernährung über Magensonde. Kommunikation sowie eine aktive Mitarbeit bei der Therapie war nicht möglich. Das Hauptziel in der logopädischen Therapie war die Verbesserung der Schluckfunktion und ggf. eine Dekanülierung.

■ ■ Behandlung

In den Therapieeinheiten wurde als erstes nach LIN (Lagerung in Neutralstellung) sitzend oder seitlich gelagert (wenn nicht schon vorher durch Pflege oder Physiotherapie) und anschließend Mundpflege durchgeführt. Dann wurde die Trachealkanüle entblockt. So konnte die Patientin die Atmung nicht nur durch die Trachealkanüle sondern auch daran vorbei auf physiologischem Wege durch Mund und Nase leiten.

Da über längere Zeit eine Gewöhnung an die Atmung durch die Kanüle stattfindet, sind die physiologischen Atemwege oftmals zunächst verlegt, unter anderem durch die Stimmlippen, durch das Gaumensegel oder durch die Zunge. Wenn die Trachealkanüle verschlossen wird, ist dieser Atemweg verschlossen, sodass das Nutzen des physiologischen Atemwegs notwendig ist. Zu diesem Zweck benutzt man Verschlusskappen.

Frau X benötigte meist einige Zeit (ein bis zwei Minuten) für die Umgewöhnung. Der Luftstrom ist für die Strukturen des physiologischen Atemwegs ein ungewohnter Reiz. Zudem kann Sekret, das sich evtl. vorher über dem Cuff befand, hinunterfließen, was dann über die Kanüle abgesaugt werden muss. Eine weitere Reizung entsteht, wenn die Trachealkanüle die Trachealwand berührt, da sie nicht mehr durch den Cuff in der Mitte gehalten wird.

Während der Umgewöhnung zeigte die Patientin ausgeprägte Schutz- und Reinigungsmechanismen in Form von kräftigem Husten und einer Art klärenden Phonation (Stimmbildung), was für eine ausgeprägte Sensibilität im Bereich der Luftwege spricht. Nach der kurzen Umgewöhnung konnte die Patientin zeitweise gut umleiten. Zum Teil zeigte sie eine obstruktive Atmung (Herauspressen der Ausatemluft bei gleichzeitiger Engebildung in den Atemwegen). Auf orale Stimulation mit taktilen, thermalen oder gustatorischen Reizen sowie auf manuelle äußere Reize reagierte die Patientin mit deutlicher

Aktivität im Mundbereich im Sinne einer Exploration durch die Zunge sowie Kaubewegungen, die zur Auslösung des Schluckreflexes führten. Auch olfaktorische Reize führten zu einer erhöhten Aktivität im Mundbereich.

Zur klinischen Überprüfung der Effizienz des Schluckvorgangs wurde mehrfach ein Blauschluck durchgeführt. Dieser zeigte jedes Mal kein Aspirat von eingefärbtem Material an. Zudem musste die Patientin allgemein nur selten und in sehr geringen Mengen durch die Trachealkanüle abgesaugt werden. Diese Beobachtungen sprachen für einen effizienten Schluckvorgang. Deshalb wurde eine FEES in einer Klinik veranlasst, bei der dies objektiv überprüft werden sollte. Die Untersuchung verlief positiv, die Untersuchung zeigt keine Aspiration von Speichel und eine weitestgehend physiologische Anatomie und Funktion der relevanten Strukturen sowie reizlose Schleimhäute. Die Patientin bekam wenige Wochen später einen Klinikplatz für eine erneute Reha mit dem Ziel der Dekanülierung.

In der Klinik kam es zu wiederkehrenden Infekten unter anderem der Magenschleimhaut mit Erbrechen von Blut und Sondennahrung sowie zu vermehrter obstruktiver Atmung (Herauspressen der Ausatemluft bei gleichzeitiger Engebildung in den Atemwegen) mit wiederholtem Sauerstoffsättigungsabfall. Eine Dekanülierung konnte nicht erreicht werden.

Bei Wiederaufnahme der logopädischen Therapie mit dem Ziel der physiologischen Atemumleitung zeigte sich die obstruktive Respiration deutlich ausgeprägter als zuvor. Die Patientin war angespannt und fühlte sich sichtlich unwohl. Deshalb wurden die schlucktherapeutischen Maßnahmen bei entblockter Trachealkanüle ohne Verschluss durchgeführt. Die Patientin nutzte dabei nur den Atemweg über die Trachealkanüle, wobei theoretisch gleichzeitig der physiologische Atemweg genutzt werden kann, welcher aber in ihrem Fall aufgrund der hohen Anspannung verlegt war.

Die Therapie bei nichtverschlossener Trachealkanüle (also mit feuchter Nase) beinhaltet aber einige Einschränkungen. Wird der Luftstrom nicht durch die physiologischen Atemwege gelenkt sondern durch die Trachealkanüle können zum einen keine effizienten Schutz- und Reinigungsmechanismen ausgeübt oder trainiert werden, da die Luft zum effizienten Husten oder Räuspern die Stimmbänder passieren muss (die über der Trachealkanüle liegen und somit dann nicht Teil des Atemwegs sind). Genauso ist eine Phonation nicht möglich, da auch diese nur entsteht wenn der Luftstrom die Stimmlippen passiert.

Bei Übungen mit verschlossener Trachealkanüle vor der Reha phonierte die Patientin oft ausgiebig und bildete verschiedene Laute und Silben. Die Stimme ist ein wichtiger Teil der Persönlichkeit und trägt zur Aktivierung des Patienten mit apallischem Syndrom bei. Zum anderen können Patienten keine olfaktorischen Reize wahrnehmen, da dies nur beim Einatmen des Luftstroms in die Nase geschieht. Olfaktorische Reize sind eng mit Emotionen und Erinnerungen verbunden. Deshalb sind auch diese Reize sehr wichtig zur Aktivierung. Auch gustatorische Reize werden über den Luftstrom (während der Ausatmung) durch die Nase wahrgenommen. Der Patient kann also nicht riechen und nicht schmecken, was die Therapie mit oraler Stimulation stark einschränkt. Eine Ausnahme bilden die Geschmacksqualitäten, die von der Zunge wahrgenommen werden: süß, salzig, sauer, bitter und umami (= fleischig-herzhafte Geschmacksrichtung).

Eine weitere Einschränkung betrifft die Sensibilität im Mund und Rachenraum. Wenn dauerhaft kein Luftstrom den Mund- und Rachenraum passiert und zusätzlich die Muskelaktivität in dem Bereich eingeschränkt ist, kann es zu Sensibilitätsstörungen und zu einer veränderten Sekretproduktion kommen. Zusätzlich ist das Infektionsrisiko erhöht. Deshalb sollte so oft wie möglich eine Atemumleitung auf die physiologischen Atemwege versucht werden.

Aufgrund des weiterhin effektiven Schluckens der Patientin konnte sie mit einer Trachealkanüle ohne Cuff versorgt werden. Diese gewährleistet einen freien Atemweg aber keinen Aspirationsschutz.

Während der Therapie wird die Trachealkanüle weiterhin verschlossen. Die Reaktion der Patientin zeigte sich unterschiedlich, zum Teil mit obstruktiver Respiration, zum Teil entspannt. Je nach Verhalten wurde bei offener oder verschlossener Trachealkanüle und mit unterschiedlichen Reizen gearbeitet. Es war eine temporäre Verschließung durch einen Platzhalter geplant, um die Reizung der Luftröhre zu minimieren und so evtl. die obstruktive Respiration zu reduzieren. Das Ziel war weiterhin eine Dekanülierung.

Herr Y, 74 Jahre

▪▪ Ärztliche Diagnose
Mehrzeitige embolische Infarkte im linken Mediastromgebiet mit raumfordernder Hämorrhagie im linken Stammganglienbereich, Hemiparese, einseitige Glottisparese in Paramedianstellung, leichte Dysphagie, globale Aphasie

▪▪ Anamnese
Herr Y kam nach mehreren Wochen Frührehabilitation in der Klinik zu uns. Er zeigte sich wach und trotz der schweren Aphasie freundlich kommunikativ. Er äußerte nur Sprachautomatismen, konnte aber zum Großteil adäquat auf Ja-Nein-Fragen mit Kopfbewegungen antworten und sogar durch Gestik kommunizieren. Die Glottisparese (Stimmlippenlähmung) war einseitig und in Paramedianstellung. Das bedeutet, dass eine Seite der Glottis nicht ganz öffnet (◘ Abb. 18.3), was zu einer Engebildung des Atemwegs und somit zu einer Einschränkung der Atmung führt.

Aus diesem Grund war er zur Gewährleistung einer effizienten Atmung mit einer Trachealkanüle

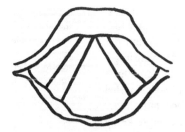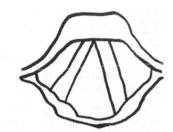

◘ **Abb. 18.3** Glottis in physiologischer Respirationsstellung und mit einseitiger Parese in Paramedianstellung

a) Glottis in physiologischer Respirationsstellung

b) Einseitige Glottisparese in Paramedianstellung

versorgt. Der Patient hatte eine leichte Dysphagie in der pharyngealen Phase nur bei festeren Konsistenzen, weshalb er auf Koststufe drei (von insgesamt fünf Stufen) eingestuft war (weiche Kost). Herr Y zeigte keine Aspiration von Speichel und die Nahrung der Koststufe drei konnte weitestgehend problemlos gegessen werden. Es kam teilweise zu Penetration, der Patient hatte aber gute Schutz- und Reinigungsmechanismen, sodass er durch kräftiges Husten und Räuspern das penetrierte Material selbstständig wieder entfernen konnte. Aus dem Grund war seine Trachealkanüle ohne Cuff, also nicht blockbar und diente somit nicht als Aspirationsschutz.

Die Trachealkanüle war durch ein Sprechventil teilverschlossen. Dieses Ventil bewirkt, dass die Einatmung über die Trachealkanüle (Ventil öffnet), die Ausatmung aber über den physiologischen Atemweg (Ventil schließt) stattfindet. So ist die Voraussetzung für die Stimmbildung sowie effektive Schutz- und Reinigungsmechanismen gegeben und gleichzeitig der Luftweg während der Einatmung gesichert. Die Ausatmung ist generell einfacher über den physiologischen Atemweg zu leiten, da durch den Luftstrom bei der Ausatmung die Strukturen quasi „aufgedrückt" werden, während es bei der Einatmung eher zum „Zusammenziehen" der Atemwege kommt. Zudem wird Speichel oder Schluckmaterial im Mund- und Rachenraum nur vom Luftstrom während der Ausatmung passiert, also in Richtung Ausgang, und wird nicht in Richtung Trachea eingesogen.

■ ■ Behandlung

Neben seiner Sprachstörung wurde in der logopädischen Therapie die Glottisparese behandelt. Es wurden Atemübungen zur Kräftigung der paretischen Muskulatur durchgeführt. Zusätzlich wurde unter Aufsicht täglich zunächst eine bis eineinhalb Stunden die Trachealkanüle mit einer Verschlusskappe verschlossen. Dies fand während einer therapeutischen Frühstücksgruppe statt, so konnte der Patient sowohl in Ruhe als auch bei der Nahrungsaufnahme beobachtet werden. Durch die Verschlusskappe findet die Atmung sowohl bei Ein- als auch bei Ausatmung auf physiologischem Wege statt.

Der Patient tolerierte dies gut, zeigte keine erhöhte Atemfrequenz und keinen Abfall der Sauerstoffsättigung. Jedoch war er anfangs nach den

eineinhalb Stunden leicht erschöpft und nahm sich die Verschlusskappe selbst ab. Zu der Zeit produzierte der Patient noch relativ viel Sekret, sodass er viel husten und manchmal durch die Trachealkanüle abgesaugt werden musste. Dies verbesserte sich aber im Laufe einiger Wochen. Die Zeiten mit Verschlusskappe wurden zunächst auf den Vormittag und schließlich auf den ganzen Tag ausgeweitet. Auch die Schluckfunktion verbesserte sich, sodass Herr Y Speisen überwiegend fester Konsistenz zu sich nehmen konnte (Koststufe vier).

Wir meldeten den Patienten zu einer erneuten FEES in der Klinik an, um zu sehen, wie sich die Glottisparese und die Schluckfunktion entwickelt hatten. Die Untersuchung zeigte zum einen, dass sich die Glottisparese zurückgebildet hat, also wieder eine physiologische Medianstellung während der Einatmung bestand. Zum anderen zeigten sich bei Schluckversuchen von verschiedenem Schluckmaterial Residuen oberhalb des Kehldeckels. Diese wurden aber durch Nachschlucken oder Räuspern und Husten unaufgefordert entfernt. Der Patient bekam einen Termin zur geplanten Dekanülierung einige Wochen nach Untersuchung. In der Zeit konnte die auch nachts problemlos beibehalten werden. Die Dekanülierung verlief erfolgreich. Der weitere Verlauf ist nicht bekannt, da der Patient im Anschluss auszog.

Weiterführende Literatur

Arbeitsgemeinschaft der Wissenschaftlichen Medizinischen Fachgesellschaften (AWMF)- Ständige Kommission Leitlinien. AWMF-Regelwerk „Leitlinien". 1. Auflage 2012. Verfügbar: http://www.awmf.org/leitlinien/awmf-regelwerk.html (Zugriff am TT.MM.JJ)

Diesener P. Neurogene Schluckstörung, (k)ein Thema für die Intensivstation? Journal für Anästhesie und Intensivbehandlung 2004 Band -, Heft 1, Seite(n) 54

Frank U, Mäder M & Sticher H (2007); Dysphagic patients with tracheotomies: multidisciplinary approach to treatment and decannulation management. Dysphagia, 22 (1), 20–29

Prosiegel M, Weber S. Dysphagie – Diagnostik und Therapie. Springer-Verlag Berlin Heidelberg 2010

Kommunikation in Pflegebeziehungen

Peter Otte

© Springer-Verlag GmbH Deutschland 2017
H. Lang (Hrsg.), *Außerklinische Beatmung*,
DOI 10.1007/978-3-662-53996-5_19

- ## Was ist Kommunikation?

Unter Kommunikation versteht man alle diejenigen Prozesse, durch die zwischen Menschen Nachrichten ausgetauscht und Botschaften vermittelt werden. Eine Nachricht ist die reine Übermittlung einer Information. Ist diese Information von Gefühlen, Motiven und Absichten begleitet, was meistens der Fall ist, wird sie zur Botschaft. Menschen sind auf Kommunikation angewiesen, um sich selbst und andere in ihrer Welt zu orientieren. Dadurch wird Kommunikation geradezu überlebensnotwendig.

19.1 Kommunikationspartner

Die Kommunikationspartner, mit denen man im Gesundheitsbereich in Kontakt steht, lassen sich in drei Gruppen einteilen: die Patienten, die Angehörigen, sowie Kolleginnen und Kollegen im weitesten Sinne. Jede dieser Gruppen hat ihre spezifische Eigenart in der Kommunikation, die berücksichtigt werden muss, damit die Kommunikation möglichst zufriedenstellend ist. Das Gegenüber soll verstanden und die Absicht zweifelsfrei übermittelt werden können. Kommunikation ist also dann gelungen, wenn man das Gefühl hat: „Mein Gesprächspartner hat mich verstanden", und „Ich glaube, ich habe ihn verstanden."

Beispiel

Der intermittierend beatmete Patient Herr Fischer hat mit der Logopädin Frau Inge sprechen geübt und möchte stolz seine Fortschritte zeigen. Die Pflegekraft sieht sein angestrengtes Gesicht, versteht seine Worte aber nur bruchstückhaft. Sie bemerkt aber seine strahlenden Augen und das veranlasst sie zu lächeln.

Beispiel

Eine Pflegekraft betrachtet sorgfältig das Gesicht des langzeitbeatmeten Patienten Herrn Meier. Sie beachtet sein Stirnrunzeln, schätzt seine Öffnung der Augenlieder ein, beobachtet das feine Spiel der Muskeln um die Mundwinkel und gewinnt so einen Eindruck seiner momentanen Stimmungslage. Sie hat mit Herrn Meier zur Verständigung Handzeichen verabredet und fragt ihn, was er sich jetzt von ihr

wünsche. Herr Meier macht einige Handzeichen und sie formuliert sprachlich, was sie verstanden hat. Herr Meier nickt.

Beispiel

Eine Pflegekraft macht mit dem langzeitbeatmeten Patienten Herrn Müller passive Bewegungsübungen. Es gibt Schwierigkeiten, die Gelenke zu stecken. Nach mehrmaligen Versuchen wird die Pflegekraft ungeduldig und ruft ärgerlich „Warum geht das denn nicht!" Was ist von dieser Warum-Frage zu halten?

Diese Beispiele zeigen, dass man auf vielen Kanälen miteinander kommuniziert, aber dass die Kommunikation nicht immer glückt. In Krankenhäusern geht man davon aus, dass der größte Teil der Fehler (ca. 60 %) durch undeutliche, missverständliche oder falsche Kommunikation entsteht und dadurch ein erheblicher Schaden verursacht wird.

Um den möglichen Fehlerquellen und Ursachen für Missverständnisse auf die Spur zu kommen, haben sich Kommunikationswissenschaftler, Psychologen und Sprachwissenschaftler damit beschäftigt, herauszufinden, was bei ganz normalen Gesprächen passiert und wie Kommunikation funktioniert. Sie haben dabei Theorien entwickelt, die man in der Alltagskommunikation, in Gesprächen mit Patienten, Angehörigen, Kollegen und privaten Kontakten bestätigt finden kann. „Nichts ist praktischer als eine gute Theorie!" sagte schon Nietzsche. Im Folgenden werden einige dieser Theorien und ihre praktischen Konsequenzen vorgestellt.

19.2 Theorie der kognizierten Kontrolle

Die Grundaussage von Dieter Frey lautet: Jeder Mensch hat das Bestreben und das Bedürfnis, zukünftige Ereignisse im Kopf vorherzusehen und zu beeinflussen. Es gibt geradezu eine menschliche Sehnsucht nach einer Erklärung für das, was man sieht, erfährt und erlebt.
- Warum ist das so?
- Wo kommt das her?
- Wozu ist das gut?
- Wo führt das hin?

Das Wissen darüber wird „kognizierte Kontrolle" genannt, „kogniziert", weil es mit dem Denken, der Kognition zu tun hat, und „Kontrolle", weil man die Ereignisse erklären, begreifen, im Griff haben will, d. h., jeder Mensch möchte eine Theorie haben, letztlich um Ereignisse kontrollieren zu können. Das scheint eine Eigenart des menschlichen Denkens zu sein. Dazu schreibt das Lexikon Psychologie:

> Menschen sind eher bereit, Opfer zu bringen, Probleme zu bewältigen, dazuzulernen, wenn ihnen diese Kontrollkognitionen gegeben werden – wenn sie also wissen, warum etwas gemacht werden soll; wenn sie vorhersehen können, wie lange der Prozess dauert, und wenn sie in den Prozess mit einbezogen werden.

Dieter Frey behauptet: Erklärbarkeit, Vorhersehbarkeit, Beeinflussbarkeit und Kontrollmöglichkeit haben einen positiven Einfluss auf menschliches Befinden und Aktivitäten. In dem Moment, in dem einem etwas klar wird, man eine Erkenntnis gewinnt, werden vom Gehirn sogenannte Glückshormone (Dopamin, Serotonin, Oxytozin) ausgeschüttet, die durch den Körper fließen und Wohlbefinden auslösen.

Umgangssprachlich ausgedrückt: Wenn man die Kontrolle über etwas hat, und sei es auch nur gedanklich, also kogniziert, ist man davon überzeugt, dass man sich etwas Unangenehmes vom Hals schaffen oder etwas Angenehmes besorgen kann. Dagegen führt Unsicherheit zu Verdrossenheit, Hoffnungslosigkeit, Demotivation und schließlich zu versteckter Aggression und schließlich zu Burnout, wenn dieser Zustand lange anhält.

Beispiel aus dem Alltag

Ein Nachbar will eine Party feiern und sagt Ihnen vorher Bescheid: „Wenn es Ihnen zu laut wird, kommen Sie rüber und sagen es!" Er gibt Ihnen also die Chance, das Ereignis zu kontrollieren. Vermutlich werden Sie den Lärm der Partygäste viel gelassener ertragen, als wenn Sie plötzlich davon überrascht würden.

Beispiel aus der Forschung

Zwei Gruppen von Versuchspersonen sollten Lärm per Kopfhörer ertragen und sagen, wann es ihnen unerträglich wurde. Eine Gruppe hatte einen Knopf, mit dem sie abschalten konnten, wenn es ihnen zu viel werden sollte. Die Mitglieder der anderen Gruppe hatten keinen Abschaltknopf am Kopfhörer. Das Ergebnis war, die Versuchspersonen, die den Knopf zum Abschalten hatten, waren bereit, mehr Lärm zu ertragen als die Personen ohne Knopf und damit ohne Beeinflussungsmöglichkeit.

Dieses Ergebnis lässt sich nun verallgemeinern im Sinne der kognizierten Kontrolle und auf andere Zusammenhänge übertragen. Für den Umgang mit Patienten bedeutet das ganz praktisch: Wenn der Patient im Großen und Ganzen informiert ist über den Krankheitsverlauf, den eigenen Behandlungsprozess, den Verlauf des Heilungsprozesses, erhält er das Gefühl der Kontrolle und der Sinnhaftigkeit seiner Existenz.

Professor Frey und seine Forschergruppe haben das in Krankenhäusern erforscht und festgestellt, dass gute Erklärungen über den Verlauf der Heilung nach einer Operation den Gebrauch von Schmerz- und Schlafmitteln senken, ebenso dass mehr Transparenz, Vorhersehbarkeit, Mitgestaltung und Sinnvermittlung einen schnelleren Genesungsprozess bewirken. Darüber hinaus ergeben sich weniger Komplikationen in der Wundheilung und ein stabileres Immunsystem. Die Forschergruppe konnte auch bei Unfallpatienten beobachten, dass die Patienten schneller genesen, wenn ihnen der Verlauf ihrer Heilung bekannt und ihnen ihre persönliche Beeinflussungsmöglichkeit deutlich ist.

Aber das wirkt auch im Kleinen, in sogenannten Minisituationen bei einzelnen kleinen Handlungen. Wenn der Patient informiert ist, was gleich in den nächsten Minuten mit ihm geschehen wird, kann er sich darauf einstellen und hat die Situation zumindest kognitiv im Griff.

Eine Pflegeperson könnte zum Beispiel vor einer Mobilisation zum Patienten sagen: „Ich stehe vor Ihnen, fasse Sie gleich an der Hüfte und an der Schulter an." Sie wartet, bis sie den Eindruck hat, dass der Patient ihre Ankündigung verarbeitet hat. Dann fährt sie fort: „Ich werde jetzt Ihren Körper auf die linke Seite drehen, Sie merken, dass Sie dabei über die zusammengerollte Wäsche rollen. Wir beginnen bei drei, ich zähle eins, zwei, drei."

Fazit

Daraus ergibt sich die Forderung an das Pflegepersonal, den Patienten vor jeder kleinen Handlung zu informieren, was mit ihm gleich geschehen wird. Das Pflegepersonal sollte sich angewöhnen, jede Handlung dem Patienten anzukündigen und kurz auszusprechen. Ihm sollte immer genug Zeit gegeben werden, die einzelnen Aussagen zu verarbeiten. Das hundertmal Gehörte, wie z. B. „Gleich wird's kalt!" vor dem Setzen einer Spritze, sollten allerdings kreativ verändert werden.

Dieses Ankündigen kann in der Anfangszeit noch etwas holperig sein, kann aber mit der Zeit zur Gewohnheit und man kann dann feststellen, dass der Patient besser kooperiert. Dabei sollten darauf geachtet werden, dass die Stimme freundlich und angemessen laut ist, und auch wie der Patienten reagiert. Schließlich ist es das Ziel professioneller Pflege, von der bloßen Kundenorientierung zur Patientenorientierung zu gelangen.

19.3   Sender-Empfänger-Modell

Mögliche Fehlerquellen in der Kommunikation lassen sich an dem bekannten Sender-Empfänger-Modell von Stuart Hall anschaulich festmachen (◘ Abb. 19.1).

Der Sender, z. B. die Pflegekraft, hat einen Gedanken im Kopf, den sie dem Empfänger, z. B. dem Patienten, mitteilen möchte. Diesen Gedanken muss sie in Worte fassen. Das wird „Kodieren" genannt und stellt die erste mögliche Fehlerquelle dar, z. B. richtiger Gedanke, aber falsche Worte. Dann spricht der Sender diese Worte aus, möglichst laut und deutlich und in der Sprache des Patienten, sodass dieser die Worte hören kann – die zweite mögliche

Fehlerquelle: zu leise, zu undeutlich, zu viele Nebengeräusche etc.

Beispiel

Die Pflegekraft sagt: „Sie bekommen nun ein Antikoagulans injiziert." Eine sinnvollere Kodierung könnte sein: „Sie erhalten gleicht eine Spritze gegen Thrombose."

Hat der Empfänger, der Patient, die Worte gehört, so muss er ihre Bedeutung verstehen, also „dekodieren". Auch hier sind Missverständnisse möglich, z. B. er versteht den Zusammenhang nicht oder er kennt die Bedeutung der verwendeten Fachbegriffe nicht. In dem obigen Beispiel denkt Patient oder dekodiert: „Ich habe doch keine Thrombose, wieso erhalte ich eine Spritze dagegen?" Hier fehlt die Bedeutung der Maßnahme, dass es sich um eine bewährte Prophylaxe gegen die Entwicklung einer Thrombose handelt.

Der Patient wird dann vielleicht auf das Gehörte eine Reaktion zeigen wollen. Das hat er zunächst auch erst einmal als Gedanke im Kopf. Er will dann seinerseits zum Sender werden und muss seinen Gedanken kodieren. Im Beispiel: Der Patient spricht auch aus, dass er doch keine Thrombose habe.

Wenn in dem genannten Beispiel der Patient invasiv beatmet ist und eine Sprechtechnik beherrscht, muss er für seinen Gedanken geeignete Worte finden, die er aussprechen kann. Ist ihm Sprechen nicht möglich, muss er seinen Gedanken in Zeichen kodieren, in Handzeichen, Bewegungen oder in einer Zeichentafel verdeutlichen.

Man erkennt, dass bei einer solchen einfachen kommunikativen Situation schon eine Reihe von Missverständnissen entstehen kann. Das hat den Kommunikationswissenschaftler Paul Watzlawik zu dem Satz veranlasst

◘ **Abb. 19.1**   Sender-Empfänger-Modell

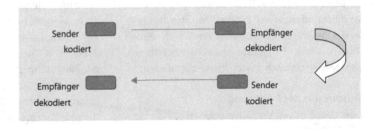

❯ „Das Missverständnis ist in der Kommunikation der Normalfall, geglückte Kommunikation ist eher selten."

Wenn wir uns dessen bewusst sind, gilt es also immer, sich zu vergewissern, ob man von seinem Gegenüber richtig verstanden worden ist. Statt: „Sie haben mich nicht richtig verstanden!" sagt man dann besser: „Ich habe mich wohl nicht verständlich ausgedrückt, ich sag es noch mal!"

19.3.1 Eisbergmodell

Mit dem Eisbergmodell kann man in die Tiefe gehen und die Hintergründe verdeutlichen, die beim Kodieren und Dekodieren zu Missverständnissen führen können. Bei einem Eisberg sind i. d. R. nur 1/5 bis 1/7 seines ganzen Volumens an der Oberfläche zu sehen. In dem Vergleich mit menschlichem Verhalten stellt dieser Bereich alle die Handlungen und Verhaltensweisen eines Menschen dar, die andere Menschen mit ihren Sinnen von ihm wahrnehmen können, also seine Kleidung, Auftreten, Sprache, Mimik und Gestik.

Ist das Wasser klar, kann man bei einem Eisberg sehen, wie es unter der Wasseroberfläche weitergeht. Beim Menschen wären das seine Motive, unausgesprochenen Absichten, Gefühle, Hoffnungen und Befürchtungen etc., also der Teil einer Person, der für andere nicht sichtbar, für die Kommunikation selbst aber sehr bedeutsam sind. Noch tiefer liegen dann

die Träume, frühere verdrängte Erlebnisse und unbewusste Erfahrungen, die man eventuell mit tiefenpsychologischen Methoden bewusst machen kann. Ganz tief liegen die frühkindlichen Erlebnisse und eventuell verdrängte Erfahrungen und unsere genetische Veranlagung.

Kommunikation spielt sich also an der Oberfläche ab. Dabei sind auch schon Missverständnisse möglich (Beispiel ❑ Abb. 19.2).

Fazit
Das Eisbergmodell wird an vielen Stellen in der Psychologie benutzt, um Hintergründe in der Kommunikation zu verdeutlichen. Im kommunikativen Umgang macht es darauf aufmerksam, Motive, Absichten, Befürchtungen und Hoffnungen der Patienten wie auch eigene zu berücksichtigen.

19.3.2 Verzerrte Wahrnehmungen

Die sogenannten verzerrten Wahrnehmungen, englisch „bias" genannt (= Tendenz, Vorliebe, Vorurteile), sind häufig Ursache für Missverständnisse, die auf der Senderseite liegen. Eine dieser Verzerrungen ist z. B. der sogenannte „false konsensus bias". Damit ist gemeint, dass Menschen beim Sprechen häufig davon ausgehen, dass andere Menschen die Welt genauso sehen wie sie selber. Menschen haben die Tendenz anzunehmen, dass die anderen in ihrer Wahrnehmung der Dinge, ihren Ansichten, ihrem Geschmack

❑ **Abb. 19.2**   Eisbergmodell „Ich habe Hunger"

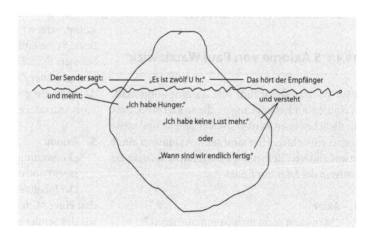

oder ihren Kenntnissen mit ihnen übereinstimmen, also konsent sind, und das ist häufig falsch.

Beispiel

Jemand fragt: „Wo liegt denn die grüne Wärmeflasche?", und der Gefragte sagt: „Drüben im Schrank.", und wendet sich wieder seiner Arbeit zu. Nach einiger Zeit ertönt: „Wo drüben? In welchem Schrank? Wo im Schrank?" Das nervt den Gefragten sehr und während er anfängt, sich zu ärgern, sieht er die grüne Wärmflasche ganz deutlich vor seinem inneren Auge im zweiten Schrank von links im mittleren Fach neben der Wolldecke. Er hatte bei seiner Angabe „drüben im Schrank" vorausgesetzt, dass der andere die Örtlichkeiten genauso kennt wie er selber.

Um solche Situationen zu vermeiden, sollte man sich also angewöhnen, kurz darüber nachzudenken: Was weiß der andere? Kennt er die Örtlichkeiten? etc., denn man kann nicht davon ausgehen, dass der andere die Welt genauso kennt wie man selbst.

19.4 Theorien der Kommunikationswissenschaft

Es gibt zwei grundlegende Theorien der Kommunikationswissenschaft, die sich in der Praxis bewährt haben:
1. Die Kommunikationstheorien von Paul Watzlawik und Friedemann Schulz von Thun
2. Das transaktionsanalytische Modell der Ich-Zustände von Eric Berne u. a.

19.4.1 5 Axiome von Paul Watzlawick

Paul Watzlawik hat fünf sog. Axiome aufgestellt. Axiome sind Behauptungen, die so klar sind, dass sie nicht bewiesen werden können, und sie sind meist sofort einsichtig. Hier sind seine Axiome in einer etwas anderen Reihenfolge aufgeführt, als man sie meist in der Literatur findet.

1. **Axiom:**
   „Man kann nicht nicht kommunizieren."
   Das liest sich zunächst verwirrend und lässt sich besser verstehen, wenn man den Satz nach der mathematischen Regel „minus mal minus gibt

plus" umformuliert. Dann heißt er: *Man kommuniziert immer.* Also auch wenn jemand nichts sagt, schweigt oder sich wortlos umdreht und geht, teilt er doch etwas über sich mit, nämlich dass er nicht am Gespräch teilnehmen will oder kann.

2. **Axiom:**
   „Jede Kommunikation hat eine Interpunktion, d. h. eine Reihenfolge, einen Ablauf."
   Jemand (A) fängt an zu sprechen, darauf reagiert jemand (B). Das wiederum veranlasst A zu reagieren, usw. Das obige Sender-Empfänger-Modell zeigte das deutlich. Dabei geht die Handlung oder das Gespräch, die Interaktion mit dem weiter, was bei B angekommen ist.

> „Wahr" ist nicht, was A sagt, sondern „wahr" ist, was B versteht.

Im Alltag entsteht oft Streit, weil nicht mehr klar ist, wer was wann zuerst gesagt hat.

3. **Axiom:**
   „Kommunikation kann symmetrisch oder komplementär verlaufen."
   Dabei heißt symmetrisch so viel wie auf gleicher Augenhöhe und komplementär bedeutet, dass sich die Gesprächspartner auf verschiedenen Ebenen befinden, z. B. Pflegekraft und Patient, Chef und Mitarbeiter.

4. **Axiom:**
   „Kommunikation ist analog und/oder digital."
   Ein Patient hat starke Schmerzen in der Brust. Er stöhnt, verzerrt sein Gesicht und greift sich an seine Brust. Seine Äußerungen kommen also so, wie er den Schmerz fühlt. Das ist analog. Digitale Kommunikation geht über Zeichen (lat. digis = das Zeichen) und das kann ein gesprochenes bzw. ein geschriebenes Wort sein oder ein Symbol.

5. **Axiom:**
   „Kommunikation hat immer einen Inhaltsaspekt und einen Beziehungsaspekt."
   Der Inhaltsaspekt ist die reine sachliche Information einer Mitteilung. Der Beziehungsaspekt zeigt, wie der Sender zu dem Empfänger, der Sprecher zu dem Hörer steht. Das kann freundlich oder grob, nett oder hässlich, wertschätzend oder abwertend, ermunternd oder frustrierend, cool oder engagiert

usw. sein. Darin zeigen sich all die Möglichkeiten, die menschliche Beziehung ausmachen.

Interessant ist dabei, dass laut Watzlawik Kommunikation „immer" einen Beziehungsaspekt hat, also auch durch kleinste Mitteilungen wird stets vermittelt, wie der andere zu einem steht. Menschen sind äußerst sensibel dafür, wie andere zu ihnen stehen, und registrieren z. B. schon in der kleinsten Mitteilung mögliche Abwertungen oder Akzeptanz. Besonders im Bereich der Krankenpflege ist die Beziehung zwischen Patient und Pflegekraft wichtig, weil ja bekannt ist, dass eine gute Beziehung das Wohlbefinden des Patienten beeinflusst und das wiederum den Heilungsprozess unterstützt (▶ Abschn. 19.2).

19.4.2 Vier-Seiten-Modell

Dieses Modell der vier Seiten erweitert das 5. Axiom von Watzlawick, dass Kommunikation immer einen Inhalts- und einen Beziehungsaspekt hat. Friedemann Schulz von Thun ergänzt zwei weitere Aspekte: In einer Aussage, und sei sie auch noch so kurz, sagt jemand immer auch etwas über sich selber aus und was er von dem anderen will.

Der Sender spricht also immer **vier** Botschaften gleichzeitig und **eine davon** steht für ihn im Vordergrund. Der Sprecher vermittelt mit seiner Äußerung einen **Inhalt**. Das ist das, was er sagt. Gleichzeitig sagt er aber auch etwas über sich selber, wie er „drauf" ist. Das ist seine **Selbstoffenbarung**. Dann vermittelt er einen

Wunsch, eine Absicht, was er von dem anderen will. Dies ist der **Appell**. Und schließlich zeigt er, wie er zum Hörer steht, also seine **Beziehung** zu ihm (◻ Abb. 19.3).

Der Hörer wiederum hört seinerseits gleichsam mit vier Ohren: den Inhalt, die Selbstoffenbarung, den Appell und wie der Sprecher die Beziehung zum Hörer sieht. Häufig ist für den Hörer eine dieser vier Informationen besonders interessant, er hört also auf einem Ohr genauer hin. Das ist sehr individuell und von Mensch zu Mensch und von Situation zu Situation verschieden (◻ Abb. 19.4).

Es ist sinnvoll, sich darin zu üben, die vier Ebene einer Mitteilung während eines Gesprächs für sich selber zu unterscheiden und herauszuhören.

Beispiel
Die Pflegerin Ina betritt das Zimmer und der Patient Herr Meier schreit erbost:„Warum kommen Sie denn jetzt erst?" Darauf die Pflegerin: „Ich bin nicht Ihre Angestellte."

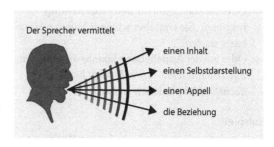

Der Sprecher vermittelt
- einen Inhalt
- einen Selbstdarstellung
- einen Appell
- die Beziehung

◻ **Abb. 19.3** Der Sprecher

◻ **Abb. 19.4** Vier Ohren

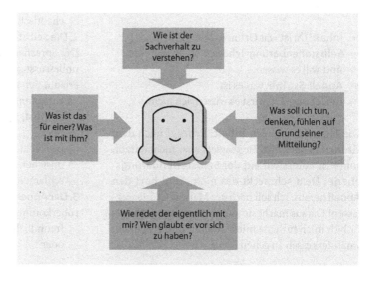

Wie ist der Sachverhalt zu verstehen?

Was ist das für einer? Was ist mit ihm?

Was soll ich tun, denken, fühlen auf Grund seiner Mitteilung?

Wie redet der eigentlich mit mir? Wen glaubt er vor sich zu haben?

Die Äußerung des Patienten lassen sich nach den vier Seiten folgendermaßen analysieren:

- Herr Meier fragt auf der **Inhaltsebene** nach dem verspäteten Kommen der Pflegerin.
- Auf der **Selbstdarstellungseben** zeigt er, dass er erbost ist, und er erlaubt sich zu schreien.
- Das soll auf der **Appellebene** bewirken, dass die Pflegerin künftig gefälligst pünktlich zu kommen hat.
- Und damit legt er die **Beziehung** zwischen ihm und der Pflegerin offen als ein Verhältnis von Chef und Angestellter, also abwertend und Unterordnung verlangend. Genau darauf geht die Pflegerin ein mit ihrer Äußerung „Ich bin nicht Ihre Angestellte!"

Sie könnte aber auch auf eine der anderen Ebenen reagieren, z. B.:

- **Inhaltsebene:** „Weil ich im Stau stecken geblieben bin." Oder etwas sagen, was sachlich ihre Verspätung begründet.
- Oder sie könnte auf die **Selbstdarstellung** reagieren „Sie sind aber wütend! Mussten Sie so lange warten?"
- Oder auf der **Appellebene** könnte sie reagieren mit „Tut mir leid, ich werde mich bemühen, nächstes Mal pünktlich zu sein."

Beispiel

Ein Paar sitzt am Tisch beim Essen. Er fragt:„Was ist das Grüne da in der Soße?" Darauf sie:„Mein Gott, wenn es dir hier nicht schmeckt, kannst du ja woanders essen gehen!" Quelle: Schulz von Thun 1981, S.63

- **Inhalt:** Da ist was Grünes.
- **Selbstoffenbarung:** Ich weiß nicht, was es ist, und will es wissen.
- **Appell:** Sag mir, was es ist.
- **Beziehung:** Du wirst es wissen, ich nicht.

Die Hörerin hört den **Inhalt:** Er fragt nach dem Grünen in der Soße. Sie reagiert aber nicht darauf, sondern unterstellt auf der **Selbstoffenbarungsebene:** Dem schmeckt das nicht, und hört den **Appell** heraus: Ich soll nächstes Mal das Grüne weglassen! Daraus macht sie auf der **Beziehungsebene:** Er hält mich für eine miese Köchin und empfiehlt, woanders essen zu gehen.

Ein weiteres Beispiel aus Schulz v. Thun, an dem die vier Ebenen jeweils benannt werden können:

Beispiel

Ein Paar im Auto steht an der Ampel. Sie sitzt am Steuer. Die Ampel springt auf grün. Da sagt er: „Du, es ist grün!" Darauf sie:„Fährst du oder fahre ich?"

Bleibt noch anzumerken: Beruflich hat man andere Ohren als privat. Frauen haben oft größere Ohren auf der Appell- und auf der Beziehungsebene. Beispiel: „Es ist kein Kaffee mehr da!" Manch eine Frau steht dann auf und macht welchen. Männer bleiben häufig gerne auf der Inhaltsebene, verwenden u. U. aber sehr viel innere Aufmerksamkeit für die Selbstdarstellung, besonders wenn sie in Konkurrenz untereinander stehen.

Jede dieser Ebenen kann nun in unterschiedlicher Weise dargestellt werden. Im Folgenden werden Eigenschaftswörter aufgelistet (ohne Anspruch auf Vollständigkeit), die die verschiedenen Möglichkeiten der Kommunikation beschreiben. Diese können nach der eigenen Lebenserfahrung ergänzt und benutzt werden, um das eigene Kommunikationsverhalten einzuschätzen.

- **1. Die Sachebene:**
  Eine Information kann man z. B. folgendermaßen vermitteln:
  - inhaltsreich, sachlich, nüchtern, präzise, gegliedert oder
  - spannend, interessant, wichtig, bedeutsam oder
  - undeutlich, unlogisch, genuschelt, chaotisch, ausschweifend
- **2. Die Selbstdarstellung:**
  Der Sprecher zeigt von sich bewusst oder unbewusst gewisse Eigenschaften – oder er erlaubt sich solche Eigenschaften zu zeigen:
  - entspannt, gelassen, zuversichtlich, selbstbewusst, zielstrebig, überlegen, elegant oder
  - bedrückt, angespannt, hektisch, verkrampft, unsicher, schwächlich oder
  - schlampig, unfähig, inkompetent, chaotisch
- **3. Der Appell** kann folgendermaßen rüberkommen:
  - freundlich, bittend, motivierend, anstoßend oder

— quälend, jammernd, manipulativ oder

— schroff, befehlend, fordernd, einklagend

— **4. Die Beziehungseben:**
Zwischenmenschliche Beziehungen können sein:

  — liebevoll, wertschätzend, freundschaftlich, partnerschaftlich, warm oder

  — kollegial, kooperativ, respektvoll oder

  — neutral, indifferent, distanziert, kühl oder

  — konkurrierend, machtgeprägt, auftrumpfend, unterwürfig oder

  — abwertend, feindschaftlich, hasserfüllt, aggressiv

Desweiteren gilt für die Interaktion zwischen zwei Personen: „Wahr" im Sinne von „handlungsfortsetzend" ist nicht, was „A" sagt, sondern immer, was „B" verstanden hat! Also auf welchem Ohr hat der Empfänger besonders deutlich gehört und danach wird er seine Reaktion ausrichten.

Wenn man merkt, dass der Empfänger auf einem anderen Ohr hört, als man gesendet hat, kann man das nachträglich korrigieren durch Ich-Botschaften: Nicht „Du hast mich falsch verstanden", sondern „Ich hab mich falsch transportiert", oder „Ich hab das anders gemeint!", oder „Ich hab mich nicht klar ausgedrückt, ich sag's nochmal!"

Die folgenden praktischen Fähigkeiten können helfen, Missverständnisse möglich klein zu halten.

— Als Zuhörer das eigene Denken einen Moment stoppen und nur zuhören, „aktiv" zuhören, d. h. genau zuhören und das auch den Blickkontakt signalisieren

— Nicht unterbrechen, ausreden lassen

— Analytisches Fragen, also nicht „Warum ist das passiert?", sondern wann, wo, wie … ist das passiert?

— Paraphrasieren und Spiegeln, d. h., das, was der andere gesagt hat, kurz zusammenfassen und gegebenenfalls die dabei gezeigten Gefühle benennen

— Professionelles Feedback geben, d. h. eine Rückmeldung an jemanden sollte immer so gestaltet sein, dass der andere sich dadurch entwickeln kann; hilfreich ist dann auch, das Feedback mit etwas Positivem zu beginnen und zu enden

19.4.3 Small talk, high talk, move talk

Natürlich kann man ohne Worte kommunizieren, z. B. über Gesten, Mimik und Äußerlichkeiten. Deborah Tannen hat mit ihrer Theorie auf einen Aspekt aufmerksam gemacht, der allen Menschen sicher in der Praxis schon begegnet ist, aber man geht nicht gerade bewusst damit um. Sie spricht von „**move talk**".

„**Small talk**" kennt jeder Mensch. Gemeint ist damit das nette, oft belanglose Gespräch, mit dem man eine Pause überbrücken kann. Die Äußerungen sind dann oft persönlich, aber nicht gerade sachlich bedeutungsvoll. Nebensächlichkeiten werden ausgewalzt, dabei ist das Wetter oft Thema. Als Ergänzung zu small talk beschreibt Tannen „**high talk**" als intellektuell anspruchsvolles Gespräch, in dem sachliche Argumente, genaue Schilderungen und gezieltes Fragen vorkommen.

Dann beschreibt sie „**move talk**" als die nonverbalen Reaktionen in einem Gespräch nur mit dem Körper, mit Bewegung, Haltung, einfachen Gesten, dabei schweigend nur die Mimik einsetzend. Auch Veränderungen im Raum gehören dazu. Diese Kommunikationsform ist sehr wirkungsvoll, auch wenn keine Worte dabei benutzt werden.

Für den Einsatz dieser drei Arten von „talk" hat Deborah Tannen folgende Regeln herausgefunden:

1. **Regel:** Small talk „schlägt" high talk.
   Also ein nichtintellektuelles Geplänkel ist stärker als ein intellektuelles Gespräch, wenn man damit dazwischen platzt.

Beispiel

Jemand redet konzentriert über längere Zeit über einen sachlichen Gegenstand (high talk) und wird unterbrochen durch die small-talk-Bemerkung „Schönes Wetter heute, nicht wahr." Oder „Sie haben aber eine schicke Bluse an!" Der oder die so Angesprochene ist zumindest überrascht, vielleicht sogar irritiert, verliert eventuell den Faden und das Gespräch kann einen anderen Verlauf nehmen.

2. **Regel:** Move talk „schlägt" small talk **und** high talk.
   Also eine nonverbale Reaktion ist wirkungsvoller als ein verbales und nichtintellektuelles Geplänkel und eine verbale und intellektuelle Auseinandersetzung.

Beispiel

Ein Patient jammert, dass die Luft so schlecht sei und er keine Luft mehr bekäme. Die Pflegekraft dreht sich wortlos um und öffnet das Fenster (move talk). Noch deutlicher wirkt, wenn man sich in einer Gesprächssituation umdreht und die kalte Schulter zeigt oder wenn man sich seinem Smartphone zuwendet, während jemand länger konzentriert redet.

3. **Regel:** Starke Erregung, z. B. Angriffen kann man zwar auf der gleichen Ebene begegnen, besser aber auf der wirksameren, nächst niedrigeren Ebene.

Beispiel

Belangloses Geplänkel oder starken Bewegungsdrang einer Person kann man nicht dadurch stoppen, dass man einen hochintellektuellen Vortrag hält.

Move talk wird von anderen Autoren auch als Körpersprache bezeichnet. Die folgende Grafik zeigt, dass Menschen unbewusst sehr viel mehr über den Körper des anderen wahrnehmen, als über die gesprochen Worte (◙ Abb. 19.5).

Hieraus ergibt sich die Konsequenz, dass man als Pflegender im Umgang mit Patienten viel mehr auf seine Körpersprache achten muss, als man das im normalen Umgang tut. Denn besonders sprachlich beeinträchtigte Patienten achten intensiv auf die Körpersprache der Menschen in ihrer Umgebung, weil sie ja nicht nachfragen können, wie etwas gemeint ist.

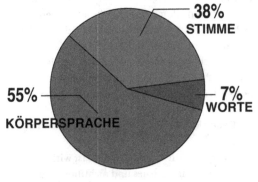

◙ **Abb. 19.5**   Körpersprache

19.5   Kommunikationsmodell der Transaktionsanalyse

Die Transaktionsanalyse (TA) wurde in den fünfziger Jahren von Eric Berne entwickelt und wird mittlerweile in den Bereichen Betriebsorganisation, Gruppenkommunikation, Beratung und Psychotherapie eingesetzt. Eine Transaktion ist die Kombination aus einer Äußerung und einer Reaktion. A kommuniziert mit B und B reagiert darauf. Ähnlich wie Siegmund Freud unterteilt Berne dabei die menschliche Psyche in drei Bereiche, aus denen heraus eine Person reagiert. Diese Bereiche kann man in der Praxis leicht beobachten, weil jedermann sie von sich selber kennt. Als Symbol für die drei Bereiche benutzte Berne drei Kreise, die damit zum Markenzeichen der Transaktionsanalyse wurden (◙ Abb. 19.6).

Eric Berne hatte eine Reihe von Schülern, die in der Folgezeit zu seinen Kollegen wurden und die mit vielen anderen die Transaktionsanalyse weiterentwickelt haben. Daraus entstand auch das Menschenbild der Transaktionsanalytiker, dem sie sich verpflichtet fühlen und die man in ihrem Berufsverband DGTA nachlesen kann. Hier ist ein Auszug:

- „Jeder Mensch ist in all seinen Schattierungen und in seiner Ganzheit in Ordnung." Seine Handlungen können jedoch manchmal nicht in Ordnung sein, muss hier ergänzt werden.
- „Jeder Mensch hat die Fähigkeit, zu denken und Probleme zu lösen." Jedoch in unterschiedlichem Maße muss man berücksichtigen.
- „Jeder Mensch ist in der Lage, Verantwortung für sein Leben und dessen Gestaltung zu übernehmen." Wiederum in unterschiedlichem Maß.

Die drei Ich-Zustände lassen sich noch weiter differenzieren. Das elterliche Verhalten kann fürsorglich, unterstützend und nährend sein (abgekürzt nEL). Es kann aber auch kritisierend und tadelnd sein (abgekürzt kEL). Dabei kann das fürsorgliche Verhalten in Ordnung sein, wenn es angemessen ist (abgekürzt nEL plus), und es ist nicht in Ordnung, wenn es überfürsorglich und damit behindernd ist (nEL minus). Das kritische Eltern-Ich ist in Ordnung, wenn die Kritik konstruktiv ist, und es ist nicht in Ordnung, wenn die Kritik abwertend oder verletzend ist.

19

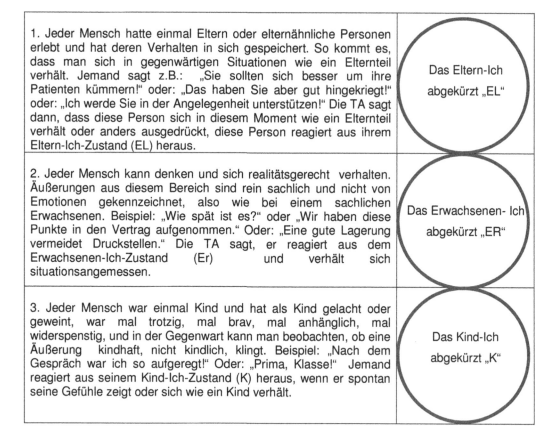

1. Jeder Mensch hatte einmal Eltern oder elternähnliche Personen erlebt und hat deren Verhalten in sich gespeichert. So kommt es, dass man sich in gegenwärtigen Situationen wie ein Elternteil verhält. Jemand sagt z.B.: „Sie sollten sich besser um ihre Patienten kümmern!" oder: „Das haben Sie aber gut hingekriegt!" oder: „Ich werde Sie in der Angelegenheit unterstützen!" Die TA sagt dann, dass diese Person sich in diesem Moment wie ein Elternteil verhält oder anders ausgedrückt, diese Person reagiert aus ihrem Eltern-Ich-Zustand (EL) heraus.	Das Eltern-Ich abgekürzt „EL"
2. Jeder Mensch kann denken und sich realitätsgerecht verhalten. Äußerungen aus diesem Bereich sind rein sachlich und nicht von Emotionen gekennzeichnet, also wie bei einem sachlichen Erwachsenen. Beispiel: „Wie spät ist es?" oder „Wir haben diese Punkte in den Vertrag aufgenommen." Oder: „Eine gute Lagerung vermeidet Druckstellen." Die TA sagt, er reagiert aus dem Erwachsenen-Ich-Zustand (Er) und verhält sich situationsangemessen.	Das Erwachsenen- Ich abgekürzt „ER"
3. Jeder Mensch war einmal Kind und hat als Kind gelacht oder geweint, war mal trotzig, mal brav, mal anhänglich, mal widerspenstig, und in der Gegenwart kann man beobachten, ob eine Äußerung kindhaft, nicht kindlich, klingt. Beispiel: „Nach dem Gespräch war ich so aufgeregt!" Oder: „Prima, Klasse!" Jemand reagiert aus seinem Kind-Ich-Zustand (K) heraus, wenn er spontan seine Gefühle zeigt oder sich wie ein Kind verhält.	Das Kind-Ich abgekürzt „K"

◨ **Abb. 19.6** Das Ich-Zustands-Modell

Für das In-Ordnung-Sein oder Nicht-in-Ordnung-Sein hat sich also als Abkürzung „o.k. plus" und „o.k. minus" eingebürgert.

Beispiele

- Eine Angehörige versorgt einen Patienten übermäßig. Sie macht alles für ihn, lässt ihm keine Handlungsmöglichkeit, keine Initiative und Entscheidungsfreiheit → nEL minus. Damit wird der Patient in die Passivität gedrängt und fühlt sich nach einiger Zeit nicht mehr wohl.
- Ein Kollege kritisiert einen anderen in unangemessener Weise, wertet ihn ab und macht ihn fertig. Das ist nicht in Ordnung → kEL minus.

- Ein Vorgesetzter äußert konstruktive Kritik, die seine Mitarbeiter veranlasst, ihr Verhalten zu verbessern. Das ist in Ordnung → kEL plus.

Das Erwachsenen-Ich wird nicht weiter unterteilt, dafür aber das Kind-Ich. Es hat einen freien und einen angepassten Teil. In seinem freien Kind-Ich (fK) befindet sich jemand, der spontan seinen Gefühlen folgt, seine Freude zeigt oder wütend ist, überrascht oder ängstlich ist. In seinem angepassten Kind-Ich (aK) ist jemand, der sich brav, folgsam oder untergeordnet verhält. Auch dieses Verhalten kann in Ordnung und nicht in Ordnung sein.

◘ Abb. 19.7　Ich-Zustände

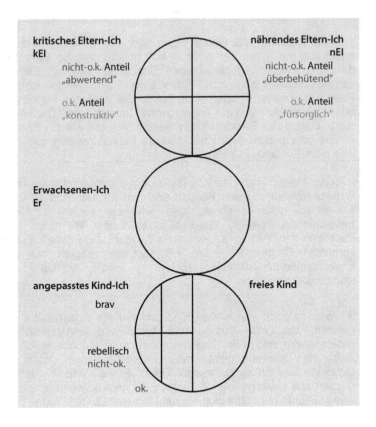

Beispiele

- „Legen Sie bitte die Sachen dort drüben ab!" – „Ja, gut, mach ich." (angemessenes angepasstes Kind → aK plus.
- „Ich hab die Sachen schon da drüben hingelegt und ordentlich beschriftet und sauber gemacht habe ich sie auch schon … !" Das könnte man als unterwürfiges, überangepasste, eventuell sogar schleimiges Verhalten interpretieren und wäre damit nicht in Ordnung → aK minus.

Zum angepassten Kind-Ich-Zustand gehört aber auch rebellisches Verhalten (rK), denn wenn sich jemand rebellisch verhält, weiß er sicher, wie er sich eigentlich richtig verhalten sollte. Er verhält sich aber genau entgegengesetzt.

Beispiele

- „Legen Sie bitte die Sachen dort drüben ab!" – „Nein, tu ich nicht! Machen Sie das doch selber!" → rK minus.

- Oder: „Nein, das mach ich besser nicht, weil dort nachher geputzt wird. Ich suche einen anderen Platz." → rK plus.

Zusammengenommen gibt es somit zehn Ich-Zustände, aus denen heraus jemand agieren oder reagieren kann (◘ Abb. 19.7).

19.5.1 Kommunikation als Transaktion

Eine Transaktion wurde beschrieben als die Kombination aus einer Äußerung und einer Reaktion. A kommuniziert mit B und B reagiert darauf. Mit Hilfe von Kreisen und Pfeilen kann man diese Kommunikation als Transaktionen darstellen. Damit lässt sich die Transaktionsanalyse sehr anschaulich als Kommunikationstheorie benutzen. Dadurch, dass die Kreise, also die Ich-Zustände, so differenziert sind, gelingt nochmal ein tieferer Einblick in die Motive, Absichten und Hintergründe der Äußerungen (◘ Abb. 19.8, ◘ Abb. 19.9).

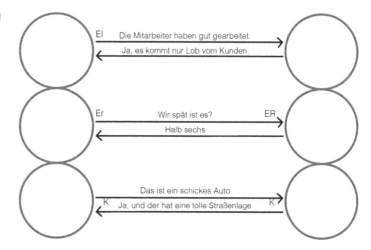

◻ **Abb. 19.8**   Parallele Transaktionen 1

El   Die Mitarbeiter haben gut gearbeitet.

Ja, es kommt nur Lob vom Kunden.

Er   Wir spät ist es?   ER

Halb sechs

Das ist ein schickes Auto

K   Ja, und der hat eine tolle Straßenlage   K

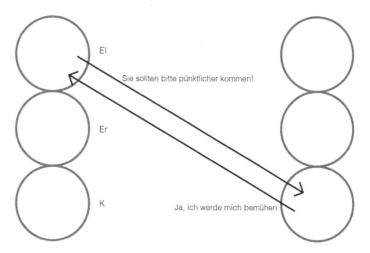

◻ **Abb. 19.9**   Parallele Transaktionen 2

El

Sie sollten bitte pünktlicher kommen!

Er

K   Ja, ich werde mich bemühen

Solche Transaktionen nennt man parallel, weil sie aus dem jeweils angesteuerten Ich-Zustand zurückkommen. Parallele Transaktionen haben die Eigenschaft, dass sie beliebig lange fortgesetzt werden können.

Es gibt aber auch gekreuzte Transaktionen. Wie verläuft die Kreuzung bei folgender Transaktion:

—   „Wie spät ist es?" – „Hast du keine Uhr?"
—   Oder weinerlich: „Könntest du mir mal helfen, das ist so schwer." – „Nein, ich hab selber so viel zu tun, ich weiß nicht, wo mir der Kopf steht, ich brauch´ selber Hilfe." (◻ Abb. 19.10)

Man merkt, eine gekreuzte Transaktion schafft eine Veränderung oder Irritation in der Kommunikation. Sie sind immer Auslöser von emotionalen Reaktionen wie Freude, Humor und Sympathie, aber auch Anlass für Ärger, Verwirrung oder Entwertung. Das wurde in dem Beispiel von der Pflegerin Ina und Herrn Meier deutlich.

Zusammenfassend lässt sich also mit Hilfe der Ich-Zustände feststellen, ob und warum eine Kommunikation gelingt, ob man also das Gefühl hat: „Mein Gesprächspartner hat mich verstanden", und „Ich glaube, ich habe ihn verstanden." Oder es lässt

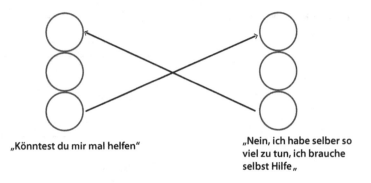

■ **Abb. 19.10**   Gekreuzte
Transaktionen

„Könntest du mir mal helfen"

„Nein, ich habe selber so
viel zu tun, ich brauche
selbst Hilfe "

sich analysieren, warum eine Kommunikation misslingt und zu unbefriedigenden Ergebnissen führt.

19.5.2 Weitere Konzepte der Transaktionsanalyse

O.k.-Position

Schon Säuglinge sammeln ihre Erfahrungen, die sie in
ihrer Umgebung und mit den Menschen ihrer Umgebung machen. Das brauchen sie, um sich zurechtzufinden, und schon früh kommen sie dann zu Erkenntnissen. In der Erwachsensprache ausgedrückt, könnte
ihre Erkenntnis heißen: „Ach, so läuft das hier!"
Wenn Kleinstkinder gut von ihren Eltern umsorgt
werden, sich die Eltern um sie kümmern, mit ihnen
sprechen und einen liebevollen Blickkontakt halten,
dann kann in ihnen ein Lebensgefühl entstehen etwa
nach dem Motto: „Es ist gut, dass ich da bin." Die
Kinder entwickeln eine Einstellung zu sich selbst: „Ich
bin o.k. und es ist eine Lust, auf der Welt zu sein". Das
geschieht etwa bis zum sechsten Lebensmonat.

Wenn die Kinder jedoch nicht diese liebevolle
Zuwendung erfahren, nicht gut versorgt werden,
eventuell sogar misshandelt werden, kann das
Lebensgefühl entstehen: „Ich bin nicht o.k., ich
gehöre nicht in diese Welt und ich sollte besser nicht
da sein." Zwischen diesen beiden extremen Möglichkeiten gibt es noch viele Abstufungen.

Bis zum dritten Lebensjahr etwa werden dann die
Erfahrungen mit anderen Menschen in das Lebensgefühl mit einbezogen und es können vier Einstellungen entstehen. Die hat Thomas A. Harris in einer
Tabelle dargestellt, dem o.k.-Geviert.

Ich bin o.k. und du
bist für mich o.k.
+/+

Ich bin nicht o.k., aber
du bist für mich o.k.
–/+

Ich bin o.k., aber du
bist für mich nicht o.k.
+/–

Ich bin nicht o.k. und
du bist für mich auch nicht o.k.
–/–

= „Ich bin o.k. und du bist für mich o.k." +/+.
Das ist die Position, die sich am besten eignet,
ein ordentliches Leben zu führen. In dieser
Position kann man sich über das Angenehme
gut freuen und das Unangenehme zerbricht
einen nicht, dafür gibt es immer noch eine
Lösung.

= „Ich bin o.k., aber du bist für mich nicht
o.k." +/–. Das ist Position der Menschen,
die ihr o.k.-Sein aus dem nicht-o.k.-Sein der
anderen ziehen, die „Säuberungs-Position",
die arrogante Position von zudringlichen
Menschen, die sich ständig besserwisserisch
in die Angelegenheiten anderer Leute
mischen.

= „Ich bin nicht o.k., aber du bist für mich
o.k." –/+. Das ist die depressive Position von
Verlierern mit dem Motto: „Ach, wenn ich
doch nur … " und „Hätte ich doch … "

= „Ich bin nicht o.k. und du bist für mich
auch nicht o.k." –/–. Das ist die Sinnlosigkeits-Position mit dem Motto: „Warum sollte
man sich und alle anderen nicht eines Tages
umbringen oder verrückt werden?"

Die Einstellung: „ … und du bist für mich o.k.", heißt
aber nicht, dass man das Verhalten seines Gegenübers

o.k. findet. Eine Person kann o.k. sein, aber ihr Verhalten nicht! Diese Einstellung hat erhebliche praktische Konsequenzen im Umgang mit anderen, z. B. im Umgang mit Patienten, Angehörigen, Kollegen oder Untergebenen. Die o.k.-Positionen fordern auf, zwischen der Person und ihrem Verhalten zu trennen und genauer hinzuschauen.

Wenn man mit einer Person nicht einverstanden ist, sich über sie geärgert hat, ist es hilfreich, sich das ärgerliche Verhalten der Person genau klar zu machen und zu benennen. Wenn man dann ein konfrontierendes Gespräch mit der Haltung beginnt: „Du bist o.k., aber dein Verhalten in der und der Situation ist nicht o.k.", kann man das ärgerliche Verhalten viel deutlicher ansprechen, ohne das Gefühl, unsolidarisch, unkollegial oder abwertend zu sein.

Die o.k.-Position eines Menschen kann man in der Praxis deutlich beobachten. Sie äußert sich oft in kurzen Bemerkungen, z. B. aus der +/+ Position heraus sagt jemand ähnliche Sätze wie: „Das schaffst du!", „Ich vertraue dir!", „Ihr Vorschlag ist gut, so machen wir es!"

Aus der +/– Position heraus benutzen Menschen oft sog. Killerphrasen. Das sind meist kurze Sätze, ins Gespräch hinein geworfen, die den anderen zum Schweigen bringen sollen, ihn „platt" machen, z. B.: „Das haben wir hier schon immer so gemacht.", „Das können Sie doch gar nicht beurteilen!"

Aus der –/+ Position heraus hört man oft Sätze wie: „Ich haben schon alles versucht.", „Mach du das mal, ich kann das nicht.", „Das wächst mir total über den Kopf."

Aus der –/– Position heraus könnten folgende Sätze gesagt werden: „Das funktioniert doch nie im Leben!", „Ich kann tun was ich will, ich mach's sowieso keinem Recht.", „Das hat doch alles keinen Sinn."

An den folgenden Sätzen kann die Wahrnehmung der o.k.-Positionen geübt werden:

Das kann doch nicht so schwer sein. → +/–
- Was haben Sie denn schon wieder gemacht?
- Da werden wir eine Lösung für das Problem finden.
- Hast du das immer noch nicht kapiert?
- Ich trau mich nicht, aber die anderen sind auch nicht besser.
- Ich akzeptiere konstruktive Kritik und bin bereit, aus meinen Fehlern zu lernen.
- Das funktioniert doch nie im Leben!

- Du bist auf dem richtigen Wege, mach weiter so.
- Das kann ja gar nicht gehen.
- Niels ist genauso blöd wie ich.
- Was hat der denn wieder gemacht?
- Die sind doch alle unfähig, da müsste man doch mal mit dem eisernen Besen fegen?
- Mir wird richtig schlecht, wenn ich da zuschaue!
- Das kriegst du bestimmt hin!

Wenn die nicht-o.k.-Positionen in einer Extremform auftauchen, grenzen sie an psychiatrische Erkrankungen. Das ist im Falle der Ich bin nicht o.k., aber du bist für mich o.k.-Position die Depression. Man kann eine Depression als Zustand der „-losigkeit" bezeichnen:
- freudlos
- lustlos
- hoffnungslos
- antriebslos
- stimmlos

Der Extremfall der Position „Ich bin o.k., aber du bist für mich nicht o.k." kann zum Narzissmus führen. Narzissmus ist gekennzeichnet durch die vier „E":
- E = Egozentrismus
- E = Empfindlichkeit bei Kritik
- E = Empathiemangel für andere
- E = Entwerten anderer

Wie man hieraus erkennen kann, erfährt man durch die Transaktionsanalyse nicht nur etwas über die Kommunikationsprozesse, sondern auch die dahinterliegende Grundeinstellungen und Motive und kann damit etwas für seine Psychohygiene tun.

Lösung der Aufgabe zu den o.k.-Positionen:
Das kann doch nicht so schwer sein. → +/–
- Was haben Sie denn schon wieder gemacht? → +/–
- Da werden wir eine Lösung für das Problem finden. → +/+
- Hast du das immer noch nicht kapiert? → +/–
- Ich trau mich nicht, aber die anderen sind auch nicht besser. → –/–
- Ich akzeptiere konstruktive Kritik und bin bereit, aus meinen Fehlern zu lernen. → +/+
- Das funktioniert doch nie im Leben! → +/–
- Du bist auf dem richtigen Wege, mach es weiter so. → +/+

- Das kann ja gar nicht gehen. → +/−
- Niels ist genauso blöd wie ich. → −/−
- Was hat der denn wieder gemacht? → +/−
- Die sind doch alle unfähig, da müsste man doch mal mit dem eisernen Besen fegen? → +/−
- Mir wird richtig schlecht, wenn ich da zuschaue! → +/−
- Das kriegst du bestimmt hin! → +/+

Verdeckte Transaktionen

Die vier Ebenen der Kommunikation, dargestellt in dem Modell von Schulz v. Thun, werden durch die genauere Betrachtung der Ich-Zustände noch einmal verfeinert. So lassen sich z. B. nicht so häufig vorkommende Kommunikationsformen mit Hilfe der Kreise und Pfeile darstellen, etwa verdeckte Transaktionen (◘ Abb. 19.11).

Beispiel

„Wir haben hier ein neues Beatmungsgerät bekommen. Das hat viele neue Knöpfe und Schalter. Bei dem sollte man erst die Gebrauchsanweisung lesen, bevor man es einschaltet!"

Diese Äußerung enthält außer der sachlichen Mitteilung über das neue Gerät an das Erwachsen-Ich eine Warnung an das freie Kind-Ich, das Gerät nicht nach Versuch und Irrtum zu bedienen. Solche verdeckten Transaktionen kommen sehr häufig im beruflichen Alltag vor. Sie enthalten das, was man im vier-Ohren-Modell auf der Beziehungsebene wahrnehmen kann, was man sich aber häufig nicht deutlich auszusprechen traut.

Gesunde und ungesunde Symbiose

Symbiosen sind definiert als enge Beziehungen zwischen zwei Individuen zum gegenseitigen Nutzen. Aus dem Tierreich sind viele solcher Beziehungen bekannt, z. B. die Putzerfische. Der große Raubfisch öffnet sein Maul und die Putzerfische schwimmen hinein, um sich von den Speiseresten zwischen den Zähnen zu ernähren. Der Raubfisch frisst sie nicht und das nutzt beiden. Auf Flusspferden sieht man häufig Schwärme von Vögeln, die sich von den Maden in den Hautfalten ernähren. Das Flusspferd hält still. Diese Symbiosen sind gesund.

Auch in menschlichen Beziehungen findet man solche Symbiosen. Eine Darstellung mit Hilfe der Ich-Zustände macht das deutlich: Eine Mutter versorgt ihr kleines Kind mit ihrem Eltern-Ich und Erwachsenen-Ich, weil das Kind noch nicht über diese Ich-Zustände verfügt. Dann sind alle drei Ich-Zustände in diesem System wieder vorhanden und das System funktioniert.

Auch in einer Pflegebeziehung setzt die Pflegekraft ihr hilfsbereites Eltern-Ich und fachkundiges Erwachsenen-Ich ein, während der Patient auf Grund seiner Krankheit über sein EL und ER nicht voll verfügen kann. Damit funktioniert das System im Moment, aber auf Dauer und mit zunehmender Gesundung des Patienten wird die Symbiose ungesund und dann werden die Probleme deutlich. Das Erwachsenen-Ich und das Eltern-Ich des Patienten kommen zu kurz. Um das zu vermeiden, setzt man das Konzept der selbstaktivierenden Pflege ein. Ebenso kommt aber auch das Kind-Ich der Pflegekraft in dieser Symbiose zu kurz. Das Kind-Ich aber ist die Quelle der Kreativität und Lebensfreude.

19

◘ **Abb. 19.11** Verdeckte Transaktionen

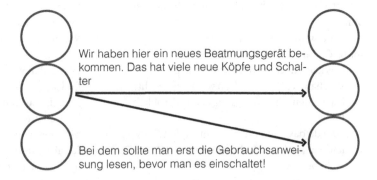

Wir haben hier ein neues Beatmungsgerät bekommen. Das hat viele neue Köpfe und Schalter

Bei dem sollte man erst die Gebrauchsanweisung lesen, bevor man es einschaltet!

Dagegen hilft nur, dass sich die Pflegekraft selbst um sich kümmert und für einen angemessenen Ausgleich in ihrer Familie oder in ihren Hobbys schafft.

Beispiel

Die Pflegekraft hat gerade bei dem wachen und ansprechbaren, beatmeten Patienten ihre Pflegetätigkeit beendet und möchte das Zimmer verlassen. Da streckt der Patient seinen Arm aus und hält einen Zipfel der Kleidung fest und versucht, die Pflegekraft am Gehen zu hindern.

Zwei typische Reaktionen sind denkbar:
a. Die Pflegekraft reagiert ärgerlich aus dem Kind-Ich heraus und versucht, die Hand des Patienten von seiner Kleidung zu lösen und sagt dabei: „Nicht, lassen Sie das, ich muss weiter … "r
b. Die Pflegekraft dreht sich um, legt ihre Hand auf den Unterarm des Patienten und sagt: „ … ich merke, Sie haben noch einen Wunsch. Wie kann ich Ihnen den Wunsch erfüllten? Können Sie mir Ihren Wunsch mittels Gesten verständlich machen?" Dabei benutzt sie ihr Erwachsenen- und ihr Eltern-Ich, während der Patient sich im hilflosen Kind-Ich befindet.

Rabattmarken-Modell

Viele Menschen habe die Angewohnheit, in Situationen, in denen sie unangenehme Gefühle, z. B. Ärger oder Angst erlebt haben, zu schweigen und diese Gefühle für sich zu behalten. Das Modell der Rabattmarken (engl. Rackets) sagt dazu, sie kleben sich dann, anstatt den Ärger zu äußern, eine Rabattmarke in ihr imaginäres Rabattmarkenheft. Ist nun das Heft eines Tages voll, passt z. B. die letzte Ärgermarke nicht mehr hinein, kommt es zu einem heftigen Eklat. Das ganze Heft, der ganz gesammelte Ärger wird gleichsam in dieser Situation eingetauscht. Sicher hat jeder schon einmal solche Eklats erlebt, bei denen alle Umstehenden meinten: „Mein Gott, so schlimm war das gerade doch gar nicht!"

Daraus ergibt sich die Forderung für professionelles kommunikatives Handeln, dass man auf sich selber achtet und Ärger in den Situationen, in denen er entsteht, möglichst bald anspricht und sich keine Marken einklebt. Auch damit sorgt man für sich selbst.

Verträge

Verträge sind uns bekannt aus der Politik, der Wirtschaft oder privaten Beziehungen, z. B. der Ehevertrag oder ein Therapievertrag bei einer medizinischen Behandlung. Kennzeichen von Verträgen sind, dass beide Partner gleichwertig sind und ihn gemeinsam ausgehandelt haben, bis sie mit dem Inhalt des Vertrages einverstanden sind. Auch in kleinen Kommunikationsabläufen kann man in jeder Vereinbarung oder Abmachung einen Vertrag sehen.

In der Transaktionsanalyse spielen Verträge eine große Rolle, denn sie setzen voraus, dass jeder Vertragspartner sich beim Aushandeln des Vertrages in seinem Erwachsenen-Ich-Zustand (ER) befindet, er also in vollem Bewusstsein und mit seiner klaren Denkfähigkeit handelt. Wünsche und Bedürfnisse aus dem Kind-Ich (K) und moralische Bedenken aus dem Eltern-Ich (EL) werden offen benannt, um heimliche Trübungen des Denkens zu vermeiden. Der dann ausgehandelte Vertrag sollte beide Seiten zufrieden stellen. Andersherum kann man auch jemanden durch das Aushandeln eines Vertrages auffordern, in sein Erwachsenen-Ich (ER) zu gehen, also klar und nüchtern zu denken. Das setzt voraus, dass beide Partner ihr Gegenüber respektieren, bereit sind, ihm zuzuhören und seine Position zu verstehen versuchen.

So hat sich in kritischen Pflegesituationen bewährt, eine Auseinandersetzung zu unterbrechen, bevor sie hitzig wird, und in einem Schritt zurück noch einmal die Positionen zu klären. In der Bereitschaft zum Zuhören zeigt sich oft auch eine Wertschätzung des Gegenübers, was diesen veranlasst, sich zu beruhigen.

Beispiel

In der Beatmeten-Wohngemeinschaft lebt seit fünf Monaten ein junger Mann. Seine Spontanatmung beträgt einmal sieben Minuten am Tag, an guten Tagen erreicht er zweimal bis zu zehn Minuten. Im Zusammenleben mit den anderen Bewohnern fällt jedoch sein passives und mürrisches Verhalten auf. Seit einigen Wochen arbeitet ein neu eingestellter, etwa gleichaltriger Fachkrankenpfleger mit ihm. Diesem gelingt es über seinen persönlichen freundlichen Umgang, den Beatmeten zum ersten Mal zu einem Lächeln zu bewegen. Am Abend steht ein spannendes Fußballspiel an. Der Pfleger verspricht ihm, gemeinsam mit ihm das Spiel im Fernsehen anzusehen, wenn er sich aus seinem Zimmer bewegt, sich beim Aufräumen beteiligt und zwischendurch seine Spontanatemübungen macht. Der junge Mann denkt kurz nach und willigt dann ein. Damit haben die beiden einen Vertrag gemacht.

Durch seine freundliche, einfühlende Art, mit dem beatmeten Bewohner umzugehen, gelingt es dem Pfleger in dem obigen Beispiel, dessen Spontanatmungsphasen kontinuierlich zu verlängern und häufiger am Tag durchzuhalten. Das ist das Ergebnis seines empathischen Verhaltens. Empathie wird häufig fälschlicherweise mit Mitgefühl übersetzt. Reines Mitgefühl oder noch stärker das Mitleid kommt aus dem freien Kind (fK) und kann dazu führen, dass der Mitleidende geradezu hilflos wird in seinem Mit-Leid. Empathie hat hingegen neben dem fK noch einen Anteil im Erwachsenen-Ich (ER), aus dem heraus der empathische Mensch die äußeren Lebensumstände, Ursachen und Hintergründe des Betroffenen einschätzt. So reagiert der empathische Mensch aus drei Ich-Zuständen: das freie Kind-Ich empfindet das Leid des Betroffenen mit, das Erwachsenen-Ich denkt über die Hintergründe und Ursachen nach und nährende Eltern-Ich hilft auf der Basis des ER gezielt. So wird eigene Hilflosigkeit vermieden.

Dies sind einige Elemente aus der Transaktionsanalyse. Es gibt noch weitere Elemente, wie z. B. psychologische Spiele oder die Betrachtung des Lebensskripts. Darüber findet man Hinweise in der unten angegebenen Literatur.

Einige Merksätze auf einen Blick
- Erklärbarkeit, Vorhersehbarkeit und Kontrollmöglichkeit haben einen positiven Einfluss auf menschliches Befinden. Der Patienten sollte vor jeder kleinen Handlung informiert werden, was mit ihm gleich geschehen wird.
- „Wahr" ist nicht, was A sagt, sondern „wahr" ist, was B versteht. Die Kommunikation geht weiter mit dem, was B verstanden hat.
- Eine wertschätzende Beziehung zwischen Pflegekraft und Patient ist überlebensnotwendig. „Ich bin o.k. und du bist für mich o.k.!" ist eine gute Voraussetzung für gelingende Kommunikation.

- Move talk schlägt small talk und high talk. Man sollte auf seine Körpersprache achten.
- Klare Verträge aus dem Erwachsenen-Ich helfen, Kommunikationsstörungen zu vermeiden.
- Ungesunde Symbiosen sollte man nicht eingehen.
- Keine Rabattmarken einkleben, sondern Ärger möglichst in der Situation, in der er entsteht, ansprechen.

Fazit

Die Transaktionsanalyse bietet ein reichhaltiges Theorienangebot, um menschliches Verhalten besonders in kommunikativ problematischen Situationen zu erklären. Zusammengenommen mit der Theorie der kognizierten Kontrolle, den grundlegenden Axiomen der Kommunikation und den vier Seiten einer Nachricht liegen damit hilfreiche Instrumente vor. Aus ihnen lassen sich unmittelbar Verhaltensalternativen ableiten, um Missverständnisse zu vermeiden und Kommunikation befriedigender zu machen.

Weiterführende Literatur

Frey D: Zur Theorie der kognizierten Kontrolle:, https://video-online.edu.lmu.de/en/node/1034
Gerhold D (2005). Das Kommunikationsmodell der Transaktionsanalyse, 3. Aufl. Junfermann Verlag
Haller R (2013). Die Narzissmusfalle, Ecowin Verlag
Harris T A (1975) Ich bin o.k. – Du bist o.k., Rowohlt Taschenbuch Verlag
Modler P (2012), Das Arroganz-Prinzip, darin Deborah Frances Tannen. Krüger Verlag
Osnabrügge G, Stahlberg D & Frey D (1985). Die Theorie der kognizierten Kontrolle. In D. Frey & M. Irle (Hrsg.), Theorien der Sozialpsychologie. Band III. Motivations- und Informationsverarbeitungstheorien (S. 127–172). Huber Verlag
Rogoll R (1976). Nimm dich, wie du bist. Herder Verlag
Schulz von Thun F (1981). Miteinander reden. Rowohlt Taschenbuch Verlag
Stewart I, Joines V (1990). Die Transaktionsanalyse, Herder Verlag
https://www.berufsstrategie.de/bewerbung-karriere-soft-skills/kommunikationsmodelle-sender-empfaenger-modell.php 31.01.16. 21.53
http://www.paulwatzlawick.de/axiome.html
http://www.transaktionsanalyse-online.de/vertrag/
http://www.spektrum.de/lexikon/psychologie/kognizierte-kontrolle/7923

Überwachung und pflegerische Versorgung des Patienten und der Beatmung

Hygiene

Michael Thoms

© Springer-Verlag GmbH Deutschland 2017
H. Lang (Hrsg.), *Außerklinische Beatmung*,
DOI 10.1007/978-3-662-53996-5_20

20.1 Einleitung in die Hygiene

Nach der Definition der Deutschen Gesellschaft für Hygiene und Mikrobiologie ist die Hygiene: „Die Lehre von der Verhütung von Krankheiten und Erhaltung, Förderung und Festigung der Gesundheit". Hygiene ist ein Thema, das auch die künstliche Beatmung mit einschließt. Die Patienten, die diese Form der Therapie erhalten, sind bereits schwer krank. Wo also setzt nach dieser Definition die Verhütung ein. Wo ist die Erhaltung, Förderung und Festigung der Gesundheit. Viele langzeitbeatmete Patienten haben nur eingeschränkte Ressourcen der Gesundheit.

1. Die Verhütung in der Hygiene beginnt da, wo das Zubehör der Beatmung fach- und sachgerecht eingesetzt und gewechselt wird. Es geht somit um den richtigen Umgang mit dem vorhandenen Material. So werden nicht nur zusätzliche Erkrankungen verhütet, es werden auch Kosten reduziert.
2. Indem ein fach- und sachgerechter Umgang so ausgeführt wird, dass es zu keinen weiteren nosokomialen Erkrankungen kommt (im Krankenhaus erworbene Infektionen oder zusätzliche Erkrankungen), erhält, fördert und festigt man die Gesundheit des betroffenen Menschen.

Hygiene ist somit ein zentrales Thema der Beatmung. Da wo die Hygiene nicht eingehalten wird, können Patienten zu Schaden kommen.

Herstellervorgaben

Wichtig bei der Hygiene sind die Vorgaben der Hersteller. Diese sind keine Richtlinien der Hygiene, aber der Hersteller gibt an, wie lange er die Gewährleistung für die Produkte übernimmt. Vorausgesetzt, sie werden richtig eingesetzt und es gibt ein korrektes Handling. Die Hersteller geben z. B. die Standzeiten von Schläuchen, die richtige Reinigung von Masken, Trachealkanülen und deren Innenkanülen und diverser Geräte an.

Dieses Kapitel erhebt nicht den Anspruch, Hygienerichtlinien zu erstellen. Vielmehr soll es sensibilisieren und den Blick für die praktische Seite der Hygiene schärfen. Die geltenden Richtlinien und Vorgehensweisen in der Hygiene können u. a. beim Robert-Koch-Institut (RKI) erfragt werden.

20.2 Standzeiten

20.2.1 Allgemeines

Die Standzeit eines Desinfektionsmittels bezeichnet den Zeitraum, während dessen es unter gleichen Anwendungsbedingungen (Wirkspektrum, Konzentration und Einwirkzeit) eingesetzt werden kann.

Das Landesamt für Gesundheit und Soziales (LAGuS) M-V hat für die verschiedenen Medizinprodukte eine Vorgabe herausgegeben, wie lange die einzelnen Produkte verwendet werden dürfen. Diese sind keine festen Hygienevorschriften, sondern dienen vielmehr der Orientierung (Tab. 20.1). Im Zweifelsfall immer darauf achten, was der Hersteller vorgibt!

20.2.2 Aqua

Die Standzeiten der Befeuchterflüssigkeiten zur Anfeuchtung von Sauerstoff, von Verneblerlösungen und von aktiver Atemgasbefeuchtung wie Aqua (steriles Wasser), sind in der Häuslichkeit und (im Krankenhaus) in stationären Einrichtungen unterschiedlich. Im Krankenhaus verbleiben die Aqua-Pakete (Aqua-Pack) für die Beatmung sieben Tage, während Sauerstoffbefeuchtungen 30 Tage verweilen können. Der Wechsel erfolgt also entweder nach Ablauf der vorgegebenen Zeit, bzw. wenn die Packung aufgebraucht ist oder ein neuer Patient das Beatmungsgerät benutzt.

Angegebene Zeiträume der Materialien können unterschiedlich sein, dieses liegt an den Vorgaben der Hersteller. Bei Aqua-Packs geben Hersteller z. B. 30–35 Tage an. Es werden Mittelwerte benutzt, die keinerlei Vorgaben für den praktischen Ablauf haben.

◘ Tab. 20.1 Vorgaben der Standzeit

Produkt	Standzeit	Besondere Anmerkung
Beatmungssystem (trocken)	7 Tage	Bei infektiösen Erkrankungen müssen diese in Rücksprache mit der Hygiene evtl. geändert werden.
Beatmungssystem (feucht)	48 Std.	
Aqua (steriles Wasser)	7–30 Tage	Wechsel beim neuen Patient, hier Herstellerangaben beachten, das Intervall liegt am verwendeten Produkt.
Absaugung	24 Std.	Geschlossene Systeme können bis zu 7 Tagen am Patienten bleiben.
Beatmungsfilter (HME)	24 Std.	
Inhalationen/Vernebler	24 Std.–6 Wochen	Diese Differenz liegt an den einzelnen Komponenten, so haben z. B. Filter eine Standzeit von 7 Tagen, Verbindungsstücke 6 Wochen und Verneblerkammern nur 24 Std.

20.2.3 Schlauchsysteme

Im Homecare-Bereich gelten andere Standzeiten, da Zuhause der Mensch im eigenen Keimmilieu lebt. Diese Keime kennt sein Körper und er ist darauf eingestellt. Deshalb können dort Schläuche, die im Krankenhaus nach sieben Tagen gewechselt werden, durchaus auch einen Monat belassen werden.

20.2.4 Desinfektion

Dort wo im Krankenhaus Desinfektionsmittel zum Einsatz kommen, reicht Zuhause die Reinigung mit einem handelsüblichen Reiniger, am besten Kernseife, schon aus. Doch auch hier sind die Vorgaben der Hersteller zu beachten.

Warum Kernseife? Kernseife enthält keine Parfüme und hat einen pH-Wert von 8–10. Das Fehlen der Parfüme hat den Vorteil, dass Kunststoffe nicht angegriffen sondern geschont werden. Die in der Seife enthaltenen Fettsäuren wirken desinfizierend (krankenschwester.de). So empfehlen auch Chirurgen den Einsatz von Kernseife bei Entzündungen (Gesellschaft für Fußchirurgie). Dieser desinfizierende Effekt ist im Homecare-Bereich gut zu nutzen, ohne gleich auf „Chemie" zurückgreifen zu müssen.

> ❯ Kernseife ist zu bevorzugen, da sie keine parfümierten Zusätze enthält. Gute Kernseife ist in Apotheken erhältlich.

20.3 Trockenbeatmungssysteme

Bei diesen handelt es sich um die Beatmungsschläuche vom Beatmungsgerät bis zum HME-Filter. Für den HME-Filter und die Gänsegurgel gelten andere Grundsätze, die im Anschluss an die Beatmungssysteme gesondert behandelt werden (▶ Abschn. 20.5).

20.3.1 Mehrwegebeatmungsschlauch

In der Vergangenheit hatten die Mehrwegebeatmungssysteme im klinischen Intensivbereich ihren Einsatz. Heute verwendet man Einmalsysteme (▶ Abschn. 20.3.2). Diese Mehrfachbeatmungsschläuche finden jedoch auch heute noch in einigen Bereichen der Medizin Anwendung. Diese Mehrfachbeatmungsschläuche mussten gesondert aufbereitet werden. Besonders zwei Verfahren werden angewandt, die auch im Homecare-Bereich Beachtung finden sollen.

1. Reinigung per Hand (manuelle Reinigung)
Das erste Verfahren ist das Einlegen der Beatmungsschläuche in einer Desinfektionslösung. In dieser

20

Lösung bleiben die Beatmungssysteme mindestens eine Stunde liegen.

Praxistipp

Das Schlauchsystem vor der Reinigung komplett auseinanderbauen. Einige Schläuche werden aufgrund der nicht ausreichenden Länge mit Verbindungsstücken zusammengesteckt. Für die Reinigung ist das gesamte Zerlegen wichtig. Nach dem Zerlegen erhält man im Allgemeinen die beiden Schlauschenkel, das Y-Stück und die Gänsegurgel. (Dieses gilt auch für den Homecare-Bereich.)

Die Systeme müssen komplett zerlegt werden, um zu gewährleisten, dass die Desinfektionslösung überall hingelangt. Vor dem Einlegen wird das gesamte Material grob vorgereinigt, sodass Reste, z. B. von Blut, entfernt sind.

> **Jede grobe Verunreinigung mindert den Erfolg der Reinigung mit Desinfektionsmittel!**

Das Problem bei diesem Verfahren ist, dass Desinfektionsmittel einen unangenehmen Geruch haben und (einige) noch eine ganze Zeit danach ausgasen. Es ist deshalb sehr wichtig, die Schläuche im Anschluss gut zu spülen oder im klaren Wasser zu wässern. Erst wenn der Geruch weitestgehend nachlässt, können die Schläuche eingeschweißt und in die Sterilisation gegeben werden.

2. Maschinelle Reinigung

Die maschinelle Reinigung ähnelt der manuellen Reinigung. Die Beatmungsschläuche müssen ebenso komplett auseinandergebaut werden, da die Spülmaschinen nur dort reinigen, wo die Spüllösung hingelangt. Die Schläuche werden durch die Reinigungs- und Desinfektionsmaschine desinfiziert. Zudem übernimmt diese zusätzlich zur Desinfektion die Spülung und Trocknung der Schläuche. Der Anwender hat lediglich die Aufgabe, die Schläuche sachgerecht in die Maschine einzulegen. Nach

der maschinellen Reinigung werden die Schläuche dann für die Sterilisation vorbereitet, eingepackt und anschließend gelagert.

> Nach der Reinigung muss kontrolliert werden, ob alle Schläuche und Zubehörteile in einem einwandfreien Zustand sind. Vorsicht bei Leckagen! Diese können beim Systemwechsel zu Komplikationen wie Atemnot führen.

20.3.2 Einwegschlauchsysteme

Einwegschlauchsysteme sind nur zur einmaligen Verwendung bestimmt. Es gibt die ganz klassischen Schlausysteme mit zwei Schenkeln. Dabei haben die Inspiration und Exspiration getrennte Schenkel. Am Y-Stück hinter der Gänsegurgel trennen sie sich. Eine weitere Gruppe der Einwegsysteme ist das Schlauch-in-Schlauch-Verfahren. Dabei ist der Schlauch für die Inspiration als ein innen liegender Schlauch im Exspirationsschenkel enthalten.

Zusätzlich gibt es auch Schlauchsysteme, die wie eine Ziehharmonika auf die benötigte Länge ausgezogen werden. Die Aufbereitung dieser Schläuche entfällt, da es Einwegmaterialien sind. Sie werden nach dem Systemwechsel sachgerecht entsorgt. Dabei beeinflusst die Entsorgung hauptsächlich, ob der Patient im Isolationsbereich liegt oder nicht. Diese Einwegsysteme sind im Homecare-Bereich heute obligatorisch.

20.3.3 Standzeiten

Die Standzeiten für Beatmungsschläuche liegen in etwa bei sieben Tagen im klinischen Bereich. Dabei spielt es keine Rolle, ob es sich um Intensiv- oder Homecare-Geräte handelt. Diese Standzeiten werden von den Firmen vorgeben und der Klinikhygiene unterstützt.

Anders hingegen im Beatmungsbereich Zuhause: Wie bereits oben erwähnt ist der Patient hier in seinem eigenen Umfeld, die Keime kennt er. Hier gibt es andere Standzeiten. Einwegsysteme sollen nach Herstellerangaben im Normalfall einmal im Monat gewechselt werden. Wenn es sich, wie z. B. im CPAP-Bereich, um Schlauchsysteme aus haltbaren Materialien handelt, gibt es auch deutlich andere Wechselintervalle. Diese Schläuche können Zuhause durchaus ein Jahr lang genutzt werden.

20.3.4 Systemwechsel

Das hygienische Arbeiten beim Systemwechsel ist Voraussetzung für eine Vermeidung von Infektionen. Hier gelten die Grundregeln:

- Das System darf nicht nach dem Vorbereiten in das Patientenbett gelegt werden. In Patientenbetten könnten sich Keime befinden, die der Patient noch nicht in den Atemwegen hat.
- Die Schläuche dürfen nicht mit dem Boden in Berührung kommen. Gerade die Böden in stationären Einrichtungen und Krankenhäuser enthalten oftmals eine Vielzahl von Keimen.

> Jedes System, das kontaminiert wurde, darf nicht mehr benutzt werden, sondern muss sofort entsorgt werden.

Beim hygienisch korrekten Vorgehen wird das neue System zuerst zusammengebaut und dann entweder auf eine sterile Unterlage gelegt oder so in der Hand gehalten, dass es nicht zur Kontamination kommt. Danach wird das zu wechselnde System entfernt und das neue System angeschlossen. Neben dem hygienischen Arbeiten spielt die Zeit hier eine Rolle. Es sollte zügig und ruhig gewechselt werden. Hektische Systemwechsel führen oft zur Kontamination. Auch die Patienteninformation trägt zum ruhigen Arbeiten bei und vermittelt Sicherheit.

20.3.5 Mehrwegesysteme

Im Homecare-Bereich werden oft Schläuche verwendet, die einmal pro Woche gereinigt werden. Hier reicht es, die Schläuche unter fließendem warmem Wasser durchzuspülen und dann zum Trocknen aufzuhängen. Also am besten am Morgen damit beginnen, damit die Schläuche dann bis zum nächsten Gebrauch getrocknet sind. Äußerliche grobe Verunreinigungen können

mit Kernseife entfernt werden. Bei allem jedoch stets auf die Herstellerangaben achten!

Praxistipp

Das Schlauchsystem immer zuerst am Patienten entfernen und dann am Gerät, das neue System wird dann zuerst am Gerät angeschlossen und erst danach am Patienten. Wichtig ist es, mit Ruhe zu arbeiten und den Patienten über das Vorgehen zu informieren.

20.4 Schläuche mit Atemgasbefeuchter

Diese sind im Krankenhaus fast völlig verschwunden. Das Problem bestand dabei darin, dass Aqua angewärmt werden musste, um es dann bei der Inspiration dem Patienten zuzuführen. Dadurch sollte der Patient pulmonal nicht zu trocken und Pneumonien vermieden werden. Das Problem war jedoch der unsachgemäße Umgang. So konnte zu warmer Wasserdampf entstehen, was die Lunge schädigte, aber auch zu einer Kontamination führen konnte, da sich Keime gerade in einem feuchten und warmen Milieu sehr wohlfühlen und sich reichlich vermehren. Und diese Voraussetzungen erfüllen die Atemgasbefeuchter. Gerade in Krankenhäusern, wo es eine Vielzahl von Keimen gibt, können sich diese bei nur geringster Unsauberkeit sehr stark vermehren.

> Wichtig ist, dass beim Einsatz von Beatmungssystemen mit Befeuchter keine HME-Filter verwendet werden. HME-Filter würden das angefeuchtete Atemgas behindern und die Feuchtigkeit würde sich im Filter sammeln.

20.4.1 Schlauchsysteme

Grundsätzlich gelten bei diesen Schlauchsystemen die gleichen Vorgehensweisen, was das Reinigen und Wechseln anbelangt. Trotzdem gibt es hier einige Besonderheiten. Zum einen macht es einen Unterschied, welches System zum Einsatz kommt, zum anderen spielt es eine Rolle, ob die Systeme beheizbare Schläuche sind oder nicht.

- **Ohne beheizbare Schläuche**

Das Problem bei dieser Form der Schläuche besteht darin, dass sich das Atemgas auf dem Weg vom Befeuchter zum Patienten stark abkühlt. Dabei sammelt sich das Wasser aus dem Atemgas am niedrigsten Punkt des Systems. Deshalb haben diese Schlauchsysteme Wasserfallen, in denen sich das Kondensat sammeln soll. Da aber die Schläuche nicht immer so hängen, dass die Wasserfallen am niedrigsten Punkt sind, kann es zu Ansammlungen im Schlauchsystem kommen. Diese sind dann wiederum Quellen für Infektionen, da in ihnen die Keime ein gutes Umfeld finden, um sich zu vermehren.

❯❯ Wasserfallen müssen immer am niedrigsten Punkt im Beatmungssystem hängen. So läuft das Kondenswasser direkt ab und reduziert die Gefahr eine Verkeimung.

- **Beheizbare Schläuche**

Hier gibt es im Wesentlichen drei Systemarten. Bei den ersten beiden handelt es sich um Einwegsystem, die von der Hygiene her behandelt werden wie alle anderen Einwegschläuche: Diese Systeme besitzen
- eine Heizung, die um den Schlauch gewickelt ist,
- oder einen Heizdraht, der bereits im Schlauch eingezogen ist.
- Beim Mehrwegsystem muss der Heizdraht noch eingezogen werden, da der Schlauch und Heizdraht beim Sterilisieren verschmelzen können.

Das Einfädeln erfordert ein sehr hygienisches Vorgehen. Dabei wird unter sterilen Bedingungen ein Führungsstab in den inspiratorischen Schenkel des Schlauchsystems geführt, mithilfe des Stabes wird der Heizdraht dann durch das System gezogen. Vor dem Y-Stück des inspiratorischen Schenkels wird dann der Messadapter platziert. Dessen Spitze muss ebenfalls steril sein, da sie mit dem Atemgas Kontakt hat.

Beheizbare Schlauchsysteme werden bevorzugt, da sich feuchte Kammern im Schlauchsystem seltener bilden. Gänzlich auszuschließen ist das nicht,

aber die Wahrscheinlichkeit ist deutlich geringer. Dabei wird auch die Verkeimung deutlich verringert. Trotzdem haben diese Schlauchsysteme ebenfalls Wasserfallen, die am tiefsten Punkt des Beatmungssystems hängen müssen.

❯❯ Wenn sich doch Wasser bilden sollte, muss dieses möglichst zeitnah entfernt werden, da durch die Wärme sich noch schneller Keime bilden. Anschließend sollte man herausfinden, warum sich das Wasser gebildet hat.

> **Praxistipp**
>
> Befeuchtete Systeme sind nicht so störanfällig. Der Hauptfehler ist die Temperaturregulierung, bei der zu wenig Wärme eingestellt wurde. Ein weiterer häufiger Fehler sind defekte Sensoren.

20.4.2 Wechsel der beheizbaren Schlauchsysteme

Im Wesentlichen gelten auch hier wieder die gleichen Regeln wie beim Wechsel von trockenen Systemen: steriles Arbeiten, ohne dass die Schläuche kontaminiert werden. Immer zuerst patientennah entfernen und dann am Gerät, beim Anbauen wieder umgekehrt.

Bei den befeuchteten Systemen gilt jedoch noch zusätzlich: Da ein Systemwechsel mit Befeuchter länger dauert und nicht jeder Patient solange ohne Atemgas auskommt, sollte als erstes das befeuchtete System zu einen trocken System werden. Dabei wird der Befeuchter ausgeschaltet, dann werden die Schläuche vom Befeuchter entfernt und der Patient erhält so für einen kurzen Zeitraum des Wechselns trockene Atemluft. Danach wird die Befeuchterkammer mit dem Verbindungsschlauch zum Respirator erneuert, aber noch nicht verbunden. Nach der Vorbereitung des restlichen Systems wird der Patient vom Gerät getrennt, dann der Verbindungsschlauch der Befeuchterkammer am inspiratorischen Teil des Beatmungsgerätes und danach der Rest des Beatmungssystems angeschlossen.

Praxistipp

Wichtig ist es, ruhig zu arbeiten und den Patienten zu informieren. Geschwindigkeit hat nichts mit Hektik gemeinsam. Schnelles und ruhiges Vorgehen ist am besten!

- **Wechselintervalle**

Das Robert Koch Institut empfiehlt, die Befeuchtersysteme alle sieben Tage zu wechseln. Nur bei diesen Systemen gibt es einen Geräteschutzfilter vor dem exspiratorischen Teil des Beatmungsgerätes, zusammen mit einer Wasserfalle. Das Wechselintervall ist immer gleich, da die Systeme als geschlossene Systeme gelten.

20.4.3 Befeuchterflüssigkeiten

Die verwendete Flüssigkeit bei den Befeuchtern ist hauptsächlich Aqua. Auch im Homecare-Bereich werden die sich selbst regulierenden Befeuchter verwendet. Dabei wird an dem Befeuchter ein Aqua-Pack oder eine Infusionsflasche mit Aqua angeschlossen. Die Verbindungsschläuche gehören hierbei zu den Befeuchterkammern. Dabei prüft ein Schwimmer den Aqua-Stand und fördert immer so viel nach, dass eine Überhitzung des Befeuchters vermieden wird. Eine Überhitzung hätte eine übermäßige Aufwärmung des Atemgases zur Folge, was zur Verbrennung führen könnte. Die Haltbarkeit beträgt sieben Tage und würde spätestens mit dem Beatmungssystem gewechselt werden. Ansonsten ist ein Wechsel immer dann vorzunehmen, wenn der Behälter leer ist.

Im Homecare-Bereich muss medizinisches Aqua verwandt werden. Vielfach wird das Aqua aus Baumärkten verwendet, das ist nicht zulässig! Medizinisches Aqua wird gereinigt und kommt als sterile Lösung auf den Markt. Das normale Aqua unterliegt diesen Anforderungen nicht und kann deshalb verkeimt sein. Das ist im Handwerksbereich, wo es sonst verwendet wird, nicht wichtig, aber gerade im

Beatmungsbereich Zuhause sollte es niemals verwendet werden.

▶ **Immer nur medizinisch zugelassenes Aqua verwenden!**

20.5   HME-Filter und Gänsegurgel

Bei HME-Filtern und Gänsegurgeln sind das Wechselintervall und der Umgang identisch. **HME** steht für Heat and Moisture Exchanger (Wärme- und Feuchtigkeitsaustauscher). Die Aufgabe der Filter ist es, die Atemluft in der Inspiration zu reinigen, anzufeuchten und zu erwärmen. In der Exspiration wird die Feuchtigkeit und Wärme zurückgehalten und in der nächsten Inspirationsphase der Atemluft wieder zugeführt.

Die **Gänsegurgel** ist ein Verbindungsschlauch zwischen der Trachealkanüle (Endotrachealtubus) und dem Beatmungssystem. Dieser Schlauch wird Gänsegurgel genannt, weil er sehr flexibel ist und sich nicht abknicken lässt.

- **Wechselintervalle**

Der HME-Filter und die Gänsegurgel werden nach Herstellerangaben, wenn sie nicht verschmutzt sind, im 24-Stunden-Rhythmus gewechselt. Sollten sie verschmutzt sein, müssen sie sofort zur Vermeidung von Infektionen gewechselt werden (dies gilt auch für den Homecare-Bereich.)

Praxistipp

Auch hier die Wechselrichtung beachten, damit der Patient nicht einen zu großen Totraum hat.

▶ **Sollte der Patient ein Beatmungssystem mit Befeuchter haben, dürfen keine HME-Filter verwendet werden. Diese würden nur die Feuchtigkeit der Atemluft zurückhalten. Dabei verstopfen die Filter oder die Feuchtigkeit wandert während**

der Exspiration ins Beatmungsgerät zurück
(Strom und Nässe).

20.6 Beatmungsmasken

Bei den Beatmungsmasken gibt es im Homecare-Bereich eine reichhaltige Auswahl. Von der einfachen Nasenmaske über die Mund-Nasen-Maske (Fullface) zur Total-Face-Maske oder den Beatmungshelm. Egal, welches System verwendet wird, alle müssen gereinigt werden und für alle gelten die gleichen Voraussetzungen.

- **Homecare-Bereich**

Beatmungsmasken finden heute neben der Schlafmedizin zusätzlich ihre Anwendung im Heimbeatmungsbereich. Dabei werden die Masken im Krankenhaus verordnet und dem Patienten nach Hause mitgegeben. Diese Masken müssen dort ein Jahr lang halten, da die Krankenkassen diese nur einmal pro Jahr ersetzen. Die Reinigung muss also Zuhause in einem festgelegten Abstand erfolgen, auch hierbei sind Herstellerangaben zu beachten. Es empfiehlt sich, diese einmal unter fließendem Wasser mit Kernseife zu reinigen. Zur Reinigung werden die Masken vorsichtig in ihre einzelnen Teile zerlegen und mit einer kleinen Flaschenbürste werden die einzelnen Komponenten reinigen. Danach gut abspülen und zum Trocknen hinlegen.

> **Nur Kernseife oder vom Hersteller angegebene Reinigungsmittel verwenden. Die Parfümanteile im normalen Haushaltsreiniger können die Schläuche und Masken zerstören und sich in der Lunge ablagern. Für die Reinigung kleine Bürsten, Schwämme oder Tücher besorgen, die ausschließlich hier verwendet werden.**

Wenn eine Maske beschädigt wird, was sich bei Kunststoff und einem regelmäßigen Gebrauch auch nicht vermeiden lässt, sollte man sich umgehend an den Händler wenden. Krankenkassen übernehmen in den meisten Fällen eine neue Maske, ansonsten können viele Masken auch vom Händler repariert

werden. Einige Kliniken bieten eine Maskensprechstunde an, auch diese kann ein guter Anlaufpunkt sein. Auf keinem Fall die Masken irgendwie flicken, dass dieses die Funktion beeinträchtigen kann!

Praxistipp

Eine gut gepflegte Maske hält deutlich länger und ist für den Patienten im Tragekomfort deutlich angenehmer.

20.7 Trachealkanülenmanagement

Als Trachealkanülenmanagement wird die Reinigung und allgemeine Pflege einer Trachealkanüle bezeichnet. Hier geht es aber nicht um den Ablauf eines Wechsels, sondern eher um den Zeitraum, wie oft die Kanülen gewechselt werden sollten. Beim Zeitraum spielen verschiedene Faktoren eine Rolle: So ist das Material, aus dem die Kanüle besteht, zu beachten, aber auch die Frage, ob es sich um eine frisch angelegte Trachealkanüle handelt.

20.7.1 Liegezeiten

Die Liegezeiten der Trachealkanülen sind von vielen Punkten abhängig: Ist sie defekt oder lässt sie sich noch gut blocken? Ist sie von innen mit Sekret verkrustet? Hat sie Innenseelen, die gewechselt und damit gereinigt werden können? Ist es der erste Wechsel nach Anlage oder hat der Patient diese schon länger? Und letztendlich, was sagt der Hersteller und der behandelnde Arzt Zuhause und/oder in der Klinik? Um eine Vorstellung zu geben, hier einige Richtzahlen:

- Vertreter von Firmen geben Liegedauer von 3–7 Tagen und von 1–2 Wochen an.
- Ärzte im Homecare-Bereich geben Liegedauer von 2–4 Wochen an.
- Im Intensivbereich werden Zeiträume nach dem ersten Wechsel zwischen 14 Tage und 2,5 Monaten gehandelt. Hier jedoch bleibt es meistens bei 4 Wochen.

Letztendlich muss der behandelnde Arzt nach den Umständen und Herstellervorgaben entscheiden.

20.7.2 Reinigung der Kanülen

Bei Trachealkanülen werden nur die herausnehmbaren Innenkanülen, auch Seele genannt, gereinigt. Die Reinigung dieser Seelen unterliegt wiederum den Herstellerangaben. Von den Hygiene-Instituten wird auf das Reinigungsmaterial der Hersteller verwiesen. Diese bieten für Innenkanülen zum Reinigen spezielle Einmalbürsten und Lösungen an. Jeder Hersteller hat seine eigenen Mittel, nach Möglichkeit sollten diese verwendet werden.

> **Praxistipp**
>
> Die herausgenommene Seele wird unter fließendem Wasser mit der Bürste gründlich von groben Verschmutzungen befreit. Danach wird die Seele in einer speziellen Dose mit der Reinigungslösung eingelegt. Grobe Verschmutzungen verhindern eine Desinfektion der Seele. Dies wird als Eiweißfehler bezeichnet, da es sich um Eiweißstrukturen (Sekretrückstände) handelt.

❯ In einigen Bereichen werden Reinigungstabletten wie die für dritte Zähne verwendet. Davon ist strikt abzuraten, da die Hersteller der Reinigungstabletten und die Hersteller der Trachealkanülen jede Verantwortung ablehnen!

20.8   Gerätepflege

Die Pflege der Geräte im Beatmungsbereich ist ein Aspekt, der nur zu oft nicht ausreichend berücksichtigt wird. Egal, ob in der Klinik oder Zuhause, ein sauberes Gerät ist weniger störanfällig und es wird auch eine Keimübertragung reduziert.

20.8.1 Beatmungsgeräte

Für die Beatmungsgeräte gibt es sowohl im stationären als auch im außerklinischen Bereich zwei wesentliche Aspekte, die zu beachten sind: zum einen die Reinigung der Geräte und zum anderen der Gerätefilterwechsel.

- **Reinigung**

Im klinischen Bereich werden die Geräte täglich mit einer Desinfektionslösung gereinigt, um Keimübertragungen zu verhindern. Im Homecare-Bereich sollen die Geräte im wöchentlichen Intervall gereinigt werden. Da nicht unbedingt Desinfektionsmittel erforderlich sind, empfiehlt sich auch hier die Reinigung mit Kernseife. Grobe Verunreinigungen müssen zeitnah entfernt werden. Verschmutzungen können langfristig zur Funktionsbeeinträchtigung und/oder Verkeimung führen. Gerade bei Patienten, die im Homecare-Bereich invasiv beatmet werden, ist hygienisches Arbeiten von enormer Bedeutung. Hier ist es empfehlenswert, sich den Standards der Kliniken anzupassen.

❯ Reinheit ist der erste Schritt zur Vermeidung von Krankheiten, auch wenn es sich nur die Außenhülle eines Beatmungsgerätes handelt.

- **Gerätefilterwechsel**

Viele Beatmungsgeräte im Homecare-Bereich haben eine Zeituhr, die anzeigt, wann ein Geräteschutzfilter zu wechseln ist. Dabei haben die Geräte in einigen Baureihen einen Grobstaubfilter, in andere einen Feinstaubfilter. Der Grobstaubfilter muss je nach Herstellerangaben zwischen einmal pro Woche bis einmal pro Monat gereinigt werden. Hierbei wird der Staub ausgeklopft und anschließend unter fließendem Wasser ausgespült. Die Homecare-Geräte haben meistens einen Ersatzfilter, der im Austausch zum Einsatz kommt. Der Grobstaubfilter wird zwischen einmal im Monat und einmal pro Jahr gänzlich erneuert.

Beim Feinstaubfilter handelt es sich meistens um eine Filterkassette. Doch egal, ob es eine Kassette oder ein Vlies ist, das Gerät gibt den Wechselintervall oft vor. Ansonsten gelten wie überall die

Vorgaben der Hersteller, die meistens einen monatlichen Rhythmus vorgeben.

❯❯ **Niemals feuchte Feinstaubfilter einsetzen!**

20.8.2 Cough Assist

Der Cough Assist ist ein Gerät, das Patienten bei Abhusten unterstützen soll. Dieses Gerät ist für Patienten konzipiert, die nicht mehr am Intensivbeatmungsgerät hängen. Es wird hauptsächlich im Homecare-Bereich eingesetzt. Die Reinigung und hygienische Aufbereitung mit Systemwechsel hat die gleichen Grundregeln wie beim Beatmungsgerät.

Der Systemwechsel ist leichter, da es sich nicht um einen kontinuierlichen Geräteeinsatz handelt, sondern um einen intermittierenden. Da auch der Cough Assist einen HME-Filter und eine Gänsegurgel hat, sind die bereits genannten Intervalle und Vorgaben auch hier gültig. Die eigentlichen Schläuche können zwischen einem Monat und einem Jahr, je nach Herstellerangaben, belassen werden.

20.8.3 Sauerstoffgeräte

Bei den Sauerstoffgeräten gibt es zwei Funktionsweisen: die Sauerstoffkonzentratoren und die Versorgung mit Flüssigsauerstoff. Beide Systeme müssen gereinigt werden und beide Systeme haben Schläuche zum Wechseln.

▪ **Sauerstoffkonzentratoren**
Sauerstoffkonzentratoren sind die am häufigsten eingesetzten Geräte, um dem Patienten Zuhause Sauerstoff zu verabreichen. Diese Geräte filtern aus der umgebenden Raumluft den Sauerstoff und geben ihn dann an den Patienten weiter. Dies ist nur bis zu einer bestimmten Litermenge machbar. Die Geräte arbeiten mit Filtern, die regelmäßig wie die Fein- und Grobstaubfilter der Beatmungsgeräte gewechselt werden müssen. Ein verunreinigter Filter kann Staub und andere Partikel nicht voll zurückhalten, sodass diese dann ins Gerät gelangen können und damit auch zum

Patienten. Wechsel von Feuer-Flowstop-Ventilen und anderen technischen Teilen dürfen nur vom geschulten medizintechnischen Personal vorgenommen werden.

Die Reinigung der Geräte erfolgt auch hier wie bei den Beatmungsgeräten am besten mit Kernseife. Auch hier sollten grobe Verunreinigungen zeitnah entfernt werden. Die Sauerstoffleitungen vom Gerät zum Patienten sind als Einmalmaterial einmal im halben Jahr zu wechseln, jedoch gelten auch hier die Vorgaben der Hersteller.

Ein (klarer) Vorteil der Konzentratoren ist, dass sie nicht so empfindlich in Bezug auf Nässe sind. Lediglich die Filter sind nur trocken zu verwenden, damit keine Feuchtigkeit ins Gerät gelangt. Die Aqua-Einheiten sind einmal pro Monat zu erneuern oder sobald sie leer sind. Bei Nachfüll-Systemen darf ausschließlich medizinisch zugelassenes Aqua verwendet werden. Auch die Nasenbrille sollte regelmäßig gereinigt und gewechselt werden. Hier gelten die Angaben zwischen einem Monat und einem Jahr. Auch hier geben die Angaben der Hersteller die maßgeblichen Zeiten vor.

▪ **Flüssigsauerstoff**
Die Tanks des Flüssigsauerstoffs werden durch die versorgende Firma regelmäßig oder nach Bedarf des Patienten aufgefüllt. Hierbei nimmt die Firma gleichzeitig eine Kontrolle der wichtigsten Teile wahr. Ist etwas verunreinigt oder defekt, wird gleich Abhilfe geschaffen. Ansonsten ist die Reinigung im Homecare-Bereich ähnlich dem von Sauerstoff-Konzentratoren. Der wesentliche Vorteil ist, dass mehr Sauerstoff verabreicht werden kann. Nachteil ist, dass es durch die Kälte des Sauerstoffes viel Kondensationswasser gibt. Es muss darauf geachtet werden, dass der Tank dicht ist! Hier mit möglichst wenig Flüssigkeit arbeiten, da es zu Eisbildungen kommen kann.

❯❯ **Niemals bei der Sauerstofftherapie gleichzeitig Feuer verwenden!**

20.8.4 Absauggeräte

Wie im klinischen Bereich gelten auch im Homecare-Bereich gerade für die Absaugeinheiten besondere

Richtlinien. Da sich in den Behältern mit dem abgesaugten Sekret viele Keime sammeln und vermehren, müssen diese täglich erneuert werden. Die Absaugkatheter hingegen sind ausschließlich Einmalmaterial und werden nach jeder Benutzung entsorgt.

Eine Ausnahme gibt es hier auch bei den sogenannten geschlossenen Absaugungen. Diese Absaugungen sind fest auf der Trachealkanüle gesteckt und mit der Absauganlage verbunden. Sie sollten nach den Vorgaben der Hersteller alle drei bis spätestens vier Tagen gewechselt werden.

> Bei Absaugmaterial handelt es sich mit wenigen Ausnahmen um Einmalmaterial, das entsorgt und nicht gereinigt wird.

Die Halterungen der Absauganlagen sollten täglich gereinigt werden. Auch hier ist im Homecare-Bereich Kernseife das Mittel der Wahl.

20.9   Händewaschen

Ein wichtiger Bereich der Hygiene ist das Händewaschen. Seife löst die Keime und sorgt dafür, dass sie unter fließendem Wasser abgespült werden können. Die Bundeszentrale für Gesundheitliche Aufklärung hat hierzu eine Empfehlung herausgegeben. Dabei sollten die Hände ca. 30–40 Sekunden lang mit Seife gründlich eingeseift werden, besonders zwischen den Fingern, da sich hier gerne Keime verstecken. Anschließend gründlich unter fließendem Wasser abspülen und dann gründlich abtrocknen. Händewaschen ist nicht nur nach dem Toilettengang oder vor dem Essen wichtig, vor dem Kontakt mit Patienten sorgt eine gründliche Händereinigung für eine gute Prävention vor Erkrankungen.

- Händedesinfektion

Für die Händedesinfektion gibt es in den Apotheken verschiedene Händedesinfektionsmittel. Wichtig ist gerade im häuslichen Bereich bei den mit Trachealkanüle beatmen Patienten: Auch wenn sie Zuhause in einem bekannten Keimmilieu leben, können sie doch mit Keimen von außerhalb infiziert werden. Desweiteren gilt auch für die Pflegenden der Selbstschutz.

Vom RKI wird folgender Ablauf zur Desinfektion der Hände empfohlen:
1. Desinfektionsmittel auf die Handfläche geben und verreiben.
2. Handfläche auf Handrücken im Wechsel für beide Hände.
3. Handfläche auf Handfläche mit verschränkten, gespreizten Fingern.
4. Außenseite der Finger auf gegenüberliegende Handfläche mit verschränkten Fingern.
5. Kreisendes Reiben der Daumen in der geschlossenen Handfläche für beide Hände.
6. Kreisendes Reiben hin und her mit geschlossenen Fingerkuppen in der hohlen Hand für beide Hände.

> Ein beatmeter Patient ist immer abwehrgeschwächt. Durch die Beatmung können die Keime sehr viel leichter auch in tiefe Areale der Lunge eindringen. Darum fangen die Hygiene und das hygienische Arbeiten beim Händewaschen an.

> Hygiene ist nicht nur die Desinfektion im Krankenhaus, sondern die beste Vorbeugung für die Gesundheit des Patienten und den Schutz des Materials.

Fazit

Die Hygiene ist gerade im Homecare-Bereich ein häufig vernachlässigter Faktor, mit dem aber jeder Angehörige und die Mitarbeiter der Intensivpflegedienste einen wichtigen Anteil an der Prävention von Krankheiten haben. Da Zuhause nicht die Desinfektionsmittel zur Verfügung stehen wie im Krankenhaus, empfiehlt sich zur Reinigung Seifenwasser, das mit Kernseife hergestellt wurde. Da in originaler Kernseife keine Parfüme oder andere Duftstoffe enthalten sind, schädigen sie auch nicht die Geräte oder das Zubehör. Somit wird der unsachgemäße Gebrauch fast zur einzigen Quelle von Schäden an dem Beatmungsequipment.

Weiterführende Literatur

Aerogen - Informationsmaterial (Hygiene und Umgang im Krankenhaus)

Bode - Informationsmaterial (Risikobewertung im Kranken-
    haus)

Bundeszentrale für Gesundheitliche Aufklärung, www.infek-
    tionsschutz.de (2016)

Covidien - Informationsmaterial (Heimbeatmungslösung,
    Schlauchsysteme, Reinigung von Shiley-Kanülen, Respi
    Flow, Standzeiten Aerodyne Omega, Standzeiten Masken,
    Brillen und Schläuche, Wiederaufbereitung von Flutter)

Deutsche Gesellschaft für Krankenhaushygiene e.V. (DGKH)
    und Deutsche Gesellschaft für Anästhesiologie und Inten-
    sivmedizin e.V. (DGAI) (Infektionsprävention)

Deutsche Gesellschaft für Pneumologie und Beatmungsmedi-
    zin e. V. - Nichtinvasive und invasive Beatmung als Thera-
    pie der chronischen respiratorischen Insuffizienz

Deutsche Gesellschaft für Sterilgutversorgung - Informations-
    material (Leitlinie zur Validierung maschineller Reini-
    gungs- Desinfektionsprozesse zur Aufbereitung thermo-
    labiler Endoskope)

Dräger - Informatinsmaterial (Handbuch zur Aufbereitung von
    Geräten und Zubehör)

Kassenärztliche Vereinigung Bayern (Hygienische Aufberei-
    tung von Medizinprodukten, Verpackung von Medizin-
    produkten)

Landesamt für Gesundheit und Soziales (LAGuS) M-V, Abtei-
    lung 3, Dezernat Krankenhaushygiene

Pflegewiki.de - Händedesinfektion

Robert Koch Institut (2016), www.rki.de

Robert Koch Institut - Händehygiene Richtlinien

Robert Koch Institut - Informationsmaterial (Empfehlung
    Medizinprodukte)

Robert Koch Institut - Prävention der nosokomialen beat-
    mungsassoziierten Pneumonie

Spectaris (Groß et al. 2012), Hygienische Aufbereitung von
    Hilfsmitteln der respiratorischen Heimtherapie

Weinmann - Informationsmaterial (Poster Hygienische Auf-
    bereitung)

Wilamed - Informationsmaterial (Atemgasbefeuchtung)

Resistance und Compliance

Hartmut Lang

© Springer-Verlag GmbH Deutschland 2017
H. Lang (Hrsg.), *Außerklinische Beatmung*,
DOI 10.1007/978-3-662-53996-5_21

21.1 Resistance

Resistance **R** steht für **Strömungswiderstand der Atemwege**. Sie ist ein Maß des Widerstandes, der vom Luftstrom während der Einatmung überwunden werden muss. Die entsprechende Berechnungsformel lautet:

$$R = \frac{Druckdifferenz}{Flow} = \frac{\Delta p}{Flow} \; in \; \frac{mbar}{\frac{l}{s}}$$

◘ Abb. 21.1 zeigt den Atemwegswiderstand bei einem intubierten Patienten. Durch den Tubus fließt die Luft mit einem bestimmten Flow. Ein Tubus repräsentiert eine Engstelle, einen Atemwegswiderstand. Vor der Engstelle und hinter der Engstelle werden die Luftdrücke gemessen, genannt P1 und P2. Man wird feststellen, dass der Luftdruck P1 vor der Engstelle höher ist (20 mbar), als der Luftdruck P2 hinter der Engstelle (15 mbar). Die Luft staut sich vor der Engstelle, sie kann die Engstelle nur erschwert passieren und damit erhöht sich der Luftdruck P1. Hinter der Engstelle kann sich die durchgekommene Luft entfalten, denn dort ist ausreichend Platz. Der Luftdruck P2 ist niedriger. Daraus resultiert eine Druckdifferenz, genannt ΔP, errechnet durch P1 - P2. Sie wird in Millibar (mbar) angegeben. Hier ist:

ΔP = 20 - 15 = 5 mbar

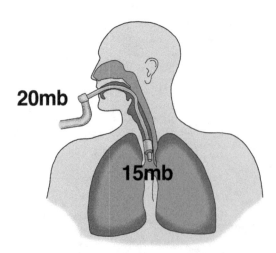

20mb

15mb

◘ **Abb. 21.1** Schematische Darstellung des Atemwegwiderstandes (mit freundlicher Genehmigung: Isabel Guckes)

Je größer der Strömungswiderstand R, desto höher ist der Druckunterschied ΔP bei gleichbleibender Strömung. Hinter den Engstellen bilden sich Verwirbelungen, es gibt keinen linearen Luftstrom. Luftpartikel werden umhergewirbelt und es kann zu einem Umkehrfluss kommen, das wiederum erhöht erneut den Strömungswiderstand R. Der angezeigte Messwert R entspricht dem Druckverlust bzw. dem ΔP (Druckunterschied). Je höher der Wert, desto größer die Atemwegswiderstände. Je kleiner der Wert, desto niedriger die Atemwegswiderstände.

Der Tubus oder die Trachealkanüle sind wesentliche Faktoren, die den Strömungswiderstand R erhöhen. Modellhaft kann man sich die Resistance relativ leicht damit erklären, dass es deutlich schwieriger ist, dauerhaft durch einen dünnen Strohhalm zu atmen als mit einem dicken Strohhalm. Je länger und im Durchmesser enger der Beatmungszugang, desto größer/höher sind die Atemwegswiderstände, z. B. Tubus ID 6,5. Je kürzer und im Durchmesser weiter der Beatmungszugang, desto geringer sind die Atemwegswiderstände, z. B. Trachealkanüle ID 11,0.

Daher wird in der Praxis eine möglichst große Trachealkanüle ausgewählt. Es ist häufig zu beobachten, dass Patienten nach Anlage eines Tracheostomas und Einlage einer großen Trachealkanüle einfacher spontan atmen als zuvor.

21.1.1 Normwerte

◘ Tab. 21.1

Ein Anstieg der Resistance geschieht bei Verengungen der Atemwege gleich welcher Ursache. Mögliche Ursachen für eine erhöhte Resistance sind:

— Endotrachealtubus
— Hypersekretion der Atemwege

◘ **Tab. 21.1** Resistance – Normwerte

Alter	Strömungswiderstand R
Nicht intubierte Erwachsene	1–2
Intubierte Erwachsene	4–6
10-Jährige	ca. 5–20
Neugeborene	ca. 25–40
Tubus	ca. 25

- Bronchospasmus
- Emphysem
- Stenosen der Atemwege

21.1.2 Auswirkung der Resistance

Druckkontrollierte Beatmung

Bei der druckkontrollierten Beatmung werden die Beatmungsdrücke P_{insp} und PEEP festgelegt. Von Atemzyklus zu Atemzyklus werden immer die gleichen Drücke erreicht. Steigt der Atemwegswiderstand R aufgrund einer Verengung der Atemwege (Sekrete, Bronchokonstriktion, Obstruktion), so werden bei gleichbleibendem Abstand der Beatmungsdrücke das Atemzugvolumen und Atemminutenvolumen sinken (◘ Tab. 21.2).

$$R \uparrow \rightarrow \text{Atemwege sind eng.}$$

Sinkt das Atemzugvolumen, droht eine Hypoventilation. Diese wiederum wird durch einen erhöhten pCO_2-Wert in der Blutgasanalyse oder exspiratorisch als erhöhtes $etCO_2$ gemessen.

$$R \uparrow \rightarrow V_t \downarrow \text{ und MV} \downarrow \text{ und } etCO_2 \uparrow$$

Kann die Ursache der Atemwegsverengung behoben werden (Absaugen, Inhalation mit Bronchodilatativa), sinkt der Atemwegswiderstand R. Atemzugvolumen und Minutenvolumen werden wieder steigen. Kann die Ursache zunächst nicht beseitigt werden, sollte der P_{insp} vorsichtig erhöht werden, bis für den Patienten ein angepasstes Atemzugvolumen herauskommt.

$$R \uparrow \rightarrow V_t \downarrow \text{ und MV} \downarrow \rightarrow P_{insp} \uparrow$$

Kann die Ursache der Atemwegsverengung nach Erhöhung des P_{insp} später beseitigt werden, wird der Atemwegswiderstand R sinken und das Atemzugvolumen V_t wieder steigen, sogar höher als angemessen. Nun kann der P_{insp} wieder abgesenkt werden.

Volumenkontrollierte Beatmung

Bei der klassischen volumenkontrollierten Beatmung wird ein vorbestimmtes Atemzugvolumen für den Patienten eingestellt. Dabei ist zunächst

nicht bekannt, wie hoch der Beatmungsdruck steigt. Steigt der Atemwegswiderstand R aufgrund einer Verengung der Atemwege (Sekrete, Bronchokonstriktion, Obstruktion), wird bei gleichbleibendem Atemzugvolumen V_t der Beatmungsdruck steigen (◘ Tab. 21.2).

$$R \uparrow \rightarrow \text{Atemwege sind eng.}$$

Der kann so hoch gehen, dass die Gefahr der Lungenschädigung entsteht. Der Druck muss maximal begrenzt werden (P_{max}, P_{limit}), um das zu vermeiden. Somit entsteht eine druckbegrenzte Beatmung. Das wiederum kann zum Sinken von Atemzugvolumen und Atemminutenvolumen führen.

$$R \uparrow \rightarrow V_t \text{ noch gleich aber Druck} \uparrow \rightarrow P_{limit}$$

Kann die Ursache der Atemwegsverengung durch Absaugen oder Inhalation mit Bronchodilatativa beseitigt werden, sinkt der Atemwegswiderstand R und der Beatmungsdruck sinkt ebenfalls.

Druckunterstützende Beatmung

Bei der druckunterstützenden Beatmung werden die Beatmungsdrücke ASB/PS und PEEP festgelegt. Von Atemzyklus zu Atemzyklus werden immer die gleichen Drücke erreicht. Steigt der Atemwegswiderstand R aufgrund einer Verengung der Atemwege (Sekrete, Bronchokonstriktion, Obstruktion), werden bei gleichbleibendem Abstand der Beatmungsdrücke das Atemzugvolumen und Atemminutenvolumen sinken (◘ Tab. 21.2).

$$R \uparrow \rightarrow \text{Atemwege eng}$$

Sinkt das Atemzugvolumen, droht eine Hypoventilation. Diese ist am erhöhten pCO_2-Wert in der Blutgasanalyse oder exspiratorisch als erhöhtes $etCO_2$ zu erkennen.

$$R \uparrow \rightarrow V_t \downarrow \text{ und MV} \downarrow \text{ und } etCO_2 \uparrow$$

Mögliche Auswirkung auf den Patienten: Der betroffene Patient empfindet die erhöhten Atemwegswiderstände als anstrengend. Das Luftholen wird schwer. Daher wird der Patient zum Ausgleich schneller atmen und in die Tachypnoe geraten. Die Tachypnoe kann möglicherweise eine Hypoventilation ausgleichen. Das kostet jedoch Kraft und der Patient droht sich zu erschöpfen, hat Angst oder Panik. Die Atmung wird „asynchron", der Patient „kämpft" mit dem Respirator.

$$R \uparrow \rightarrow \text{Atmung beschleunigt, Frequenz} \uparrow$$

Kann die Ursache zunächst nicht beseitigt werden, sollte der ASB/PS vorsichtig erhöht werden, bis für den Patienten ein angepasstes Atemzugvolumen herauskommt.

$$R \uparrow \rightarrow \text{Atmung beschleunigt, Frequenz} \uparrow \rightarrow \text{ASB/PS} \uparrow$$

Kann die Ursache der Atemwegsverengung nach Erhöhung des ASB/PS später beseitigt werden, wird der Atemwegswiderstand R sinken und das Atemzugvolumen wieder steigen, evtl. sogar höher als angemessen. Nun kann der ASB/PS wieder abgesenkt werden. Zudem benötigt der Patient erhöhte Aufmerksamkeit, um Angst und Panik zu vermeiden. Erschöpfungszustände müssen erkannt werden.

Volumenkontrollierte-druckregulierte Beatmung

Bei der volumenkontrollierten-druckregulierten Beatmung wird das Atemminutenvolumen direkt festgelegt (ASV) oder indirekt durch Festlegung von Atemfrequenz und Atemzugvolumen (AVAPS). Steigt der Atemwegswiderstand R, wird automatisch der Beatmungsdruck in Schritten von 2–3 mbar angehoben. Der Anwender muss keine Einstellung vornehmen (◘ Tab. 21.2).

$$R \uparrow \rightarrow \text{Atemwege eng}$$

$$R \uparrow \rightarrow V_t \downarrow \text{ und MV} \downarrow \rightarrow \text{automatische Anpassung des } P_{insp} \uparrow$$

Der kann leider auch so hoch gehen, dass die Gefahr der Lungenschädigung entsteht. Der Druck muss daher auch hier maximal begrenzt werden (P_{max}, P_{limit}). Das kann zum Sinken von Atemzugvolumen und Atemminutenvolumen führen. Das Risiko der sehr hohen Beatmungsdrücke mit Schädigung von Lungengewebe ist zu groß, sodass vorübergehend eine Minderventilation akzeptiert wird.

◘ Tab. 21.2 Auswirkung R auf Beatmung

Auswirkung R auf die Beatmung			V_t	MV	et-CO_2 pCO_2	Zusätzlich zu beobachten	Folgen für die Behandlung	Risiko dabei
Druckkontrolliert	R ↑	Atemwege eng	V_t ↓	MV ↓	etCO_2 ↑ pCO_2 ↑		P_{insp} anheben	Hoher Beatmungsdruck
Volumenkontrolliert	R ↑	Atemwege eng	V_t noch gleich	MV noch gleich		Hoher Beatmungsdruck	P_{limit} P_{max}	V_t und MV sinken Hypoventilation
Druckunterstützt	R ↑	Atemwege eng	V_t ↓	MV ↓	etCO_2 ↑ pCO_2 ↑	Atmung beschleunigt Hecheln?!	P_{ASB} P_{supp} anheben	Hoher Beatmungsdruck
Volumenkontrolliert-druckreguliert	R ↑	Atemwege eng	V_t ↓	MV ↓	etCO_2 ↑ pCO_2 ↑	Automatische Anpassung des P_{insp} ↑	P_{limit} P_{max}	V_t und MV bleiben erniedrigt
PEEP	R ↑	Atemwege eng				pO_2 ↓	PEEP erhöhen	Überblähung

R ↑ → V_t noch gleich, aber Druck ↑ → P_{limit}

Kann die Ursache der Atemwegsverengung behoben werden (Absaugen, Inhalation mit Bronchodilatativa), sinkt der Atemwegswiderstand R und Atemzugvolumen und Minutenvolumen werden wieder steigen, möglicherweise sogar höher als angemessen. Nun wird automatisch der Beatmungsdruck in kleinen Schritten von 2–3 mbar gesenkt, bis ein angemessenes Atemzugvolumen und Minutenvolumen erreicht ist. Auch hier ist keine Einstellung vom Anwender notwendig.

PEEP

Eine Erhöhung der Atemwegswiderstände R kann auch durch den Kollaps der Atemwege oder der Alveolen erfolgen. Kollabieren die Alveolen, ist die Belüftung gestört, keine O_2-haltige Luft kann in die Alveolen einströmen. Damit kann kein Sauerstoff aufgenommen werden; erkennbar am Abfall der O_2-Sättigung bzw. in der BGA am Abfall des pO_2-Wertes (◘ Tab. 21.2).

R ↑ → Atemwege eng, Belüftung ↓

R ↑ → pO_2 ↓

Der PEEP dient der Stabilisierung und dem Offenhalten der Alveolen und Atemwege. Daher kann eine Erhöhung des PEEP dazu beitragen, die Alveolen und Atemwege offen zu halten. Die Belüftung wäre wieder hergestellt und O_2 kann wieder über die Alveolen aufgenommen werden.

pO_2 ↓ → PEEP ↑

Fazit

Ist der Atemwegswiderstand hoch, so sind die Atemwege verengt. Das V_t und das MV sinken. Atemwegswiderstände sollten niedrig sein. Günstig für den Patienten wäre ein Wert R < 10.

21.2 Compliance

Die Compliance **C** ist ein Maß für die **Dehnbarkeit der Lunge**. Sie ist das Verhältnis von Volumenänderung zu der damit verbundenen Druckänderung und wird in ml/mbar angegeben. Die entsprechende Berechnungsformel hierzu lautet:

$$C = \frac{Hubvolumen}{endinspiratorischer - endexpiratorischer\ Druck}$$
$$= \frac{\Delta V}{\Delta P}\ in\ \frac{ml}{mbar}$$

Auch hier mag eine Skizze den Zusammenhang besser veranschaulichen (◘ Abb. 21.2).

Aus den gemessenen Drücken resultiert eine Druckdifferenz **Δ P**. Das Hubvolumen zwischen diesen beiden Druckwerten wird in den Messwerten angezeigt, z. B. 700 ml. Das ist **ΔV**. Nun lässt sich die Compliance errechnen:

Complianceberechnung: PCV

P_{insp} (endinspiratorischer Druck): 20 mbar, PEEP (endexspiratorischer Druck): 5 mbar, Hubvolumen 700 ml.

$$\Delta P = P_{insp} - PEEP = 20\,mbar - 5\,mbar = 15\,mbar$$

$$C = \frac{\Delta V}{\Delta P} = \frac{700\,ml}{15\,mbar} = 46{,}66\,\frac{ml}{mbar}$$

◘ **Abb. 21.2** Druckdifferenz Δ P (eigene Darstellung, Bearbeitung Isabel Guckes)

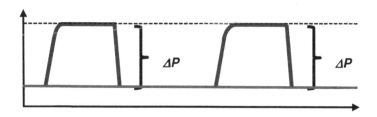

Complianceberechnung: PSV

P_{insp} (endinspiratorischer Druck): 20 mbar oberhalb des PEEP, PEEP (endexspiratorischer Druck): 5 mbar, Hubvolumen 700 ml.

$$\Delta P = P_{insp}\ 20\ mbar$$

$$C = \frac{\Delta V}{\Delta P} = \frac{700\,ml}{20\,mbar} = 35\,\frac{ml}{mbar}$$

Moderne Respiratoren errechnen die Compliance aus der laufenden druckkontrollierten Beatmung von Atemzyklus zu Atemzyklus aus, ebenso bei einer druckregulierten Beatmung.

Vergleich mit der Ruheatmung: Mit Hilfe der Kontraktion von Zwerchfell und äußerer Zwischenrippenmuskulatur wird bei der Einatmung innerhalb der Lungen ein kleiner Unterdruck von ca. -1 mbar erzeugt. Während der Ausatmung erschlaffen Zwerchfell und äußere Zwischenrippenmuskulatur, die inneren Zwischenrippenmuskeln kontrahieren. Dabei entsteht ein kleiner Überdruck in dem Lungen von ca. +1–2 mbar. Mit Hilfe dieses Druckunterschieds gelingt es, ca. 700 ml Luft ein- und auszuatmen.

Complianceberechnung: Spontanatmung

P_{insp} (endinspiratorischer Druck): -1 mbar, PEEP (endexspiratorischer Druck): +1 mbar, Hubvolumen 700 ml.

$$\Delta P = P_{insp} - PEEP = -1\ mbar - +1\ mbar = 2\ mbar$$

$$C = \frac{\Delta V}{\Delta P} = \frac{700\,ml}{2\,mbar} = 350\,\frac{ml}{mbar}$$

Die Lunge ist beim spontan atmenden, gesunden Menschen deutlich dehnungsfähiger als bei einem beatmeten Patient.

◘ **Tab. 21.3** Compliance – Normwerte

Alter	Dehnbarkeit der Lunge C
Erwachsene	> 50–100 ml/mbar
10-Jährige	ca. 25
Neugeborene	ca. 2,5

▶ **Der Messwert C gibt an, wie dehnungsfähig unsere Lunge ist. Je höher der Wert C, desto größer die Dehnungsfähigkeit. Je kleiner der Wert C, desto geringer die Dehnungsfähigkeit.**

21.2.1 Normwerte

Altersabhängige Normwerte der Dehnungsfähigkeit sind in ◘ Tab. 21.3 angegeben.

Ein Sinken des Compliance-Wertes weist auf eine verminderte Dehnungsfähigkeit hin. Der Zeitraum, in dem die Veränderung stattfindet, gibt Hinweise auf die zugrunde liegende Ursache (◘ Tab. 21.4).

21.2.2 Auswirkung der Compliance

Druckkontrollierte Beatmung

Bei der druckkontrollierten Beatmung werden die Beatmungsdrücke P_{insp} und PEEP festgelegt. Von Atemzyklus zu Atemzyklus werden immer die gleichen Drücke erreicht. Sinkt die Compliance C, die Dehnungsfähigkeit der Lunge, z. B. durch „schlechte" Lagerung, Infiltrate oder pulmonale Flüssigkeit, wird diese herabgesetzt sein. Bei gleichbleibendem Abstand der Beatmungsdrücke, werden Atemzugvolumen und Atemminutenvolumen sinken (◘ Tab. 21.5).

◘ **Tab. 21.4** Veränderung der Compliance

Veränderung	Hinweis auf
Innerhalb kürzester Zeit	– rigider Thorax bei Husten – ungünstige Lagerung der Patienten – Schmerzen
Über Stunden oder Tage	– pulmonale Flüssigkeit – Infiltrate – Alveolarkollaps – erhöhter intraabdomineller Druck
Längerfristig	– struktureller Umbau der Lunge

C ↓ → Lunge unzureichend
dehnungsfähig

Sinkt das Atemzugvolumen, droht eine Hypoventilation. Diese kann mit Hilfe eines erhöhten pCO_2-Wertes in der Blutgasanalyse oder als exspiratorisch als erhöhtes $etCO_2$ gemessen werden. Kann die Ursache der verringerten Dehnungsfähigkeit behoben werden, steigt die Compliance C, Atemzugvolumen und Minutenvolumen werden wieder steigen.

C ↓ → V_t ↓ und MV ↓ und $etCO_2$ ↑

Kann die Ursache zunächst nicht beseitigt werden, sollte der P_{insp} vorsichtig erhöht werden, bis für den Patienten ein angepasstes Atemzugvolumen erreicht wird.

C ↓ → V_t ↓ und MV ↓ → P_{insp} ↑

Kann die Ursache der verringerten Dehnungsfähigkeit nach Erhöhung des P_{insp} später beseitigt werden, wird die Compliance C steigen. Ebenso das Atemzugvolumen, sogar höher als angemessen. Dann sollte der P_{insp} wieder abgesenkt werden.

Volumenkontrollierte Beatmung

Bei der klassischen volumenkontrollierten Beatmung wird ein vorbestimmtes Atemzugvolumen für den Patienten eingestellt. Dabei ist zunächst nicht bekannt, wie hoch der Beatmungsdruck steigt, um das Atemzugvolumen zu gewährleisten. Sinkt die Compliance C, ist die Dehnungsfähigkeit der Lunge herabgesetzt und der Beatmungsdruck steigt bei gleichbleibendem Atemzugvolumen (◘ Tab. 21.5).

C ↓ → Lunge unzureichend
dehnungsfähig

C ↓ → V_t gleich, aber Druck ↑

Der kann leider auch so hoch steigen, dass die Gefahr der Lungenschädigung entsteht. Um das zu vermeiden, muss der Druck begrenzt werden (P_{limit}). Es resultiert eine druckbegrenzte Beatmung.

Hierdurch kann es zum Sinken von Atemzugvolumen und Atemminutenvolumen kommen.

C ↓ → V_t gleich, aber Druck ↑ → P_{limit}

Kann die Ursache der verringerten Dehnungsfähigkeit behoben werden, steigt die Compliance C und der Beatmungsdruck sinkt.

Druckunterstützende Beatmung

Bei der druckunterstützenden Beatmung werden die Beatmungsdrücke ASB/PS und PEEP festgelegt, die in jedem Atemzyklus erreicht werden. Sinkt die Compliance C, ist die Dehnungsfähigkeit der Lunge herabgesetzt. Daher werden bei gleichbleibendem Abstand der Beatmungsdrücke Atemzugvolumen und Atemminutenvolumen sinken (◘ Tab. 21.5).

C ↓ → Lunge unzureichend
dehnungsfähig

C ↓ → V_t ↓ und MV ↓

Sinkt das Atemzugvolumen, droht eine Hypoventilation. Diese wird mittels erhöhtem pCO_2-Wert in der Blutgasanalyse oder erhöhtem $etCO_2$ endexspiratorisch gemessen.

C ↓ → V_t ↓ und MV ↓ und $etCO_2$ ↑

Der betroffene Patient kann aufgrund der verringerten Dehnungsfähigkeit nicht ausreichend tief einatmen. Das Luftholen wird schwer und der Patient atmet zum Ausgleich schneller. Er wird tachypnoisch. Die Tachypnoe kann ggf. die Hypoventilation ausgleichen. Das kostet Kraft und der Patient kann sich erschöpfen. Er hat Angst oder Panik. Die Atmung wird „asynchron", der Patient „kämpft" mit dem Respirator.

C ↓ → Atmung beschleunigt, Frequenz ↑

Kann die Ursache zunächst nicht beseitigt werden, sollte der ASB/PS vorsichtig erhöht werden, bis für den Patienten ein angepasstes Atemzugvolumen herauskommt.

$C \downarrow \rightarrow$ Atmung beschleunigt, Frequenz $\uparrow$
$\rightarrow$ ASB/PS $\uparrow$

Kann die Ursache der verringerten Dehnungsfähigkeit nach Erhöhung des ASB/PS später beseitigt werden, wird die Compliance C steigen und das Atemzugvolumen wieder zunehmen, möglicherweise höher als angemessen. Nun sollte der ASB/PS wieder abgesenkt werden. Zudem benötigt der Patient erhöhte Aufmerksamkeit, um Angst und Panik zu vermeiden. Erschöpfungszustände müssen erkannt werden.

Volumenkontrollierte-druckregulierte Beatmung

Bei der volumenkontrollierten-druckregulierten Beatmung wird das Atemminutenvolumen direkt festgelegt (ASV) oder indirekt durch Festlegung von Atemfrequenz und Atemzugvolumen (AVAPS). Sinkt die Compliance C, wird automatisch der Beatmungsdruck in Schritten von 2–3 mbar angehoben. Es ist keine Einstellung vom Anwender notwendig (◘ Tab. 21.5).

$C \downarrow \rightarrow$ Lunge unzureichend dehnungsfähig

$C \downarrow \rightarrow V_t \downarrow$ und MV $\downarrow \rightarrow$ automatische Anpassung des $P_{insp} \uparrow$

Der P_{insp} kann so weit ansteigen, dass die Gefahr der Lungenschädigung entsteht. Der Druck muss maximal begrenzt werden (P_{limit}).

$C \downarrow \rightarrow V_t$ noch gleich, aber Druck $\uparrow \rightarrow$
P_{limit}

Die Drucklimitierung kann zum Sinken von Atemzugvolumen und Atemminutenvolumen führen. Aber das Risiko der Schädigung von Lungengewebe durch die hohen Beatmungsdrücke ist groß, sodass vorübergehend eine Minderventilation in Kauf genommen wird. Kann die Ursache der verringerten Dehnungsfähigkeit beseitigt werden, steigt die Compliance C, Atemzugvolumen und Minutenvolumen werden wieder steigen, sogar höher als angemessen. Nun wird automatisch der Beatmungsdruck in kleinen Schritten von 2–3 mbar gesenkt, bis ein

◘ **Tab. 21.5** Auswirkung C auf die Beatmung

Auswirkung C auf die Beatmung			V_t	Mv	et-CO_2 pCO_2	Zusätzlich zu beobachten	Folgen für die Behandlung	Risiko dabei
Druck-kontrolliert	$C \uparrow$	Lunge unzureichend dehnungsfähig	$V_t \downarrow$	MV $\downarrow$	et$CO_2 \uparrow$ p$CO_2 \uparrow$		P_{insp} anheben	Hoher Beatmungsdruck
Volumen-kontrolliert	$C \uparrow$	Lunge unzureichend dehnungsfähig	V_t noch gleich	MV noch gleich		Hoher Beatmungsdruck	P_{limit} P_{max}	V_t und MV sinken, Hypoventilation
Druck-unterstützt	$C \uparrow$	Lunge unzureichend dehnungsfähig	$V_t \downarrow$	MV $\downarrow$	et$CO_2 \uparrow$ p$CO_2 \uparrow$	Atmung beschleunigt Hecheln?!	P_{ASB} P_{supp} anheben	Hoher Beatmungsdruck
Volumen-kontrolliert-druckreguliert	$C \uparrow$	Lunge unzureichend dehnungsfähig	$V_t \downarrow$	MV $\downarrow$	et$CO_2 \uparrow$ p$CO2 \uparrow$	automatische Anpassung des $P_{insp} \uparrow$	P_{limit} P_{max}	V_t und MV bleiben erniedrigt
PEEP	$C \uparrow$	Lunge unzureichend dehnungsfähig				p$O_2 \downarrow$	PEEP erhöhen	Überblähung

angemessenes Atemzugvolumen und Minutenvolumen erreicht ist. Auch hier ist keine Einstellung vom Anwender notwendig.

PEEP

Eine Verringerung der Dehnungsfähigkeit C der Lunge kann auch durch den Kollaps der Alveolen erfolgen. Damit ist die Belüftung gestört. Keine O_2-haltige Luft kann in die Lunge einströmen. Damit kann über die Alveolen auch kein Sauerstoff aufgenommen werden. Erkennbar ist das am Abfall der O_2-Sättigung bzw. in der BGA am Abfall des pO_2-Wertes (◘ Tab. 21.5).

C ↓ → Lunge unzureichend dehnungsfähig, Belüftung ↓

$$C \downarrow \rightarrow pO_2 \downarrow$$

Der PEEP dient der Stabilisierung und dem Offenhalten der Alveolen und Atemwege. Es ist zu prüfen, ob eine Erhöhung des PEEP dazu beiträgt, die Alveolen und Atemwege offen zu halten. Die Belüftung wäre dann wieder hergestellt und O_2 kann wieder über die Alveolen aufgenommen werden.

$$pO2 \downarrow \rightarrow PEEP \uparrow$$

Fazit

Sinkt die Compliance, so sinkt die Dehnungsfähigkeit der Lunge, V_t ↓ und MV ↓. Die Compliance-Werte sollten hoch sein. Günstig für den Patienten wäre ein Wert C > 50.

21.3 Resistance und Compliance

Ein Anstieg der Resistance und ein Abfall der Compliance sind meistens gleichzeitig zu beobachten. Der Patient muss beobachtet werden, um die Ursache der Veränderung herauszufinden. Das bloße Verlassen auf die Zahlenwerte ist zwar richtig, aber wertvoll für den Patienten ist die korrekte Interpretation. Dann kann durch therapeutische Maßnahmen ein Beitrag zur Ursachenbeseitigung geleistet werden.

Mit dem sicherlich einfachen Anheben von P_{insp} oder ASB/PS oder ggf. dem Anheben des PEEP kann

vorübergehend das Atemzugvolumen V_t, damit das Atemminutenvolumen MV, ggf. eine Senkung der Atemfrequenz bei Spontanatmung und eine Verbesserung der Oxygenierung erreicht werden.

Aber Betreuung von beatmeten Patienten ist doch mehr als das Verstellung von Beatmungsparametern. Wichtig sind auch folgende Überlegungen:

- Ist der Patient richtig gelagert?
  - Oder ist der Patient in Richtung Bettende heruntergerutscht? *Das verringert die Compliance!*
  - Liegt er mit dem Oberkörper 30–45° hoch? *Das erhöht die Compliance!*
  - Ist der Patient in Höhe der Hüfte für die OK-Hochlagerung positioniert? *Das erhöht die Compliance!*
- Muss er abgesaugt werden? Evtl. unter bronchoskopischer Kontrolle? *Verlegte Atemwege erhöhen die Resistance!*
- Sollte eine bronchodilatative Inhalation erfolgen? *Obstruktive Atemwege erhöhen die Resistance!*
- Ist der Tubus/die Trachealkanüle abgeknickt? *Erhöht die Resistance!*
- Ist der Tubus/die Trachealkanüle durchgängig? *Erhöht die Resistance!*
- Hat der Patient Angst, Panik, Schmerzen?
  - Falls JA: wann, permanent oder nach speziellen Verrichtungen? *Kann Resistance erhöhen und Compliance verringern!*
- Hat der Patient Husten?
  - Falls JA: warum?
  - Falls JA: wann, nach welcher Verrichtung tritt Husten auf? *Kann Resistance erhöhen und Compliance verringern!*

Weiterführende Literatur

Larsen R (2012) Anästhesie und Intensivmedizin für die Fachpflege, 8. Aufl. Springer, Heidelberg Berlin
Ullrich L, Stolecki D, Grünewald M (2010) Intensivpflege und Anästhesie, 2. Aufl. Thieme Stuttgart

Kontrollmechanismen und Steuerungsarten

Hartmut Lang

© Springer-Verlag GmbH Deutschland 2017
H. Lang (Hrsg.), *Außerklinische Beatmung*,
DOI 10.1007/978-3-662-53996-5_22

22

22.1 Kontrollmechanismen der Beatmung

Je nach Beatmungsform werden einzelne Variablen vom Respirator konstant gehalten (◘ Tab. 22.1).

22.2 Steuerungsarten der Beatmung

Steuerungsarten beziehen sich auf den Atemzyklus, also wann Inspiration und Exspiration beginnen und enden. Steuerungsvariablen sind Begrenzungsvariablen über den Ablauf der Inspiration (◘ Tab. 22.2). Es werden obere Grenzen für Druck, Volumen und Zeit angegeben, die nicht überschritten werden können. Bei Flowsteuerung beendet eine untere Grenze die Inspiration.

22.3 Praxisrelevante Beatmungsformen

So ergeben sich für die einzelnen Beatmungsformen die Mischformulierungen:

- **VCV** ist eine **volumenkontrollierte zeitgesteuerte** Beatmungsform, d. h., es wird mit jedem Atemhub ein vorgestimmtes Volumen verabreicht und die Inspiration endet nach einer vorbestimmten Zeit.
- **PCV** ist eine **druckkontrollierte zeitgesteuerte** Beatmungsform. Auch hier ist die Dauer der Inspiration vorbestimmt. Bei jedem Atemhub wird ein vorbestimmtes Luftdruckniveau nicht überschritten. Die Menge der Luft ist dabei variabel.

◘ **Tab. 22.1** Kontrollmechanismen

Volumenkontrolliert	Synonym: Volumenkonstant oder Volumengarantie Das Atemzugvolumen wird vom Gerät konstant gehalten, es wird immer das gleiche Volumen gegeben. Kann dieses Volumen nicht verabreicht werden, zeigt der Respirator die Alarmnachricht „Volumen inkonstant" an.
Druckkontrolliert	Synonym: Druckkonstant Der eingestellte Beatmungsdruck wird konstant gehalten, ein bestimmtes Druckniveau wird nicht überschritten.

◘ **Tab. 22.2** Steuerungsarten

Drucksteuerung	Während der Inspiration wird der Druck so lange aufgebaut, bis ein bestimmter Wert erreicht ist. Sobald dieser Druck erreicht ist, stellt die Beatmungsmaschine von Inspiration auf Exspiration um. Es gibt keine inspiratorische Pause.
Volumensteuerung	Das Beatmungsgerät schaltet von Inspiration auf Exspiration um, sobald das vorbestimmte Volumen verabreicht wurde, ohne inspiratorische Pause. Gefahr: Die Inspirationsphase ist dann beendet, wenn ein vorgegebenes Volumen abgegeben wurde, egal wo das Volumen bleibt, z. B. bei einer Leckage. Dabei wird das Volumen zwar abgegeben, aber es erreicht den Patienten nur zu einem Teil. Dadurch Hypoventilationsgefahr (→ volumengesteuerte Beatmung findet heute keine Anwendung mehr, wird jedoch häufig mit der volumenkontrollierten Beatmung verwechselt).
Zeitsteuerung	Inspiration und Exspiration stehen in einem bestimmten zeitlichen Verhältnis. VCV und PCV arbeiten mit einer Zeitsteuerung. Sie wird durch das Atemzeitverhältnis I:E bzw. T insp angegeben.
Flowsteuerung	Bei Unterschreiten einer bestimmten Flussgeschwindigkeit, eines bestimmten Flows, wird die Inspiration beendet und die Exspiration eingeleitet. Funktioniert bei modernen Respiratoren nur im Spontanatemmodus, nicht im mandatorischen Beatmungsmodus und nur nach Triggerung. Durch Triggermechanismen wird erkannt, der Patient möchte einatmen. Durch die Flowsteuerung wird erkannt, dass der Patient auch wieder ausatmen möchte.

- **PSV** ist eine**druckkontrollierte flowgesteuerte Beatmungsform**. Ein vorbestimmtes Luftdruckniveau wird nicht überschritten. Die Inspiration endet in Abhängigkeit von der Geschwindigkeit des inspiratorischen Luftstroms.
- **AVAPS/IVAPS** ist eine Mischform von**volumengarantierter zeitgesteuerter** Beatmungsform und **druckkontrollierter flowgesteuerter** Beatmung

Weiterführende Literatur

Larsen R (2012) Anästhesie und Intensivmedizin für die Fachpflege, 8. Aufl. Springer, Heidelberg Berlin

Flow und Flowkurven

Hartmut Lang

© Springer-Verlag GmbH Deutschland 2017
H. Lang (Hrsg.), *Außerklinische Beatmung*,
DOI 10.1007/978-3-662-53996-5_23

23.1 Sinusflow, konstanter Flow, dezelerierender Flow

Die Beatmungsformen wurden bisher nur anhand der Druck-Zeit-Diagramme vorgestellt. Auf den Displays moderner Respiratoren kann man aber zusätzlich eine Luftstromkurve, die **Flowkurve,** darstellen. Dieses Kapitel soll den Zusammenhang zwischen Druck- und Flowkurve zeigen, deshalb werden sie in den Abbildungen übereinander dargestellt.

Zunächst werden die verschiedenen Flowkurven vorgestellt, wie sie bei einer Spontanatmung, einer volumenkontrollierten und einer druckkontrollierten Beatmungsform auftreten (◘ Abb. 23.1). Dabei wird jeweils oben die Druckkurve (P=Pressure) und unten die dazugehörige Flowkurve (Flow) in den Abbildungen angezeigt.

Bei der **Spontanatmung** ist der Luftstrom recht gleichmäßig (◘ Abb. 23.1 links). Die inspiratorische Luftstromkurve hat die Form eines Bogens und wird Sinusflow genannt. Die Einatmung ist gleichförmig. Sie beginnt zunächst langsam. Der Luftstrom steigt aber schnell an und erreicht einen maximalen Punkt bzw. eine maximale Geschwindigkeit. Danach wird der Luftstrom gedrosselt, bis er ganz abebbt. Es wurde komplett eingeatmet, die Einatmung endet. Wird rascher eingeatmet, so folgt der Luftstrom der gestrichelten Kurve. Zu Beginn der Ausatmung strömt die Luft zunächst sehr rasch aus, da die Lungen reichlich mit Luft gefüllt sind. Im Verlauf wird auch dieser Luftstrom langsamer, bis komplett ausgeatmet wurde. Man erkennt an der Flowkurve, dass bei physiologischer Atmung ein Atemzeitverhältnis von ca. 1:2 oder 1:1,5 besteht.

Bei **volumenkontrollierter Beatmung** fließt die Luft mit einer konstanten, vom Anwender vorbestimmten Flussgeschwindigkeit (◘ Abb. 23.1 mittig). Man wählt bei den Beatmungsparametern einen Inspirationsflow, z. B. 45 l/min. Mit dieser Geschwindigkeit wird die Luft von Beginn der Inspiration an in die Patienten hineingegeben und zwar so lange, bis das vorbestimmte Volumen verabreicht ist. Das Volumen ist verabreicht, wenn der Spitzendruck erreicht ist. Die inspiratorische Luftstromkurve hat die Form eines Vierecks oder Rechtecks und wird **konstanter Flow** genannt. Ist das Volumen verabreicht, so fällt die Flowkurve auf den Wert 0 zurück, d. h., es fließt keine Luft mehr, weder im Schlauchsystem noch in den Patienten hinein. Diese Phase nennt man **Nullflowphase**. Sie dauert so lange, bis die Inspirationszeit beendet ist und die Exspirationszeit beginnt.

Bei **druckkontrollierter Beatmung** erscheint die inspiratorische Luftstromkurve nicht mehr rechteckig. Sie ist abgerundeter und fällt zur rechten Seite hin ab. Diese Form wird **dezelerierender Flow** genannt (◘ Abb. 23.1 rechts). Der inspiratorische Flow resultiert aus den Einstellungen P_{insp} und Inspirationsrampe. Zunächst ist der Luftstrom sehr hoch, die Luft fließt zunächst recht schnell, denn in den Lungen ist viel Platz und die Atemwegswiderstände sind gering. Wenn das obere Luftdruckniveau erreicht ist, erreicht die Luftstromkurve eine Maximalgeschwindigkeit. Diese wird PIF (Peak Inspiration Flow) genannt. Ab diesem Zeitpunkt wird die Flussgeschwindigkeit gedrosselt, Atemwegwiderstände sind vorhanden. Die Flussgeschwindigkeit sinkt allmählich. Ist ausreichend Luft verabreicht,

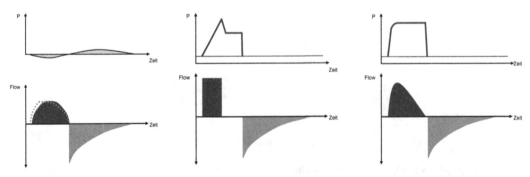

◘ **Abb. 23.1** Sinusflow bei links Spontanatmung (schnelle Einatmung: gestrichelte Linie); konstanter Flow mittig bei volumenkontrollierter Beatmung; dezelerierender Flow rechts bei druckkontrollierter Beatmung (eigene Darstellung, Bearbeitung Isabel Guckes)

damit das obere Luftdruckniveau gehalten werden kann, so ist der Flow = 0. Die exspiratorische Luftstromkurve zeigt bei allen Beatmungsmodi die ähnliche Form. Während der Exspiration fließt die Luft aus dem Patienten hinaus. Die Flowkurve ist im negativen bzw. unteren Bereich. Da bei der Exspiration nur das Ventil geöffnet wird, ist der exspiratorische Flow zu Beginn sehr hoch. Er nähert sich aber rasch der Null. Ab dem Zeitpunkt, an dem der Flow erneut Null ist, nennt man diese Phase auch **Nullflowphase**.

> ❯ Werden Einschlauch-Beatmungssysteme verwendet, wird i. d. R. nur die inspiratorische Flowkurve angezeigt, denn es fehlt ein Sensor, der den exspiratorischen Luftstrom misst.

23.1.1 Aussagen von Flowkurven

Die Flowkurven ergänzen die Informationen der Druckkurve und erlauben eine umfassendere Beurteilung der Beatmungssituation. Die Aussagen von Flowkurven sind:
- Flowkurven zeigen an, wie die Luft in die Atemwege fließt.
- Flowkurven zeigen an, wie die Luft wieder ausströmt.
- Der inspiratorische Flow ist positiv bzw. im oberen Bereich.
- Der exspiratorische Flow ist negativ bzw. im unteren Bereich.
- Eine Berechnung der von den Flowkurven eingeschlossenen Flächen gibt an, wie viel Volumen verabreicht wird und wie viel Volumen wieder ausströmt.
- Es wird angestrebt, dass das inspiratorische und exspiratorische Volumen gleich sind.
- Abweichungen können erkannt werden und geben Hinweise auf inspiratorische oder exspiratorische Fluss-Störungen

23.1.2 Vorteile des dezelerierenden Flows

Eine künstliche Beatmung versucht in Teilbereichen, die physiologische Atmung zu simulieren. Druckkontrollierte Beatmungsformen, die einen dezelerie-

renden Flow erzeugen, kommen der physiologischen Atmung näher als volumenkontrollierte Beatmungsformen mit konstantem Flow. Daher ergeben sich mehrere Vorteile des dezelerierenden Flows:
- Spitzendruck wird vermieden.
- Beachtung von Resistance und Compliance.
- Überdehnung gut belüfteter Alveolen wird vermindert.
- Verhindern der Pendelluft in Lungenarealen mit verminderter Dehnungsfähigkeit (▶ Abschn. 10.4.2).
- In Lungenarealen mit erniedrigter Compliance wird der Alveolareröffnungsdruck bereits zu Beginn der Inspiration erreicht.

23.2 Flow bei volumenkontrollierter Beatmung

- **Spitzendrücke und Plateauphasen**

Je schneller man den Flow einstellt, desto höher und schmaler erscheint das Rechteck des **konstanten Flows**. Das bedeutet, bezogen auf die Druckkurve, dass auch der Spitzendruck früher erreicht wird und höher ist. Die **Nullflowphase** während der Inspiration ist länger. Bezogen auf die Druckkurve ist auch die Plateauphase länger (❏ Abb. 23.2).

Im umgekehrten Fall, je langsamer man den Flow einstellt, desto flacher und breiter erscheint das Rechteck des **konstanten Flows.** Das bedeutet, dass der Spitzendruck später erreicht wird und niedriger ist. Die **Nullflowphase** während der Inspiration ist kürzer. Bezogen auf die Druckkurve ist auch die Plateauphase kürzer. Bei der Exspiration gibt es dagegen keine Unterschiede des Flows.

> **Praxistipp**
>
> Da hohe Druckspitzen vermieden werden sollen, empfiehlt es sich, den Flow langsamer einzustellen. Die Luft fließt dadurch etwas gleichmäßiger. Es kommt zu weniger Verwirbelungen, die dazu noch den Atemwegswiderstand erhöhen.

Moderne Beatmungsgeräte gestalten den Flow derart, dass er über die gesamte Inspirationszeit auf-

■ **Abb. 23.2**   Spitzendrücke und Plateauphasen bei unterschiedlich hohem Flow (eigene Darstellung, Bearbeitung Isabel Guckes)

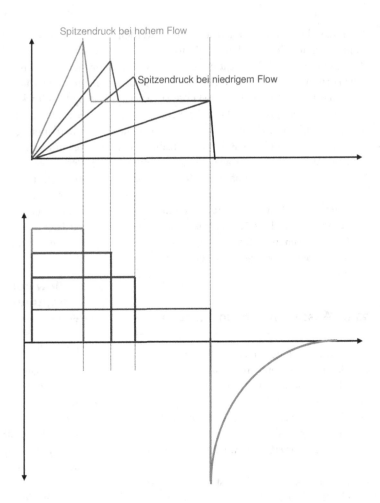

Spitzendruck bei hohem Flow

Spitzendruck bei niedrigem Flow

recht erhalten bleibt. Dadurch kommt es gar nicht zur Entwicklung eines Spitzendrucks.

23.3   Flow bei druckkontrollierter Beatmung

23.3.1 Flowverhalten bei unterschiedlich steiler Rampe

Die Rampe definiert, innerhalb welcher Zeit der Beatmungsdruck P_{insp} erreicht sein soll. Das kann schnell geschehen, z. B. innerhalb von 0,0–0,1 Sekunde bzw. wenn eine niedrige Stufe eingestellt ist (Stufe 1–2, ▶ Kap. 9) (■ Abb. 23.3 links). Dann wird der Flow sehr schnell gefördert und erreicht sein Maximum sehr rasch. Es entsteht ein schneller und hoher Luftfluss.

Die Rampe kann auch flacher sein, der Anstieg ist langsamer, z. B. innerhalb von 0,3–0,5 Sekunden bzw. wenn eine höhere Stufe eingestellt ist (Stufe 3–5, ▶ Kap. 9) (■ Abb. 23.3 rechts). Dann wird der Flow langsamer ansteigen, sein Maximum wird etwas später erreicht. Es entsteht ein Luftfluss, dessen Anstieg insgesamt langsamer und niedriger ist.

23.3.2 Flowverhalten bei unterschiedlich hohem P_{insp}

Die Höhe des P_{insp} wird so eingestellt, dass ein adäquates Atemzugvolumen für den Patienten erzeugt wird. Der P_{insp} ist daher individuell unterschiedlich hoch. Je höher der P_{insp} eingestellt wird, desto schneller wird der Flow sein (■ Abb. 23.4 links).

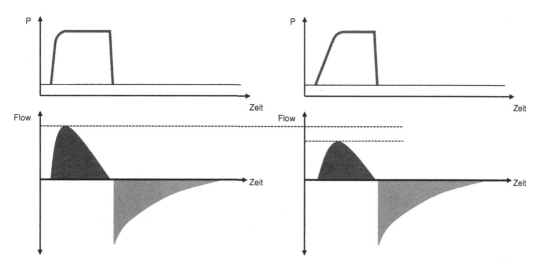

Abb. 23.3 Flowverhalten bei unterschiedlich steiler Rampe. Steile Rampe bzw. schneller Anstieg → schneller hoher Flow (links) und flache Rampe bzw. langsamer Anstieg → langsamer niedriger Flow (rechts) (eigene Darstellung, Bearbeitung Isabel Guckes)

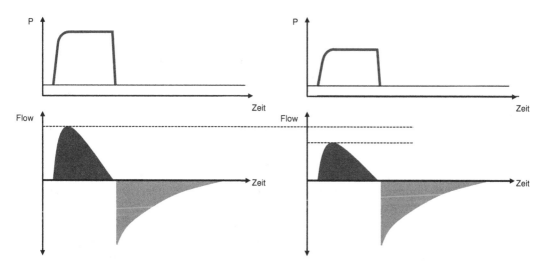

Abb. 23.4 Flowverhalten bei unterschiedlich hohem P_{insp}. Hoher P_{insp}, schneller hoher Flow (links), niedriger P_{insp}, schneller aber niedriger Flow (rechts) (eigene Darstellung, Bearbeitung Isabel Guckes)

Der Flow wird schnell gefördert und erreicht sein Maximum sehr rasch. Es entsteht ein hoher Luftfluss. Je niedriger der P_{insp} eingestellt wird, desto niedriger wird der Flow sein (■ Abb. 23.4 rechts). Der Flow wird auch rasch ansteigen, sein Maximum wird aber niedriger sein. Es entsteht ein Luftfluss, der insgesamt langsamer ist.

23.3.3 Flowkurve bei zu kurzer Exspirationszeit

Bei zu kurzer Exspirationszeit geht der Flow nicht auf Null zurück (■ Abb. 23.5 gestrichelte Linie). Die Exspirationszeit ist zu kurz für eine vollständige Exspiration. Daraus resultiert ein „intrinsischer PEEP".

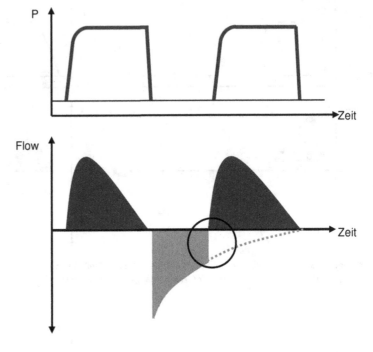

◻ Abb. 23.5   Flow bei zu kurzer Exspirationszeit, gestrichelte Linie endexspiratorischer Flow (eigene Darstellung, Bearbeitung Isabel Guckes)

Es wird nicht die gesamte Luft ausgeatmet, die sich in den Lungen befindet, sondern es verbleibt ein Restvolumen. Das addiert sich bei der nächsten Inspiration mit dem dabei verabreichten Luftvolumen. Es entsteht ein dauerhafter positiver innerer Luftdruck, der sog. „intrinsischer PEEP" bzw. der „intrinsic PEEP", auch „Auto-PEEP" genannt.

Der Unterschied zum eingestellten PEEP besteht darin, dass er mittels Beatmung erreicht wird. Bei dem klinisch relevanten APRV–Beatmungsmodus (Airway Pressure Release Ventilation) macht man sich das zunutze, denn dort werden die Exspirationsphasen mit Absicht kurz gehalten, um einen therapeutisch höheren PEEP zu erzeugen.

Vorsicht bei der Parameter-Einstellung, denn dieses Flowverhalten tritt auf bei:

- Erhöhung der Atemfrequenz bei gleichbleibender Zeit für T_{insp}
- Verkürzung der Exspirationszeit
- Risiko, wenn das I:E-Verhältnis kleiner ist als 1:1,5 bzw. auch bei umgekehrtem I:E, bei der die Einatemzeit länger dauert als die Ausatemzeit.

23.3.4 Flowkurve bei zu kurzer Inspirationszeit

Der dezelerierende Flow wird während der ganzen Zeit der Inspiration aufrechterhalten. Am Ende der Inspiration geht er jedoch nicht gegen Null zurück (◻ Abb. 23.6 gepunktete Linie), sondern bleibt positiv. Dann beginnt die Exspiration, die Luft wird abgelassen. Es erscheint ein „Treppenabsatz" in der inspiratorischen Flowkurve.

In diesem Fall wurde die Dauer der Inspirationszeit zu knapp bemessen. Sie reicht nicht aus, um das mit dem eingestellten Druck erreichbare Volumen zu verabreichen → Lungenareale mit erniedrigter Dehnungsfähigkeit werden nicht ausreichend ventiliert.

Vorsicht bei der Parameter-Einstellung, denn dieses Flowverhalten tritt auf bei:

- Erhöhung der Atemfrequenz bei gleichbleibendem I:E
- Verringerung der Zeit für T_{insp}

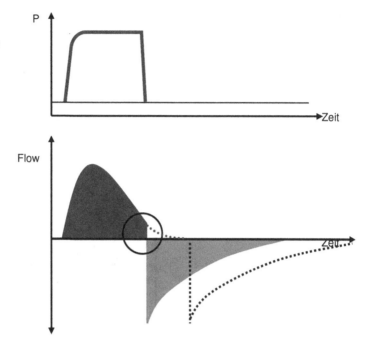

◻ **Abb. 23.6**   Flowkurve bei zu kurzer Inspirationszeit, gepunktete Linie endinspiratorischer Flow (eigene Darstellung, Bearbeitung Isabel Guckes)

23.3.5 **Flowtrigger**

Moderne Respiratoren erkennen die Eigenatembemühungen des Patienten. Diese sollen auch unterstützt werden. Der Patient muss eine gewisse Eigenleistung bei der Atmung erzeugen. Tut er das, so entsteht ein Luftfluss. Das Erreichen einer vorbestimmten Schwelle (◻ Abb. 23.7 gestrichelte Linie in der unteren Flowkurve) wird vom Respirator erkannt und nun wird atemsynchron der Beatmungsdruck P_{insp} verabreicht.

Diese Flowkurve ist zur besseren Kenntlichkeit übertrieben dargestellt, denn am Respirator wird in der Regel ein Flowtrigger von 2–5 l/min eingestellt. Das ist auf der angezeigten Flowkurve am Beatmungsgerät meist nicht erkennbar. Es kann auch eine Stufe eingestellt werden, die einen Schwierigkeitsgrad wiederspiegelt, z. B. Stufe 1–2 eher leicht, Stufe 3–4 ist eher mittel bis schwer.

Die Funktion Flowtrigger ermöglicht eine Synchronisation von kontrollierter Beatmung und Spontanatmung. Das ist bei fast allen Beatmungsmodi verwirklicht:

▬ Bei druckkontrollierter PCV-Beatmung kann ein Patient mit Hilfe des Flowtriggers einen zusätzlichen Beatmungshub auslösen. Damit übersteigt die Anzahl der gemessenen Beatmungshübe die Anzahl der im Menü eingestellten Beatmungshübe.
▬ Gleiches gilt für den volumenkontrollierten-druckregulierten Beatmungsmodus.
▬ Bei SIMV und BIPAP bzw. BiLevel kann mit Hilfe des Flowtriggers die Verabreichung der Beatmungshübe an die Spontanatmung des Patienten angepasst und somit synchronisiert werden. Dadurch verändert sich ggf. das Atemzeitverhältnis I:E ein wenig.
▬ Gleiches gilt für MMV und ASV (klinische Modi).

23.3.6 **Drucktrigger**

Moderne Respiratoren erkennen die Eigenatembemühungen des Patienten. Diese sollen auch unterstützt werden. Der Patient muss eine gewisse

■ **Abb. 23.7**　Flowtrigger. Triggerschwelle ist als gestrichelte Linie in der unteren Flowkurve dargestellt (eigene Darstellung, Bearbeitung Isabel Guckes)

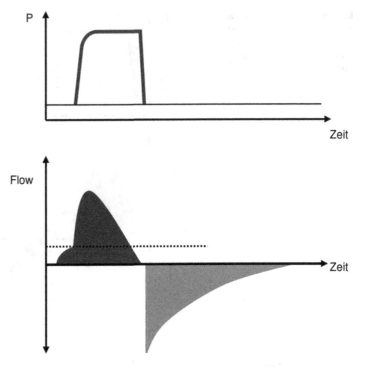

Eigenleistung bei der Atmung erzeugen. Tut er das, so entsteht ein leichter Unterdruck. Das Erreichen einer vorbestimmten Schwelle (■ Abb. 23.8 gestrichelte Linie in der oberen Druckkurve) wird vom Respirator erkannt und nun wird atemsynchron der Beatmungsdruck P_{insp} verabreicht.

Diese Druckkurve ist zur besseren Kenntlichkeit übertrieben dargestellt, denn am Respirator wird in der Regel ein Drucktrigger von –1 bis –2 mbar eingestellt. Das ist auf der angezeigten Druckkurve meist nicht erkennbar. Es kann auch eine Triggerstufe eingestellt werden, die dann den Schwierigkeitsgrad wiederspiegelt, z. B. Stufe 1–2 eher leicht, Stufe 3–4 ist eher mittel bis schwer. Das kann auf der Druckkurve meist gar nicht erkannt werden. Atmet ein Patient spontan ein, so wird ein leichter Unterdruck erzeugt, der leicht unterhalb des PEEP-Niveaus sinkt. Das löst gleichzeitig einen Luftfluss, einen Flow aus. Auch dieser ist oben zur besseren Kenntlichkeit übertrieben dargestellt.

Der Drucktrigger ermöglicht eine Synchronisation von kontrollierter Beatmung und Spontanatmung. Verwirklicht wird dies bei einigen Beatmungsmodi:

- Bei volumenkontrolliertem VCV kann ein Patient mit Hilfe des Drucktriggers einen zusätzlichen Beatmungshub auslösen. Damit übersteigt die Anzahl der gemessenen Beatmungshübe die Anzahl der im Menü eingestellten Beatmungshübe.
- Bei vielen Heimbeatmungsgeräten älterer Bauart übernimmt der Drucktrigger im Modus A-PCV die gleiche Funktion.
- Bei volumenkontrolliertem SIMV wird mit Hilfe des Drucktriggers die Verabreichung der Beatmungshübe an die Spontanatmung des Patienten angepasst und somit synchronisiert. Dadurch verändert sich ggf. das Atemzeitverhältnis I:E ein wenig. Auch hier sind es meist ältere Intensivrespiratoren, die den Drucktrigger aber noch keine Flowtriggerfunktion haben.

23.3.7 Flowtrigger versus Drucktrigger

Ein **Drucktrigger** funktioniert, indem das Beatmungsgerät beim Beginn der Inspiration des Patienten das Inspirationsventil noch verschlossen hält. Der Patient atmet also zunächst gegen ein geschlossenes Ventil ein. Der Luftfluss ist unterbrochen. Damit kann das Gerät den Unterdruck messen, der bei der

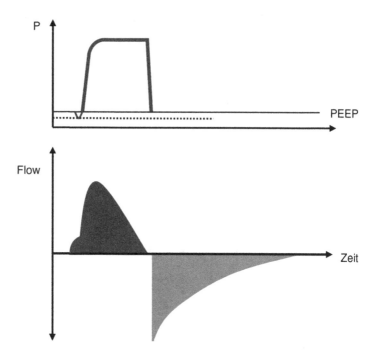

Abb. 23.8 Drucktrigger. Triggerschwelle: gestrichelte Linie in der oberen Druckkurve (eigene Darstellung, Bearbeitung Isabel Guckes)

Spontanatmung entsteht. Erst das Erreichen einer eingestellten Schwelle öffnet das Ventil. Die Einatmung kann als „abgehackt" oder als unterbrochen empfunden werden. Das löst Asynchronität aus. Der Patient „zieht" die Luft ein und muss darum kämpfen, „fighten". Das wiederum erhöht die Atemanstrengung und kann zur raschen respiratorischen Erschöpfung führen.

Ein **Flowtrigger** ermöglicht einem Patienten eine leichtere Spontanatmung. Das Inspirationsventil ist jederzeit geöffnet, die Luft kann fließen. Bei der Inspiration muss der Patient die Luft nicht stark „ziehen". Der Luftfluss bei der Einatmung ist nicht unterbrochen, sondern kontinuierlich vorhanden. Der Übergang bis zum Erreichen der Flowtriggerschwelle und dem Übergang zur Verabreichung des Beatmungshubes ist nahezu übergangslos.

Fazit

Für beide Triggerarten gilt: Die sensible Einstellung der jeweiligen Triggerschwelle entscheidet über den Erfolg einer Synchronität von Spontanatmung und kontrollierter oder assistierter Beatmung. Ist die jeweilige Schwelle zu groß eingestellt, kann der Patient entweder den Flow oder den Unterdruck nicht

erzeugen, der zum Auslösen des Beatmungshubs oder einer Luftdruckunterstützung bei der Spontanatmung (PSV) führt. Der Patient erhält folglich auch keinen Beatmungshub. Hypoventilation ist dabei das Risiko. Die Atemanstrengung ist erhöht und führt zur respiratorischen Erschöpfung.

23.4 Flowkurve im PSV

Die weitere Möglichkeit eines „Treppenabsatzes" in der Flowkurve gibt es im PSV. Hierbei ist die Dauer der Inspiration nicht zu kurz, denn die wird im PSV gar nicht vorbestimmt, sondern dieser Treppenabsatz ist gewollt. Grund ist die Steuerungsart der Beatmung. Steuerungsarten bestimmen den Atemzyklus, also wann die Inspiration anfängt und wann sie endet. ASB bzw. PSV ist eine **flowgesteuerte** Beatmungsform. Die unterschiedlichen Einflussfaktoren werden nachfolgend dargestellt.

23.4.1 Flowtrigger

Im ASB/PSV erkennt der Respirator die Einatembemühungen des Patienten. Diese sollen unterstützt werden. Atmet er ein, so entsteht ein kleiner Luftfluss. Der Patient muss so kräftig einatmen, bis er einen Flow erzeugt, der der eingestellten Triggerschwelle entspricht. z. B. 5 l/min. Erreicht der Patient diese Schwelle, bekommt der die Druckunterstützung für seine Einatmung, die PS-Druckunterstützung (◘ Abb. 23.9). Erreicht der Patient diese Schwelle nicht, so erhält er auch keine Druckunterstützung.

23.4.2 Anstieg bzw. Rampe

Es wird bestimmt, wie schnell die Luftdruckunterstützung erreicht werden soll, bzw. wie schnell das hohe Luftdruckniveau **der Druckunterstützung** erreicht werden soll. Das wird mit dem Beatmungsparameter **Anstieg** bzw. **Rampe** eingestellt (◘ Abb. 23.10).

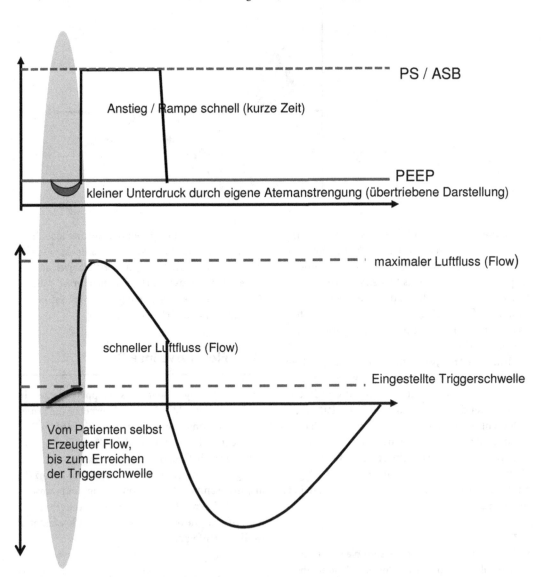

◘ **Abb. 23.9** Flowtrigger bei PSV (eigene Darstellung, Bearbeitung Isabel Guckes)

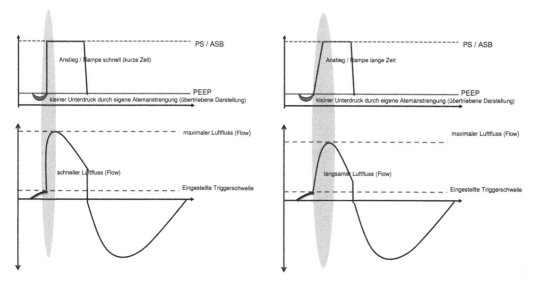

☐ Abb. 23.10 Anstieg bzw. Rampe. schneller Anstieg (links) und langsamer Anstieg (rechts) (eigene Darstellung, Bearbeitung Isabel Guckes)

Meist wird eine kurze Zeit, z. B. 0–200 Millisekunden (ms) bzw. 0,0–0,2 s eingestellt. Das erleichtert einem Patienten mit geschwächter, erschöpfter Atemmuskulatur die Atemarbeit. Je kürzer die Zeit für den **Anstieg** bzw. **Rampe** gewählt wird, umso schneller wird das Luftdruckniveau **der Druckunterstützung** erreicht. Und umso schneller wird der Luftfluss (Flow), den das Beatmungsgerät erzeugt. Durchaus bis 60–80 l/min (1–1,3 l/s).

- **Vorteil für den Patienten**: Erleichterung der Atemarbeit, wichtig bei vorhandener Atemnot.
- **Nachteil**: Teilweise empfindet der Patient die Unterstützung als: „zu viel Druck".

Je länger die Zeit für den **Anstieg** bzw. **Rampe** gewählt wird, umso langsamer wird das Luftdruckniveau **der Druckunterstützung** erreicht und umso langsamer wird der Luftfluss (Flow), den das Beatmungsgerät erzeugt.

Vorteil für den Patienten:

- Luft kommt nicht so schnell
- Wird als angenehmer empfunden
- Luft kann sich gleichmäßiger in der Lunge verteilen

- Patienten mit „restriktiven" Lungenerkrankungen profitieren ggf. davon.

Nachteil:

- Patient muss mit Kraftanstrengung einatmen, „Luft ziehen"
- Gefühl, als käme gar keine Luft
- Kann erneut Erschöpfung auslösen

23.4.3 Exspirationstrigger

Der Exspirationstrigger wird je nach Gerät anders bezeichnet:

- **Exsp. Trigger**
- **Tg (E)**
- **ETS**

Ein Patient atmet im ASB- bzw. PSV-Modus spontan und erhält eine Luftdruckunterstützung. Das Beatmungsgerät muss auch erkennen, wann die eigene Einatmung beendet ist und die Ausatmung beginnen soll. Dafür gibt es den Beatmungsparameter **Exspirationstrigger**.

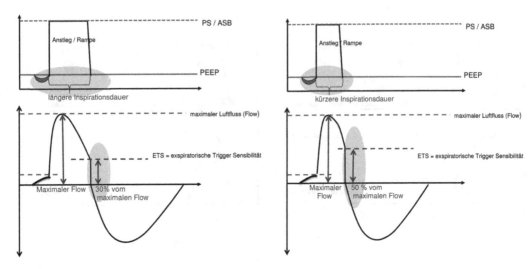

○ **Abb. 23.11** Exspirationstrigger: links niedrig (ETS 30 %), rechts hoch (ETS 50 %) (eigene Darstellung, Bearbeitung Isabel Guckes)

■ **Funktionsprinzip Exspirationstrigger**

Das Beatmungsgerät misst ständig den erzeugten Luftfluss (Flow). Relativ rasch, meist schon zum Beginn der Einatmung, wird eine maximale Luftfluss-Geschwindigkeit erreicht (ein maximaler Flow), der PIF. Dieser Wert wird vom Beatmungsgerät gespeichert und mit dem Wert **100 %** gleichgesetzt. Im weiteren Verlauf der Einatmung bzw. Inspiration nimmt der Luftfluss immer weiter ab. Ab einem gewissen Wert, der mit dem Parameter TgE / ETS E eingestellt wird, wird die Ausatmung eingeleitet (○ Abb. 23.11). Dieser Wert ist variabel einstellbar und beträgt in der Praxis meistens **25 %** und bedeutet dann: wenn der Luftfluss so weit abfällt, dass nur noch eine Luftflussgeschwindigkeit von 25 % der zuvor gemessenen maximalen Luftflussgeschwindigkeit PIF erreicht ist, wird die Ausatmung eingeleitet. Je **höher** die **%-Zahl** ist, desto früher wird die Ausatmung eingeleitet/ausgelöst.

■■ **TgE / ETS mit niedriger %-Zahl eingestellt**

Wenn Tg E real < 25 % ist, dauert die Einatmung länger und die Ausatmung ist evtl. erschwert. Diese Einstellung bietet keinen Vorteil, da der Patient pressen muss, um auszuatmen. Dieses Pressen führt wieder zur Erschöpfung.

■■ **TgE / ETS mit hoher %-Zahl eingestellt**

Ist Tg E real auf > 40 % eingestellt, werden die Einatmung kürzer und die Ausatmung evtl. erleichtert. Das bietet für den Patienten (auch im Selbstversuch so erfahren!) den Vorteil einer erleichterten Ausatmung, bei der er nicht angestrengt und „kräfteraubend" pressen muss, damit er ausatmen kann.

Weiterführende Literatur

Rittner F, Döring M (2013) Kurven und Loops in der Beatmung. http://www.draeger.com/sites/assets/PublishingImages/ Products/rsp_evita_infinity_v500_sw2/DE/9097420Kur-ven-Loops-Fibel-DE-230513.pdf. Recherche 20.05.2015

Alarme und Alarmeinstellungen

Hartmut Lang

© Springer-Verlag GmbH Deutschland 2017
H. Lang (Hrsg.), *Außerklinische Beatmung*,
DOI 10.1007/978-3-662-53996-5_24

Alarme sollen die betreuenden Personen (Pflegekräfte und Ärzte) auf bedrohliche Situationen für die Patienten während der Beatmung aufmerksam machen. Deshalb werden Alarmgrenzen eingestellt, die zu Beginn der Dienstschicht jedes Mal erneut kontrolliert werden müssen.

24.1   Stufen der Alarmmitteilungen

In der Regel gibt es drei Stufen der Alarmmitteilungen, die sowohl optisch als auch akustisch angezeigt werden.

- Alarmmeldungen mit **höchster Priorität**: meist mit roten optischen Signalen und einer längeren, sich ständig wiederholenden, sehr eindringlichen Tonfolge
- Alarmmeldungen mit **mittlerer Priorität**: i. d. R. mit roten oder gelben optischen Signalen und Tonfolgen, die nicht so eindringlich sind
- Alarmmeldungen mit **geringer Priorität**: i. d. R. mit gelben optischen Signalen und einer einzelnen Tonfolge

Mögliche wählbare Alarme:
- Atemwegsdruck (P_{aw})
- Atemwegsdruck tief (PEEP)
- Minutenvolumen tief
- Minutenvolumen hoch
- Atemzugvolumen tief
- Atemzugvolumen hoch
- Atemfrequenz hoch
- Atemfrequenz tief
- Apnoezeit

Für diese Alarme sind vom Anwender Grenzen einzustellen. Diese sollen auch zu Beginn jeder Schicht vom Mitarbeiter kontrolliert werden. Ggf. können sie an die Bedingungen des Patienten angepasst werden. Sie sind somit nicht starr.

Für die Wahl der Alarmgrenzen gilt, sie sollen dem Anwender rechtzeitig einen Hinweis geben, falls eine Alarmsituation eintritt und der Patient gefährdet wird. Die Alarmgrenzen sollen nicht zu weit auseinander liegen, denn sonst besteht die Gefahr, dass eine Alarmsituation nicht rechtzeitig erkannt wird. Die Alarmgrenzen sollen jedoch auch nicht zu eng aneinander liegen. Es könnten sonst Alarmhinweise

gezeigt werden, die gar keine Gefährdung der Patienten bedeuten. Das Resultat wäre nur eine unerträgliche akustische Belastung, v. a. auch für den Patienten, der ja direkt neben dem Beatmungsgerät liegt.

Moderne Beatmungsgeräte legen die Alarmgrenzen für den Anwender zunächst auch fest, jedoch wird die Einstellung der Alarmgrenzen vom Beatmungszentrum erfolgen. Diese müssen nach einer endgültigen Beatmungseinstellung erneut überprüft und angepasst werden.

24.2   Spezielle Alarme

24.2.1 Atemwegsdruck/P_{max}

Diese Atemwegsdruckgrenze (P_{aw}, P_{max}, P_{peak}) soll vor unbeabsichtigt hohen Luftdrücken schützen und nicht überschritten werden, denn hohe Luftdrücke können das Lungengewebe schädigen und zum Barotrauma führen. Hohe Luftdrücke werden in der Inspiration erreicht.

> In der Regel wird eine Luftdruckbegrenzung zwischen 30–40 mbar bzw. cm H_2O gewählt.

Es bestehen 2 Möglichkeiten, wie diese Grenze funktioniert:

1. Übersteigt ein Luftdruck die eingestellte Grenze, wird der Luftdruck limitiert, d. h. höher als die eingestellte Grenze kann der Luftdruck nicht steigen. Dabei wird aber nicht zwingend die Inspirationsphase abgebrochen. Sie kann entsprechend der eingestellten Inspirationsdauer (T_{insp}) aufrechterhalten bleiben.
2. Funktion bei volumenkontrollierter Beatmung: Übersteigt ein Luftdruck die eingestellte Grenze jedoch um mehr als 10 mbar, wird die Inspiration abgebrochen. Das Überdruckventil oder Exspirationsventil wird geöffnet, die Luft wird abgelassen und der Luftdruck in der Lunge sinkt wieder auf den eingestellten PEEP zurück.

Mögliche Ursachen für Alarm „**Atemwegsdruck zu hoch**":
- Alarmgrenze wurde überschritten
- Patient hustet
- Patient „presst", atmet gegen das Gerät

- Sekretverlegung des Tubus/der Trachealkanüle
- Beatmungszugänge abgeknickt

Mögliche Ursachen für Alarm „**Atemwegsdruck zu niedrig**":
- Keine Dichtigkeit des Schlauchsystems
- Leckage
- Cuffmanschette ist nicht ausreichend geblockt – dadurch Leckage
- Diskonnektion
- Tracheoalkanüle disloziert

Atemwegsdruck tief/PEEP tief: Dieser Alarm soll den Anwender davor warnen, wenn der Luftdruck in der Beatmung zu niedrig ist.

❯❯ Einstellung: ca. 2–3 mbar/cm H_2O unterhalb des PEEP-Niveaus.

Durch die Einstellung des PEEP ist festgelegt, welcher Luftdruck mindestens aufrecht erhalten bleiben soll. Wird nun dieser Mindest-Luftdruck unterschritten, so gibt es einen Alarm. Niedrige Luftdrücke werden in der Ausatemphase erreicht.

Mögliche Ursachen für **zu niedrige Luftdrücke**:
- Beatmungsschlauchsystem hat einen Defekt oder eine Leckage
- Beatmungsschlauchsystem ist nicht richtig konnektiert, zu locker aufgesetzt
- Cuffmanschette der Trachealkanüle nicht ausreichend geblockt, dadurch entsteht Nebenluft
- Dislokation der Trachealkanüle
- Patient triggert, atmet ein und erzeugt dadurch einen niedrigeren Druck als das PEEP-Niveau, hier die Alarmgrenze anpassen!

24.2.2 Minutenvolumen

Das Minutenvolumen (MV) errechnet sich aus der Atemfrequenz (AF) und dem Atemzugvolumen (AZV): AF × AZV = MV.

Beispiel
14 × 500 ml = 7 l/min.

Innerhalb gewisser Bereiche ist die Ventilation und Beatmung der Patienten nicht gefährdet. Unterhalb einer Grenze besteht jedoch die Gefahr, dass Patienten nicht ausreichend ventiliert werden. Es droht eine Hypoventilation und daraus ein ungenügendes Abatmen von CO_2. Daraus droht eine CO_2-Narkose.

Oberhalb einer Grenze besteht die Gefahr der Hyperventilation. Hier kann eine Hypokapnie mit evtl. auftretenden tetanischen Krämpfen resultieren.

Mögliche Ursachen für Alarm „**Minutenvolumen zu hoch**":
- Patient atmet zu schnell, er hyperventiliert
- Unbeabsichtigte Hyperventilation durch falsche Parametereinstellung
- Im A-PCV auch beides möglich

❯❯ Empfehlung für die Alarmeinstellung: durchschnittliches MV + 50 %, in obigen Beispiel 7 l/min + 50 %, also bei 10,5 l/min.

Mögliche Ursachen für Alarm „**Minutenvolumen zu niedrig**":
- Hypoventilation des Patienten
- Unbeabsichtigte Hypoventilation durch falsche Parametereinstellung
- Verlegung der Atemwege
- Verlegung des Tubus
- Obstruktion der Atemwege
- Leckage im Schlauchsystem

❯❯ Empfehlungen für die Alarmeinstellung: durchschnittliches MV - 50 %, in obigen Beispiel 7 l/min - 50 %, also bei 3,5 l/min.

24.2.3 Atemzugvolumen

Für eine ausreichende Ventilation soll ein Patient ein Atemzugvolumen (V_t, AZV) von 6 ml/kg KG bezogen auf sein Idealgewicht erhalten. In der Heimbeatmung werden für die Menschen jedoch auch höhere Atemzugvolumina angestrebt, da sonst deren Lungenbelüftung unzureichend ist. So bei Menschen mit restriktiven Lungen (OHS, Hoher Querschnitt, Thorax-restriktive Erkrankungen). Ihnen muss ein garantiertes Atemzugvolumen verabreicht werden.

Auch hierbei ist eine gewisse Variation ohne Gefährdung des Patienten gestattet. Das Atemzugvolumen ist ein Anteil des Minutenvolumens, somit entsprechen die Risiken den schon beschriebenen des Minutenvolumens (▶ Abschn. 24.2.2).

Mögliche Ursachen für den Alarm „**Atemzug-volumen zu hoch**":

- Patient atmet zu tief, weil die PS-Unterstützung zu hoch
- Luftdrücke zu weit auseinander, weil der Abstand zwischen PEEP und P_{insp} zu groß (bei druckkontrollierter-Beatmung) ist
- V_t zu hoch gewählt (bei volumenkontrollierter Beatmung)

❯❯ **Empfehlungen für die Alarmeinstellung: durchschnittliches AZV + 50 %.**

Mögliche Ursachen für den Alarm „**Atemzugvolu-men zu niedrig**":

- Hypoventilation des Patienten:
  - Patient atmet zu flach, z. B. bei zu tiefer Anlagosedierung oder ungünstiger Lagerung
  - Evtl. zu wenig PS-Unterstützung
- Luftdrücke zu eng eingestellt, d. h. der Abstand zwischen PEEP und P_{insp} ist zu gering (bei druckkontrollierter-Beatmung)
- V_t zu niedrig eingestellt (bei volumenkontrol-lierter Beatmung)
- Verlegung der Atemwege
- Verlegung der Trachealkanüle bzw. des Tubus
- Obstruktion der Atemwege
- Leckage im Schlauchsystem

❯❯ **Empfehlungen für die Alarmeinstellung: durchschnittliches AZV - 50 %.**

Bei Menschen, denen ein garantiertes Mindest-Atemzugvolumen verabreicht werden muss, wird dieses in den Einstellparametern eingestellt. In dem Fallbeispiel aus ▶ Kap. 9 und ▶ Kap. 11 soll der Patient mindestens 550 ml Luft pro Atemzug erhalten. Wird das nicht mit den Druckeinstellungen erreicht, so ändert sich der Modus automatisch in eine volu-menkontrollierte und druckregulierte Beatmung. Das wird jedoch nicht in der Anzeige des Respira-tors angezeigt. Im o. g. Beispiel wird der Beatmungs-modus weiterhin A/C-PCV genannt.

24.2.4 Atemfrequenz

Ein erwachsener Mensch atmet mit einer Frequenz (f oder AF) von ca. 12–20 ×/Minute. Bei der Beat-mung werden meistens vergleichbare Atemfrequen-zen gewählt. Auch hierbei ist eine gewisse Variation ohne Gefährdung des Patienten gestattet. Die Atem-frequenz ist ein Anteil des Minutenvolumens, somit entsprechen die Risiken den schon beschriebenen des Minutenvolumens (▶ Abschn. 24.2.2).

Mögliche Ursachen für den Alarm „**Atemfre-quenz zu hoch**":

- Patient atmet zu schnell (Tachypnoe):
  - Patient hat Angst oder Schmerzen oder beides und atmet deswegen beschleunigt
  - Evtl. Trigger im PS zu niedrig, dadurch Autotriggerung mit resultierender Frequenzsteigerung
  - Patient droht sich zu erschöpfen
- Beatmungsfrequenz f zu hoch gewählt

❯❯ **Empfehlungen für die Alarmeinstellung: 30–35 Atemzyklen/min.**

Mögliche Ursachen für den Alarm „**Atemfrequenz zu niedrig**":

- Patient atmet zu langsam (Bradypnoe), z. B.:
  - Bei zu tiefer Analgosedierung
  - Patient ist schon erschöpft
- Beatmungsfrequenz f zu niedrig gewählt

❯❯ **Empfehlungen für die Alarmeinstellung: 8 Atemzyklen/min.**

24.2.5 Apnoezeit/Apnoeventilation/ Back-Up-Einstellung

Nahezu alle Beatmungsgeräte zeigen den Alarm „Apnoezeit" bzw. „Apnoeventilation" an und lassen die Wahl bis zu 60 Sekunden. In der Regel werden Werte zwischen 15–30 Sekunden gewählt. Oft ist bei modernen Beatmungsgeräten die Apnoezeit auf 15 Sekunden als Starteinstellung vorkonfiguriert. Das

Gerät gibt somit einen Alarm, einen mit einer sehr hohen Priorität, wenn die Apnoezeit länger als 15 Sekunden eingestellt ist. Ist die Zeit auf 30 Sekunden eingestellt, so wird der Alarm erst nach 30 Sekunden erfolgen.

Bei machen Beatmungsgeräten muss eine Apnoeventilation erst aktiviert werden, andere haben sie aus Sicherheitsgründen schon immer aktiv. Es folgt somit also nicht immer automatisch eine Apnoeventilation, wenn ein Apnoealarm angezeigt wird. Es ist sinnvoll, dass immer eine aktive Apnoeventilation am Gerät aktiviert ist.

Das gilt v. a. bei Patienten, die mit PS-Unterstützung vollständig allein atmen. Diese geschieht i. d. R. mit der Back-Up-Einstellung, bei der eine Mindest-Atemfrequenz, ein T_{insp} oder ein I:E-Verhältnis eingegeben wird. Es kann bei diesen Patienten dazu kommen, dass sie ermüden oder sich erschöpfen und somit das Atmen einstellen. Die Apnoeventilation soll ihnen somit eine Beatmung ermöglichen. Die Apnoeventilation setzt nach einer gewissen Zeit ein (einstellbar als Apnoezeit). Sie ist häufig unterlegt mit optischen und akustischen Alarmen höchster Priorität.

Ist jedoch bei Menschen im PSV-Modus häufig damit zu rechnen, dass sie alleine nicht atmen, wird die Back-Up-Einstellung aktiv. Sehr selten ist das mit einem Alarm gekoppelt, denn es wird ja erwartet, dass die Menschen nicht mehr atmen. Das geschieht häufig in Ruhephasen, z. B. nachts. Die Patienten sollen dann nicht durch Alarmtöne erweckt werden.

Die Apnoeventilation wird als volumen- oder druckkontrollierte Beatmung durchgeführt. Die Einstellungen der Beatmungsparameter sind meistens vom Beatmungsgerät vorkonfiguriert, manchmal müssen sie separat eingestellt werden. Ist eine Back-Up-Einstellung aktiv, weil der Patient nicht mehr atmet, verändert sich der Beatmungsmodus automatisch in eine druckkontrollierte Beatmung, ohne dass es in der Anzeige des Respirators angezeigt wird. Die Höhe der Druckunterstützung PS wird automatisch zum Beatmungsdruck. Atmet der Mensch nach seiner Ruhephase wieder aktiv selbst, so wird es wieder zur PSV-Atmung.

- **Kombination von Back-Up und Atemzugvolumen und Atemfrequenz**

Zur Sicherung der Beatmung bei einer Apnoe und des für notwendig erachteten Atemzugvolumens ist sehr häufig zu beobachten, dass alle Eingaben schon vom Beatmungszentrum erfolgt sind. Sie sind somit gar keine Alarme, sondern Beatmungseinstellungen. Es wird erwartet, dass Patienten sich erschöpfen und/oder hypoventiliert sind. Dem wird durch die kombinierte Beatmungseinstellung vorgebeugt.

Weiterführende Literatur

Schäfer S, Kirsch F, Scheuermann G, Wagner R (2011) Fachpflege Beatmung, 6. Aufl. Urban & Fischer, Elsevier München

Messwerte der Beatmung

Hartmut Lang

© Springer-Verlag GmbH Deutschland 2017
H. Lang (Hrsg.), *Außerklinische Beatmung*,
DOI 10.1007/978-3-662-53996-5_25

Beatmungsparameter werden nicht nur eingestellt. Die Messwerte geben eine Auskunft darüber, welche Ergebnisse die eingestellten Werte ergeben. Es kann ein Vergleich erfolgen, ob die gewünschten Werte für den Patienten auch erreicht werden. Im Folgenden werden wichtige Messwerte vorgestellt und eingeordnet.

25.1   Messwerte

25.1.1 Druckwerte

- **Spitzendruck**

Dies ist der maximal gemessene Luftdruck, der während eines Atemzyklus gemessen wird, auch „pressure peak" (P_{peak}) oder PIP (Peak Inspiration Pressure) genannt. Dieser soll i. d. R. bei der druckkontrollierten Beatmung mit dem P_{insp} und bei der PSV-Atmung mit dem **PEEP** plus **PS** übereinstimmen. Es kommt jedoch immer wieder zu kleinen Abweichungen, die für den Patienten nicht gefährlich sind.

- **Minimaldruck**

Der minimalst gemessene Luftdruck, der während eines Atemzyklus gemessen wird, auch „pressure minimum" (P_{min}) genannt. Dieser soll in der Regel bei der Beatmung mit dem **PEEP** übereinstimmen. Es kommt jedoch immer wieder zu kleinen Abweichungen, die vor allem bei einsetzender Spontanatmung vorkommen. Durch Kontraktion der Atemmuskulatur bei der Spontanatmung und Triggerung kommt es kurz zu einer Absenkung des Druckes auch unterhalb des PEEP-Niveaus. Dieser Wert wird dann gemessen und angezeigt (◘ Abb. 25.1).

- **PEEP**

Der „positive end exspiratory pressure", der positive Luftdruck am Ende der Ausatemphase (Exspirationsphase) überprüft, ob der eingestellte PEEP mit dem gemessenen PEEP übereinstimmt. Meistens stimmt es überein, manchmal gibt es kleine Abweichungen, die für den Patienten nicht gefährlich sind.

- **Beatmungsmitteldruck**

Das Beatmungsgerät errechnet bei jedem Atemzyklus den Beatmungsmitteldruck, kurz **Mitteldruck**, „pressure mean" (P_{mean}). Es ist der Mittelwert von Spitzendruck P_{peak}/P_{insp} und dem PEEP.

Beispiel
P_{insp} = 20 mbar
PEEP = 8 mbar
Errechnung des Mittelwertes: 20 + 8 = 28:2 = 14 mbar

Bei der Beatmung von Erwachsenen hat dieser Messwert eine untergeordnete Rolle. Während er bei der Beatmung von Früh- und Neugeborenen eine große Bedeutung hat und Hinweise gibt, ob die Atemwege während des gesamten Atemzyklus offen bleiben.

- Je höher der Mitteldruck ist, umso wahrscheinlicher das Offenbleiben der Atemwege.
- Je niedriger der Mitteldruck, umso größer das Risiko, des Atemwegkollaps.

25.1.2 Volumina

- **Atemminutenvolumen**

Das Beatmungs- oder das Atemvolumen, welches innerhalb einer Minute in die Lunge des Patienten kommt, wird auch Minutenvolumen (**MV**) genannt. Es errechnet sich aus dem Atemzugvolumen (V_t) × Atemfrequenz (**f/AF**).

- **Spontanatmungsminutenvolumen**

Dies ist das Minutenvolumen, das durch spontane Atmung eingeatmet wird (**MV spontan**). Viele Beat-

◘ **Abb. 25.1** P_{min} bei Triggerung (eigene Darstellung, Bearbeitung Isabel Guckes)

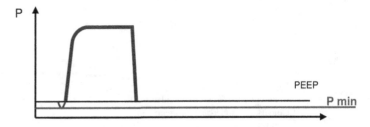

mungsformen lassen spontane Atmung zu, so PS oder AVAPS. Der Anteil des gesamten Atemminutenvolumens wird wie oben beschrieben gemessen. Der Anteil des Minutenvolumens, das durch spontane Atemaktivität erreicht wird, ist in den Messwerten separat angezeigt. Bei augmentierten Beatmungsformen zeigen sich Hinweise, wie groß der Anteil der Spontanatmung derzeit ist.

- **Atemzugvolumen**

Das Atemzugvolumen (**AZV**) oder Tidalvolumen „volume tidal" (**V_t oder V_{ti}**) misst, wie viel Milliliter (ml) Luft in den Patienten bei der Inspiration gelangt. Pro Atemzug soll der Patient ein angemessenes Luftvolumen erhalten. Bei der druckkontrollierten und der druckregulierten Beatmung wird das indirekt durch den Unterschied zwischen P_{insp} und PEEP erreicht. Bei volumenkontrollierter Beatmung soll das eingestellte mit dem gemessenen Atemzugvolumen übereinstimmen. Bei der PSV-Atmung wird ein entsprechendes V_t indirekt durch den Unterschied zwischen PS und PEEP erreicht.

- **Exspirationsvolumen**

Das „volume tidal exspiration" (**V_{te}**) gibt an, wie viel Milliliter (ml) Luft aus der Lunge des Patienten bei der Exspiration wieder herauskommt. Zwischen V_t und V_{te} wird es Abweichungen geben. Diese treten bei einer kontrollierten Beatmung eher selten auf und fallen gering aus. Bei Spontanatmung kann es jedoch zu größeren Abweichungen kommen. Nicht immer stimmen in einem Atemzyklus eingeatmete und ausgeatmete Luftmengen überein. Im Verlauf einer Minute gleicht es sich jedoch i. d. R. aus.

Vorsicht ist geboten, wenn die eingeatmete (inspirierte) Luftmenge immer größer ist als die ausgeatmete (exspirierte) Luftmenge. Hierbei kann es zu ungewollten Luftansammlungen in der Lunge kommen, die den Luftdruck innerhalb der Lunge erhöht. Das trägt zur Entstehung des „intrinsic PEEP" bei. Das würde dann auch die Messwerte von PEEP und P_{mean} erhöhen (▶ Abschn. 25.1.1).

❯ Das V_{te} wird nur gemessen, wenn ein Zweischlauchsystem verwendet wird.

25.1.3 Frequenzwerte

- **Beatmungsfrequenz**

Die Beatmungsfrequenz, **f_{mand}** oder **AF_{mand}** wird in „breaths per minute" (**bpm**) oder AZ/min (= Atemzyklen pro Minute) angegeben. Es wird gemessen und gezählt, wie oft ein Patient pro Minute in der kontrollierten Beatmung beatmet wird. Dies soll mit der eingestellten Beatmungsfrequenz f bzw. AF übereinstimmen.

- **Spontanatmungsfrequenz**

Bei der A-PVC-Beatmung kann ein Patient weitere Beatmungshübe auslösen. Der Anteil der Frequenz, der durch eigene Spontanatmung erzeugt wird, wird in den Messwerten angegeben (Spontanatmungshübe, **f_{spont}** oder **AF_{spont}**). Es wird ausschließlich die Atemfrequenz gemessen, die der Patient durch spontane Atmung bzw. durch eigene Atmung pro Minute erzeugt. Bei der **druckunterstützenden PSV-Atmung** wird gemessen und gezählt, wie oft der Patient selbst atmet.

- **Atemfrequenz**

Für die Atemfrequenz (**f oder AF**) wird gemessen und gezählt, wie oft ein Patient pro Minute beatmet wird. Da der Patient bei A-PCV weitere Beatmungshübe auslösen kann und im PSV-Modus auch spontan atmen kann, kommt es vor, dass die gemessene Atemfrequenz höher ist, als die eingestellte Beatmungsfrequenz. Hier wird i. d. R. mandatorische und spontane Frequenz zusammengezählt.

25.1.4 Weitere Messparameter

- **Atem-Zeit-Verhältnis I:E**

Das Inspirations-Exspirations-Verhältnis (**I:E oder T_i/T_{tot}**) gibt an, in welchem zeitlichen Verhältnis die Einatem- und die Ausatemphase stehen. Bei der kontrollierten Beatmung ist dieser Wert durch die Einstellung von Beatmungsfrequenz und T_{insp} vorgegeben. Somit stimmt er auch meistens überein. Falls der Patient jedoch weitere Beatmungshübe auslöst, ändert sich auch das Atemzeitverhältnis. Das meist angestrebte Atemzeitverhältnis von 1:2 wird dann verändert sein, z. B. 1:1,5. Bei der PSV-Atmung errechnet das Beatmungsgerät das Atemzeitverhältnis mit jedem Atemzug des Patienten neu. Daher kann dieser Wert auch stark variieren, z. B. 1:1,3 aber auch manchmal 2,1:1.

■ ■ **Atem-Zeit-Verhältnis T_i/T_{tot}**

Bei dieser Variante der Messung des Atem-Zeit-Verhältnisses wird der gesamte Atemzyklus, der aus Inspiration und Exspiration besteht, als T_{tot} bezeichnet, und mit dem Wert 100 % oder als ganze Zahl 1 belegt. Der Anteil, der für die Inspiration T_i genutzt wird, ist somit immer nur ein Teil der 100 %, z. B. 30 %. Dieser Wert wird angezeigt. Der Anteil, der für die Inspiration T_i genutzt wird, ist somit immer nur ein Teil der ganzen Zahl 1, z. B. 0,3. Dieser Wert wird angezeigt.

■ **Inspirationsphase, Inspirationszeit**

Die Dauer der Einatemphase, „**time inspiration**" (T_{insp} bzw. T_i) wird in Sekunden angegeben. Bei der kontrollierten Beatmung ist dieser Wert fest eingestellt, somit stimmen eingestellter Wert und Messwert überein. Bei der ASB/PSV-Atmung ist fast jeder Atemzug des Patienten anders als der vorherige. Wie lange bei der spontanen Atmung des Patienten die Einatemphase dauert, wird vom Beatmungsgerät mit jedem Atemzug neu gemessen. Daher kann es auch hierbei starke Variationen geben.

■ **Exspirationsphase, Exspirationszeit**

Die Dauer der Ausatemphase, „**time exspiration**" (T_{exsp} bzw. T_e) wird in Sekunden angegeben. Dies ist nur ein Messwert, denn i. d. R. wird keine vorbestimmte Exspirationsphase am Respirator eingestellt. Die Dauer der Ausatemphase resultiert entweder aus den Einstellungen f bzw. AF und der Inspirationszeit T_{insp} bzw. T_i. Oder sie resultiert aus der Einstellung des Atem-Zeit-Verhältnisses I:E bzw. T_i/T_{tot}.

■ **Resistance**
► Abschn. 21.1

■ **Compliance**
► Abschn. 21.2

■ **Rapid Shallow Breathing Index** (► **Abschn. 30.6**)

Der RSB bzw. RSBI bzw. f/V_i wird im Spontanatemmodus PSV angezeigt und ist ein Quotient zwischen spontaner Atemfrequenz und gemessenem Atemzugvolumen. Er gibt einen Hinweis auf die Atemkapazität (► Abschn. 2.1.1 Muskuläre Kapazität und Belastung) eines Patienten.

━ Je kleiner der Wert ist, umso kräftiger ist der Patient.

━ Je größer der Wert ist, umso weniger Kraft und Ausdauer hat ein Patient für seine Spontanatmung.

❯ **Der RSBI wird bei dem Respirator Astral (Fa. ResMed) auch im A-PCV Modus angezeigt. Der wird dabei aber konstant sein. Es ist nur ein Anzeigewert, der keine Aussage über die Atemkapazität des Patienten trifft.**

■ **%-Trigger**

Bei A-PCV wird gemessen, wie oft der Mensch einen zusätzlichen Beatmungshub auslöst und als %-Wert angezeigt.

Beispiel

15 Beatmungszyklen/min. und zusätzlich 3 getriggerte Atemzyklen = 18 gemessene Atemzyklen. Dann Dreisatz-Rechnung: 18 AZ = 100 %. Wie viel% sind dann 3 AZ? %-Trigger = 16,6 %

Im PSV-Modus wäre zu erwarten, dass es zu 100 % Trigger kommt. Ist der Mensch jedoch erschöpft und kann nicht mehr selbstständig atmen, wird automatisch die Back-Up-Beatmungsfunktion aktiv und er wird vollständig beatmet. So kann es auch im PSV zu 0 % Trigger kommen.

■ **Sauerstoffkonzentration**

Bei der O_2-Konzentration wird ein Abgleich der eingestellten mit der real gemessenen O_2-Konzentration durchgeführt.

❯ **Bei großer Abweichung, dauerhaft größer als 3 %, wird ein Fehler im Respirator vorhanden sein. Das Gerät darf nicht mehr genutzt und muss ausgetauscht werden. Der Technikservice muss informiert werden.**

25.2 Beatmungsprotokoll

Ein Beatmungsprotokoll dient der Dokumentation und somit der Erfassung der Messwerte der Beatmungseinstellungen (◘ Abb. 25.2). Solch ein Protokoll könnte noch durch die vom Beatmungszentrum oder dem behandelnden Arzt vorgegebenen Beatmungseinstellungen ergänzt werden. Die aufgezeichneten Messwerte sollen zusätzlich der Beurteilung der Beatmung dienen.

Das Protokoll ist einem Patienten zugeordnet. Darin wird vermerkt, mit welchen Respirator er versorgt ist und ob es ein Zweitgerät gibt. Dieses benötigen Patienten, deren Beatmungsdauer größer als 16 Stunden/Tag beträgt. Dokumentiert wird die Beatmungsdauer in Stunden während des Tages und während der Nacht. So kann im Verlauf beurteilt werden, ob sich die Dauer verändert. In der Regel wird die Beatmungsdauer ebenfalls vom Beatmungszentrum oder dem behandelnden Arzt als ärztliche Verordnung (AVO) vorgegeben.

Es wird protokolliert, mit welchem Beatmungszugang der Patient versorgt ist, invasiv mit Trachealkanüle und Größe der TK bzw. nicht-invasiv mit NIV-Maske und Größe. Hier könnte noch der Hersteller der Beatmungszugänge aufgeführt werden. Die Art der Atemgasbefeuchtung ist angezeigt, aktive Befeuchtung oder passive Befeuchtung mit einem HME-Filter. Eine Beatmung soll immer eine Atemgasbefeuchtung haben. Die entsprechenden Systeme sind ärztlich verordnet worden.

Mit Datum und Uhrzeit werden die einzelnen Messwerte aufgeschrieben. Nicht alle im ▶ Abschn. 25.1 genannten Werte müssen dokumentiert werden. Die im Beispiel aufgeführten reichen aus, um die Beatmung beurteilen zu können.

Das zeitliche Dokumentationsintervall kann variabel gestaltet werden. Bei Menschen, deren Beatmung nicht stabil und regulär erfolgt, z. B. bei Fieber und Atemwegsinfekten, erscheint ein engerer Zeitraum sinnvoll. Der Abstand sollte vom Krankheitszustand der Patienten abhängig sein und kann ggf. 2-stündlich betragen. Ist die Beatmung stabil, wird eine Dokumentation bei jedem Schichtwechsel ausreichen. Die Nachtruhe der Menschen sollte nicht durch übermotiviertes Dokumentieren gestört

Qualitätsmanagement QM – Handbuch Kapitel D	**GHP Pflegedienst Gesellschaft für häusliche Pflege in Hamburg und Umgebung**	Geltungsbereich Pflege

Beatmungsprotokoll Blatt-Nr. ______ Jahr ________

Name des Klienten: ______________________________

Respirator I __________________ Beatmung insgesamt über ________ Stunden (oder individuell nach Befinden) **Respirator II*** __________________

Beatmungsdauer tagsüber ________ Stunden **Beatmungsdauer nachts** ________ Stunden

☐ Trachealkanüle ☐ Größe______ ☐ Maskenbeatmung ☐ Größe______ ☐ Befeuchtung ☐ aktiv ☐ passiv

Gemessene Beatmungsparameter ***Bitte Beatmungsprotokoll hinter die AVO Beatmung abheften***

Datum												
Uhrzeit												
Maschine I oder II												
AZV (VTi/ VTe ml)												
AMV												
AF												
Insp. Druck												
I:E												
Funktionsprüfung												
Mit AVO verglichen												
HD												
Datum												
Uhrzeit												
Maschine I oder II												
AZV (VTi/ VTe ml)												
AMV												
AF												
Insp. Druck												
I:E												
Funktionsprüfung												
Mit AVO verglichen												
HD												

*Achtung: Bei einer Beatmungsdauer von insgesamt über 16 Stunden/ 24 Stunden muß ein zweiter Respirator vorhanden sein

Erstellt am: 15.11.2010 von: PDL WK 016	Freigabe am: 12.12.2013 von: PDL	Änderung am 12.12.2013 von: QB	Version 0 Doku.Nr. D.4.1_D5b	DIN EN ISO 9001:2008	Seite 1 von 1

◘ **Abb. 25.2** Beispiel des GHP Pflegedienstes Hamburg und Umgebung (mit freundlicher Genehmigung GHP Pflegedienst in Hamburg und Umgebung)

werden. Zusätzlich gibt es Speicher im Respirator, sodass ein Nachtragen der Messwerte möglich ist.

Die Messwerte werden variieren, die jeweilige Dokumentation ist somit auch nur eine Momentaufnahme der Beatmung. Bewegen sich die Werte jedoch innerhalb eine Rahmens, sind die Veränderungen nicht bedenklich. Dieser Rahmen wird auch durch die Alarmgrenzen bestimmt (▶ Kap. 24). Möglicherweise kann eine Veränderung über Tage, Wochen oder Monate beobachtet werden. Diese festzustellen und zu beurteilen liegt auch in der Verantwortung beruflich Pflegender. Diese dokumentierten Informationen müssen an den behandelnden Arzt weitergegeben werden.

Beispiele für Messwertveränderungen:

- Wenn sich die Werte verschlechtern, sinkt vielleicht das AZV und das AMV, obwohl die Beatmungsdrücke sich nicht geändert haben. Tritt das innerhalb eines kurzen Zeitraumes ein (Stunden, Tage), hat sich ggf. die beatmete Lunge des Patienten oder sein Allgemeinzustand akut verschlechtert.
- Werte könnten sich aber auch verbessern. Steigen z. B. AZV und AMV bei gleichbleibendem Druck im zeitlichen Verlauf, könnte das auf eine Verbesserung der Lunge hindeuten. Der Arzt müsste entscheiden, ob die Beatmungsdrücke reduziert werden können.
- Steigt z. B. die spontane Atemfrequenz, könnte das auf eine zunehmende Eigenatmung hindeuten und der Patient bräuchte ggf. weniger Beatmungsstunden im Laufe des Tages. Behandlungsziel könnte sogar eine weitgehende Spontanisierung und Entwöhnung vom Respirator sein.

Fazit

Messwerte alleine geben einen Hinweis, ob die Beatmung regulär oder nicht regulär läuft. Veränderungen können beobachtet und interpretiert werden. Das gilt für alle erhobenen und dokumentierten Werte, so auch Puls, RR, Bewusstsein etc. Aber die allgemeine Beobachtung der Menschen durch die Pflegekräfte wird damit nicht ersetzt, sondern ergänzt.

Weiterführende Literatur

List WF, Metzler H, Pasch T (1995) Monitoring in Anästhesie und Intensivmedizin. Springer, Berlin Heidelberg
Rathgeber J (2010) Grundlagen der Maschinellen Beatmung, 2. Aufl. Thieme, Stuttgart
Storre JH, Dellweg D (2014) Monitoring des Beatmungspatienten. Pneumologie 68: 532–541

Monitoring

Malte Voth

© Springer-Verlag GmbH Deutschland 2017
H. Lang (Hrsg.), *Außerklinische Beatmung*,
DOI 10.1007/978-3-662-53996-5_26

Unter dem Begriff „Monitoring" versteht man eine systematische und wiederkehrende Erhebung und Beobachtung verschiedenerer Werte und Sinneseindrücke. Die Ergebnisse werden dokumentiert und lassen sich vergleichen. Durch einen regelmäßigen Vergleich der erhobenen Befunde, lassen sich Veränderungen erkennen. Eine beginnende Verschlechterung des Gesundheitszustandes kann so möglicherweise frühzeitig erkannt werden. Krankenhauseinweisungen können durch aufmerksame Patientenbeobachtung oftmals vermieden werden. Beispiele hierfür sind: Infektion der Atemwege, Harnwegsinfekt und Dehydration.

26.1 Klinischer Blick/klinisches Monitoring

Monitoring hat nicht ausschließlich etwas mit Geräten zu tun. Viel wichtiger ist der „klinische Blick" einer Pflegekraft. Sie nutzt ihre Sinne, um Veränderungen am Patienten, seinen Ausscheidungen, oder an Kathetern, Sonden und z. B. Kanülen zu erkennen:

> **Klinisches Monitoring**
> - Sehen (Inspektion), z. B. Haut und Schleimhäute, Färbung des Urins, Atemexkursionen
> - Fühlen (Palpation), z. B. Temperatur, Atmung, Abwehrspannung am Bauch, Muskelspannung
> - Hören (Auskultation), z. B. Atemgeräusche, Darmgeräusche
> - Riechen (Olfacio), z. B. Infektionen, Ketoazidose

Man kann während jeder Routinetätigkeit Informationen sammeln.

Beispiel
Sichtanalyse des abgesaugten Sekrets: beurteilt wird das abgesaugte Sekret nach Farbe und Viskosität:
- Geruchloses und transparentes Sekret ist normal.
- Gelber oder grünlicher Schleim, der unangenehm riecht, deutet auf eine Infektion hin.

— Befindet sich Blut im Sekret? Wenige Blutstreifen sind unbedenklich. Wenn jedoch mehr hellrotes oder dunkles, altes Blut im Sekret vorhanden ist, soll der behandelnde Arzt informiert werden

Die Pflegekraft muss sich mit der Grunderkrankung des ihr anvertrauten Patienten auseinander setzen und das individuelle Risikopotenzial beachten. Tetraplegiepatienten haben beispielsweise eine erhöhte Mortalität infolge eines Dekubitusgeschwürs. Hier ist es daher enorm wichtig, den Zustand der Haut genauestens zu beobachten und frühzeitig einen sich entwickelnden Dekubitus zu erkennen und fachgerecht zu behandeln. Eine häufige Komplikation bei heimbeatmeten Patienten ist generell die beatmungsinduzierte Pneumonie. Das frühe Erkennen einer Infektion der Atemwege kann hier lebensrettend sein. Daher muss jede betreuende Pflegekraft die Auskultation erlernen und auch regelmäßig üben. Man kann eine Pneumonie nur erkennen, wenn man weiß, wie sich verschiedene Atemgeräusche unterscheiden.

> ❯ Hygienische Standards und Abweichungen bei standardisierten Pflegetätigkeiten können im Prozess des Monitorings auffallen und müssen im Team besprochen werden.

Zusätzlich stehen verschiedene technische Hilfsmittel zur Verfügung: angefangen beim Fieberthermometer, über das Stethoskop, die Pulsoxymetrie bis hin zur Blutgasanalyse. Welche technischen Geräte zum Einsatz kommen, hängt vom individuellen Patientenzustand und der Grunderkrankung ab. Im Folgenden werden die wichtigsten vorgestellt, auch wenn diese nicht an jedem Patienten Verwendung finden.

26.2 Pulsoxymetrie

Mit einem Sensor wird der prozentuale Anteil des gesättigten Hämoglobins am Gesamt-Hb gemessen. Im Normalfall handelt es sich hierbei um Sauerstoff. Bei Rauchgasvergiftungen kann ein Pulsoxymeter nicht unterscheiden, welche Gase am roten Blutkörperchen gebunden sind und gibt somit einen falsch hohen Sättigungswert mit Sauerstoff an.

Fehlerquellen für nicht korrekte Messwerte
- Lackierte Fingernägel (schwarzer, blauer, grüner Lack, NICHT bei rotem oder purpurnem Lack)
- Künstliche Fingernägel aus Acryl
- Reduzierte Durchblutung der Extremitäten (Hypothermie, Schock)
- Venöse Pulsationen
- Störungen durch Umgebungslicht
- Schwere Anämie
- Ausgeprägte Ödeme

Bei gesunden jungen Menschen liegt der gemessene Wert bei ca. 97–98 %. Je nach Erkrankung und Lebensalter ist eine andere Sättigung für den Patienten „normal". Ab einer Sättigung von unter 90 % spricht man bereits von einer Hypoxie (▶ Kap. 27).

26.3   Kapnometrie

Mittels Kapnometrie kann der Kohlendioxid-Gehalt in der Ausatemluft gemessen werden. Dieser Messwert gibt einen Überblick über die „innere Atmung", auch „Zellatmung" genannt. Die ermittelten Werte sollten in Korrelation zur Blutgasanalyse stehen. Dieses Verfahren findet vor allem in Krankenhäusern und Rettungsdiensten Anwendung und ist einer der wichtigsten Monitoring-Parameter bei beatmeten Patienten.

> ❯ Der Normwert liegt bei 35–45 mmHg. Kommt es zu Abweichungen, sollte das behandelnde Team rasch eingreifen.

Steuerungsmöglichkeiten
- Auswahl des Beatmungsmusters
- Steuerung des Atemminutenvolumens
- Anpassung des Verhältnisses von Inspiration zu Exspiration
- Zur medikamentösen Steuerung des pH-Wertes, bzw. des Säure-Basen-Haushalts

Wird ein hoher CO_2-Gehalt in der Ausatemluft gemessen, ist viel CO_2 im Blut vorhanden. Der Patient ist also hypoventiliert. Wird dieser Zustand nicht zügig verändert, wird die Folge die Entstehung einer respiratorischen Azidose sein. Als erster Schritt wird das Atemminutenvolumen erhöht. Der Patient bekommt mehr Beatmungsluft in der Minute.

Anders ist es bei einem niedrigeren CO_2-Gehalt in der Ausatemluft. Jetzt wird der Patient hyperventiliert. Die daraus resultierende Folge wird eine respiratorische Alkalose sein. Um hier entgegenzuwirken wird das Atemminutenvolumen reduziert.

Bei reanimationspflichtigen Patienten lässt sich die Qualität der Herzdruckmassage am CO_2-Gehalt in der Ausatemluft ablesen. Erschöpft derjenige, der die Herzdruckmassage durchführt, fällt der CO_2-Gehalt ab. Es ist also Zeit, sich abzuwechseln.

26.4   Kreislauf, Puls und Blutdruck

Eine einfache Überwachungsmöglichkeit von Patienten ist die Erhebung des Pulses. Üblicherweise wird dieser an der Arteria radialis getastet. Man unterscheidet hierbei die Frequenz und die Qualität (kräftig oder schwach) der Pulswelle. Des Weiteren stellt sich die Frage, ob der Puls regelmäßig oder unregelmäßig ist. Ist eine Pulswelle an der Arteria radialis tastbar, beträgt der Blutdruck mindestens 80 mmHg systolisch. Ist kein Puls an der Arteria radialis tastbar, kann an einer Seite der Halsschlagadern der Puls getastet werden. Bei Kindern wird der Puls an der Arteria brachialis (Oberarmarterie) getastet.

Der Blutdruck wird i. d. R. auskultatorisch gemessen. Eine palpatorische Messung (d. h. nur fühlend, ohne Einsatz eines Stethoskops) soll nur zur schnellen Orientierung nach erstmaliger auskultatorischer Messung erfolgen. Bei einer palpatorischen Messung erheben wir ausschließlich den systolischen Blutdruckwert. Erhobene Werte sind entsprechend zu dokumentieren.

Der Kreislauf reagiert auf verschiedene Einflüsse. Als Kompensationsmechanismen entwickeln Patienten bei einer Hypoxie eine Tachykardie. Wird das Problem nicht behoben, folgen beim Erwachsenen Patienten Herzrhythmusstörungen und später ein Blutdruckabfall.

Bei Kindern sind Kreislaufzeichen sehr selten. Diese zeigen lange keine klinischen Zeichen, dekompensieren jedoch sehr rasch. Die Relevanz von Blutdruck und Herzfrequenz ist bei Kindern daher weniger hoch, als beim erwachsenen Patienten. Überwachungsmittel der Wahl ist hier das Pulsoxymeter (▶ Kap. 27).

Weiterführende Literatur

Dr. S. Hirschfeld, G. Exner, S. Tiedemann, R. Thietje: Langzeitbeatmung querschnittgelähmter Patienten : Trauma und Berufskrankheit >Ausgabe 3/2010, S. 177–181

M. Heck, M. Fresenius (2007): Repetitorium Anästhesiologie. 5. Auflage. Springer, Berlin

J. Hinkelbein, H. V. Genzwuerker, R. Sogl, F. Fiedler: Effect of nail polish on oxygen saturation determined by pulse oximetry in critically ill patients. In: Resuscitation. 72(1), 2007, S. 82–91

J. Hinkelbein, H. Koehler, H. V. Genzwuerker, F. Fiedler: Artificial acrylic finger nails may alter pulse oximetry measurement. In: Resuscitation. 74(1), 2007, S. 75–82

Blutgasanalyse (BGA)

Hartmut Lang

© Springer-Verlag GmbH Deutschland 2017
H. Lang (Hrsg.), *Außerklinische Beatmung*,
DOI 10.1007/978-3-662-53996-5_27

Die Werte einer Blutgasanalyse (BGA) geben den wichtigsten Hinweis auf die Atmungs- und Beatmungsverhältnisse der Patienten. Blutgasanalysen werden auch bei noch nicht intubierten Patienten durchgeführt. Vom Ergebnis hängt die weitere Therapie ab, also auch, ob ein Patient beatmet werden muss oder nicht.

27.1   Beurteilung einer BGA

Im Folgenden wird erläutert, welche Werte in der BGA dargestellt werden, wie jeder einzelne zustande kommt und wie man diese Werte interpretieren kann (◘ Tab. 27.1). Die Abnahmeorte für Blutentnahmen werden in ◘ Tab. 27.2 dargestellt.

Was wird mit der BGA beurteilt ?
- Zustand der **Oxygenierung**
  Dazu dienen die Werte pO_2, die Sauerstoffsättigung SO_2 und der Oxygenierungsquotient pO_2/FiO_2 (Horrowitz-Quotient)
- Belüftung (**Ventilation**)
  mit Hilfe des pCO_2
- **Säure-Basen-Haushalt** (SBH)mit Hilfe der Werte pH, HCO_3-, BE und des pCO_2

Die kapilläre Entnahme von Blut ist in der außerklinischen Beatmung und Intensivversorgung die präferierte, da sie vergleichsweise geringe Risiken

für die Menschen birgt und recht einfach handhabbar ist. Die anderen Entnahmemöglichkeiten spielen in der außerklinischen Versorgung keine Rolle.

27.2   Sauerstoff und Kohlendioxid

Wichtige Begriffe
- **Hypoxämie:** zu wenig Sauerstoff im Blut
- **Hypoxie:** zu wenig Sauerstoff im Gewebe
- **Normoxie:** ausreichend Sauerstoff in Blut und Gewebe
- **Hyperoxie:** zu viel Sauerstoff in Blut und Gewebe
- **Oxygenierung:** Aufnahme von Sauerstoff aus der Alveole in das Blut
- **Hypokapnie:** zu wenig Kohlendioxid im Körper bzw. Blut
- **Normokapnie:** ausreichend CO_2 im Körper bzw. Blut
- **Hyperkapnie:** zu viel CO_2 im Körper bzw. Blut
- **Decarboxylierung:** Abgabe von Kohlendioxid aus dem Blut in die Alveole

◘ Tab. 27.1   Normwerte BGA

Angezeigte Werte	Normwerte, arteriell	Normwerte, kapillär	Normwerte, venös/gemischt-venös
pO_2	70–105 mmHg 9,3–14 kPa	> 80 mmHg > 10,5 kPa	35–40 mmHg 4,5–5,3 kPa
pCO_2	35–45 mmHg 4,5–6 kPa	35–45 mmHg 4,5–6 kPa	41–55 mmHg 5,4–7,3 kPa
pO_2/FiO_2	> 450/60 kPa		
pH	7,36–7,44 (7,35–7,45)	7,36–7,44 (7,35--7,45)	7,33–7,43
HCO_3	21–25 (26) mmol/l	21–25 (26) mmol/l	21–25 mmol/l
BE	+- 2 (+-3) mmol/l	+- 2 (+-3) mmol/l	+- 2 (+-3) mmol/l

Umrechnung: 1 mmHg = 133 Pa oder 1 mmHg = 0,133 kPa → 1 kPa = 7,5 mmHg

◻ **Tab. 27.2** Abnahmeorte	
Arteriell	Blutentnahme direkt aus einem arteriellen Gefäßzugang
kapillär	Nach Hyperämisieren aus den Ohrläppchen, entspricht nicht ganz, aber weitestgehend einer arteriellen Entnahme
venös/zentralvenös	Vor oder aus dem rechten Herzvorhof, distaler Schenkel eines mehrlumigen ZVK
gemischtvenös	Blutentnahme aus der Pulmonalarterie Ist nur bei liegendem Pulmonalarterienkatheter möglich

27.2.1 Sauerstoff (O$_2$)

Sauerstoff ist lebensnotwenig und wird benötigt, damit unsere Nahrungsbestandteile „verbrannt" werden können. Daraus gewinnen wir die Energie für alle Stoffwechselprozesse im Körper. Zusätzlich wird Wärme frei, bei Menschen 37 °C. Als Stoffwechselendprodukt entsteht Kohlendioxid (CO$_2$).

Beispiel
Verbrennung von Traubenzucker
Traubenzucker hat die Strukturformel C$_6$H$_{12}$O$_6$
$$C_6H_{12}O_6 + 6\tfrac{1}{2}\,O_2 \rightarrow 6 \times CO_2 + 6 \times H_2O$$

Bei der Reaktion entsteht Energie (als Molekül ATP = Adenosintriphosphat, der Energieträger unseres Körpers) und Wärme.

- **Sauerstoffzufuhr**
Raumluft besteht zu 21% aus Sauerstoff (◻ Tab. 27.3).

Beispiel
Beispiel eines Erwachsenen:
- Atemfrequenz/min = 16 ×
- Atemzugvolumen = 500 ml (O$_2$-Anteil 21 % ≙ 105 ml O$_2$)

◻ **Tab. 27.3** Zusammensetzung der Luft		
	Einatmung	Ausatmung
Stickstoff	78 %	78%
Sauerstoff	21 %	16 %
Kohlendioxid	0,03 %	4 %
Andere, z. B. Edelgase	1 %	1 %

→ Atemminutenvolumen = 8 l/min (≙ 1,68 l O$_2$)
→ Atemvolumen/Stunde = 480 l/h (≙ 100,8 l O$_2$)
→ Atemvolumen/Tag = 11520 l/Tag (≙ 2419,2 l O$_2$)

Beispiel
Beispiel eines Neugeborenen mit 3 kg Gewicht:
- Atemfrequenz/min = 50 ×
- Atemzugvolumen = 18 ml (O$_2$-Anteil 21 % ≙ 3,8 ml O$_2$)
  → Atemminutenvolumen = 900 ml/min (≙ 189 ml O$_2$)
  → Atemvolumen/Stunde = 54000 ml = 54 l/h (≙ 11,34 l O$_2$)
  → Atemvolumen/Tag = 1296000 ml = 1.296 l/Tag (≙ 272,16 l O$_2$)

- **Sauerstoffbedarf**

- **Sauerstoffbindungskapazität**
Die maximale Menge an Sauerstoff, die 1 g Hämoglobin (Hb) binden kann. Wird auch als **Hüfner-Zahl** bezeichnet.
  1 g Hämoglobin (Hb) kann 1,34 ml Sauerstoff binden.

- **Sauerstoffgehalt (CaO$_2$)**
Die Menge an Sauerstoff im arteriellen Blut (**CaO$_2$ – engl.: arterial oxygen content**). Diese ist abhängig von der Hb-Konzentration und der Sauerstoffsättigung.
  CaO$_2$ beträgt ca. 18–20 ml O$_2$ pro 100 ml Blut (= 180–200 ml O$_2$ pro 1 l Blut)

- **Sauerstoffangebot (DO$_2$)**
Die Menge an Sauerstoff, die pro Minute von der Lunge zu den Kapillaren transportiert wird (**DO$_2$ – engl.: oxygen delivery**). Diese ist abhängig von der

Hb-Konzentration, der Sauerstoffsättigung und dem Herzminutenvolumen/Herzzeitvolumen (HZV).

DO_2 beträgt ca. 1000 ml O_2/min.

▪▪ Sauerstoffverbrauch (VO_2)

Die Menge an Sauerstoff, die pro Minute vom Gewebe aufgenommen wird (**VO_2 – engl.: oxygen consumption, oxygen uptake**)

VO_2 beträgt ca. 250–300 ml O_2/min oder 3–4 ml/kg KG.

Der Sauerstoffverbrauch **VO_2** ist bei körperlicher Anstrengung erhöht, z. B. bei körperlicher Arbeit oder Sport, und kann leicht auf das Doppelte bis Vierfache ansteigen. Ein gesunder Körper kann darauf reagieren und das Angebot an Sauerstoff erhöhen, indem zum einen die Atemfrequenz erhöht wird und zum anderen das Atemzugvolumen. Zusätzlich schlägt das Herz bei körperlicher Anstrengung schneller. Dadurch steigt das Herzminutenvolumen. Dauerhaft können wir die erhöhte Belastung jedoch nicht aufrechterhalten und benötigen nach der Anstrengung Phasen der Erholung.

▪▪ Sauerstoffextraktionsrate

Die O_2-Extraktionsrate beschreibt das Verhältnis von Sauerstoffverbrauch (VO_2) und Sauerstoffangebot (DO_2). Das sind ca. 25 % der im arteriellen Blut transportierten O_2-Menge, die in der Peripherie verbraucht und vom Gewebe aufgenommen wird. 75 % des Sauerstoffs verbleiben im venösen Blut als „O_2-Reserve".

▪▪ Sauerstoffvorrat

Der Sauerstoffvorrat beträgt unter physiologischen Bedingungen ca. 1500 ml. Bei einem Verbrauch von 250 ml/min reicht der Sauerstoffvorrat somit ca. 6 Minuten aus. Wird der Mensch mit 100 % Sauerstoff oxygeniert, steigt der Sauerstoffvorrat auf ca. 4200 ml. Damit reicht es für ca. 15 Minuten aus. Deshalb ist die Oxygenierung bei Notfallsituationen wichtig.

▪ Symptome von Sauerstoffmangel

Die ersten Anzeichen eines Sauerstoffmangels zeigen sich meist in:
- Müdigkeit
- Abgeschlagenheit, Unlust
- Vitalitätsverlust
- Leistungsabfall
- Geistiger und körperlicher Erschöpfung

- Nachlassen der Konzentrationsfähigkeit
- Kopfschmerzen

Das sind eher unspezifische Symptome, die i. d. R. noch nicht behandlungsbedürftig sind. Bei den folgenden Symptomen ist Sorge um den Menschen angebracht:
- Luftnot (Dyspnoe)
- Erschöpfung bei geringer körperlicher Belastung
- Zyanose (Blaufärbung der Haut)
- Blässe der Mundschleimhäute

Bleiben diese Symptome bestehen ist dringend ärztliche Hilfe angezeigt.

27.2.2 Kohlendioxid (CO_2)

▪ Kohlendioxidproduktion

▪▪ Kohlendioxidproduktion (VCO_2)

Durch unsere Stoffwechselprozesse produziert unser Organismus CO_2 (**VCO_2 – engl.: rate of elimination of carbon dioxide**), ca. 250 ml CO_2/min oder 3 ml/kg KG.

Die CO_2-Produktion ist abhängig von unserer Ernährung:
- Bei Kohlenhydraten ist sie höher
- Bei Fetten ist sie niedriger

> ❯ CO_2 diffundiert ca. 20-mal schneller als Sauerstoff durch die Membranen. Daher kann auch bei unter Luftnot leidenden Menschen Sauerstoffmangel vorliegen, aber nach wie vor ein normaler oder gar geringerer CO_2-Wert gemessen werden.

> ❯ Umgekehrt gilt, dass Sauerstoff es 20-mal schwerer hat als CO_2, durch die Membranen zu diffundieren. Daher zeigt sich ein Sauerstoffmangel früher, z. B. durch eine Senkung der Sauerstoffsättigung (SpO_2).

▪▪ Respiratorischer Quotient (RQ)

Das Verhältnis (der Quotient) zwischen der CO_2-Produktion und dem O_2-Verbrauch (RQ).

$$RQ = \frac{VCO2}{VO2} = \frac{250\,ml\,/\,min.}{300\,ml\,/\,min.} = 0{,}8$$

Die Produktion von CO_2 ist erniedrigt bei einer reinen Fettverbrennung und der RQ strebt gegen den Wert 0,7. Sie ist erhöht bei einer reinen Kohlenhydratverbrennung und der RQ strebt gegen den Wert 1,0. Bei der Beatmung scheint somit eine erhöhte Versorgung mit Fetten vorteilhaft zu sein, weil dadurch weniger CO_2 produziert wird. Eine reine Ernährung mit Kohlenhydraten erhöht die CO_2-Produktion und kann zu einer Hyperkapnie führen.

27.2.3 Sauerstoff- und Kohlendioxidpartialdruck (pO_2 und pCO_2)

- **Normwerte des Partialdrucks**

Die Luft besteht nicht nur aus Sauerstoff (▪ Tab. 27.3), sondern aus allen in der Atmosphäre vorkommenden Gasen. Die einzelnen Gase bilden nicht nur ein Luftgemisch. Jedes der Gase hat seinen Anteil, seinen **Part** am gesamten Luftdruck. Dieser wird Teildruck, **Partialdruck**, genannt.

Der atmosphärische Luftdruck beträgt gewöhnlich 760 mmHg bzw. 101,1 kPa. Die einzelnen Gase haben ihren entsprechenden Anteil an dem gesamten Luftdruck (▪ Tab. 27.4).

Wird die Luft eingeatmet, so wird sie durch die Schleimhäute des Nasen-Rachen-Raums erwärmt, von Staubpartikeln befreit und angefeuchtet. Diese Anfeuchtung geschieht mittels Wasserdampf, welcher aus den Schleimhäuten verdunstet. Die Atemluft wird vollständig mit Wasserdampf gesättigt. Damit ändert sich auch die Zusammensetzung der Inspirationsatemluft und damit ändern sich auch die Partialdrücke (▪ Tab. 27.5).

Die eingeatmete Luft entspricht aber noch nicht der Alveolarluft (▪ Tab. 27.6). Diese wird nicht mit jedem Atemzug vollständig ausgetauscht, sondern es verbleiben noch Anteile der Totraumluft. Des Weiteren befindet sich innerhalb der Alveolen auch noch das CO_2, das aus dem Blut von der Alveole aufgenommen wurde. Gleichzeitig strömt von den Alveolen immer Sauerstoff ins Blut.

▪ **Tab. 27.4** Partialdrücke der atmosphärischen Luft

Gas	Zusammensetzung	Partialdruck
Stickstoff	78 %	pN_2 = 600 mmHg 80 kPa
Sauerstoff	*21 %*	*pO_2 = 159 mmHg* *21,2 kPa*
Kohlendioxid	*0,03 %*	*pCO_2 = 0,28 mmHg* *0,024 kPa*
Zusammen	100 %	ca. 760 mmHg/101,1 kPa

▪ **Tab. 27.5** Partialdrücke angefeuchteter Atemluft

Gas	Zusammensetzung	Partialdruck
Stickstoff	74 %	pN_2 = 563 mmHg 75 kPa
Sauerstoff	*19,7 %*	*pO_2 = 149–150 mmHg* *19,9 kPa*
Kohlendioxid	*0,03 %*	*pCO_2 = 0,28 mmHg* *0,024 kPa*
Wasserdampf	6,2 %	pH_2O = 47 mmHg 6,2 kPa
Zusammen	100 %	ca. 760 mmHg/101,1 kPa

▪ **Tab. 27.6** Partialdrücke der Alveolarluft

Gas	Zusammensetzung	Partialdruck
Stickstoff	74,9 %	pN_2 = 569 mmHg 75 kPa
Sauerstoff	*13,6 %*	*pO_2 = 100–105 mmHg* *13,8 kPa*
Kohlendioxid	*5,3 %*	*pCO_2 = 40 mmHg* *5,3 kPa*
Wasserdampf	6,2 %	pH_2O = 47 mmHg 6,2 kPa
Zusammen	100 %	ca. 760 mmHg/101,1 kPa

Die Partialdrücke im Lungenkapillarblut, die beim Gasaustausch interessieren, sind pO_2 und pCO_2. Diese beiden Gase werden ausgetauscht. Die Diffusion, also die Wanderung der Gase, geschieht vom Ort höherer Partialdrücke zum Ort niedrigerer Partialdrücke. Entlang dieses Druckgefälles strömt Sauerstoff von den Alveolen ins Blut und Kohlendioxid aus dem Blut in die Alveolen (◘ Tab. 27.7 und ◘ Abb. 27.1).

In den Lungenarterien ist der pO_2 sehr niedrig, d. h., das Blut ist arm an Sauerstoff, der ja durch die Stoffwechselprozesse verbraucht ist. Der pCO_2 wiederum ist sehr hoch, d. h., das Blut ist reich an Kohlendioxid, das beim Stoffwechsel als Endprodukt anfällt (◘ Tab. 27.7 rechts venös/gemischtvenös).

- **Unterschiede des Sauerstoff- und Kohlendioxidpartialdrucks**

- - **Sauerstoffpartialdrücke**

In den Bronchioli herrscht ein hoher pO_2 von ca. 150 mmHg/19,9 kPa und fast kein pCO_2. In der Alveole befindet sich ein erniedrigter pO_2 von ca. 100 mmHg/13,8 kPa. Warum ist das so? Die Luft in der Alveole wird nicht komplett ausgetauscht. Es verbleibt nach der Ausatmung eine größere Menge Luft in den Alveolen. Diese Menge Luft ist die funktionelle Residualkapazität, FRC. Alte Luft mischt sich somit mit neuer, ventilierter Luft. Daher befindet sich intraalveolär ein erniedrigtes pO_2 im Vergleich zu den Bronchioli. Die FRC garantiert auch während der Exspiration den Gasaustausch.

Dennoch reicht dieses erniedrigte pO_2 für einen ausreichenden Druckunterschied zwischen intraalveolär und intrakapillär aus. Deshalb diffundiert (wandert) Sauerstoff von intraalveolär hin zu intrakapillär. Nach Passage des Blutes an der Alveole ist das Blut mit Sauerstoff gesättigt, es ist oxygeniert.

Wird die Atemluft mit Sauerstoff angereichert (z. B. O_2-Konzentration von 100 % – 760 mmHg (101,1 kPa), resultiert ein wesentlich höheres Druckgefälle zwischen intraalveolär und intrakapillär. Daraus ergibt sich eine bessere Diffusion (◘ Abb. 27.2).

Wenn wir **„lungengesund"** sind, ergibt das ein pO_2 von **ca. 500 mmHg bzw. 66,5 kPa** (◘ Abb. 27.2 links). Wenn wir **„lungenkrank"** sind, erhoffen wir uns ein pO_2 von **mind. 60–70 mmHg bzw. 8–9,3 kPa** (◘ Abb. 27.2 rechts).

- - **Kohlendioxidpartialdrücke**

Im Bronchiolus befindet sich fast kein pCO_2. In der Alveole jedoch ein erhöhter pCO_2 von ca. 40 mmHg/5,3 kPa. Warum ist das so? Die Luft in der Alveole wird nicht komplett ausgetauscht. Es verbleibt ja eine größere Menge Luft in den Alveolen nach der Ausatmung. Diese Menge Luft ist die funktionelle Residualkapazität (FRC). Alte Luft mischt sich somit mit neuer ventilierter Luft. Deswegen herrscht intraalveolär ein erhöhtes pCO_2.

CO_2 diffundiert ca. 20-mal schneller als Sauerstoff durch die Membranen. Daher ist **nicht** so eine hohe Druckdifferenz notwendig, damit das CO_2 diffundieren kann. Die Diffusionsrichtung verläuft von intrakapillär hin zu intraalveolär. Nach Passage des Blutes an der Alveole enthält das Blut weniger CO_2. Das ist die Decarboxylierung (◘ Abb. 27.3 links).

- - **Hypoventilation**

Atmet der Patient ein zu geringes Atemzugvolumen, steigt das pCO_2 auch intrakapillär an (◘ Abb. 27.3 rechts). Nach Passage des Blutes an der Alveole enthält das Blut weiterhin viel CO_2. Auch in den Bronchioli steigt das pCO_2, weil kein CO_2 durch die Atmung ausgetauscht wird, aber im Stoffwechsel dauerhaft produziert wird.

Dieser hohe Gehalt an CO_2 kann mit der Ausatemluft gemessen werden als „$etCO_2$" (end-tidales CO_2).

◘ **Tab. 27.7** Übersicht der Partialdrücke und der Diffusionsrichtungen					
Gas	Partialdruck in den Alveolen	Diffusionsrichtung	Partialdruck im venösen Blut der Lungenarterien		Partialdruck im arteriellen Blut
Sauerstoff	100–105 mmHg 13,8 kPa	→→→→→→→→	35–40 mmHg 4,5–5,3 kPa	→	70–105 mmHg 9,3–14 kPa
Kohlendioxid	40 mmHg	←←←←←←←←	41–55 mmHg 5,4–7,3 kPa	→	35–45 mmHg 4,5–6 kPa

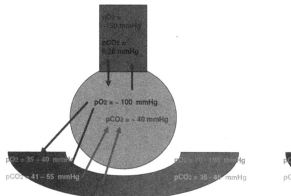
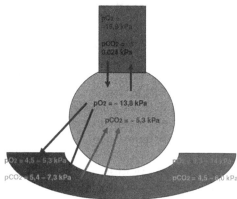

Abb. 27.1 Gasaustausch mmHg (links) und kPa (rechts) eigene Darstellung, Bearbeitung Isabel Guckes

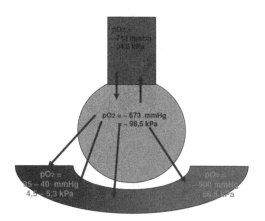
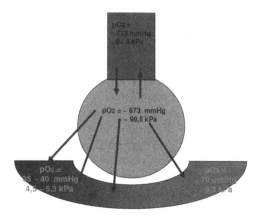

Abb. 27.2 Gasaustausch unter O_2-Therapie beim Lungengesunden (links) und einem Lungenkranken (rechts) (eigene Darstellung, Bearbeitung Isabel Guckes)

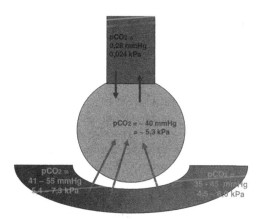
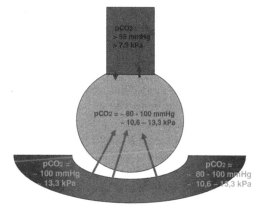

Abb. 27.3 Gasaustausch Kohlendioxid (links) und bei Hypoventilation bzw. Hyperkapnie (rechts) (eigene Darstellung, Bearbeitung Isabel Guckes)

27.2.4 Sauerstoffsättigung

Die Sauerstoffsättigung (SO_2) sagt aus, zu wie viel Prozent das vorhandene Hämoglobin aktuell mit Sauerstoff gesättigt ist. Es ist eine Angabe in %. Sie sollte altersabhängig betragen:

- Bei **lungengesunden jungen Menschen** > 96 %,
- Bei **älteren gesunden Menschen** > 93 %
- Bei **gesunden Kleinkindern** ~ 94–96 %

Werte < 90 % bei Erwachsenen und bei Kindern/ Kleinkindern < 93 % bergen das Risiko des Sauerstoffmangels, der **Hypoxie** bzw. **Hypoxämie**. Dies ist umso bedrohlicher, je länger der Zustand der Hypoxie anhält. Ab einem gewissen Zeitpunkt muss evtl. mit irreversiblen Schäden für das Gehirn und anderen Organsystemen gerechnet werden.

Jedes Organsystem hat einen unterschiedlich hohen Bedarf an Sauerstoff (◘ Abb. 27.4). Nach Passage des O_2-reichen Blutes durch die verschiedenen Organe ist die SO_2 erniedrigt. Die SO_2 beträgt nach der Lungenstrombahn 99 % und nach dem Auswurf durch den linken Ventrikel des Herzen noch mindestens 97 %. Das Blut wird dann im Körper verteilt, der Truncus brachiocephalicus und die Aa. carotidis („Karotiden") verteilen das Blut in die obere Hälfte des Körpers und über die Aorta descendens in die untere Hälfte des Körpers.

Nachdem die verschiedenen Organsysteme ihren jeweiligen Anteil vom Sauerstoff aufgenommen haben, ist die Sättigung niedriger. Das O_2-arme Blut vermischt sich im rechten Vorhof (Atrium) des Herzen. Hier wird die „zentralvenöse Sauerstoffsättigung ($ScvO_2$) gemessen. Sie liegt im Durchschnitt bei 70–75 %. In der Lungenarterie wird die „gemischtvenöse" Sauerstoffsättigung ($S\nabla O_2$) gemessen, sie soll 75 % betragen.

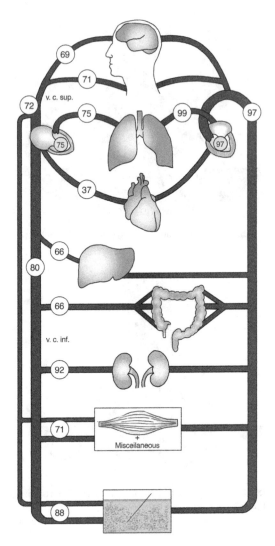

◘ **Abb. 27.4** Sauerstoffsättigung: Unterschiede in den einzelnen Organsystemen, linke Abbildungshälfte venös und rechte arteriell (in %) (eigene Darstellung, Bearbeitung Isabel Guckes)

- **Zentralvenöse und gemischtvenöse Sauerstoffsättigung**

Bei der zentralvenösen Messung ($ScvO_2$) kommt das Blut hauptsächlich aus der oberen Hälfte des Körpers, aus den Armen und dem Kopf mit Gehirn. Und dort ist der O_2-Verbrauch höher als in der unteren Körperhälfte. Die Sättigung ist dementsprechend niedriger bei 72 %.

Bei der gemischtvenösen Messung ($S\nabla O_2$) vermischt sich das Blut nun vollständig. Das Blut der oberen und der unteren Körperhälfte und zusätzlich das venöse, O_2-arme Blut des Herzens. Die Herzvenen münden im rechten Vorhof in der Nähe des Sinus coronarius. Daher ist die venöse Sättigung etwas niedriger als die gemischtvenöse Sättigung.

Eine Bestimmung der O_2-Sättigung nach venöser Blutentnahme aus der V. femoralis repräsentiert somit nur die O_2-Sättigung der unteren Hälfte des Körpers. Diese ist höher, da der O_2-Verbrauch der unteren Organe, also Bauchorgane und Beine, nicht so groß ist wie in der oberen Körperhälfte. Die Sättigung ist dementsprechend höher bei 80 %.

27.2.5 Sauerstoffbindungskurve

Die Sauerstoffbindungskurve stellt die Sauerstoffsättigung ins Verhältnis zum Partialdruck Sauerstoff (pO_2). Auf der vertikalen Achse der ◻ Abb. 27.5 ist die Sättigung, auf der horizontalen Achse der pO_2 abgebildet. Das Verhältnis von Sättigung und pO_2 ist nicht linear, sondern zeigt einen S-förmigen Verlauf.

— So ist bei einer Sättigung von 100 % der pO_2 sicherlich auch bei 100 mmHg/13,5 kPa.
— Bei einem pO_2 von ca. 70 mmHg/9,3 kPa wird wahrscheinlich fast 95–100 % Sättigung angezeigt.
— Bei einer Sättigung von 90 % hat man einen pO_2 von nur noch 50–55 mmHg/6,65–7,3 kPa.
— Bei einer Sättigung von 80 % hat man einen pO_2 von nur noch ca. 40 mmHg/5,3 kPa.
— Bei einer Sättigung von 70 % hat man einen pO_2 von nur noch ca. 35 mmHg/4,65 kPa.
— Die gemischtvenöse Sättigung von 75 % ergibt ein pO_2 von ca. 35–40 mmHg/4,65–5,3 kPa.

❯ Wenn die Sättigung fällt, sind Sorgen um das Wohl des Patienten begründet, da das pO_2 überproportional zum Abfall der O_2-Sättigung sinkt und das Hypoxierisiko dementsprechend steigt!

Rechtsverschiebung

Die Rechtsverschiebung bedeutet ein erhöhtes pO_2 im Verhältnis zur SO_2. Eine Rechtsverschiebung der Sauerstoffbindungskurve (◻ Abb. 27.6) tritt bei folgenden Situationen auf:
— Abfall des pH-Wertes, damit Anstieg der H+ Ionen ↑ → Azidose
— Retention von CO_2, damit Anstieg des pCO_2 ↑ → Hyperkapnie
— Fieber bzw. Hyperthermie ↑
— Anstieg der 2,3-BPG-Konzentration ↑

▪▪ 2,3-BPG

Das Molekül „2,3-Bisphosphoglycerat" (2,3-BPG) entsteht bei einem Nebenweg der Glykolyse (Prozess der Energiegewinnung). Es verringert die Bindungsfähigkeit (Affinität) von Sauerstoff an das Hämoglobin und sorgt so für eine bessere Freisetzung von Sauerstoff ins Gewebe.

Bei gleichem pO_2 wird somit weniger Sauerstoff ans Hämoglobin gebunden. Das erkennt man an einer erniedrigten O_2-Sättigung. Oder umgekehrt, eine erniedrigte O_2-Sättigung hat dennoch ein erhöhtes pO_2 zur Folge. Gerade durch 2,3-BPG ist die O_2-Abgabe an das Gewebe erleichtert, d. h., bei niedrigem SO_2 wird dennoch vermehrt O_2 ins Gewebe abgegeben.

◻ **Abb. 27.5** Physiologische S-förmige O_2-Bindungskurve (eigene Darstellung, Bearbeitung Isabel Guckes)

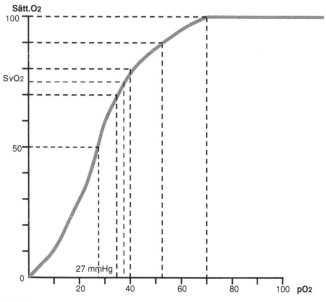

s-förmiger Verlauf

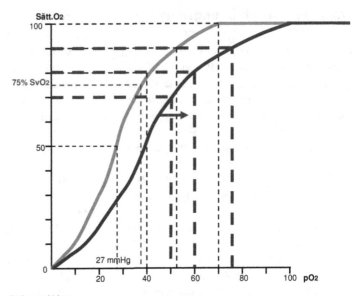

Abb. 27.6 Rechtsverschiebung der Sauerstoffbindungskurve (eigene Darstellung, Bearbeitung Isabel Guckes)

Rechtsverschiebung

- So ist bei einer Sättigung von 100 % der pO_2 sicherlich auch bei 100 mmHg/13,5 kPa.
- Bei einer Sättigung von 90 % hat man einen pO_2 von nur noch ca. 70–75 mmHg/9,3–9,9 kPa.
- Bei einer Sättigung von 80 % hat man einen pO_2 von nur noch ca. 60 mmHg/7,9 kPa.
- Bei einer Sättigung von 70 % hat man einen pO_2 von nur noch ca. 50 mmHg/6,65 kPa.

Situationen wie Azidose, Hyperkapnie und Fieber sind bei beatmeten Menschen häufig. Aber eine erniedrigte O_2-Sättigung muss nicht zwingend eine Gewebshypoxie bedeuten, da die Abgabe von Sauerstoff unter den o. g. Umständen erleichtert ist.

> **Bei Fieber, Azidose oder Hyperkapnie zeigt ein scheinbar ausreichendes pO_2 jedoch eine erniedrigte O_2-Sättigung.**

Linksverschiebung

Die Linksverschiebung bedeutet ein erniedrigtes pO_2 im Verhältnis zur SO_2. Eine Linksverschiebung der Sauerstoffbindungskurve (■ Abb. 27.7) tritt bei folgenden Situationen auf:
- Anstieg des pH-Wertes → damit Abfall der H+ Ionen ↓ → Alkalose
- Hypokapnie (bei Hyperventilation) → Abfall des pCO_2 ↓

- Hypothermie ↓
- Abfall der 2,3-BPG-Konzentration ↓

Eine zu geringe Konzentration des Moleküls „2,3-Bisphosphoglycerat" (2,3-BPG) verstärkt die O_2-Bindung an das Hämoglobin. Es wird weniger Sauerstoff ans Gewebe abgegeben. Bei gleichem pO_2 wird mehr Sauerstoff an Hämoglobin gebunden. Das erkennt man an einer erhöhten O_2-Sättigung. Oder umgekehrt, eine erhöhte O_2-Sättigung hat dennoch ein niedriges pO_2 zur Folge.

Die O_2-Abgabe an das Gewebe ist dadurch schwerer, d. h., trotz hoher SO_2 wird weniger O_2 abgegeben.
- Bei einer Sättigung von 100 % ist der pO_2 sicherlich bei 100 mmHg/13,5 kPa. Er könnte jedoch auch wesentlich niedriger liegen, bei 50–60 mmHg bzw. 6,65–8 kPa.
- Bei einer Sättigung von 90 % hat man einen pO_2 von nur noch ca. 35–40 mmHg/4,65–5,3 kPa.
- Bei einer Sättigung von 80 % hat man einen pO_2 von nur noch ca. 30 mmHg/3,9 kPa.

Situationen wie Alkalose, Hypokapnie und Hypothermie sind auch sehr häufig bei den Patienten anzutreffen. Die Abgabe von Sauerstoff ans Gewebe ist erschwert und es droht eine Gewebshypoxie. Daher sollte die Alkalose durch Pufferung, die Hypokapnie durch ggf. verringerte Ventilation und die Hypothermie durch Aufwärmen der Patienten behandelt werden.

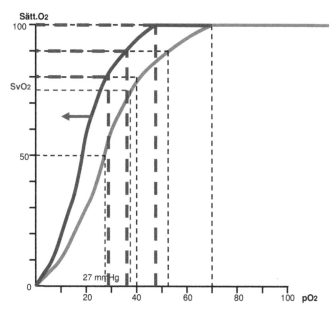

⬛ Abb. 27.7 Linksverschiebung der Sauerstoffbindungskurve (eigene Darstellung, Bearbeitung Isabel Guckes)

Linksverschiebung

> ❯ Eine Alkalose, eine Hypokapnie und eine Hypothermie „gaukeln" uns eine gute O_2-Sättigung vor.

27.2.6 Zentralvenöse Sauerstoffsättigung (ScvO₂)

Der Normwert der zentralvenösen Sauerstoffsättigung (ScvO₂) für gesunde Menschen liegt bei 75 %. Abweichung kann es sowohl nach oben als auch nach unten geben (⬛ Tab. 27.8).

27.2.7 Horowitz-Quotient

Der Quotient (Oxygenierungsquotient) aus arteriellen O_2-Partialdruck und inspiriertem Sauerstoff dient der Beurteilung der Oxygenierungsfunktion der Lunge, also inwieweit ist die Lunge in der Lage, das fließende Blut mit Sauerstoff aufzusättigen. Oxygenierungsindex in mmHg:

- $pO_2 = 70$ mmHg und $FiO_2 = 0,21 \rightarrow 70/0,21 = 335$ mmHg
- $pO_2 = 60$ mmHg und $FiO_2 = 0,60 \rightarrow 60/0,6 = 100$ mmHg
- $pO_2 = 100$ mmHg und $FiO_2 = 0,21 \rightarrow 100/0,21 = 476$ mmHg (für Lungengesunde)

In kPa:

- $pO_2 = 9,31$ kPa und $FiO_2 = 0,21 \rightarrow 9,31{:}0,21 = 44,3$ kPa
- $pO_2 = 8,0$ kPa und $FiO_2 = 0,60 \rightarrow 8,0{:}0,60 = 13,33$ kPa
- $pO_2 = 14$ kPa und $FiO_2 = 0,21 \rightarrow 14{:}0,21 = 66,6$ kPa (für Lungengesunde)

Der Horowitz-Quotient sollte:

- bei jungen lungengesunden Menschen über 450 mmHg bzw. 60 kPa und
- bei älteren lungengesunden Menschen über 350 mmHg bzw. 46,5 kPa liegen.

Nach der „Berlin Definition" des ARDS, also des akuten Lungenversagens, aus dem Jahr 2012, gilt:

- Horowitz-Quotient unter < 300 (< 40 kPa) weisen auf milde Oxygenierungsstörungen hin.
- Horowitz-Quotient unter < 200 (< 26,6 kPa) weisen auf moderate Oxygenierungsstörungen hin.
- Horowitz-Quotient unter < 100 (< 13,3 kPa) weisen auf schwere Oxygenierungsstörungen hin.

> ❯ Der Oxygenierungsquotient nach Horowitz wird sehr selten in der Einheit kPa angegeben, meist in der Einheit mmHg.

◨ **Tab. 27.8** Veränderung der zentralvenösen Sättigung

Erniedrigte Werte des SvO_2 geben Hinweise auf	Erhöhte Werte des $ScvO_2$ geben Hinweise auf
Vermindertes HZV	**Periphere Fehlverteilung**
Ist das Herz aufgrund einer Herzinsuffizienz zu schwach, ein ausreichendes Herzzeitvolumen (HZV) zu erzeugen, wird das Blut in den verschiedenen Organsystemen länger verbleiben. Die jeweiligen Organsysteme entnehmen die Menge Sauerstoff, die sie benötigen. Die Sättigung wird nach Passage erniedrigt sein.	Bei einer Sepsis kommt es zu einer Fehlverteilung des intravasalen Volumens in der Peripherie. Die Folge ist eine Unterversorgung des peripheren Gewebes mit Blut und damit mit Sauerstoff. Wird Sauerstoff unzureichend ans periphere Gewebe abgegeben, so steigt die $ScvO_2$ an.
Vermindertes HZV	**Zentralisation**
Ein verringertes HZV mit Abfall des SvO_2 kann bei einem kardiogenen Schock auftreten; so bei Kammerflimmern, Kammerflattern, nicht endender ventikulärer Tachykardie. Weitere mögliche Ursache eines verminderten HZV ist die Hypovolämie. Daher kann die $ScvO_2$ auch für diese Beurteilung herangezogen werden. Mit der Konsequenz, dass ein verringerter intravasaler Volumenmangel ausgeglichen werden sollte. Ein verringertes HZV birgt immer das Risiko einer verminderten Gewebsoxygenierung in sich.	Entsteht v. a. im Schockzustand. Nur noch sog. „wichtige oder zentrale Organe", wie Lunge, Herz, Nieren, Gehirn, erhalten eine ausreichende Perfusion. Die peripheren Körperanteile, wie Magen-Darm-Trakt oder Extremitäten werden weniger mit Blut versorgt. Das bewirkt einen Anstieg des $ScvO_2$. Eine weitere Ursache einer Zentralisation ist die Gabe von hochdosierten Katecholaminen. Diese werden primär zur Blutdrucksteigerung eingesetzt. Diese geschieht auch Vasokonstriktion in der Peripherie. Zentral entsteht ein hyperdynamer Kreislauf. Wichtige zentrale Organe werden durchblutet, die Peripherie erleidet eine Minderperfusion. $ScvO_2$ steigt an.
Zusammengefasst:	**Zusammengefasst:**
– Vermindertes HZV	– Periphere Fehlverteilung bei Sepsis
– Bei z.B. kardiogenem Schock	– Zentralisation im Schock
– Bei z.B. Hypovolämie	– Hyperdynamer Kreislauf bei hohen Katecholamingaben
– Risiko der verminderten Gewebsoxygenierung	

Die Angabe des Horowitz-Quotienten ist in der BGA leider nicht einheitlich. So kann es folgende Bezeichnungen geben:

- pO_2/FiO_2
- PO_2/FO_2
- P/F–Ratio

Es kommt auch vor, dass die Ergebnisse nicht als Wert, z. B. 335, sondern als 3,35 angegeben werden. Das ist der Fall, wenn das FiO_2 nicht als ein Teilwert der ganzen Zahl 1 angegeben wird sondern als ganze Prozentzahl.

▸ **Damit der Horowitz-Quotient der BGA korrekt errechnet werden kann, ist es notwendig, die Probe als „arteriell" oder „kapillär" anzugeben und die verabreichte O_2-Konzentration in Prozent (%) einzugeben.**

27.3   Säure-Basen-Haushalt

27.3.1 pH-Wert

Mit dem pH-Wert wird ausgedrückt, ob eine Flüssigkeit sauer oder alkalisch ist. pH ist eine Abkürzung für „potentia hydrogenii" und meint damit die Stärke des Wasserstoffs. Der pH-Wert ist eine Maßzahl für die in wässriger Lösung enthaltene Konzentration von Wasserstoffionen H^+.

▸ **Der pH-Wert ist definiert als der „negative dekadische Logarithmus" der Wasserstoffionenkonzentration. Die Zahlen 10^{-1}, 10^{-2}, 10^{-3} ... 10^{-12} setzen sich aus der Basiszahl 10 und einer Hochzahl mit einem negativen Vorzeichen zusammen. Dies wird als**

**„negative dekadische Logarithmus"
bezeichnet.**

In reinem Wasser zerfallen einige Wassermoleküle in ihre einzelnen Bestandteile:

$H_2O \rightarrow$ zerfällt zu $\rightarrow H^+ + OH^-$ (Wasserstoff und Hydrogenionen)

Chemisch richtig ist, dass 2 Wassermoleküle miteinander reagieren und dann in ihre Ionen zerfallen:

$H_2O + H_2O \rightarrow H_3O^+ + OH^-$; die H_3O^+-Ionen werden Hydroniumionen genannt.

In einem Liter chemisch reinem Wasser (mit neutraler Reaktion) befinden sich 1/10.000.000 Gramm (=10^{-7} Gramm) H^+-Ionen. Und die gleiche Anzahl von OH-Ionen. Zur Vereinfachung wird nur die Ziffer „7" vom Wert 10^{-7} angegeben – also pH 7. Der Ausgangspunkt der Skala ist neutrales Wasser, welches immer einen pH-Wert von 7 hat.

❯❯ **Werte unterhalb des pH-Wertes 7 zeigen Säuren an, Werte oberhalb des pH-Wertes 7 Laugen. Je kleiner der pH-Wert, umso stärker ist die vorhandene Säure. Je größer der pH-Wert, umso stärker die vorhandene Lauge (❏ Tab. 27.9).**

❏ **Tab. 27.9** Zusammenhang zwischen pH-Wert und H^+-Ionen

pH-Wert	Gramm an H^+-Ionen
pH 7,0	1/10 000 000
pH 7,1	1/12 589 254
pH 7,2	1/15 848 931
pH 7,3	1/19 952 623
pH 7,36	1/22 908 676
pH 7,4	1/25 110 864
pH 7,44	1/27 542 287
pH 7,5	1/31 622 776
pH 7,6	1/39 810 717
pH 7,7	1/50 118 723
pH 7,8	1/63 095 734
pH 7,9	1/79 432 823
pH 8,0	1/100 000 000

Der pH-Wert hat im Prinzip mit unheimlich kleinen Mengen an Wasserstoffionen zu tun, aber die Wirkungen, die sie ausüben, sind erheblich. Es folgen Beispiele von Säuren und Laugen. Bei beiden Beispielen wurde zur Vereinfachung der pH-Wert gerundet.

Beispiel

Säure: Säuren haben einen pH-Werte < 7
Der pH-Wert der Magensäure ist 1, d. h., in einem Liter Magensäure befinden sich 1/10 Gramm H^+-Ionen (10^{-1} g).
Zur Vereinfachung wird die 1 aus der Hochzahl hinter die Bezeichnung pH gesetzt → pH 1

Beispiel

Lauge: Laugen haben einen pH-Werte > 7
Der pH-Wert vom Darmsaft ist 9, d. h., in einem Liter Darmsaft befinden sich 1/1.000.000.000 Gramm H^+-Ionen (10^{-9} g).
Zur Vereinfachung wird die 9 aus der Hochzahl hinter die Bezeichnung pH gesetzt → pH 9 (❏ Tab. 27.10).

Zusammengefasst:

━ Je niedriger der pH-Wert ist, desto größer ist die Anzahl der H^+-Ionen. Die Lösung ist „sauer".

$$pH \downarrow \rightarrow H^+ \uparrow$$

━ Je höher der pH-Wert ist, desto geringer ist die Anzahl der H^+-Ionen. Die Lösung ist „alkalisch bzw. basisch".

$$pH \uparrow \rightarrow H^+ \downarrow$$

27.3.2 Puffer und Puffersysteme

Die Wasserstoffionenkonzentration des Blutes wird innerhalb enger Grenzen konstant gehalten. Das Blut hat einen **pH-Wert zwischen 7,36 und 7,44**. Der Körper ist selbstständig in der Lage, diesen engen pH-Wert konstant zu halten, denn nur innerhalb dieses Blut-pH-Wertes können die biochemischen Reaktionen im Körper korrekt ablaufen. Damit der Körper seinen Blut-pH-Wert konstant halten kann, bedient er sich sog. Puffer und Puffersysteme.

⊡ Tab. 27.10 pH-Wert einzelner Säuren und Laugen			
Salzsäure 35 %	pH = -1	Bier	pH = 5
Salzsäure 3,5 %	pH = 0	Urin	pH = 5
Salzsäure 0,35 %	pH = 1	Hautoberfläche	pH = 5,5
Magensäure	pH = 1	Mineralwasser	pH = 6
Zitronensaft	pH = 2	Reines Wasser	pH = 7
Essigessenz	pH = 2	Blut	pH = 7,4
Essig	pH = 3	Sauberes Seewasser	pH = 8,3
Coca Cola	pH = 3	Darmsaft	pH = 8,3
Wein	pH = 4	Waschmittellösung	pH = 10
Saure Milch	pH = 4,5	Natronlauge 3 %	pH = 14
Stuhlgang Säuglinge	pH = 4,5–5	Natronlauge 30 %	pH = 15

Quelle: http://www.seilnacht.com/Lexikon/pH-Wert.htm, Recherche vom 28.10.2014

- **Puffer**

Puffer sind Lösungen (z. B. Blut), deren pH-Wert sich bei Zugabe einer Säure oder Base nicht wesentlich ändert. Die Puffer können bei Zugabe einer Säure H^+-Ionen binden, bei Zugabe einer Base H^+-Ionen freisetzen. Die meisten Säuren entstehen im Stoffwechsel. Daraus gehen große Mengen an CO_2 hervor. CO_2 wird dann als sog. „flüchtige Säure" abgeatmet.

27.3.3 Regulation des Säure-Basen-Haushaltes

Es gibt drei Systeme zur Regulation:
1. Kohlensäure-Bikarbonat-Puffersystem, es besteht aus Kohlensäure und Bikarbonat (75% des Puffersystems)
2. Niere
3. Lunge (Niere und Lunge gemeisnam 25 % des Puffersystems)

Der Säure-Basen-Haushalt kann mit Hilfe der **CO_2-Dissoziationsgleichung** dargestellt werden:

$$H_2O + CO_2 \rightleftarrows H_2CO_3 \rightleftarrows H^+ + HCO_3-$$

Die Reaktion steht in einem ständigen Gleichgewicht. Wasser reagiert mit Kohlendioxid zu Kohlensäure,

die schnell in die Bestandteile Wasserstoffion und Hydrogenkarbonat zerfällt. Umgekehrt reagieren Wasserstoffionen mit Hydrogenkarbonat zu Kohlensäure. Diese zerfällt dann in Wasser und Kohlendioxid.

Ständig befinden sich im Körper zu viel oder zu wenig Wasserstoffionen, Kohlendioxid oder Bikarbonat. Die Ungleichgewichte werden ständig durch unser Puffersystem ausgeglichen. Die Reaktion verläuft stets in beide Richtungen, gekennzeichnet durch die Doppelpfeile. So ist der Körper immer in der Lage, auf Ungleichgewichte im Säure-Basen-Haushalt zu reagieren.

Ein weiteres Modell zum Verständnis: Ist der pH-Wert niedrig, handelt es sich um eine Säure. In einer Säure befinden sich viele H^+-Ionen. Um diesen Überschuss an H^+-Ionen zu verringern, benötigt man eine Puffersubstanz, einen Stoff, der in der Lage ist, die H^+-Ionen zu binden und damit zu neutralisieren. Das ist das Hydrogenkarbonat/Bikarbonat (HCO_3-). Die Niere reguliert die Konzentration des HCO_3- im Körper.

pH ↓ → H^+ ↑ (HCO_3- wird zur Pufferung benötigt)Ist der pH-Wert hoch, handelt es sich um eine Lauge.

In einer Lauge befinden sich sehr wenige H^+-Ionen. Um diesen Mangel an H^+-Ionen auszugleichen, benötigt man als Puffersubstanzen CO_2 und H_2O (Kohlendioxid und Wasser). Denn wenn

CO_2 und H_2O miteinander reagieren, kann H^+ freigesetzt und somit ein Mangel an H^+-Ionen ausgeglichen werden. Die Lunge reguliert die Konzentration von CO_2 im Körper.

pH ↑ → H^+ ↓ ($CO_2 + H_2O$ werden zur Pufferung benötigt)

Kohlensäure-Bikarbonat-Puffersystem

- **Abfall des pH-Wertes**

Ein Abfall des pH-Wertes bedeutet eine Zunahme der Wasserstoffionen (H^+), das Blut wird „sauer".

pH ↓ → H^+ ↑

Damit ausreichend H^+-Ionen gebunden werden, wird Bikarbonat (HCO_3^-) benötigt. Es wird ausreichend von der Niere freigesetzt, verbindet sich mit den H^+-Ionen und reagiert gemäß der Dissoziationsgleichung (▸ Abschn. 27.3.3) zu Kohlensäure, die wiederum in Wasser H_2O und Kohlendioxid CO_2 zerfällt.

CO_2 wird abgeatmet und es verbleibt Wasser. Das geschieht so lange, bis die H^+-Ionen-Konzentration wieder gesunken ist und das Blut nicht mehr sauer ist, sondern seinen normalen pH-Wert erreicht hat.

Chemische Reaktionsformel:

H^+ ↑↑↑ (angestiegen) $+ HCO_3^- \rightarrow H_2CO_3 \rightarrow H_2O$ $+ CO_2$ (wird abgeatmet)

- **Anstieg des pH-Wertes**

Ein Anstieg des pH-Wertes bedeutet eine Abnahme der Wasserstoffionen (H^+), das Blut wird alkalisch (oder basisch).

pH ↑ → H^+ ↓

Damit ausreichend H^+-Ionen zur Verfügung stehen, reagieren Wasser und Kohlendioxid. Falls der Körper vermehrt CO_2 benötigt, wird langsamer geatmet, es wird weniger CO_2 abgeatmet. Die Kohlensäure zerfällt wieder in Bikarbonat (HCO_3^-) und Wasserstoffionen (H^+). Die Reaktion verläuft so lange, bis wieder ausreichend Wasserstoffionen

vorhanden sind und der pH-Wert seinen Normbereich erreicht hat.

Chemische Reaktionsformel:

$H_2O + CO_2 \rightarrow H_2CO_3 \rightarrow HCO_3^- + H^+$ ↑↑↑ (steigt an)

Regulation über die Niere

Es gibt zwei Mechanismen der Regulation der Wasserstoffionenkonzentration:

- Erhöhung der Bikarbonatkonzentration im Blut: Dadurch werden vermehrt H^+-Ionen gebunden und „saure" Zustände ausgeglichen.
- Erniedrigung der Bikarbonatkonzentration im Blut: Dadurch werden weniger H^+-Ionen gebunden und „alkalische" Zustände ausgeglichen.

Die Bildung von Bikarbonat und H^+-Ionen wird durch das Enzym Carboanhydratase katalysiert.

Regulation über die Lunge bzw. Atmung

Durch die Atmung wird der Blut-pH-Wert konstant gehalten. Hier wird der Zusammenhang zwischen CO_2-Konzentration und pH-Wert betrachtet.

- **Erhöhte CO_2-Konzentration**

Wenn die CO_2-Konzentration im Körper erhöht ist, fällt der pH-Wert ab. Der Organismus wird „sauer", es sind zu viele H+ Ionen vorhanden.

CO_2 ↑ → pH ↓ → H^+ ↑

Steigt die CO_2-Konzentration, kann mehr CO_2 mit Wasser zu Kohlensäure reagieren, die wieder zerfällt. Dadurch steigt die H^+-Konzentration an. Der Blut-pH-Wert sinkt.

CO_2(-Konzentration steigt an) ↑↑↑ $+ H_2O \rightarrow$ $H_2CO_3 \rightarrow HCO_3^- + H^+$ ↑↑↑ (steigt an)

Nun tritt die Selbstregulation des Puffersystems ein. Der Körper reagiert darauf, indem die Atmung beschleunigt wird. Der Patient hyperventiliert und atmet vermehrt CO_2 ab. Die H^+-Ionen verbinden sich mit Bikarbonat zu Kohlensäure. Kohlensäure zerfällt in H_2O und CO_2. Das CO_2 wird abgeatmet. Damit normalisiert sich der pH-Wert wieder.

> ◉ Wird der Organismus „sauer", so wird kompensatorisch schneller geatmet, es wird hyperventiliert.

■ **Erniedrigte CO_2-Konzentration**

Verringert sich die CO_2-Konzentration im Körper, steigt der pH-Wert an. Der Organismus wird „alkalisch", es sind zu wenig H^+-Ionen vorhanden.

$$CO_2 \downarrow \rightarrow pH \uparrow \rightarrow H+ \downarrow$$

Wenn die CO_2-Konzentration sinkt, findet die Reaktion von CO_2 mit Wasser zu Kohlensäure nicht statt. Folglich kann Kohlensäure nicht zu Bikarbonat und H^+-Ionen zerfallen. Die H^+-Ionen-Konzentration sinkt und der Blut-pH-Wert steigt.

> CO_2(-Konzentration sinkt) $\downarrow\downarrow\downarrow$ + H_2O (keine Reaktion zu) → H_2CO_3 (keine Reaktion zu) → HCO_3^- + H^+ $\downarrow\downarrow\downarrow$ (sinkt)

Nun tritt die Selbstregulation des Puffersystems ein. Der Körper verlangsamt die Atmung, der Patient hypoventiliert. Dadurch erhöht sich die CO_2-Konzentration, weil weniger abgeatmet wird. CO_2 reagiert vermehrt mit Wasser zu Kohlensäure. Kohlensäure dissoziiert (zerfällt) in H^+ und HCO_3^-. H^+-Ionen werden wieder freigesetzt und der pH-Wert fällt wieder.

> ◉ Wird der Organismus „alkalisch", so wird kompensatorisch langsamer geatmet, es wird hypoventiliert.

27.3.4 Störungen des Säure-Basen-Gleichgewichts

Die Störungen des Säure-Basen-Haushaltes werden bezeichnet als:

◻ Tab. 27.11 Veränderungen metabolischer und respiratorischer Werte

Standardbikarbonat (HCO_3^-) weist auf eine metabolische Komponente hin (Normwert: 21–25 mmol/l)

Alkalose	$HCO_3^-\uparrow$	pH↑
Azidose	$HCO_3^-\downarrow$	ph↓

Die **Basenabweichung** BE verhält sich wie das HCO_3^- und weist auf eine metabolische Komponente hin (Normwert: ±2 mmol/l)

Alkalose	BE↑	pH↑
Azidose	BE↓	ph↓

Das **CO_2** verweist auf eine respiratorische Störung

Alkalose	$CO_2\downarrow$	pH↑
Azidose	$CO_2\uparrow$	ph↓

━ **Azidose**: Zunahme der H^+-Ionen im Blut pH < 7,36
━ **Alkalose**: Abnahme der H^+-Ionen im Blut pH > 7,44

Die Ursache des Ungleichgewichts kann respiratorisch und metabolisch sein. So wird unterschieden in:

━ Respiratorische Azidose
━ Respiratorische Alkalose
━ Metabolische Azidose
━ Metabolische Alkalose
━ Kombiniertes Auftreten

Eine BGA ist notwendig, um respiratorische oder metabolische Ursache zu differenzieren (◻ Tab. 27.11).

━ Respiratorische Komponente: CO_2-Partialdruck (pCO_2) verändert,
━ Metabolische Komponente: Standardbikarbonat (HCO_3^-) und Basenabweichung (BE = Base Excess) verändert.

Die **Henderson-Hasselbalch-Gleichung** gibt einen Hinweis, ob eine Säure-Basen-Störung eine respiratorische oder metabolische Ursache hat.

$$pH \sim \frac{HCO_3-(\text{metabolische Komponente, v.a. durch die Niere})}{pCO_2(\text{respiratorische Komponente, v.a. durch die Lunge})}$$

genauer: $pH = 6{,}1 + log \dfrac{HCO_3^-}{0{,}03 \times pCO_2}$

Diese Gleichung sagt aus, dass der pH-Wert abhängig ist von den Mengen an CO_2 und HCO_3^-. Dabei ist HCO_3^- die metabolische Ursache und das CO_2 die respiratorische Ursache für eine Säure-Basen-Störung.

27.3.5 Base-Excess (BE)

Der BE ist ein Rechenwert und gibt an, wie viel mmol einer starken Säure oder Base nötig sind, um eine Blutprobe bis zum normalen pH-Wert von 7,4 zu titrieren. Die wichtigsten Pufferbasen im Blut sind Bikarbonat, Hämoglobin, negativ geladene Proteine und anorganisches Phosphat. Basen sind in der Lage, H^+-Ionen zu binden und zu neutralisieren.

Bikarbonat ist ein Anteil der gesamten Basen. Daher entwickeln sich HCO_3^- und BE meist in die gleiche Richtung:

- Überschuss an Basen → positive Basenabweichung (BE).
- Mangel an Basen → negative Basenabweichung (BE).

Werden im Stoffwechsel nichtflüchtige Säuren angehäuft oder verliert der Körper Bikarbonat, nehmen Standardbikarbonat und Basenabweichung ab. Es entsteht ein Mangel an Basen, der BE sinkt. Das führt im Messwert zu einer negativen Basenabweichung, z. B. BE = -5.

Verliert der Körper nichtflüchtige Säuren oder wird Bikarbonat angehäuft, so steigen Standardbikarbonat und Basenabweichung an. Es entsteht ein Überschuss an Basen, der BE steigt. Das führt im Messwert zu einer positiven Basenabweichung, z. B. BE = +5.

☑ Tab. 27.12 Beispielhafte BGA bei respiratorischer Azidose	
pH	7,30 ↓
pCO_2	48 ↑
pO_2	95
BE	+2
HCO_3^-	25

Respiratorische Azidose

Eine respiratorische Azidose entsteht durch einen erhöhten pCO_2 aufgrund verminderter CO_2 Abatmung durch die Lungen (Hypoventilation) (☑ Tab. 27.12).

> **Hauptsächliches Merkmal der respiratorischen Azidose ist ein niedriger pH und ein hohes pCO_2:**
> **pH ↓ und pCO2 ↑**

Die Hypoventilation wird anhand des Atemminutenvolumens (MV) beurteilt. Sinkt das MV steigt der Partialdruck (pCO_2). Steigt der pCO_2, entsteht eine Azidose, der pH-Wert sinkt. Ein niedriger pH-Wert bedeutet eine hohe Anzahl an Wasserstoffionen.

$$MV \downarrow \rightarrow pCO_2 \uparrow \rightarrow pH \downarrow \rightarrow H^+ \uparrow$$

Ursache eines niedrigen MV:

- Zu geringe Atem-/Beatmungsfrequenz und/oder
- Zu geringes Atemzugvolumen V_t

Das Atemzugvolumen (V_t) wird bei druckkontrollierter Beatmung mit Hilfe der Beatmungsparameter P_{insp} und PEEP bestimmt. Je kleiner der Abstand zwischen P_{insp} und PEEP, desto kleiner das V_t.

$$MV \downarrow \rightarrow f \downarrow + Vt \downarrow = \frac{Pinsp \downarrow}{PEEP}$$

Ursache der respiratorischen Azidose ist die Hypoventilation. Das heißt, das MV ist zu niedrig. Zusammenfassend mit Hilfe der Symbole/Formel:

$$MV \downarrow \rightarrow f \downarrow + Vt \downarrow = \frac{Pinsp \downarrow}{PEEP} \rightarrow pCO_2 \uparrow$$
$$\rightarrow pH \downarrow \rightarrow H+ \uparrow$$

Respiratorisch behandeln heißt ebenso, die Ursache der gestörten Belüftung, der Hypoventilation, herauszufinden. Verschiedene Ursachen (☑ Tab. 27.13) können zu einer Verminderung der Atmung führen, z. B. die Verlegung der Atemwege mit Schleim und Sekreten, ein auftretender Bronchospasmus, eine ungünstige Lagerung des Patienten oder abgeknickte oder verlegte Trachealkanülen und Beatmungsschläuche.

Können diese Ursachen unmittelbar beseitigt werden (Absaugen, Inhalation mit bronchienerweiternden Medikamenten, Hochlagerung des Patienten etc.), wird die Hypoventilation rasch beseitigt sein.

◻ Tab. 27.13 Respiratorische Azidose

Ursache	Einstellung eines zu niedrigen AMV bei Beatmung
	2:1 Beatmung (Beatmung mit inversem Atemzeitverhältnis)
	Verlegung der Atemwege
	Atemdepression, durch tiefe Analgosedierung
	Lungenerkrankungen (COPD)
	Rippenfrakturen, Phrenikusparese
	Atemerschöpfung
	Druckunterstützung zu niedrig eingestellt
BGA	pH < 7,36
	pCO_2 > 45 mmHg
	Bikarbonat normal, leicht erhöht
Kompensation	Körper versucht es metabolisch auszugleichen.
	Niere steigert H^+-Ausscheidung mit dem Urin
	Niere steigert Bikarbonat-Produktion, denn HCO_3^- ist die Puffersubstanz, die einen Überschuss an H^+-Ionen binden und neutralisieren kann
	Problem: bei einer akuten oder chronischen Niereninsuffizienz kann die Niere keinen Ausgleich herstellen
Kompensierte BGA	pH nahezu normal
	pCO_2 > 45 mmHg
	Bikarbonat > 25 mval /l ↑↑↑
Therapie	Respiratorisch behandeln durch Steigern der Respiration
	Eine Steigerung der Respiration bedeutet, eine Anhebung des Atemminutenvolumens MV↑, dieses kann durch eine Anhebung der Beatmungsfrequenz f und/oder eine Anhebung des Atemzugvolumens V_t geschehen, bei druckkontrollierter Beatmung wird das V_t durch Anheben des P_{insp} gesteigert
	Dadurch sinkt die CO_2-Konzentration, der pH normalisiert sich und Anzahl der H^+-Ionen sinkt ebenfalls

Können die Ursachen der Hypoventilation nicht sofort beseitigt werden (▶ Abschn. 2.1.1), muss überlegt werden, welche Beatmungsparameter zu einer Steigerung der Ventilation, des MV führen.

Häufige praktische Erfahrung ist, die **Beatmungsfrequenz** zu steigern, denn das erhöht das MV. Ist diese auf 10 oder 12 Hübe/min. eingestellt, kann es sinnvoll sein, diese zu erhöhen. Falls eine Beatmungsfrequenz jedoch schon recht hoch eingestellt ist, z. B. 20 Hübe/min., wird eine weitere Steigerung wenig vielversprechend sein.

Ebenso wichtig ist das Betrachten des **Atemzugvolumens** (V_t) in den Messwerten. Ein guter Anhaltspunkt für die Beurteilung, ob ein angepasstes V_t für den Patienten erreicht ist, ist die Formel 6–8 ml/kg KG bezogen auf das ideale Körpergewicht IBW.

Beispiel

Für einen 80 kg schweren Patienten sollte somit ein V_t von ca. 430–580 ml zu erwarten sein. Ist dieses in den Messwerten dauerhaft zu niedrig, muss der Einstellwert Atemzugvolumen V_t bei volumenkontrollierter Beatmung erhöht werden. Bei druckkontrollierter Beatmung muss der Wert P_{insp} erhöht werden, jedoch vorsichtig in Schritten von 2–3 mb/cm H_2O. Es muss immer wieder kontrolliert werden, ob nach der Erhöhung des P_{insp} das Zielvolumen verabreicht wird.

Nach gegebener Zeit, ca. ½–1 Stunde nach Verstellen der Beatmungsparameter, soll eine erneute BGA erfolgen. Ein Erfolg besteht dann in einer Abnahme des pCO_2 und einer Steigerung des pH-Wertes.

◘ **Tab. 27.14** Kompensierte BGA bei respiratorischer Azidose	
pH	7,35–7,37 ↓
pCO_2	48 ↑
pO_2	95
BE	+6 ↑
HCO_3^-	28 ↑

Die Pflegekräfte in der Heimbeatmung haben meist nicht die Erlaubnis, die Beatmungsparameter zu verstellen. Das schränkt ihre Handlungsmöglichkeiten ein. Im Vordergrund steht jedoch das Erkennen und Beheben der eigentlichen Ursachen. Einige Beatmungszentren geben nach den genannten Kriterien vor, welche Beatmungsparameter in welchem Maß für den Menschen angepasst werden sollen.

Unterbleibt die respiratorische Behandlung, kommt es zu einem Ausgleichsversuch des Körpers, zu einer metabolischen Kompensation (◘ Tab. 27.14). Aber nur, wenn die Niere noch arbeiten kann.

Die Steigerung von Bikarbonat/Hydrogenkarbonat führt zu einer leichten Erhöhung des pH-Wertes. Jedoch bleibt erkennbar, dass eine respiratorische Azidose besteht.

Respiratorische Akalose

Eine respiratorische Alkalose entsteht durch einen erniedrigten pCO_2 aufgrund erhöhter CO_2-Abatmung durch die Lungen (Hyperventilation) (◘ Tab. 27.15).

❯❯ **Hauptsächliches Merkmal der respiratorischen Alkalose ist ein erhöhter pH und ein niedriges pCO_2: pH ↑ und pCO2 ↓**

◘ **Tab. 27.15** Beispielhafte BGA bei respiratorischer Alkalose	
pH	7,52 ↑
pCO_2	30 ↓
pO_2	95
BE	+2
HCO_3^-	23

Die Hyperventilation wird anhand des Minutenvolumens (MV) beurteilt. Steigt das MV, sinkt der Partialdruck (pCO_2). Sinkt der pCO_2 entsteht eine Alkalose, der pH-Wert steigt. Ein hoher pH-Wert bedeutet eine geringe Anzahl an Wasserstoffionen.

$$MV \uparrow \rightarrow pCO_2 \downarrow \rightarrow pH \uparrow \rightarrow H^+ \downarrow$$

Ist das MV zu hoch, könnte die Ursache sein:
- Zu hohe Atem-/Beatmungsfrequenz und/oder
- Zu hohes Atemzugvolumen V_t

Das V_t wird bei druckkontrollierter Beatmung mit Hilfe der Beatmungsparameter P_{insp} und PEEP bestimmt. Je größer der Abstand zwischen P_{insp} und PEEP, desto größer das V_t.

$$MV \uparrow \rightarrow f \uparrow + Vt \uparrow = \frac{P\,insp \uparrow}{PEEP}$$

Ursache der respiratorischen Alkalose ist die Hyperventilation. Das heißt, das MV ist zu hoch. Zusammenfassend mit Hilfe der Symbole/Formel:

$$MV \uparrow \rightarrow f \uparrow + Vt \uparrow \downarrow \rightarrow \frac{P\,insp \uparrow}{PEEP} \rightarrow pCO_2 \downarrow$$
$$\rightarrow pH \uparrow \rightarrow H+ \downarrow$$

Respiratorisch behandeln heißt, die Ursache der Hyperventilation herauszufinden. Verschiedene Ursachen sind in ◘ Tab. 27.16 aufgeführt. Die therapeutisch kontrollierte Hyperventilation ist jedoch bei einigen Krankheitsbildern indiziert und sollte nicht verändert werden.

Können diese Ursachen unmittelbar beseitigt werden (Tachypnoe bei Angst, Schmerzen, daraufhin eine milde Sedierung), wird die Hyperventilation rasch beseitigt sein. Können die Ursachen der Hyperventilation nicht sofort beseitigt werden, muss überlegt werden, welche Beatmungsparameter zu einer Verringerung der Ventilation, des MV führen.

Häufige praktische Erfahrung ist, die **Beatmungsfrequenz** zu senken, denn das verringert das MV. Ist diese auf 20 Hübe/min. eingestellt, kann es sinnvoll sein, diese zu reduzieren. Falls eine Beatmungsfrequenz jedoch schon recht niedrig eingestellt ist, z. B. 10 Hübe/min., wird eine weitere Reduktion wenig vielversprechend sein.

◻ Tab. 27.16 Respiratorische Alkalose

Ursache	Kompensatorische Hyperventilation bei Lungenerkrankungen
	Kontrollierte Hyperventilation bei Beatmung
	Falsche Respiratoreinstellung
	Kompensatorische Hyperventilation bei Schädel-Hirn-Trauma, solang der Mensch selbst atmen kann
	Lungenembolie
	Psychische Erregung, wie Angst, Aufregung, Ärger
BGA	pH > 7,44
	pCO_2 < 35 mmHg
	Bikarbonat normal
Kompensation	Körper versucht es metabolisch zu lösen
	Niere scheidet vermehrt Bikarbonat mit dem Urin aus
	Es besteht schon ein Mangel an H^+-Ionen und die Ausscheidung von HCO_3^- soll diesen Mangel nicht noch verschlimmern
	Problem: bei einer akuten oder chronischen Niereninsuffizienz kann die Niere keinen Ausgleich herstellen
Kompensierte BGA	pH nahezu normal
	pCO_2 erniedrigt ↓
	Bikarbonat erniedrigt ↓
Therapie	Respiratorisch behandeln, Minutenvolumen erniedrigen, Sedieren, CO_2 einatmen lassen; dadurch steigt die CO_2-Konzentration, der pH normalisiert sich und die Anzahl der H^+-Ionen steigt
	Eine Erniedrigung des Atemminutenvolumens (MV) kann durch eine Senkung der Beatmungsfrequenz (f) oder durch eine Verringerung des Atemzugvolumens (V_t) geschehen; bei druckkontrollierter Beatmung wird das V_t reduziert, indem der P_{insp} verringert wird

Ebenso wichtig ist das Betrachten des **Atemzugvolumens** (V_t) in den Messwerten. Ein guter Anhaltspunkt für die Beurteilung, ob ein angepasstes V_t für den Patienten erreicht ist, ist die Formel 6 ml/kg KG bezogen auf das ideale Körpergewicht IBW.

Beispiel

Für einen 80 kg schweren Patienten sollte somit ein V_t von ca. 480–500 ml zu erwarten sein. Ist dieses in den Messwerten dauerhaft zu hoch, muss der Einstellwert Atemzugvolumen V_t bei volumenkontrollierter Beatmung gesenkt werden. Bei druckkontrollierter Beatmung muss der Wert P_{insp} erniedrigt werden, jedoch vorsichtig; das Absenken des P_{insp} soll in Schritten von 2–3 mb/cm H_2O erfolgen. Es

muss immer wieder kontrolliert werden, ob nach der Erniedrigung des P_{insp} das Zielvolumen verabreicht wird.

Nach gegebener Zeit, ca. ½– 1 Stunde nach Verstellen der Beatmungsparameter, soll eine erneute BGA erfolgen. Ein Erfolg besteht dann in einer Zunahme des pCO_2 und einer Senkung des pH-Wertes. Unterbleibt die respiratorische Behandlung, kommt es zu einem Ausgleichsversuch des Körpers, zu einer metabolischen Kompensation. Aber nur, wenn die Niere noch arbeiten kann (◻ Tab. 27.17).

Die Ausscheidung von Bikarbonat/Hydrogenkarbonat führt zu einer leichten Senkung des erhöhten pH Wertes. Jedoch bleibt erkennbar, dass eine respiratorische Alkalose besteht.

Tab. 27.17 Kompensierte BGA bei respiratorischer Alkalose	
pH	7,43–7,45 ↑
pCO_2	28 ↓
pO_2	95
BE	-3 ↓
HCO_3^-	19 ↓

Tab. 27.19 Beispielhafte BGA bei metabolischer Azidose	
pH	7,30 ↓
pCO_2	40
pO_2	95
BE	-4 ↓
HCO_3^-	20 ↓

Tab. 27.18 Ursachen der metabolische Azidose	
Zunahme fixer Säuren	**Verlust von Bikarbonat**
- Nierenversagen	- Durchfälle
- Diabetische Ketoazidose	- Pankreassaftdrainage
- Hungerketoazidose	- Dünndarmdrainage
- Alkoholische Ketoazidose	- Renale Tubulusazidose
- Laktatazidose	- Diamox-Therapie (Diuretikum, fördert die Ausscheidung von Bikarbonat)
- Salizylvergiftung	
- Methanolvergiftung	- Ionenaustauschtherapie
- Alkoholvergiftung	- Verdünnungsazidose
	- Uretersigmoidostomie

Metabolische Azidose

Eine metabolische Azidose entsteht durch die Zunahme fixer Säuren und Bikarbonatverlust (**Tab. 27.18**).

Nehmen die Säuren im Körper zu oder wird Bikarbonat verloren, sinken Standardbikarbonat und Basenabweichung. Es entsteht ein Mangel an Basen. Das führt im Messwert zu einer negativen Basenabweichung, der BE-Wert sinkt, z. B. BE = -4.

Hauptmerkmal sind ein Mangel an Bikarbonat und eine negative Basenabweichung (**Tab. 27.19** und **Tab. 27.20**).

Aufgrund des Mangels an Basen und des Mangels an Bikarbonat sinkt der pH-Wert und die Anzahl der H^+-Ionen steigt.

Tab. 27.20 Metabolische Azidose	
BGA	pH < 7,36
	Basenabweichung > -2 mmol/l
	Bikarbonat < 21 mval/l
Kompensation	Versuch der respiratorischen Kompensation durch vermehrte CO_2-Abatmung (Hyperventilation)
	Die Lunge scheidet vermehrt CO_2 aus, um das Gleichgewicht wieder herzustellen; die vermehrte Ausscheidung von CO_2 bedeutet eine beschleunigte Atmung, eine Hyperventilation
	Es besteht schon ein Überschuss an H^+-Ionen. Dieser muss abgebaut werden. Die Substanz, die dafür in Frage kommt ist HCO_3^-, das jedoch auch nicht ausreichend vorhanden ist
	Dennoch: aus HCO_3^- und H^+-Ionen wird Wasser und CO_2. Dieses CO_2 wird abgeatmet; das zeigt sich dann am erniedrigten pCO_2-Wert
	Das verstärkte Abatmen von CO_2 bewirkt, dass sich HCO_3^- und H^+-Ionen verbinden, auch um den Preis des weiteren Mangels an HCO_3^-
	Problem: bei einem akuten oder chronischen Lungenversagen kann die Lunge keinen Ausgleich herstellen
Kompensierte BGA	pH nahezu normal
	Bikarbonat weiter erniedrigt ↓
	BE weiter erniedrigt ↓
	pCO_2 ebenfalls erniedrigt ↓

◘ Tab. 27.20 Fortsetzung

Therapie	i. v. Puffersubstanzen: – NaBi 8,4 % (1 ml = 1 mmol) – Tris-Puffer (Trometamol) Beide Substanzen können H$^+$-Ionen binden und neutralisieren, damit wird der Blut-pH-Wert angehoben

◘ Tab. 27.21 Kompensierte BGA bei metabolischer Azidose

pH	7,35–7,37 ↓
pCO$_2$	30 ↓
pO$_2$	95
BE	–6 ↓
HCO$_3^-$	–18 ↓

◘ Tab. 27.22 Ursachen der metabolische Alkalose

– Abnahme von Säuren	– Zunahme von Bikarbonat
– Kaliummangel	– Zu viele Puffersubstanzen
– Akutes oder chronisches Erbrechen	– Diuretika, die die Bikarbonataussscheidung behindern
– Durchfall, Diarrhö, Abführmittel	– Chloridmangel
– Kortikoidtherapie	– Laxansabusus
	– Malabsorption
	– Leberinsuffizienz

$$BE \downarrow \text{ und } HCO_3^- \downarrow \rightarrow pH \downarrow \rightarrow H+ \uparrow$$

Unterbleibt die ursächliche Behandlung, kommt es zu einem Ausgleichsversuch des Körpers, zu einer respiratorischen Kompensation (◘ Tab. 27.21). Aber nur wenn der Patient noch selbst atmen kann. Die Behandlung einer metabolischen Störung liegt in der Verantwortung des behandelnden Arztes.

Die Senkung des pCO$_2$-Wertes, durch vermehrtes Abatmen von CO$_2$, führt zu einer leichten Erhöhung des pH-Wertes. Jedoch bleibt erkennbar, dass eine metabolische Azidose besteht. Besteht jedoch bei dem Menschen eine chronische ventilatorische Insuffizienz, kann er gar nicht mit Hilfe der Atmung versuchen, die metabolische Azidose auszugleichen. Hierbei kann die künstliche Beatmung ggf. einen Teil der Kompensation bewirken.

Metabolische Alkalose

Die metabolische Alkalose entsteht durch Abnahme von Säuren oder Zunahme von Bikarbonat (◘ Tab. 27.22).

Verliert der Körper Säuren oder wird Bikarbonat angehäuft, steigen Standardbikarbonat und

◘ Tab. 27.23 BGA bei metabolischer Alkalose

pH	7,58 ↑
pCO$_2$	40
pO$_2$	95
BE	+4 ↑
HCO$_3^-$	25 ↑

Basenabweichung an. Es entsteht ein Überschuss an Basen. Das führt im Messwert zu einer positiven Basenabweichung, der BE-Wert steigt, z. B. BE = +4. Hauptmerkmale sind ein Überschuss an Bikarbonat und eine positive Basenabweichung (◘ Tab. 27.23 und ◘ Tab. 27.24).

Aufgrund des Überschusses an Basen, somit auch des Überschusses an Hydrogenkarbonat, steigt der pH-Wert und die Anzahl der H$^+$-Ionen sinkt.

$$BE \uparrow \text{ und } HCO_3^- \uparrow \rightarrow pH \uparrow \rightarrow H^+ \downarrow$$

Unterbleibt die ursächliche Behandlung, kommt es zu einem Ausgleichsversuch des Körpers, zu einer respiratorischen Kompensation (◘ Tab. 27.25). Aber nur, wenn die Lunge noch arbeiten kann.

◩ Tab. 27.24	Metabolische Alkalose
Ursachen	Verlust an H^+-Ionen aus dem Körper (◩ Tab. 27.22)
	→ Verlust von saurem Magensaft, Magensonde
	→ Diuretikatherapie
	→ Kaliummangel
	→ Kortikoidtherapie
BGA	pH > 7,44
	Bikarbonat > 25 mmol/l
	BE > + 2 mmol/l
Kompensation	Versuch der respiratorischen Kompensation durch verminderte CO_2-Abatmung (Hypoventilation)
	Die verringerte Ausscheidung von CO_2 bedeutet eine verlangsamte Atmung, eine Hypoventilation
	Es besteht schon ein Mangel an H^+-Ionen; dieser muss ergänzt werden
	Dafür wird CO_2 und H_2O benötigt; durch Hypoventilation wird vermehrt CO_2 im Körper zurückbehalten; somit steigt auch der pCO_2-Wert weiter an
	CO_2 kann mit Wasser reagieren und produziert so H^+-Ionen. Der H^+-Mangel kann so ausgeglichen werden
	Jedoch wird auch vermehrt HCO_3^- produziert, dieser Wert steigt dann weiter an
	Problem: bei einem akuten oder chronischen Lungenversagen kann die Lunge keinen Ausgleich herstellen
Kompensierte BGA	pH fast normal
	Bikarbonat erhöht ↑
	positiver BE weiter erhöht ↑
	pCO_2 erhöht ↑
Therapie	Säurezufuhr bei pH > 7,5–7,6
	Elektrolyt-Kontrolle Na^+, K^+, Cl-

◩ Tab. 27.25	Kompensierte BGA bei metabolischer Alkalose
pH	7,43–7,45 ↑
pCO_2	48 ↑
pO_2	95
BE	+ 7 ↑
HCO_3^-	+ 28 ↑

Die Steigerung des pCO_2-Wertes, durch verringertes Abatmen von CO_2, führt zu einer leichten Senkung des pH-Wertes. Jedoch bleibt erkennbar, dass eine metabolische Alkalose besteht. Hierbei gilt ebenso: Besteht jedoch bei dem Menschen eine chronische ventilatorische Insuffizienz, kann er gar nicht mit Hilfe der Atmung versuchen, die metabolischen Azidose auszugleichen. Hierbei kann die künstliche Beatmung ggf. einen Teil der Kompensation bewirken.

27.4 Auswirkungen von Azidose und Alkalose

Die Auswirkungen von Azidose und Alkalose sind in ◩ Tab. 27.26 und ◩ Tab. 27.27 aufgeführt.

Zur Übersicht wird in ◩ Tab. 27.28 zusammengefasst, wie sich einzelne Werte bei Störungen des Säure-Basen-Gleichgewichtes verändern:

Bei metabolischen Störungen entwickeln sich die Anzeigeparameter in die gleiche Richtung.

◘ Tab. 27.26 Auswirkungen von Azidose

Dämpfung des ZNS	Verwirrtheit
	Muskelschwäche
	Koma
Herz-Kreislauf	Blutdruckschwankungen
	Herzrhythmusstörungen (HRS)
	Verringerung der Ansprechbarkeit auf kreislaufunterstützende Medikamente
Atmung	Gesteigert bei metabolischer Azidose
	Gedämpft bei respiratorischer Azidose
Sauerstoffbindungsfähigkeit von Hämoglobin	Bei gleichem pO_2 wird weniger Sauerstoff an das Hämoglobin gebunden und die O_2-Abgabe ist erleichtert, es wird mehr Sauerstoff an das Gewebe abgegeben

◘ Tab. 27.27 Auswirkungen von Alkalose

ZNS	Übererregbarkeit des peripheren Nervensystems
	Tetanie → tonische Spasmen der Muskulatur
Herz-Kreislauf	Blutdruckschwankungen
	Herzrhythmusstörungen (HRS)
Atmung	Gedämpft bei metabolischer Alkalose
	Gesteigert bei respiratorischer Alkalose
Sauerstoffbindungsfähigkeit von Hämoglobin	Bei gleichem pO_2 wird mehr Sauerstoff an das Hämoglobin gebunden und die O_2-Abgabe ist erschwert, es wird weniger Sauerstoff an das Gewebe abgegeben

◘ Tab. 27.28 Übersicht Säure-Basen-Ungleichgewicht

Störung	Bikarbonat und Basenabweichung	pH-Wert	pCO_2
Respiratorische Azidose	↑	↓	↑↑↑
Respiratorische Alkalose	↓	↑	↓↓↓
Metabolische Azidose	↓↓↓	↓	↓
Metabolische Alkalose	↑↑↑	↑	↑

Abb. 27.8 Logarithmus für respiratorische Störungen (eigene Darstellung, Bearbeitung Isabel Guckes)

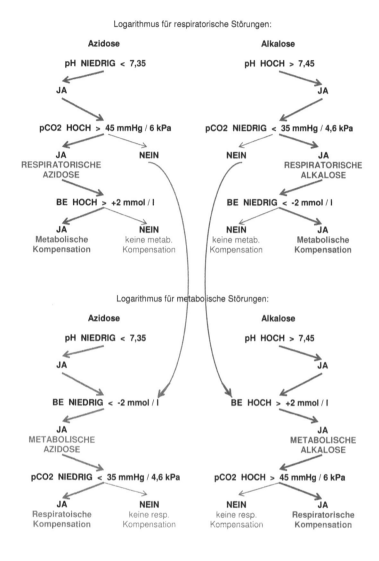

Logarithmus für respiratorische Störungen:

Azidose	Alkalose
pH NIEDRIG < 7,35	pH HOCH > 7,45

JA   JA

pCO2 HOCH > 45 mmHg / 6 kPa   pCO2 NIEDRIG < 35 mmHg / 4,6 kPa

JA   NEIN   NEIN   JA
RESPIRATORISCHE   RESPIRATORISCHE
AZIDOSE   ALKALOSE

BE HOCH > +2 mmol / l   BE NIEDRIG < -2 mmol / l

JA   NEIN   NEIN   JA
Metabolische   keine metab.   keine metab.   Metabolische
Kompensation   Kompensation   Kompensation   Kompensation

Logarithmus für metabolische Störungen:

Azidose	Alkalose
pH NIEDRIG < 7,35	pH HOCH > 7,45

JA   JA

BE NIEDRIG < -2 mmol / l   BE HOCH > +2 mmol / l

JA   JA
METABOLISCHE   METABOLISCHE
AZIDOSE   ALKALOSE

pCO2 NIEDRIG < 35 mmHg / 4,6 kPa   pCO2 HOCH > 45 mmHg / 6 kPa

JA   NEIN   NEIN   JA
Respiratoische   keine resp.   keine resp.   Respiratorische
Kompensation   Kompensation   Kompensation   Kompensation

27.5 Lesen einer BGA

Hilfreich ist folgender Logarithmus für respiratorische und metabolische Störungen (**Abb. 27.8**).

Weiterführende Literatur

Boemke W, Krebs MO, Rossaint R (2004) Blutgasanalyse, Weiterbildung, zertifizierte Fortbildung. Anaesthesist 53:, 471–494

Rehm M, Conzen PF, Peter K, Finsterer U (2004) Das Steward-Modell. „Moderner" Ansatz zur Interpretation des Säure-Basen-Haushalts. Anaesthesist 53: 347–357

http://www.intensivcareunit.de/bga.html: Recherche 01.10.2014

Atemgaskonditionierung

Hartmut Lang

© Springer-Verlag GmbH Deutschland 2017
H. Lang (Hrsg.), *Außerklinische Beatmung*,
DOI 10.1007/978-3-662-53996-5_28

28.1   Aufgaben der Atemwege

Auch bei normaler Atmung hat der Respirationstrakt vier Aufgaben, ◘ Tab. 28.1.

Diese Funktionen des Atemtraktes werden mit dem Begriff Atemgaskonditionierung beschrieben. Gleichbedeutend ist der Begriff Atemwegsbefeuchtung. Die bei der künstlichen Beatmung eingesetzten Befeuchtungssysteme sollen die Atemgaskonditionierung sichern und erhalten.

Die Atemgaskonditionierung durch die Atemwege bewirkt, dass das Selbstreinigungssystem, die sog. mukoziliäre Clearance, die Flimmerhärchenbeweglichkeit (► Abschn. 1.2.4) und die Funktion des Surfactant (► Abschn. 1.2.7) erhalten bleiben.

Die **mukoziliäre Clearance** sorgt für einen Abtransport eingeatmeter Fremdkörper aus dem Respirationstrakt. Ist die Luftfeuchtigkeit nicht ausreichend und die Temperatur zu niedrig, wird der Reinigungsmechanismus behindert. Das **Surfactant** sorgt für offene Alveolen, indem es die Oberflächenspannung derselben herabsetzt. Ist die Luft unzureichend konditioniert, verliert das Surfactant seine Aktivität und Alveolen kollabieren und bilden Atelektasen. Eine invasive Beatmung mit einer Trachealkanüle kann so etwas bewirken und dadurch kann der Respirationstrakt seine Aufgaben nicht mehr wahrnehmen.

Die Folgen invasiver Beatmung bei unzureichender Atemgaskonditionierung sind:
- Zähigkeit des Bronchialsekrets nimmt zu
- Zilien verlieren ihre Beweglichkeit
- Sekret staut sich in den Atemwegen
- Atemwege werden enger, Atemwiderstand nimmt zu
- Patienten müssen sich beim Atmen vermehrt anstrengen
- Sekretverschluss der Bronchien führt zu Atelektasen
- BGA verschlechtert sich
- Infektanfälligkeit nimmt zu

Eine Anwärmung und Befeuchtung der Luft muss daher künstlich erfolgen, unabhängig davon, ob der Patient spontan atmet oder sich beatmen lässt. Dabei muss die Beatmungsluft stets sauber sein.

28.2   Absolute und relative Feuchte

Die Luft ist in der Lage, Feuchtigkeit aufzunehmen, ohne dass das Wasser kondensiert. Dabei gilt, je niedriger die Lufttemperatur, desto weniger Wasser kann die Luft aufnehmen, je wärmer die Luft wird, desto mehr Wasser kann sie aufnehmen.
- Bei 37 °C kann 1 Liter Luft 44 mg Wasser aufnehmen
- Damit ist Luft zu 100 % mit Wasser gesättigt

■ ■ **Absolute Feuchte**
Sie gibt an, wie viel Milligramm Wasser pro Liter Luft bei einer bestimmten Temperatur aufgenommen wurden. Nach obigem Beispiel sind es 44 mg bei 37 °C.

■ ■ **Relative Feuchte**
Sie ist eine Angabe in % und gibt an, zu welchem Anteil die Luft mit Wasser gesättigt ist. Nach obigem Beispiel ist die Luft zu 100 % mit Wasser gesättigt.

◘ Abb. 28.1 soll zeigen, wie das Verhältnis von absoluter und relativer Feuchte in Abhängigkeit von der Temperatur ist.
- 37 °C warme Luft kann 44 mg Wasser pro Liter Luft aufnehmen, damit hat sie eine relative Feuchte von 100 %.
  - Bei einer relativen Feuchte von 90 % enthält sie nur ca. 39 mg Wasser pro Liter Luft.

◘ Tab. 28.1	Aufgaben der oberen Atemwege
Erwärmung	Eingeatmete Luft wird erwärmt und kann so mehr Wasserdampf aufnehmen
Anfeuchtung	Mit wässrigem Sekret aus den Drüsen des oberen Respirationstraktes; Selbstreinigungsmechanismus wird so aufrechterhalten
Filterung	Abfangen größerer Partikel durch Nasenhaare und durch den Schleimüberzug der Nasen- und Tracheobronchialschleimhaut
Turbulenz	Bewirkt einen größtmöglichen Kontakt zwischen Luft und Schleimhaut

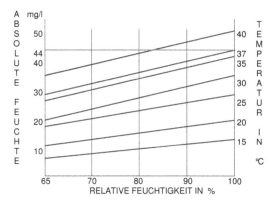

Abb. 28.1   Abhängigkeit der absoluten Feuchtigkeit von der Temperatur (eigene Darstellung, Bearbeitung Isabel Guckes)

━━ Bei einer relativen Feuchte von 80 % enthält sie nur ca. 35 mg Wasser pro Liter Luft, usw.

━━ 30 °C warme Luft kann 30 mg Wasser pro Liter Luft aufnehmen, damit hat sie eine relative Feuchte von 100 %.

  ━━ Bei einer relativen Feuchte von 90 % enthält sie nur ca. 27 mg Wasser pro Liter Luft.

  ━━ Bei einer relativen Feuchte von 80 % enthält sie nur ca. 24 mg Wasser pro Liter Luft, usw.

━━ 20 °C warme Luft kann 17 mg Wasser pro Liter Luft aufnehmen, damit hat sie eine relative Feuchte von 100 %.

  ━━ Bei einer relativen Feuchte von 90 % enthält sie nur ca. 16 mg Wasser pro Liter Luft.

  ━━ Bei einer relativen Feuchte von 80 % enthält sie nur ca. 14 mg Wasser pro Liter Luft, usw.

━━ Bei einer relativen Feuchte von 40–50 % in Wohnräumen enthält sie nur ca. 7–8,5 mg Wasser pro Liter Luft.

(Quelle der Berechnungen: http://www.wetterochs. de/wetter/feuchte.html, Recherche 11.06.2016)

Dieses Wärme- und Feuchtigkeitsdefizit können die Atemwege ausgleichen. Und dieses Defizit sollen auch künstliche Befeuchtungssysteme bei der Beatmung ausgleichen. Bei der normalen spontanen Atmung des Menschen wird die Inspirationsluft auf 37 °C erwärmt und mit 100 % Wasserdampf gesättigt. Der physiologische Verlust von Wasser bei der Ausatmung beträgt ca. 7 mg Wasser pro Liter Luft.

28.3   Aktive Atemgasbefeuchtung

Die aktive Atemgasbefeuchtung wird auch „**Heated Humidification**", kurz **HH**, genannt. Das Gerät, das die aktive Atemgasbefeuchtung übernimmt, wird demnach „**Heated Humidifier**" genannt. Diese Begriffe drücken deutlicher aus, dass die Beatmungsluft erwärmt und angefeuchtet wird. Es werden zwei Prinzipien angewendet.

28.3.1   Pass-Over-Verdampfer

Die Beatmungsluft wird durch einen wassergefüllten Behälter geleitet, in dem das Wasser auf 40–85 °C angewärmt wird (**Abb. 28.2**). Die Beatmungsluft, die über das erwärmte Wasser strömt, nimmt das verdampfte Wasser auf. Dabei wird die Luft auf

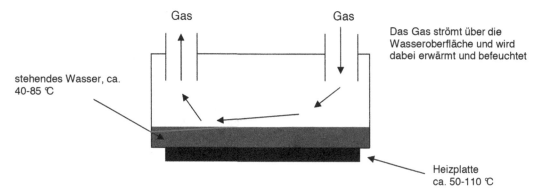

Abb. 28.2   Pass-Over-Verdampfer (mit freundlicher Genehmigung Fa. Gründler, ResMed)

ca. 37 °C erwärmt und kann dementsprechend pro Liter Luft 44 mg Wasser als Feuchte aufnehmen. Die Anfeuchtung durch Verdampfung von Wasser und das Ausmaß der Verdampfung hängen von drei Faktoren ab:

- Mit steigender Temperatur verdampft mehr Wasser
- Bei großer Oberfläche verdampft mehr Wasser
- Je größer die Luftbewegung über der Wasseroberfläche, desto größer die Verdampfung

Das Anwärmen der Atemluft sollte auch bei invasiv beatmeten Patienten 37 °C betragen. Diese Temperatur entspricht der Körperkerntemperatur, höhere Temperaturen sind nicht sinnvoll.

28.3.2 Gegenstromverfahren

Bei diesem Verfahren fließt das Wasser gegen den Luft- bzw. Gasstrom. Es gibt eine große Austauschfläche zwischen Luft und Wasser (◘ Abb. 28.3). Dabei wird Wärme und Feuchte an die Luft übertragen. Hohe Temperaturen sind unnötig und so wird die Luft auf 37 °C angewärmt und zu 100 % mit Feuchte gesättigt.

Weitere Vorteile bietet das Gegenstromverfahren:

- Temperatur und Feuchte des dem Patienten verabreichten Gases sind weitgehend

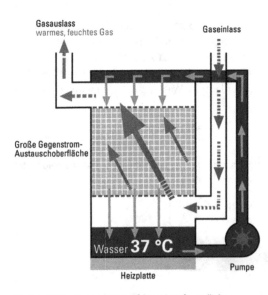

◘ **Abb. 28.3** Gegenstromverfahren (mit freundlicher Genehmigung Fa. ResMed)

unabhängig vom aktuellen Gasfluss und von der Gastemperatur am Befeuchtereingang.
- Änderungen von Beatmungseinstellungen oder Veränderungen der Atemtätigkeit bzw. der Lungenfunktion des Patienten bleiben im Wesentlichen ohne Einfluss auf die Befeuchtungsleistung.
- Durch die Möglichkeit patientenindividueller Einstellungen kann die Zielfeuchte optimal an den Patienten und seine individuelle Situation (z. B. Körperkerntemperatur) angepasst werden.
- Geringe Atemarbeit des Patienten durch minimale Resistance (Flow-Widerstand) des gesamten Befeuchtungssystems.

Bei beiden Befeuchtungssystemen wird Wasser in Form von Wassermolekülen an die Beatmungsluft abgegeben. Das hat einen hygienischen Vorteil, denn es gelangen keine Keime an die Luft. Damit das Wasser nicht auf dem Weg zum Patienten kondensiert werden beheizbare Beatmungsschlauchsysteme genutzt.

28.4   Beatmungsfilter

Beatmungsfilter dienen der Vermeidung von Infektionen. Eingeatmete Gase werden während der Beatmung gefiltert, so werden die Patienten und das Beatmungssystem samt Zubehör geschützt. Man unterscheidet zwischen mechanischen und elektrostatischen Filtern.

28.4.1 Mechanische Filter

Beim mechanischen Filter wird an einer gefalteten Membran (meist aus Glasfaserpapier oder keramikbeschichtetem Flies) gesiebt, hier ist also die Porengröße der limitierende Faktor. Der mechanische Filter weist einen höheren Retentionswert als elektrostatische Filter auf.

Retentionswert ist der Wert, der beschreibt, bei welchem Druck die Filtermembran von Flüssigkeit durchbrochen wird, wodurch sie irreversibel beschädigt ist und keinerlei Schutzfunktion mehr hat. Bei mechanischen Filtern liegt dieser Wert in der Regel im Bereich von 140 cm H_2O. Die Ursache dieses hohen Retentionswertes liegt in der gefalteten Membran, die wasserabweisende (hydrophobe) Eigenschaften hat.

28.4.2 Elektrostatische Filter

Beim elektrostatischen Filter macht man sich die Tatsache zunutze, dass die Oberfläche von Bakterien und Viren elektrische Ladungsunterschiede aufweist. Es wird eine Art Wattepad eingesetzt, dessen Fasern permanent elektrostatisch geladen sind, wodurch die virtuelle Porengröße (das elektrische Feld um die Fasern herum) viel geringer ist als der Faserabstand. Hierdurch wird ein erheblich geringerer Atemwegswiderstand generiert als beim mechanischen Filter. Der Retentionswert elektrostatischer Filter beträgt nur ca. 20 cm H_2O.

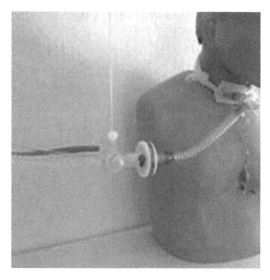

◘ Abb. 28.5 Beatmungsfilter Einschlauchsystem

28.5 Passive Atemgasbefeuchtung

Die passive Atemgasbefeuchtung geschieht mit Wärme und Feuchtigkeitsaustauschern, den HME Filtern. Die **HME Filter (Heat and Moisture Exchanger)** werden umgangssprachlich Beatmungsfilter genannt. Der HME Filter wird in der Regel zwischen dem Beatmungsschlauchsystem und der Gänsegurgel angebracht (◘ Abb. 28.4, ◘ Abb. 28.5). Er kann

jedoch auch direkt auf die Trachealkanüle gesteckt werden.

28.5.1 Generelle Funktionsweise

Während der Exspirationsphase wird die Wärme und der Wasserdampf des Patienten vom HME Element gebunden und somit zwischengespeichert (◘ Abb. 28.6).

Bei der anschließenden Inspiration wird die gebundene Wärme und Feuchte mit der Luft an den Patienten abgegeben (◘ Abb. 28.7).

28.5.2 Physikalische und chemische HME Elemente

HME-Elemente arbeiten nach unterschiedlichen Prinzipien.

Es gibt physikalische Filter, die eine hydrophile (wasseranziehend bzw. wasserliebend) HME-Membran besitzen und damit die Feuchtigkeit der Ausatemluft des Patienten resorbieren. Es gibt chemische Filter, die eine hygroskopische (wasserabweisende bzw. wasserabstoßende) Oberfläche haben. Diese Oberfläche kann das hygroskopische Salz Kalziumchlorid sein, das Feuchtigkeit aus dem Gas

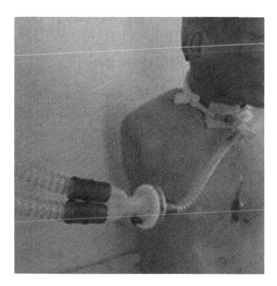

◘ Abb. 28.4 Beatmungsfilter mit Zweischlauchsystem

◘ **Abb. 28.6**   Exspiration mit HME
(mit freundlicher Genehmigung Fa.
Intersurgical)

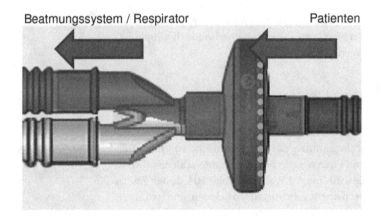

◘ **Abb. 28.7**   Inspiration mit HME
(mit freundlicher Genehmigung Fa.
Intersurgical)

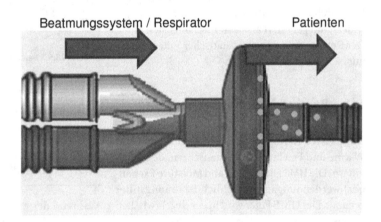

absorbiert. Kalziumchlorid wird im Herstellungs-
verfahren aufgetragen.

Das HME-Element kann aus verschiedenen
Materialien bestehen, aus einem aufgerollten Strei-
fen aus Löschpapier aber auch Polyurethan-Schwäm-
men, die mit dem hygroskopischen Salz Kalziumchlorid getränkt sind. Das Produkt sollte ca. 30 ml
H_2O pro Liter Atemgas bei 30°C liefern.

28.5.3   HMEF

HMEF (Heat and Moisture Exchange Filters) kombinieren ein Filtermedium mit einem Element zum
Wärme- und Feuchtigkeitsaustausch. Das HME-Element kann sich vor oder hinter dem Filterelement
befinden. Auch eine elektrostatische Membran ist bis
zu einem gewissen Grad hydrophob.

❯ **Keine gemeinsame Verwendung von aktiven
Befeuchtungssystem und HME Filter!**

28.6   Aktive versus passive Befeuchtung

Bei einem Vergleich beider Befeuchtungsverfahren
werden i. d. R. 5 Aspekte betrachtet.
- Befeuchterleistung
- Rate der Ventilator assoziierten Pneumonien
- Atemwegswiderstand
- Totraumerhöhung
- Kosten

1. Befeuchterleistung

Aktive Atemwegsbefeuchter sind in der Lage,
die Inspirationsluft zu 100 % mit Feuchtigkeit zu

sättigen, d. h., 1 Liter Luft kann 44 mg Wasserdampf bei 37°C aufnehmen. Es gibt allerdings auch die Gefahr, dass die Befeuchter zu heiß eingestellt werden, also größer als 37°C. Dabei kommt es zur Bildung von Kondensat und zu einer Überbefeuchtung. Das kann eine erhöhte Absaugfrequenz zur Folge haben.

Passive Befeuchtersysteme, sog. HME-Filter (= Heat and Moisture Exchanger) speichern die Wärme und Feuchtigkeit aus der Exspirationsluft und geben sie bei der folgenden Inspiration wieder ab. Die Aufnahmefähigkeit wird in der Literatur unterschiedlich beschrieben, zwischen 25–34 mg Wasser pro Liter Luft. Neuere Filter garantieren einen Wasserverlust von max. 7 mg Wasser pro Liter Luft, das entspricht dem physiologischen Wasserverlust.

2. Rate der Ventilator assoziierten Pneumonien

Die Rate der Pneumonien, die infolge einer künstlichen Beatmung bei Patienten auftreten, wird mit ca. 11 Fällen pro 1000 Beatmungstage beschrieben. Die höchste Rate von Pneumonien tritt nach 6–10 tägiger Beatmungsdauer auf. Als häufigste Ursache für eine Pneumonie wird die Mikroaspiration von Bakterien aus dem Oropharynx genannt. Exogene Faktoren wie unzureichende Händedesinfektion von Klinikpersonal spielen ebenfalls eine Rolle.

Die Bildung von Kondensat und eine erhöhte Absaugfrequenz bei aktiven Befeuchtern steigern das Risiko eines Keimeintritts in den Respirationstrakt. Eine nicht ausreichende Rückgabe von Wärme und Feuchtigkeit von HME-Filtern senken die Rate der Absaugfrequenz und erhöhen das Risiko einer Sekreteindickung mit Zunahme der Infektanfälligkeit.

Moderne HME-Filter sind mit einem Filtersystem ausgestattet, welches die Patienten vor der Kontamination von Keimen schützt. Derzeit wird jedoch weder vom Robert-Koch-Institut (RKI) noch vom Center for Disease Control (CDC/USA) eine Empfehlung für die Anwendung von HME-Filtern gegeben. Es gibt aber eine Reihe von Studien und Beobachtungen, die eine Senkung der Ventilator assoziierten Pneumonien unter Verwendung eines HME-Filters beschreiben.

3. Atemwegswiderstand

Die Bedingungen für einen erhöhten Atemwegswiderstand wurden schon beschrieben. HME-Filter erhöhen ebenso den Atemwegswiderstand wie der Durchmesser und die Länge eines Tubus. Patienten, die beginnen, eigenständig zu atmen, werden den erhöhten Atemwegswiderstand mit einer vermehrten Arbeitsleistung kompensieren müssen. Moderne Respiratoren bieten daher die Möglichkeit, dass zum Beginn der Ventilation das aktive oder passive Befeuchtungssystem ausgewählt werden muss, um eine Kompensation des Atemwegswiderstandes zu erreichen.

4. Totraumerhöhung

Der physiologische Totraum beträgt ca. 140–150 ml Luft bei erwachsenen Menschen. Eine Totraumerhöhung wird durch die Verwendung von Trachealkanülen, Gänsegurgeln und HME-Filtern vermutet. Sie ist jedoch nahezu gleich des anatomischen Totraumes.

HME-Filter mit hohem Innenvolumen bergen die Gefahr, dass vermehrt Totraum entsteht und dass der pCO_2-Gehalt ansteigen kann, wenn mit geringeren Tidalvolumina beatmet wird. Sie bergen weiterhin die Gefahr, dass spontan atmende Patienten diesen erhöhten Totraum durch eine verstärkte Atemanstrengung überwinden müssen, was bei eingeschränkter Leistungsfähigkeit der Atempumpe rasch zu Erschöpfungszuständen führen kann. Moderne HME-Filter werden mittlerweile mit geringeren Innenvolumina angeboten, die kleiner als 50 ml sind.

5. Kosten

Bezüglich der Wechselintervalle der gesamten Schlauchsysteme kann nicht zwingend von einem Kostenvorteil gesprochen werden. Folgt man den Empfehlungen des RKI, so können die Wechselintervalle 7 Tage betragen, unabhängig von der Verwendung eines HME-Filters oder nicht. Es mag jedoch schon Kliniken geben, die das Wechselintervall der Schlauchsysteme bei Verwendung eines HME-Filters erhöht haben.

Bei Verwendung eines HME-Filters kann die Absaugrate sinken. Eine geringere Absaugrate bedeutet weniger Absaugkatheter und damit weniger Kosten. Bei Verwendung einer aktiven

Atemwegsbefeuchtung mit der Gefahr einer Hypersekretion kann die Absaugrate steigen. Eine gesteigerte Absaugrate birgt die Gefahr einer Keimeinschleppung in den Atemtrakt. Somit steigt auch die Gefahr einer Pneumonie und anderer Infektionen. Mögliche Antibiotika-Gaben und eine verlängerte Verweildauer der Patienten erhöhen die Kosten.

Da neuere Untersuchungen bei Verwendung eines HME-Filters eine Senkung der Rate der Ventilator assoziierten Pneumonien nachgewiesen haben, hat sich auch innerklinisch die Liegedauer der Patienten und deren Beatmungszeit verkürzt und somit auch die Kosten für deren Behandlung.

Weiterführende Literatur

Leitlinie der US-amerikanischen American Association for Respiratory Care http://www.guideline.gov/content.aspx?id=36911

Guideline Title: Guidelines for Preventing Health-Care-Associated Pneumonia – Recommendations of CDC an Healthcare Infection Control Practices Advisory Committee. MMWR 2004, 53: No. RR-3

Restrepo RD, Walsh BK. Humidification during invasive and noninvasive mechanical ventilation: 2012. Respir Care. 2012 May;57(5):782–8.

Kramer et al.: Infektionsprävention bei der Narkosebeatmung durch Einsatz von Atemsystemfiltern (ASF): Gemeinsame Empfehlung der Deutschen Gesellschaft für Krankenhaushygiene e.V. (DGKH) und der Deutschen Gesellschaft für Anästhesiologie und Intensivmedizin e.V. (DGAI), GMS Krankenhaushygiene Interdisziplinär 2010, Vol. 5(2),ISSN 1863–5245.

Prävention der nosokomialen beatmungsassoziierten Pneumonie. Empfehlung der Kommission für Krankenhaushygiene und Infektionsprävention (KRINKO) beim Robert Koch-Institut. Bundesgesundheitsbl 2013 56:1578–1590, Online publiziert: 16. Oktober 2013, © Springer-Verlag Berlin Heidelberg 2013

28

Sekretmanagement

Hartmut Lang

© Springer-Verlag GmbH Deutschland 2017
H. Lang (Hrsg.), *Außerklinische Beatmung*,
DOI 10.1007/978-3-662-53996-5_29

Die Fähigkeit, die vom Bronchialsystem produzierten Sekrete wieder loszuwerden, ist einem gesunden Menschen gar nicht so bewusst. Die Schleimhäute der oberen und unteren Atemwege produzieren ständig Sekrete, die wieder weitergefördert werden. Dabei nehmen die Sekrete auch Schmutz- und Fremdpartikel auf. Mit Hilfe von Flimmerhärchen werden diese Sekrete Richtung Rachen gefördert und lösen einen Schluckreiz aus.

Produktion und Abtransport der Sekrete sind bei maschinell beatmeten Patienten beeinträchtigt. Maßnahmen zum Sekretmanagement sind daher wesentlich für die Patienten.

29.1   Hustenfähigkeit

Die Fähigkeit Husten zu können ist lebenswichtig. Mit dem Husten ist es möglich, Sekrete und Fremdkörper aus den Atemwegen heraus zu befördern. Das Herausbefördern von Sekreten aus den Atemwegen durch Husten wird Sekret-Clearance genannt.

Damit der Mensch husten kann, sind einige Voraussetzungen nötig:
- Ausreichende Inspiration (mind. 1,5 Liter Luft)
- Fähigkeit zum Verschluss des Kehldeckels (Glottisverschluss)
- Aufbau eines ausreichenden Druckes innerhalb der Atemwege (hoher intrathorakaler Druck)

29.1.1 Hustenvorgang

Der Hustenvorgang läuft in 4 Phasen ab (◨ Abb. 29.1).
- Phase 1: **Inspirationsphase** → tiefes Einatmen mit einer Einatempause
- Phase 2: **inspiratorische Pause**
- Phase 3: **Kompressionsphase** → Aufbau eines hohen intrathorakalen Druckes (Kompression) durch das Anpressen gegen den geschlossenen Kehldeckel (Glottisverschluss)
- Phase 4: **Ausstoßphase** → abruptes Öffnen des Kehldeckels; dadurch strömt die Luft mit einer großen Geschwindigkeit heraus (Luftgeschwindigkeit ca. 360 l/min.)

Damit ein Hustenstoß effektiv wird, ist ein Mindestluftstrom (Flow) von 270 l/min. notwendig. Kritisch wird der Hustenstoß, wenn der Flow weniger als 160 l/min. beträgt, damit wäre eine effektive Sekret-Clearance nicht mehr gewährleistet.

Husten, Räuspern oder Niesen ist im Prinzip ein sehr schnelles Ausatmen. Dadurch werden die Sekrete mit Hilfe des sehr schnellen Ausatemluftstroms mitgerissen und aus den Atemwegen hinaus gefördert. Husten oder Räuspern geschieht mehrmals hintereinander, nicht nur einmalig.

29.1.2 Probleme bei vermindertem Husten

Patienten mit vermindertem Hustenstoß sind besonders gefährdet, Komplikationen zu erleiden. Das sind insbesondere Menschen mit
- einer geschwächten Atempumpe,
- neuromuskulären Erkrankungen,
- verengten und geschwollenen Atemwegen,
- eingeschränkter Zilienbeweglichkeit oder
- bronchopulmonalen Erkrankungen, die eine Sekret-Clearance behindern.

Menschen mit **geschwächter Atempumpe** haben u. a. folgende Probleme:
- Verminderte Ventilation (Hypoventilation)
- Dadurch Verminderung der Dehnungsfähigkeit des Lungengewebes
- Dadurch deutlich abgeschwächter Hustenstoß
- Dadurch verringerte oder mangelnde Sekretelimination

Menschen mit **verengten und geschwollenen Atemwegen**, z. B. bei einer COPD, haben ebenfalls Probleme bei der Sekretmobilisation:
- Deren gebildete Sekrete sind sehr zäh.
- Durch die verengten Atemwege lassen sich diese schwer mobilisieren.
- Sie sammeln sich dadurch bevorzugt in den untersten Atemwegen an.

Menschen mit **eingeschränkter Zilienbeweglichkeit** haben Probleme bei Sekretmobilisation:
- Schleim wird weiterhin von den schleimbildenden Zellen der Atemwege produziert.

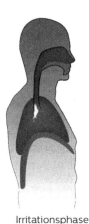 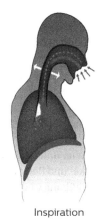 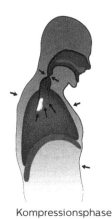 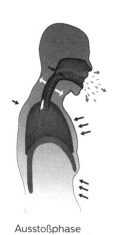

| Irritationsphase | Inspiration | Kompressionsphase | Ausstoßphase |

◻ Abb. 29.1   Hustenvorgang (mit freundlicher Genehmigung Philips GmbH Respironics)

━ Schleim und Sekrete werden aber durch die Flimmeraktivität der Zilien nicht abtransportiert und sammeln sich in den untersten Atemwegen an

Komplikationen einer mangelnden Sekret-Clearence

━ Verlegung bzw. Verstopfung der Atemwege durch Sekretansammlungen.
━ Diese können ganze Lungenbereiche betreffen, z. B. Segment- und Stammbronchien.
━ Dadurch kommt es zu einer verminderten Belüftung dieser Bereiche.
━ Oft findet auch gar keine Belüftung (Ventilation) mehr statt.
━ Eine mangelnde Belüftung führt zu einer mangelnden Versorgung mit Sauerstoff, die Folge ist Sauerstoffmangel (Hypoxie).
━ Sekretansammlungen sind ein idealer Nährboden für krankheitserregende Keime, die Folge ist eine Infektion oder gar Pneumonie.
━ Eine Pneumonie kann bei Patienten mit geschwächter Atempumpe zu einem vollständigen respiratorischen Versagen führen.
━ Dies führt oft zur invasiven künstlichen Beatmung.

29.2 Unterstützung beim Husten

Die Unterstützung des Hustenvorgangs soll sowohl die Einatemphase, die Inspirationspause mit Kompression und die Ausstoßphase umfassen. Menschen, die aufgrund einer muskulären Schwäche diese Phasen nicht alleine ausführen können, bedürfen sowohl manueller als auch technischer Hilfen. Diese Hilfen sind dann effektiv, wenn sie 2–5-mal hintereinander angewandt werden und nicht nur einmalig.

29.2.1 Maßnahmen zur Vergrößerung des intrathorakalen Volumens

Die Maßnahmen zur Vergrößerung des Einatemvolumens als Vorbereitung zum Husten können sowohl manuell als auch mit technischen Hilfen realisiert werden. Das Ziel bei allen Maßnahmen ist, dass ein ausreichendes inspiratorisches Volumen erzielt wird (Phase 1 und 2) und dass die Luft anschließend gehalten und intrathorakal komprimiert (Phase 3) wird.

Um Schleim zu mobilisieren, muss sich distal (hinter) der Obstruktion (des Schleims) Luft befinden (◻ Abb. 29.2). Nur dann kann das Sekret durch die ausströmende Luft oder durch die Druckerhöhung hinter der Obstruktion transportiert werden („Luft hinter dem Pfropf").

Damit die Luft in der Einatemphase hinter den verengenden Schleimpfropf gelangen kann, soll sie langsam fließen. Bei der maschinellen Beatmung

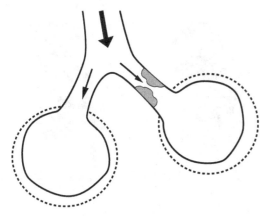

◻ Abb. 29.2   Langsame und gleichmäßige Inspiration (eigene Darstellung, Bearbeitung Isabel Guckes)

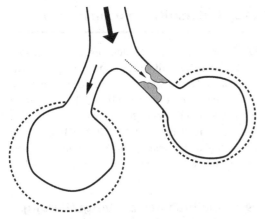

◻ Abb. 29.3   Schnelle Inspiration (eigene Darstellung, Bearbeitung Isabel Guckes)

bedeutet es, der inspiratorische Flow muss langsam, ca. 25–30 l/min. bzw. 0,3–0,5 l/s. sein.

Bei der regulären Beatmung werden Flowraten von 40–80 l/min bzw. 0.6–1,2 l/s. erreicht. Damit würden die Sekretpfropfe in das Bronchialsystem weiter hinein befördert werden (◻ Abb. 29.3). Eine Mobilisation nach außen ist somit erschwert.

Manuelle Maßnahmen

- **Mobilisierung:** die Mobilisierung bedeutet eine vermehrte körperliche Anstrengung und bewirkt eine vergrößerte Einatemtiefe. Dies wird sogar bei der künstlichen Beatmung mit den Beatmungsmodi A-PCV und PSV nicht behindert, sondern zugelassen.

- **Kontaktübungen:** Dabei legt ein Therapeut oder eine Pflegekraft die Hand auf eine Lungenregion, z. B links dorso-lateral (zum Rücken weisend, hinten außen). Dieser Handkontakt soll bewirken, dass die Luft bei der Einatemphase in die Lungenregionen geleitet wird. Der Patient muss sich jedoch darauf konzentrieren, was bei der künstlichen Beatmung schwierig sein wird. Spontan atmende Menschen können das aber unter Anleitung gut schaffen.
- **Packe- und Reizgriffe:** Der Zweck dieser Atemübung ist das bewusste Lenken der Atmung in eine Lungenregion hinein. Diese therapeutische Maßnahme funktioniert auch bei künstlich beatmeten Menschen. Die Packe- und Reizgriffe werden vom Therapeuten während der Inspirationsphase angewandt (◻ Abb. 29.4). Bei der Exspirationsphase wird Hautkontakt gehalten.
    - Diese Griffe dienen zusätzlich der Reduzierung von Gewebswiderständen, der allgemeinen Entspannung und bei spontan atmenden Menschen können sie eine Reduzierung der Atemfrequenz bewirken.

> ❯ Vorsicht, diese Übungen können ggf. mit Schmerzen verbunden sein, da Hautfalten „gepackt" und gezogen werden. Menschen mit empfindlicher Haut sollten diesen Atemübungen nicht unterzogen werden.

Maschinell unterstützende Maßnahmen

Alle Maßnahmen dienen der Vergrößerung der Einatemtiefe als Vorbereitung zum Husten. Von allen Maßnahmen verspricht man sich, dass die große Menge an Einatemluft mit einer erhöhten Geschwindigkeit wieder aus der Lunge ausströmt und dabei Bronchialsekrete mit hinaus befördert werden. Als ein weiterer Effekt dieser Maßnahmen wird die Lunge rekrutiert, d. h., nicht belüftete Lungenareale werden wieder geöffnet und damit für den Gasaustausch zurückgewonnen.

▪ Luft stapeln mit Ambubeutel

Der Mensch wird mit Hilfe eines Ambubeutels vorsichtig überbläht. Das geht bei tracheotomierten und auch bei spontan atmenden Menschen. Als Faustregel, wie viel Volumen in die Lunge hinein

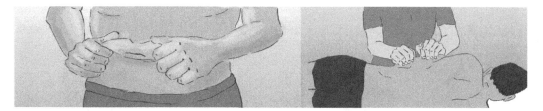

◘ Abb. 29.4 Packe- und Reizgriffe (eigene Darstellung, Bearbeitung Isabel Guckes)

soll, kann gelten, das Doppelte bis Dreifache des normalen Atemzugvolumens. Ein Ambubeutel für Erwachsene hat ein mögliches Füllvolumen von 1,5–1,7 l.

Ist die Lunge mit dem vermehrten Volumen gefüllt, macht man sich die elastischen Eigenschaften des Thorax und der Lunge zunutze. Der Ambubeutel wird entfernt und die Luft strömt mit einer größeren Geschwindigkeit aus der Lunge heraus. Durch die erhöhte Ausatemgeschwindigkeit sollen bronchiale Sekrete mit heraus befördert werden.

Den Vorgang kann man bis zu 5-mal wiederholen, und das mehrmals am Tag und ggf. in der Nacht.

- **LIAM bei Ventilogic Respiratoren**

Das **Lung Insufflation Assist Maneuver** (LIAM) der Ventilogic Respiratoren (Fa. Weinmann) verfolgt ebenso das Prinzip des vorsichtigen Überblähens der Lunge. Hierbei wird aber ein vorbestimmter Luftdruck eingestellt, der ungefähr die doppelte Höhe des sonst eingestellten Beatmungsdrucks hat. Ausgelöst wird dieses Überblähungsmanöver durch Druck auf die sog. LIAM-Taste am Respirator.

Die Einstellung der Druckhöhe, wird vom Beatmungszentrum übernommen, das ebenso festlegt, wie oft das Manöver durchgeführt wird. In der Regel wird es 3--5 mal am Tag durchgeführt, bei Bedarf auch in der Nacht.

- **VCV**

Die volumenkontrollierte Beatmung VCV kann bei vielen Beatmungsgeräten als 2. Modus eingestellt werden. Hierbei wird die Lunge des Patienten mit einem vorbestimmten Atemzugvolumen vorsichtig überbläht, ebenso meist das Doppelte oder Dreifache des sonst verabreichten Atemzugvolumens. Auch hier erfolgt die Einstellung durch das Beatmungszentrum.

29.2.2 Maßnahmen zum intensivierten exspiratorischen Luftfluss

Manuelle Hustenunterstützung

Bei unzureichender Exspirationskraft kann mit Hilfe von Laken oder Tüchern, die um den Rumpf des Patienten gewickelt werden, synchron zum Husten der exspiratorische Fluss verstärkt werden. Falls der Patient diese Maßnahme nicht verträgt, kann die manuelle Unterstützung auch durch einen leichten Händedruck im Epigastrium ausgeführt werden. Bei den manuellen Unterstützungsmaßnahmen muss darauf geachtet werden, dass der Druck vorwiegend auf das Abdomen und der Druck synchron zum Husten ausgeübt wird (◘ Abb. 29.5).

Maschinelle Hustenunterstützung
- **Hustenassistenzgeräte Cough Assist (◘ Abb. 29.6)**

■ ■ **Einsatz**

Ein Hustenassistenzgerät ist ein mechanischer In- und Exsufflator, der einen natürlichen Husten simuliert. Dazu wird beim Einatmen – ähnlich wie beim normalen tiefen Einatmen – nach und nach eine große Luftmenge in die Atemwege abgegeben (positiver Druck) und anschließend auf Unterdruck umgeschaltet, damit Sekretauflagerungen aus der Lunge befördert werden (negativer Druck/Sog). Es wird dabei ein Hustenzyklus nachgeahmt. In der Regel werden, wie bei dem normalen Husten, 3–6 Hustenzyklen angewandt. Diese bilden eine Hustensequenz.

■ ■ **Indikationen**

Geeignet ist der In- und Exsufflator bei Patienten, denen kein oder nur ein unzureichender Hustenstoß erhalten geblieben ist. Das sind i. d. R. Patienten mit

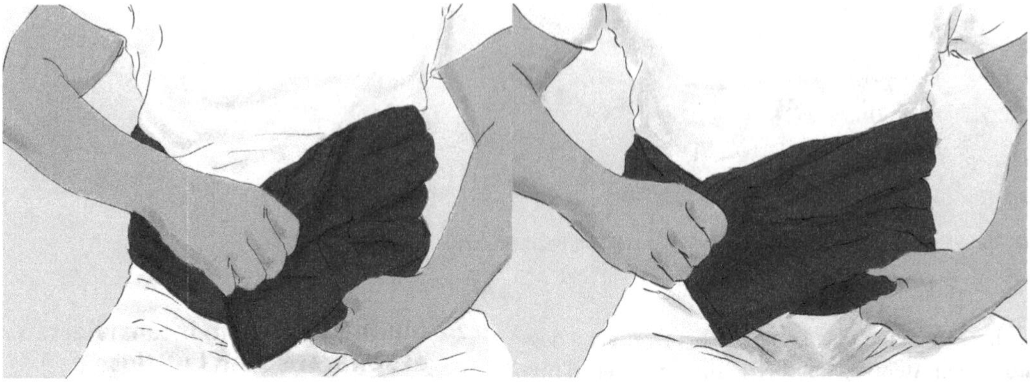

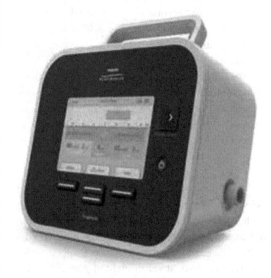

◘ Abb. 29.5   Manuelle Exspirationshilfe (eigene Darstellung, Bearbeitung Isabel Guckes)

neuromuskulären Erkrankungen, Verletzungen des Rückenmarks aber auch mit Vorsicht und Einschränkungen auch bei COPD. Zudem eignet sich das Verfahren bei akuten Infekten der Atemwege, falls andere Maßnahmen des Air-Stackings (Luft stapeln ► Abschn. 29.2.1) nicht ausreichend sind, und um das invasive Absaugen von Sekreten zu verringern.

Kontraindikationen
- Gesichertes bullöses Lungenemphysem
- Bekannte Anfälligkeit für Pneumothorax oder Pneumomediastinum
- Schwere Herzerkrankungen
- Frische Operationen an Thorax oder Lungen
- Frische Operationen am Abdomen
- Zustand nach Barotrauma

∎∎ Grundsätzliches Anwendungsprinzip des Cough Assist

Der Cough Assist kann mit Hilfe einer Gesichtsmaske, eines Mundstücks oder an einer Trachealkanüle angewandt werden. Falls möglich sollen die Patienten während der Behandlung aufrecht sitzen. Bei Trachealkanülen kann der Druck der Cuffmanschette erhöht werden.

Vom Beatmungszentrum wird festgelegt, welches Anwendungsverfahren angewandt wird, wie hoch der Insufflationsdruck aufgebaut werden soll und wie lange eine Pausenphase dauern soll, bevor die Exsufflation, der Sog (der PEF - Peak Exspiratory Flow) erzeugt wird. Die Anwendung kann manuell oder automatisch erfolgen:

— Bei manueller Anwendung wird der Hustenzyklus über einen Schalter oder ein Fußpedal gestartet. Geeignet ist das manuelle Verfahren bei Patienten mit erhaltenem Hustenantrieb, so kann der Beginn und der Verlauf des Hustenzyklus mit dem Patienten abgesprochen werden. Auch die Pausenzeit und die Exsufflation werden manuell vorgenommen.

— Bei der automatischen Anwendung wird neben den o. g. Parametern festgelegt, wie lange die Insufflations-, Pausen- und die Exsufflationsphase dauern. Diese Werte werden dann am Display des Cough-Assist angezeigt. Eine

◘ Abb. 29.6   Cough Assist (mit freundlicher Genehmigung Fa. Phillips Respironics)

erweiterte Anwendung der automatischen Funktion ist die Triggerung, d. h., die Patienten können die Sequenzen auslösen, wenn sie dazu bereit sind. Patienten ohne eigenen Atemantrieb können diese Funktion jedoch nicht nutzen.

29.3 Die endobronchiale/ endotracheale Absaugung

Normalerweise ist es möglich, Sekrete, die sich im Atemtrakt ansammeln, hoch- und abzuhusten. Dabei helfen die Mechanismen wie im Kapitel „Atemgasbefeuchtung" beschrieben. Intubierte und beatmete Patienten haben die Möglichkeit des Abhustens nicht. Die Elimination von Sekreten ist ihnen nicht möglich. Zwar ist gewünscht, dass deren Hustenreflex erhalten bleibt, dennoch brauchen sie Hilfe, um die Sekrete auszuwerfen.

Gründe für Absaugung:
- Erhaltung der Durchgängigkeit der Trachealkanüle
- Vermeiden einer Verlegung durch Sekrete
- Reduzierte Hustenreflexe bei zu tiefer Sedierung oder Koma
- Zäher Schleim bei Exsikkose
- Verhindern von Infektionen

Grundsätzliches Vorgehen:
- Patienten informieren
- Vorgang so kurz wie möglich halten, max. 20 Sekunden, denn sonst besteht Gefahr der Hypoxie

Vorbereitung:
- Patienten lagern, sodass man die Trachealkanüle gut erreichen kann; das muss nicht die Rückenlage sein. Absaugen kann man auch in Seiten- oder Bauchlage
- Währenddessen Absaugung anstellen und Absaugkatheter anbringen
- Möglichst „atraumatische" Absaugkatheter benutzen, sie saugen sich nicht an den Schleimhäuten fest, sondern bilden beim Absaugen ein Luftpolster, welches das Gewebe schont

- Handschuhe, Mundschutz und Schutzbrille anziehen
- Sterilen Handschuh bereitlegen bzw. anziehen

Durchführung:
- Patient von der Beatmung lösen → „Gänsegurgel"/Konnektor auf einer sterilen Unterlage ablegen (dazu eignet sich die Innenseite der Verpackung des sterilen Handschuhs)
- Mit einem sterilen Handschuh den sterilen Absaugkatheter greifen
- Mit der unsterilen Hand den Tubus die ganze Zeit festhalten und fixieren, dabei wird mit der unsterilen Hand auch der Sog aktiviert → also Absaugschlauch festhalten
- Mit der sterilen Hand den sterilen Absaugkatheter in den Tubus einführen
- Den Absaugkatheter ohne Sog einführen
- Atraumatische Absaugkatheter müssen mit Sog eingeführt werden!
- So lange einführen, bis man auf Widerstand trifft
- Den Widerstand nicht mit Kraft überwinden → in diesem Fall den Absaugkatheter nicht weiter einführen!
- Einführen mit rotierender Bewegung des Katheters kann Widerstände überwinden
- Langsames Herausziehen mit Sog
- Unter drehenden Bewegungen den Absaugkatheter herausziehen
- Nicht „stochern", keine abrupten Bewegungen!
- Evtl. den Vorgang nochmal wiederholen, falls noch Sekret vorhanden
- Danach die „Gänsegurgel"/Konnektor wieder an der Trachealkanüle anschließen
- Abschließende Kontrolle des Cuff-Drucks und Lagekontrolle der Trachealkanüle

Wichtig zu beachten:
- Es kann zu trachealen Innenwandläsionen kommen → Blutungsgefahr
- Der Absaugkatheter kann die Carina verletzen → Blutungsgefahr
- Oftmals sind daher sog. atraumatische Absaugkatheter empfohlen
- Blutungsgefahr ist umso höher, je mehr Antikoagulanzien der Patient erhält

- Gefahr: durch die Blutung und Sickern des Blutes ist eine erneute Verlegung des Tubus, der Trachea, der Bronchien möglich
- Ambubeutel bereithalten, notfalls damit Überdruckbeatmen
- Danach Patienten wieder am Respirator anschließen
- Respirator beobachten → wird ausreichend Volumen verabreicht?

Unter druckkontrollierter Beatmung (PCV) ist es durchaus möglich, dass zwar Druck aufgebaut wird, aber kein Volumen geliefert wird.
- → Hinweis auf Verlegung der Atemwege
- → Hinweis auf Bronchospastik

Moderne Respiratoren geben dann auch „Apnoe-Alarm", denn innerhalb des Schlauchsystems fließt keine Luft. Deshalb kann kein Atemzyklus registriert werden. Die Anzeige „f" (Frequenz) sinkt daher auch, bis zum Apnoe-Alarm. In der Regel wird dann die Backup-Beatmung einspringen. Bei unzureichender Volumengabe wird der Respirator auch das Sicherheits-V_t verabreichen. Während dieser Periode wird der Beatmungsdruck steigen (▶ Abschn. 9.5).

Wichtig zu beachten:
- Die Wahrscheinlichkeit, dass eher der rechte Hauptbronchus abgesaugt wird, ist größer, da er steiler als der linke abfällt
- Vagusreiz kann ausgelöst werden → Bradycardie und RR-Abfall
- Sympathikusreiz kann ausgelöst werden → Tachykardie und RR-Anstieg
- Deshalb während der Absaugung Pulsoxymetrie beobachten
- Falls die Reize ausgelöst werden, Absaugung sofort abbrechen, i. d. R. hört die Bradykardie dann auch auf
- Ständige Kontrolle der Sauerstoffsättigung vor, während und nach der Absaugung
- Weitere Gefahren der endobronchialen Absaugung: Alveolarkollaps und Neubildung von Atelektasen
- Beurteilung und Dokumentation der Sekrete nach Beschaffenheit, Konsistenz, Geruch und Farbe.

■ **Einführungstiefe des Absaugkatheters**

Aufgrund der Risiken soll der Absaugkatheter nur durch ausgebildetes und erfahrenes Pflegepersonal tiefer eingeführt werden. Diese nochmal zur Übersicht zusammengefasst:

Risiken beim Absaugen
- Ansaugen des Katheters an der Bronchialwand
  - → dadurch Verletzungen bzw. Läsionen an der Bronchialwand
- Reizung der Carina
  - → dadurch Auslösen eines sehr starken Hustenreizes
- Verletzung der Carina
  - → dadurch Läsionen bis hin zu Nekrosen an der Carina
- Auslösen von Brady- oder Tachykardie, Abfall der Sauerstoffsättigung
  - → dadurch Hypoxierisiko

Zeigen sich beim Absaufvorgang gehäuft oder ständig diese Risiken, soll der Absaugkatheter nur so tief eingeführt werden, wie der Schaft der Trachealkanüle lang ist.

■ **Anschließende Mund- und Nasenpflege**
- Zusätzlich zur endotrachealen Absaugung sollte in einem Arbeitsschritt die Mund- und Nasenpflege mit durchgeführt werden. Auch hierbei werden oral und nasal alle Sekrete abgesaugt. Sie werden nach Beschaffenheit, Konsistenz, Geruch und Farbe beurteilt.
- Sekrete des Nasen-Rachenraumes stellen immer ein Reservoir für Keime dar. Sie bilden eine feuchte Kammer, das Milieu, in dem pathogene Keime wachsen. Angesammelte Sekrete im Nasen-Rachenraum bergen die Gefahr der stillen Aspiration.
- Obligat ist die Entfernung von Borken, Speiseresten, Belägen etc. aus der Mundhöhle, die Reinigung der Nase von Schorf und getrocknetem Sekret oder Blut und die anschließende Hautpflege von Nasenschleimhaut und Lippen.

29.3.1 Geschlossene versus offene Absaugung

Die Diskussionen über die verschiedenen Vor- und Nachteile der geschlossenen versus der offenen Absaugung sind noch nicht abgeschlossen. Diese beziehen sich u. a. auf die Rate von Pneumonien bzw. deren Reduzierung, auf Wechselintervalle, die PEEP- und Monitoring-Verluste und auf die Handhabbarkeit.

Allgemein werden geschlossene Absaugungen empfohlen bei:

- Hohe Sauerstoffzufuhr, O_2-Konzentraton > 50 %
- PEEP > 8 mbar
- Patienten mit Problemkeimen (MRSA, AIDS, Tb, 3 oder 4 MRGN)
- Verhinderung von Kreuzinfektionen
- Infektionsprophylaxe

Bezüglich der Pneumonierate konnte weder die offene noch die geschlossene Absaugung eine signifikante Reduzierung herbeiführen.

Ein Problem geschlossener Absaugsysteme sind die Wasseransammlungen in der Plastikhülse, die feuchte Kammern und damit Keimreservoire bilden. Geschlossene Absaugkatheter sind an der Spitze rasch mikrobiell besiedelt. Die Keime werden bei jedem Absaugvorgang erneut in die Atemwege eingeführt. Ein Wechselintervall von 24–48 Stunden ist daher empfohlen. Das Problem der offenen Absaugsysteme besteht in der Diskonnektion des Beatmungsschlauchs vom Tubus. Damit steigt die Gefahr der Keimeinwanderung.

Das Diskonnektieren hat des Weiteren oft zur Folge, dass das Personal einen feucht-nassen Luftstrom abbekommt. Auf deren Hände und auf den Oberkörper der Patienten ergießt sich dieser feuchtnasse Luftstrom, der auch mit Keimen kontaminiert sein kann.

Ein weiteres Problem der Diskonnektion besteht in dem Verlust des PEEP, durch den erneut Atelektasen entstehen können, die erst mit der Rekonnektion wieder eröffnet werden müssen. Dadurch wird die Oxygenierung beeinträchtigt. Durch die geschlossene Absaugung wird zwar automatisch ein Unterdruck erzeugt, der PEEP wird zumindest regional abgesaugt. Geschlossene Absaugungen verhindern aber einen generellen PEEP-Verlust. Die Beatmung wird nicht unterbrochen. Diskonnektionen verursachen einen Verlust des Monitorings: Es gibt keine Überwachung von Atemfrequenz und Atemzugvolumen durch das Beatmungsgerät.

Über die Handhabbarkeit dürften geteilte Meinungen vorliegen. Es wird bei geschlossenen Systemen oft beklagt, man könne nicht so effektiv absaugen, da der Katheter nur starr eingeführt würde. Es fehle außerdem das taktile Empfindungsvermögen durch die Plastikhülse. Diese Bedenken sollten jedoch mit zunehmender Übung und Vertrautheit zurückgehen (◘ Abb. 29.7).

29.3.2 Subglottische Absaugung

Mit Hilfe einer subglottischen Absaugung können Sekrete abgesaugt werden, die durch den Kehlkopf und die Stimmritze hindurch und auf die Cuffmanschette gelangen (▶ Abschn. 4.3.2). Durch einen kleinen Absaugschlauch, der im Kanülenschaft eingebracht ist, können die Sekrete, die dem Cuff aufliegen, gezielt abgesaugt werden. Dabei kann das Absaugen mit Hilfe einer Spritze oder mit einem Absauggerät erfolgen (◘ Abb. 29.8, ◘ Abb. 29.9). Die Absaugung mit Spritze ist immer intermittierend. Die Absaugung mit Absauggerät kann sowohl intermittierend, als auch kontinuierlich erfolgen.

29.4 Inhalationstherapie

Vorteile der Inhalationstherapie gegenüber einer systemischen Applikation:

- Hohe lokale Wirkstoffkonzentration
- Niedrige Gesamtdosis
- Günstiges Wirkungs-Nebenwirkungsverhältnis
- Rascher Wirkungseintritt

◘ Tab. 29.1 gibt eine Übersicht der durchschnittlichen Teilchengröße, die eingeatmet werden können.

Bei einer therapeutischen Inhalation sollen die inhalierten Partikel gezielt an den Ort gelangen, an dem sie auch ihre Wirkung entfalten können. Dazu werden die Atemwege zur Vereinfachung grob eingeteilt (◘ Tab. 29.2, ◘ Abb. 29.10). Partikel, die gezielt inhaliert werden sollen, müssen klein sein, umso kleiner, je weiter der Weg zu den Atemwegen ist.

29

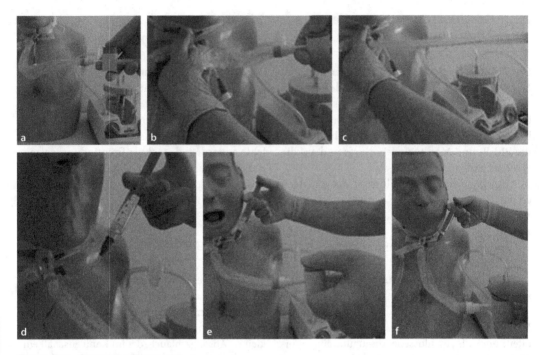

☐ **Abb. 29.7**   Geschlossene Absaugung

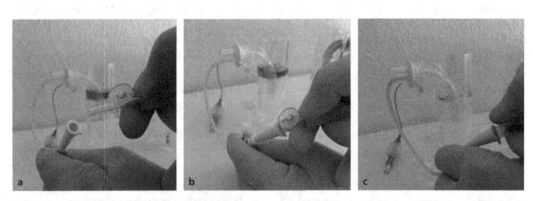

☐ **Abb. 29.8**   Subglottische Absaugung mit Absauggerät

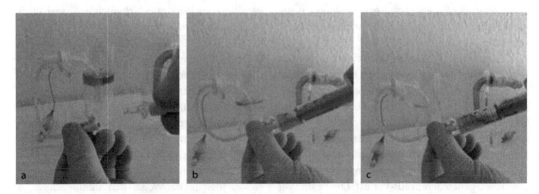

☐ **Abb. 29.9**   Subglottische Absaugung manuell mit Spritze

Tab. 29.1 Durchschnittliche Teilchengröße

Gasmoleküle	0,001–0,01 μm (μm = Mikron)
Viren	0,005–0,05 μm
Ruß/Tabakrauch	0,01–0,5 μm
Bakterien	0,5–15 μm
Pollen	3–15 μm
Nebel	4–100 μm

Tab. 29.2 Inhalationsorte der Atemwege

Atemwege	Wo	Partikelgröße
Zentral	Trachea, Stammbronchien	5–10 μm
Intermedial	Bronchien	3–5 μm
Peripher	Bronchiolen und Alveolen	0,5–3 μm

Partikel, die therapeutisch inhaliert werden sollen, haben eine Größe von 2–6 Mikron. Die optimale Partikelgröße liegt in der Mitte bei 3 Mikron. Schwingmembran- und Düsen-Vernebler erzeugen 3–6 Mikron. Nicht belüftete, nicht ventilierte Lungenbereiche können inhalativ nicht erreicht werden, so bei Atelektasen, Emphysem, zystischer Fibrose.

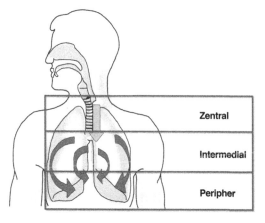

	Zentral
	Intermedial
	Peripher

Abb. 29.10 Depositionsorte (eigene Darstellung, Bearbeitung Isabel Guckes)

29.4.1 Deposition

Die Ablagerung oder auch Abscheidung eines inhalierten Wirkstoffes, eines inhalierten Aerosols, im Atemtrakt nennt man Deposition. Dabei ist die Deposition abhängig von:
- Teilchengröße (dem Ort der Abscheidung)
- Dem Atemzugvolumen, der inspirierten Luftmenge
- Dem Atemfluss, der Einatemgeschwindigkeit
- Der Atemwegsgeometrie und -morphologie
- Einfluss des Atemzugvolumens
- Je tiefer der Atemzug, desto mehr Aerosol wird inhaliert
- Bei tiefem Atemzug wirkt sich der funktionelle Totraum weniger aus (Mundhöhle, Hypopharynx, Trachea = 150 ml)
- Je tiefer und langsamer inhaliert wird, desto mehr Wirkstoff wird abgeschieden

Einfluss der Atemströmung:
- Langsam inhaliertes Teilchen folgt dem Atemtrakt
- Zu schnell inhaliertes Teilchen prallt schon auf proximale Atemwegswände
- Bei Atemfluss von 30 l/min gelangen Teilchen < 2–3 μm bis in die tiefen Atemwege

29.4.2 Depositionsarten

▪▪ Impaktion

Ist die Abscheidung von Teilchen/Aerosolen an Kurven und Krümmungen des Respirationstraktes. Diese Abscheidung ist abhängig von der Trägheit, d. h. von Größe und Gewicht des Teilchens. Die Teilchen nehmen aufgrund ihrer Trägheit einen geraden Weg ein und folgen nicht dem inspiratorischen Luftstrom. Teilchengröße > 10 μm.

▪▪ Sedimentation

Ist die Abscheidung von Teilchen/Aerosolen auf der Schleimhaut der Schwerkraft folgend. Diese Abscheidung ist abhängig von der Teilchengröße und der Aufenthaltszeit in den großen und mittleren Atemwegen. Die Teilchen folgen dem inspiratorischen Luftstrom. Die Abscheidung ist umso günstiger, je langsamer und tiefer bei der Inhalation eingeatmet wird. Teilchengröße 3–10 μm.

■ ■ Diffusion

Ist die Abscheidung von Teilchen/Aerosolen an der Bronchial- oder Alveolarwand. Sie nimmt zu bei langer Aufenthaltszeit des Teilchens an der Wand. Die Teilchen folgen der „Brown-Molekularbewegung". Sie schweben geradezu in der Luft. Teilchengröße < 0,5 μm.

Systeme der inhalativen Therapie
- Dosieraerosole
- Vernebler:
  - Düsenvernebler (Pari Boy ®)
  - Ultraschallvernebler
  - Schwingmembranvernebler (Aeroneb Pro®)

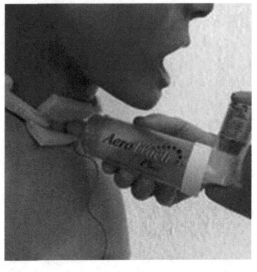

⬛ Abb. 29.11   Inhalation mit Aero-Trach. (mit freundlicher Genehmigung Fa. Trudell Medical)

29.4.3 Dosieraerosole

Treibgasbetriebene Dosieraerosole, sog. MDI (metered dose inhaler). Der Wirkstoff liegt als Suspension oder als Lösung in einem Treibmittel. Der Wirkstoff wird bei der Verdampfung des Treibmittels frei.

Inhalationstechnik mit Dosieraersol (DA):
- Kappe ab, Mundstück nach unten
- Schütteln (außer Lösungs-DA)
- Tief ausatmen
- Mundstück fest umschließen
- Langsam einatmen, dabei auslösen
- 3–5, besser 10 Sekunden Luft anhalten
- Ausatmen durch Nase
- Kappe aufsetzen

> ❯ Die Deutsche Atemwegsliga hat diverse Videos veröffentlicht, die die richtige Anwendung der verschiedenen Inhalationssysteme und Techniken anschaulich darstellen. Hier die Internetadresse: https://www.youtube.com/results?search_query=deutsche±atemwegsliga

- **Applikation eines Dosieraerosols bei Tracheotomie oder maschineller Beatmung**

Zur Verabreichung von Dosieraerosolen gibt es mehrere Hilfsmöglichkeiten. Hierzu stehen verschiedene Adapter zur Verfügung, die in den ⬛ Abb. 29.11, ⬛ Abb. 29.12, ⬛ Abb. 29.13, ⬛ Abb. 29.14, ⬛ Abb. 29.15

⬛ Abb. 29.12   Adapter für Dosieraerosol (Bsp. mit freundlicher Genehmigung: Fa. Medisize)

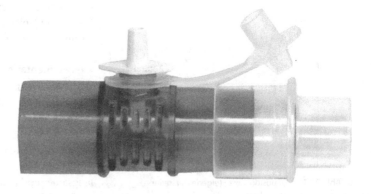
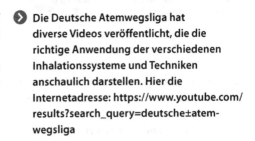

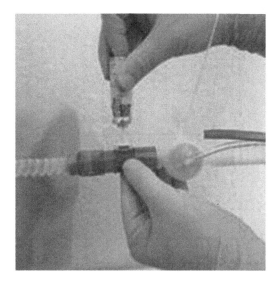

Abb. 29.13 Anwendung des Adapters für Dosieraerosol (mit freundlicher Genehmigung: Fa. Medisize)

dargestellt werden. Sie sorgen dafür, dass das Inhalat gesichert durch die Trachealkanüle in die Atemwege verabreicht werden kann. Jedoch muss mit einem geringen Verlust der Wirkstoffmenge gerechnet werden.

Die Auslösung des Dosieraerosols soll synchron zur Inspiration erfolgen. Die Menschen mit erhaltener Spontanatmung sollen zu einer vertieften Einatmung angeregt werden und, falls sie das Vermögen haben, die Luft auch ein wenig anhalten.

Abb. 29.14 Applikationsort bei geschlossener Absaugung (mit freundlicher Genehmigung P.J. Dahlhausen & Co. GmbH)

■ **Applikation bei der geschlossenen Absaugung**

❏ Abb. 29.14 und ❏ Abb. 29.15

Maschinell beatmete Menschen erhalten das DA ebenfalls synchron zur Inspiration. Jedoch ist der Beatmungsrhythmus festgelegt. Die Anwendung des hohen inspiratorischen Beatmungsdruckes erzeugt die Verabreichung und der PEEP der anschließenden Exspirationsphase soll eine gleichmäßige Verteilung des Inhalats herbeiführen. Es verbleibt jedoch das Problem, dass sich ein Teil der verabreichten Menge an Dosieraerosol im System an den Wänden niederschlägt.

Der Sprühstoß muss zum Zeitpunkt der Inspiration erfolgen. Günstig wäre, wenn für ein paar Sekunden die Inspirationsluft gehalten werden könnte, z. B. durch ein „inspiration hold", welches an diversen Beatmungsgeräten installiert ist.

29.4.4 Verneblersysteme

Für die Vernebelung von Medikamenten stehen drei Systeme zur Verfügung, die in der außerklinischen Beatmung Anwendung finden (❏ Tab. 29.3, ❏ Abb. 29.16).

Die so erzeugten Aerosole gelangen mit dem maschinellen Inspirationsstrom in die Lunge. Diese Art der Inhalation wird meist 5–15 Minuten lang durchgeführt. Da es sich um Flüssigkeiten handelt, müssen die Vernebler senkrecht ausgerichtet sein

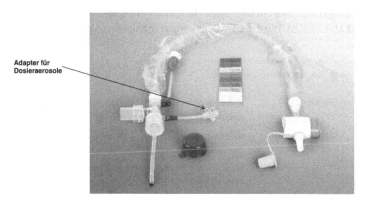

Adapter für
Dosieraerosole

29

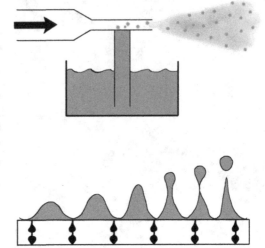

◻ **Abb. 29.15**   Anwendung DA bei geschlossener Absaugung (mit freundlicher Genehmigung P.J. Dahlhausen & Co. GmbH)

(◻ Abb. 29.17, ◻ Abb. 29.18, ◻ Abb. 29.20, ◻ Abb. 29.21, ◻ Abb. 29.22). Sind diese schräg oder auf dem „Kopf stehend" angebracht, geht die Flüssigkeit verloren (◻ Abb. 29.19a und ◻ Abb. 29.23a).

Die meisten Anwender empfehlen die Nutzung der Vernebler ohne HME-Filter (◻ Abb. 29.17 und ◻ Abb. 29.21): Es wäre nicht verkehrt, die Inhalation mit HME-Filter anzuwenden. Das berge jedoch das Risiko, dass die Poren des HME-Filters durch das Inhalat verstopft würden. Das beeinträchtige dann wieder die Beatmung (◻ Abb. 29.18 und ◻ Abb. 29.22).

Das Risiko der falschen Anwendung besteht aber auch in der falschen Reihenfolge der Zusammensetzung. Erst Verneblersystem und dann der HME-Filter. So wird das Aerosol durch den HME abgefangen und gelangt nicht in die Lunge (◻ Abb. 29.19b und ◻ Abb. 29.23b). Wird der HME-Filter zur Inhalation

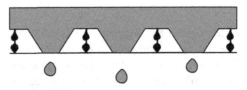

◻ **Abb. 29.16**   Verneblersysteme (eigene Darstellung, Bearbeitung Isabel Guckes)

entfernt, so ist er sauber zwischenzulagern, falls er danach wieder eingesetzt werden soll.

Bei der Verwendung der Vernebler mit einem aktiven Befeuchtungssystem bleibt dieses aktiv und in Betrieb. Bei der Beatmung mit aktivem Befeuchtersystem wird auch kein HME-Filter genutzt. Die Inhalation kann somit ohne Probleme

◻ **Tab. 29.3** Verneblersysteme	
Düsenvernebler	Aerosolerzeugung durch Druckluft via Kompressoren nach dem Venturi-Prinzip (◻ Abb. 29.16 oben)
Ultraschallvernebler	Aerosolerzeugung durch niederfrequenten Ultraschall, Membran-Vibration (◻ Abb. 29.16 mitte)
	Erzeugen das Aerosol, indem ein Piezokristall elektrisch angesteuert und in Schwingungen versetzt wird
Membranvernebler	Auch Mesh-Vernebler genannt (◻ Abb. 29.16 unten)
	Sie benutzen einen Ultraschall-Kopf zur Erzeugung von Schwingungen in der Inhalationslösung und drücken die Tröpfchen durch die statische Mesh-Scheibe

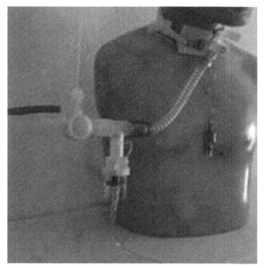

■ **Abb. 29.17** Düsenvernebler richtig angewendet

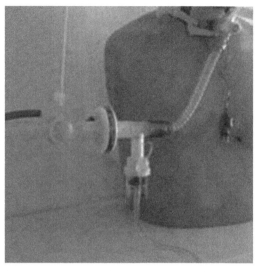

■ **Abb. 29.18** Düsenvernebler richtiges Anbringen mit HME Filter

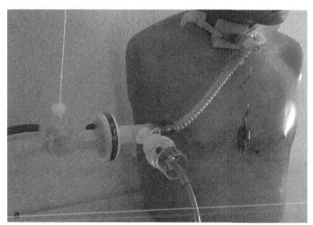

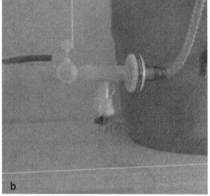

■ **Abb. 29.19** Düsenvernebler falsche Anwendung

durchgeführt werden. Es kann empfohlen werden, das Verneblersystem nach der Anwendung zu diskonnektieren. Die Vernebelung soll je nach ärztlicher Anordnung 4–8-mal pro Tag durchgeführt werden.

Ist der Vernebelungsintervall zu Ende muss der HME-Filter zur Atemluftklimatisierung wieder eingesetzt werden. Meistens wird in einem Arbeitsschritt der Vernebler entfernt und der HME-Filter wieder eingesetzt. Das bedeutet jedoch die wiederholte Dis- und Rekonnektierung vom Beatmungsgerät und birgt damit ggf. hygienische Risiken.

Der Vernebler soll sauber und trocken gelagert werden. So kann er bei den Folgeintervallen genutzt werden. Verbleibt der Vernebler im Beatmungsschlauchsystem, so erhöht das den Totraum, v. a. dann, wenn die Vernebelung mit HME-Filter durchgeführt wird. Die Belüftung der Lunge ist dann ggf. zu gering. Hypoventilation wäre die Folge.

Verbleibt der Vernebler, können Restflüssigkeiten aus Versehen über die Gänsegurgel und Trachealkanüle in die Lunge geraten. Das entspricht einer Aspiration. Die wiederum erhöht die

◘ **Abb. 29.20**
Schwingmembranvernebler (Aeroneb Pro®) (mit freundlicher Genehmigung: INSPIRATION Medical GmbH)

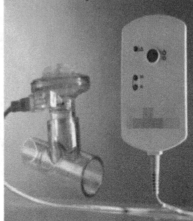
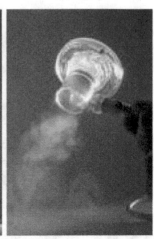

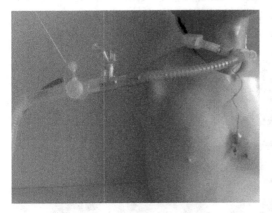

◘ **Abb. 29.21**   Aeroneb solo-Vernebler richtig angewendet

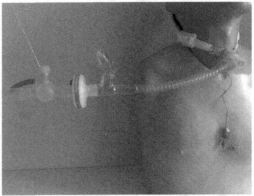

◘ **Abb. 29.22**   Aeroneb solo-Vernebler richtiges Anbringen mit HME-Filter

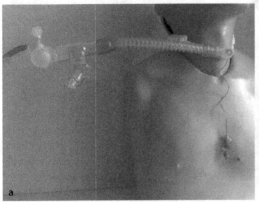

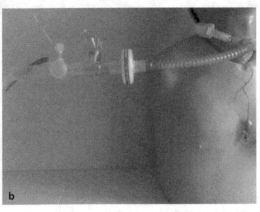

◘ **Abb. 29.23**   Aeroneb solo-Vernebler falsche Anwendung

Infektanfälligkeit. Der Komfort für die Menschen ist allgemein beeinträchtigt, denn es „hängt" noch mehr Gerät am Mensch dran.

Weiterführende Literatur

Empfehlungen für die Auswahl von Inhalationssystemen, Arbeitsgruppe Aerosolmedizin in der Deutschen Gesellschaft für Pneumologie, Pneumologie 2001; 55; 579–586.

Kasper M., Kraut D. (2000) Atmung und Atemtherapie, Ein Praxishandbuch für Pflegende, Verlag Hans Huber.

Schwabbauer N., Riessen R. (2010) Sekretmanagement in der Beatmungsmedizin, UNI-MED.

Van Gestel A., Teschler H. (2014) Physiotherapie bei chronischen Atemwegs- und Lungenerkrankungen: Evidenzbasierte Praxis, 2. Aufl., Springer Verlag

Weise S., Kardos P., Pfeiffer-Kascha D., Worth H. (2008) Empfehlungen der Deutschen Atemwegsliga, Empfehlungen zur physiotherapeutischen Atemtherapie, 2. Aufl., Dustri Verlag

Schill Medizintechnik – Animationsfilm zu Inhalationssystemen http://www.multisonic.de/flash/D_01_Navigation_03_why.swf, Recherche 14.12.2014.

http://www.atemwegsliga.de/empfehlungen-positionspapiere.html?file=tl_files/eigene-dateien/empfehlungen/empfehlungen_physiotherapeutischen_atemtherapie.pdf Recherche 14.12.2014

Schütz A. et al. Vergleich verschiedener mechanischer Hustenhilfen durch Messung der exspiratorischen Spitzenflüsse, Pneumologie 2017; 71; 166–172

Weaning

Hartmut Lang

© Springer-Verlag GmbH Deutschland 2017
H. Lang (Hrsg.), *Außerklinische Beatmung*,
DOI 10.1007/978-3-662-53996-5_30

Weaning bedeutet die Entwöhnung des Patienten vom Respirator mit dem Ziel der Spontanatmung. Die Patienten sollen ohne Atemhilfe spontan ohne Anzeichen einer respiratorischen Erschöpfung atmen können. Die Spontanatmung von langzeitbeatmeten Patienten soll zuverlässig länger als sieben Tage anhalten.

Das Ziel ist die abschließende Dekanülierung. Das Weaning ist aber auch dann abgeschlossen, wenn ein Patient mit noch vorhandener Trachealkanüle ohne maschinelle Unterstützung spontan atmen kann. Eine Dekanülierung ist also nicht Voraussetzung für ein abgeschlossenes Weaning.

30.1   Weaning-Prozess

Eine internationale Arbeitsgruppe (Task Force) aus fünf internationalen Fachgesellschaften hat sechs verschiedene **Phasen des Weaning-Prozesses** beschrieben (Boles et al. 2007):

1. Intubation oder Trachealkanülen-Versorgung, Beatmung und Behandlung der respiratorischen Insuffizienz des Patienten
2. Überlegung, ob ein Patient bereit zum Weaning, zur Beatmungsentwöhnung, ist
3. Durchführen von Tests, Heranziehen von Beurteilungskriterien, ob der Patient entwöhnbar ist; diese sollen die Entwöhnbarkeit erhärten oder verwerfen
4. Durchführen eines Spontanatemtests (SBT = self breathing trial): Der Patient soll zuverlässig lange spontan atmen können
5. Extubation oder Dekanülierung, wenn der Spontanatemtest erfolgreich ist
6. Ggf. Reintubation oder Rekanülierung bei nachträglichem Scheitern

Nach der Task Force gilt ein Patient als erfolgreich entwöhnt, falls er für mindestens 48 Stunden nach Extubation oder Dekanülierung ohne weitere Beatmungsunterstützung spontan atmen kann. Das Weaningversagen ist demnach definiert, wenn innerhalb der ersten 48 Stunden folgende Ereignisse auftreten:

1. Gescheiterter Spontanatemtest
2. Reintubation oder Rekanülierung mit Wiederaufnahme der Beatmungsunterstützung
3. Tod

30.2   Weaning-Klassifikation

Die gleiche Task Force teilt die Weaning-Patienten in drei Gruppen ein (◘ Tab. 30.1).

Die Patienten der Gruppe 3 (prolongiertes Weaning) werden weiter differenziert (◘ Tab. 30.2). Die weitere Unterteilung ist in der S2K Leitlinie „Prolongiertes Weaning" der DGP unter der Federführung von Prof. Schönhofer dargestellt. Sie bezieht sich auf Patienten, die langzeitbeatmet sind und Schwierigkeiten bei der Entwöhnung haben.

Die nichtinvasive Beatmung (NIV) ist mittlerweile ein fester Bestandteil bei der Beatmungsentwöhnung. Patienten, die erfolgreich extubiert bzw. dekanüliert werden, jedoch noch keine suffiziente Spontanatmung haben (primäres Weaning-Versagen), können von der NIV profitieren. Eine Reintubation bzw. Rekanülierung kann durch die NIV vermieden werden.

Bei Patienten, die sowohl erfolgreich extubiert bzw. dekanüliert wurden und zunächst auch suffizient atmen können, kann ein sekundäres Weaning-Versagen auftreten. Das betrifft v. a. Patienten mit Risikofaktoren wie COPD, Herzinsuffizienz oder hohes Alter. NIV hat hier günstige Effekte.

30.3   Voraussetzungen für eine erfolgreiche Entwöhnung

Die Entwöhnung kann nur dann erfolgreich sein, wenn ein Gleichgewicht zwischen der erforderlichen und der möglichen Atemarbeit besteht. Der Patient soll sich nicht erschöpfen, denn sonst droht ein Weaning-Versagen.

- **Wesentliche Ziele des Weanings**
  - Ausreichende Oxygenierung
  - Ausreichende Ventilation
  - Intakter zentraler Atemantrieb
  - Atemmuskulatur kräftigen

▪▪ Ausreichende Oxygenierung

Sie ist dann erreicht, wenn ein $pO_2 > 60$ mmHg (8 kPa) erreicht wird, bei einem O_2-Anteil < 40 %. Damit wird der Gefahr der Hypoxie entgegengewirkt und das periphere O_2-Angebot bleibt gewährleistet.

Tab. 30.1 Weaning Klassifikation (mod. nach Boles et al. und Funk et al. 2010)

Gruppe	Kategorie	Definition
1	Einfaches Weaning	Erfolgreiches Weaning nach einem ersten Spontanatemversuch (SBT = self breathing trial) und der ersten Extubation
		Das sind fast 60 % aller intubierten Patienten
2	Schwieriges Weaning	Weaning gelingt nicht sofort
		Ein erster SBT scheitert
		Weaning gelingt aber spätestens beim 3. SBT
		Oder: Weaning gelingt innerhalb von sieben Tagen, nachdem der erste SBT scheiterte
		Anteil 26 % der Patienten
3	Prolongiertes bzw. verlängertes Weaning	Weaning gelingt erst nach dem 3. SBT, alle davor scheitern
		Oder: Weaning gelingt erst nach sieben Tagen, nachdem der erste SBT scheiterte
		Anteil 14 % der Patienten

Quelle der Einteilung: Boles JM, Bion J, Connors A et al. Weaning from mechanical ventilation. Eur Respir J 2007; 29: 1033–1056
Quelle über prozentuale Verteilung: Funk GC, Anders S, Breyer MK et al. Incidence and outcome of weaning from mechanical ventilation according to new categories. Eur Respir J 2010; 35: 88–94

Tab. 30.2 Untergruppen des prolongierten Weaning (mod. nach Schönhofer et al. 2014)

3a	Prolongiertes bzw. verlängertes Weaning ohne NIV	Erfolgreiches Weaning mit Extubation bzw. Dekanülierung erst nach mindestens drei erfolglosen SBT
		Oder: Beatmung länger als sieben Tage nach dem ersten erfolglosen SBT ohne Zuhilfenahme der NIV
3b	Prolongiertes Weaning mit NIV	Erfolgreiches Weaning mit Extubation bzw. Dekanülierung erst nach mindestens drei erfolglosen SBT
		Oder: Beatmung länger als sieben Tage nach dem ersten erfolglosen SBT und nur mittels Einsatz der NIV, ggf. mit Fortsetzung der NIV als außerklinische Beatmung
3c	Erfolgloses Weaning	Tod
		Oder: Entlassung mit invasiver Beatmung via Tracheostoma

Quelle: Schönhofer B et al. Prolongiertes Weaning, Pneumologie 2014; 68: 19–75

■ ■ Ausreichende Ventilation

Ein eindeutiges Kriterium einer ausreichenden alveolären Ventilation des spontan atmenden Patienten lässt sich leider nicht definieren. Man kann allgemein nur so viel sagen, dass das pCO_2 nur so weit ansteigen darf, dass der Atemantrieb ungestört bleibt und die Belastungs- und

Leistungsfähigkeit der Atemmuskulatur nicht beeinträchtigt ist.

■ ■ Intakter zentraler Atemantrieb

Der Atemantrieb (▶ Kap. 1) ist gestört bei:

- Neurologischen Erkrankungen, neuromuskulären Störungen

— Zu hohen Gaben von Sedativa, Narkotika und
  Opiaten

■ ■ Atemmuskulatur kräftigen

Die Belastung der Atemmuskulatur soll nicht zu
hoch sein, denn sonst droht ein Weaning-Versagen.
Die Belastung ist zu hoch bei **zu hohem Atemwegs-
widerstand** (Resistance ▶ Kap. 21):
— Widerstand der Trachealkanüle, wenn die
  I.D.-Größe ist zu klein gewählt wurde
— Widerstand im Beatmungssystem (deshalb
  vollständige Testung nach neuer Aufrüstung
  eines Beatmungsgerätes)
— Bronchokonstriktion (Zusammenziehen /
  Einschnüren der Bronchien).

■ Erniedrigte Dehnungsfähigkeit

Bei **erniedrigter Dehnungsfähigkeit** (Compliance
▶ Kap. 21) ist die Belastung der Atemmuskulatur eben-
falls zu hoch. Dies kann verursacht werden durch:
— Kardiales Lungenödem (bei Herzinsuffizienz)
— Pulmonale Stauung bzw. Überwässerung
— Bronchokonstriktion
— Nicht kardiales Lungenödem
— Lungenüberblähung
— Lungenfibrose
— Hoher intrinsischer PEEP
— Pleuraverschwartung
— Instabile Thoraxwand

■ Leistungsfähigkeit der Atemmuskulatur

Die **Leistungsfähigkeit der Atemmuskulatur** soll
gefördert werden, damit eine Ermüdung vermieden wird. Dazu gehört im weitesten Sinne, eine ausreichende Durchblutung der Atemmuskulatur zu
gewährleisten. Deshalb gehört zu weiteren präven-
tiven Maßnahmen die Beachtung bzw. Vermeidung
von:
— **Mangelernährung/Fehlernährung**
  Im Rahmen einer parenteralen oder enteralen
  Ernährung führt eine zu hohe Kohlenhydrat-
  zufuhr zu einem Anstieg der CO_2-Produktion.
  Dadurch erhöht sich auch notwendigerweise
  das Atemminutenvolumen → Erhöhung der
  Atemarbeit.
  Die Energiezufuhr sollte daher nur 25–30 kcal/
  kg KG/Tag beschränkt sein (bei 70 kg also
  zwischen 1750–2100 kcal/Tag). Ca. 50 % des

kalorischen Bedarfes sollten durch Lipide
gedeckt werden, da hierdurch die CO_2-Pr-
oduktion verringert wird, im Gegensatz zum
Kohlenhydratstoffwechsel.
— **Proteinmangel**
  Das Aminosäurenangebot sollte 1–1,5 g/kg KG/
  Tag betragen. Das gilt als ausreichend für einen
  Aufbau der Atemmuskelmasse. Ein zu geringes
  Angebot an Proteinen führt zu Katabolie und
  Atrophie der Atemmuskulatur.
— **Kaliummangel**
  Kann zu schweren Herzrhythmusstörungen
  und zu Muskelschwäche führen. Zudem wird
  eine Alkalose begünstigt.
— **Kalziummangel**
  Kalzium ist bedeutend für die Muskelkon-
  traktion, denn es ist an der Interaktion der
  Aktin- und Myosinfilamente beteiligt, die nur
  unter Anwesenheit von Kalzium funktioniert.
— **Phosphatmangel**
  Energielieferant für alle Arbeits- und
  Stoffwechselprozesse im Körper ist ATP
  (Adenosintriphosphat). Nur bei genügendem
  Angebot von Phosphat kann ATP vom Körper
  hergestellt werden.
— **Schilddrüsenwerte**
  Bei sedierten und beatmeten Patienten fallen
  sie ab.
— **Ausgeglichener Säure-Basen-Haushalt**
  (▶ Kap. 27)
— **Anämie**
  Bei einer Anämie sind weniger O_2-Träger
  vorhanden, sodass weniger Sauerstoff zu den
  Körperzellen bzw. den Erfolgsorganen trans-
  portiert werden kann. Kompensatorisch wird
  die Herzfrequenz gesteigert, damit auch das
  Herz-Zeit-Volumen. Es muss vermehrt Arbeit
  geleistet werden, wodurch vermehrt Sauerstoff
  benötigt wird.
— **Infekte, Fieber**
  Hier ist meistens die Herzfrequenz und die
  Atemfrequenz gesteigert. Eine Steigerung der
  Herzfrequenz bedeutet eine Zunahme des
  Sauerstoffbedarfs und einen erhöhten Energie-
  verbrauch. Der erhöhte Sauerstoffbedarf wird
  durch eine beschleunigte Atmung gedeckt.
  Aber auch das erhöht den Energieverbrauch.
  Dadurch wird die CO_2-Produktion gesteigert.

Eine erhöhte Atemfrequenz ist notwendig, um das anfallende CO_2 abzuatmen.

Bei erhöhter Atemfrequenz ist die Belastung der Atemmuskulatur erhöht. Das kann zu Erschöpfung führen. Daher ist eine fiebersenkende und antiinfektiöse Therapie angezeigt.

- **Schlafrhythmus bzw. Tag-Nacht-Rhythmus**
  Schlafmangel bedeutet einen zusätzlichen Stressfaktor, der mit erhöhtem Energiebedarf verbunden ist. Erschöpfungszustände und Delir können leichter auftreten.
- **Ausgeglichener Flüssigkeitshaushalt**
  Es ist auf eine angepasste Flüssigkeitszufuhr zu achten. Dehydration muss vermieden werden. Ein angepasstes Flüssigkeitsregime ist zudem eine gute Vorbeugung gegen zähe Sekrete in den Atemwegen. Eine Flüssigkeitsrestriktion ist angezeigt bei Patienten mit Herzinsuffizienz und Nierenversagen.

30.4 Pflegerische Maßnahmen zur Stärkung der Atemmuskulatur

Pflegerische Maßnahmen können zur Stärkung der Atemmuskulatur beitragen.
- Lagerung des Patienten:
  - Herzbettlage zur Entlastung
  - Oberkörperhochlage (mind. 30°)
  - Arme hoch bzw. seitlich auf Kissen gelagert
  - Knie leicht gebeugt
  - Füße tief – Fußende des Bettes absenken
- Bedürfnislage des Patienten beachten:
  - Besuchsempfang ermöglichen
  - Musik
  - Licht

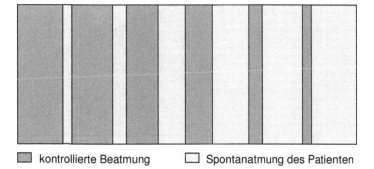

Abb. 30.1 Diskontinuierliches Weaning (eigene Darstellung, Bearbeitung Isabel Guckes)

- Schlafbedürfnis und Schlafhygiene des heimbeatmeten Menschen beachten!
- Akustisches Umfeld aus der Intensivstation reduzieren
- Aufklärung und Begleitung bei der schwierigen Entwöhnungsphase
- Mobilisation:
  - Stufenmobilisation mit Lagerung, Mobilisation an die Bettkante bis zum Erreichen einer ausreichenden Kontrolle des Rumpfes
  - Danach Mobilisation in einen Lehnstuhl möglich; das funktioniert auch bei Menschen ohne ausreichende Rumpfstabilität.
- Sekretmobilisation
- Auswahl geeigneter Pflegemittel, Mundpflegetees etc.
- Ausreichende Analgesie der Patienten

30.5 Weaning-Strategien

Die Patienten im Weaning sollen längere Phasen der Spontanatmung durchhalten, ohne sich zu erschöpfen. Dazu werden zwei Verfahren der Entwöhnung genutzt, das diskontinuierliche Weaning und das kontinuierliche Weaning.

30.5.1 Diskontinuierliches Weaning

Bei diesem Verfahren wechseln sich Phasen der mandatorischen Beatmung mit Phasen der Spontanatmung ab (■ Abb. 30.1). Die maschinelle Beatmung wird immer wieder unterbrochen und die Patienten atmen mit „feuchter Nase" oder „T-Stück" spontan.

▢ kontrollierte Beatmung   ▢ Spontanatmung des Patienten

Dabei wird ein Zeitintervall gewählt, bei dem am Anfang die Phase der Spontanatmung nur einige Minuten dauert. Etwa alle zwei Stunden wird die Spontanatmungsphase wiederholt. Zeigt der Patient keine Zeichen der Erschöpfung, so können zunächst die Zeiten der Spontanatmung verlängert werden, dann werden die Zeiten der mandatorischen Beatmung verkürzt. Am Ende überwiegen die Zeiten der Spontanatmung und die Phasen der maschinellen Beatmung werden nur kurz eingesetzt.

Dabei sind Variationen möglich. Bei langzeitbeatmeten Patienten wird eine nächtliche Beatmung zur Erholung der Atemmuskulatur durchgeführt.

Das Verfahren geht auf die Zeiten zurück, als unterstützende Beatmungsverfahren der Entwöhnung noch nicht zur Verfügung standen. Der Patient wird lediglich von der Beatmungsmaschine getrennt, um ihn zur Spontanatmung anzuhalten. Das Verfahren hat sich bei langzeitbeatmeten Patienten mit erschöpfter Atempumpe bewährt. So z. B. bei Patienten mit:

- schwerer chronisch obstruktiver Ventilationsstörung,
- thorakopulmonaler Grunderkrankung,
- neuromuskulärer Grunderkrankung.

- **Vorteile**
- Gute Einschätzung der Leistungsfähigkeit der Patienten, Voraussetzung dafür ist jedoch eine enge klinische Beobachtung
- Phasen der Ruhe bei mandatorischer Beatmung zur Regeneration bzw. Erholung der Patienten.

- **Nachteile**
- Abrupte Änderungen der Ventilation beim Wechsel der Spontanatmung und maschineller Beatmung.
- Daraus resultierend: akute Änderungen der intrathorakalen Druckverhältnisse mit Rückwirkungen auf die Hämodynamik
- Physischer Stressfaktor verbunden mit Angst der Patienten
- Genaue Beobachtung der Patienten auf Erschöpfungszeichen
- Paradoxe Atmung,
- Hypertonie
- Tachykardie
- Kaltschweißigkeit
- Agitiertheit
- SpO_2-Abfall
- Tachypnoe bis Hyperventilation
- Evtl. Rötung des Gesichts

30.5.2 Kontinuierliches Weaning

Dieses Verfahren ermöglicht einen fließenden Übergang von der kontrollierten Beatmung zur Spontanatmung (Abb. 30.2). Die Atemarbeit wird zuerst vollständig vom Beatmungsgerät übernommen. Im Verlauf wird zunehmend mehr Atemarbeit vom Patienten geleistet.

Voraussetzung für das kontinuierliche Weaning ist der Einsatz von augmentierten Beatmungsformen. Sie entlasten die Atemmuskulatur, bis sie so weit trainiert ist, dass der Patient selbstständig atmen kann.

 Abb. 30.2 Kontinuierliches Weaning (eigene Darstellung, Bearbeitung Isabel Guckes)

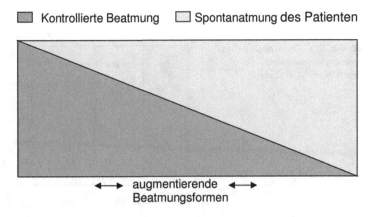

Kontrollierte Beatmung   Spontanatmung des Patienten

augmentierende Beatmungsformen

Die gebräuchlichsten Beatmungsformen, die gewählt werden, sind volumen- oder druckkontrolliertes SIMV mit PS-Druckunterstützung und BIPAP/BiLevel mit PS-Druckunterstützung. Beide Beatmungsformen sind jedoch klinische Modi und finden in der außerklinischen Beatmung keine Anwendung zur Entwöhnung.

Bei der innerklinischen Entwöhnung wird die Sedierung des Patienten reduziert, der Eigenatemanteil erhöht sich. Unter BIPAP bzw. BiLevel ist es dem Patienten in jeder Phase eines Atemzyklus möglich, selbst zu atmen, unabhängig davon, ob er sich in der Phase des hohen Drucks (mandatorische Inspiration) oder in der Phase niedrigen Druckes (mandatorische Exspiration) befindet. In einem nächsten Schritt wird die mandatorische Frequenz gesenkt und das I:E-Verhältnis normalisiert. Damit verlängern sich die Phasen niedrigen Drucks.

Das PEEP-Niveau wird allmählich gesenkt und die PS-Druckunterstützung wird reduziert. Das Ziel vor Extubation ist, dass der Patient nur noch PSV oder CPAP atmet. Das Verfahren hat sich bei Patienten mit akuter respiratorischer Insuffizienz bewährt.

- **Vorteile**
- Fließender Übergang von der kontrollierten zur Spontanatmung
- Kein abrupter Wechsel der Ventilation
- Keine akute Änderung der intrathorakalen Druckverhältnisse mit Rückwirkungen auf die Hämodynamik
- Gute Einschätzung der Leistungsfähigkeit der Patienten möglich, da kontinuierliche Überwachung der Beatmungsparameter möglich
- Bei unkomplizierter Entwöhnung ist das Überspringen einiger Stufen möglich

- **Nachteile**
- Ständiges Anpassen des Respirators an die Atemmechanik
- Unbeabsichtigte Hyperventilation
- Mögliches „Fighten" des Patienten mit dem Respirator

Zu beachten ist, dass auch bei den Patienten mit kontinuierlichem Weaning eine enge klinische Beobachtung der Patienten hinsichtlich Erschöpfungszeichen (▶ Abschn. 30.5.1) notwendig ist.

Das kontinuierliche Weaning hat sich weder klinisch noch außerklinisch durchgesetzt. Der Modus SIMV hat sich nicht bei der Entwöhnung bewährt und BIPAP/BiLevel ist ein klinischer Beatmungsmodus, der in der außerklinischen Entwöhnung gar nicht eingesetzt werden kann.

30.6 Entwöhnungsindex (RSB-Index)

Der Entwöhnungsindex **Rapid-Shallow-Breathing-Index** (RSB-Index) ist ein objektiver Parameter zur Beurteilung und Vorhersage einer suffizienten Spontanatemfähigkeit. Der RSB-Index ist der Quotient aus Frequenz und Atemhubvolumen.

$$RSB = \frac{f}{V_t}$$

Er ist leicht zu berechnen und eignet sich gut für Aussagen über die Wahrscheinlichkeit, ob ein Weaning erfolgreich sein wird oder nicht. Ist der RSB-Index < **105**, besteht eine gute Wahrscheinlichkeit (ca. 80 %) eines erfolgreichen Weanings.

Beispiel: f = 18, V$_t$ = 0,6 l → 18:0,6 = 30

Ist der RSB-Index > **105**, besteht eine hohe Wahrscheinlichkeit eines Weaning-Versagens (ca. 95 %).

Beispiel: f = 35, V$_t$ = 0,3 l → 35:0,3 = 116

Der RSB bzw. f/V$_t$ Index wird bei modernen Beatmungsgeräten in den Messwerten angezeigt, aber ausschließlich im Spontanatemmodus mit Druckunterstützung (ASB, PSV, SPONT).

- **Aussagefähigkeit des RSBI**

Der RSB-Index wird im Spontanatemmodus gemessen, unabhängig wie hoch die Druckunterstützung eingestellt ist. So kann ein RSB von kleiner als 105 gemessen werden, auch wenn die Druckunterstützung 25 mbar oberhalb des PEEP liegt. Bedeutend wird die Messung des RSB dann, wenn die Druckunterstützung gesenkt wird. Verbleibt der RSB auch unter dem Wert von 105, wenn die Druckunterstützung auf 20, 15, 10 oder 5 mbar oberhalb des PEEP eingestellt wird?

Eine zuverlässige Spontanatmung erscheint erreicht, wenn die Druckunterstützung dauerhaft gesenkt werden kann, zuletzt bei 5–7 mbar oberhalb des PEEP. Wird der RSB bei der Absenkung der Druckunterstützung ebenso dauerhaft unter dem Wert < 105 bleiben, kann von einer ausreichenden Kapazität, einer ausreichenden Kraft und Ausdauer der Atemmuskulatur ausgegangen werden und eine Entfernung des Tubus bzw. Spontanatmung mit feuchter Nase an der Trachealkanüle erwogen werden.

Wird jedoch der RSBI bei dem Absenken der Druckunterstützung einen Wert von > 105 anzeigen, ist davon auszugehen, dass die Kraft und Ausdauer der Atemmuskulatur zu gering ist. Eine Extubation wird dann voraussichtlich scheitern.

- **Praktisches Vorgehen**
- RSB < 105, bei einem ASB bzw. PS von 25 mbar
  → Reduzieren des ASB bzw. PS auf 20 mbar
- 15 Minuten warten, hierbei den Patienten intensiv beobachten (gilt auch für die nächsten Reduzierungsschritte!)
  - → RSB < 105 → Reduktion des ASB bzw. PS auf 15 mbar
  - → RSB > 105 → auf Anzeichen der respiratorischen Erschöpfung achten und auf einen kontrollierten Beatmungsmodus (PCV, BIPAP bzw. BiLevel) umstellen (gilt auch für die nächsten Reduzierungsschritte)
- 15 Minuten: RSB < 105 → dann Reduktion des ASB bzw. PS auf 10 mbar
- 15 Minuten: RSB < 105 → dann Reduktion des ASB bzw. PS auf 5 mbar
- 30–120 Minuten: RSB < 105 → Extubation oder bei trachealkanülierten Patienten Spontanatemversuch ohne jede maschinelle Unterstützung

Nachteil für die außerklinische Entwöhnung ist die Anwendung des Modus PSV. Die meisten Menschen werden im A-PCV-Modus beatmet. Es müsste somit der PSV-Modus eingestellt werden. Jedoch hat sich das ständige Umstellen der Modi nicht bewährt. Es bleibt somit eher ein guter Beurteilungs-Index für die klinische Beatmungsentwöhnung.

30.7 Entwöhnung von langzeitbeatmeten Patienten

Die Entwöhnung von langzeitbeatmeten Menschen ist eine der Hauptaufgaben eines Beatmungszentrums bzw. von Weaning-Stationen. Können Patienten nicht auf einer Intensivstation entwöhnt werden, werden sie auf eine Weaning-Station verlegt. Hier wird das Weaning fortgeführt, indem die Spontanatemfähigkeit des Patienten überprüft, der Entwöhnungsprozess festgelegt und die Spontanatemversuche durchgeführt werden. Wie in ◘ Tab. 30.2 beschrieben gelingt nicht jede Entwöhnung im Beatmungszentrum. Aber sie kann weiterhin in einer außerklinischen Einrichtung fortgeführt werden, da die Kriterien für die Voraussetzungen, Durchführung und Beenden des Spontanatemtests gleich sind.

30.7.1 Voraussetzungen

- **Überprüfung der Spontanatemfähigkeit**
Ablauf der Überprüfung:
- Diskonnektion vom Beatmungsgerät
- Kontinuierliches Monitoring der Sauerstoffsättigung SpO_2
- Keine Sauerstoffapplikation
- Atmen über T-Stück für 3–10 min.
- Ermitteln der V_t und AF des Patienten mittels Spirometer/Pneumotachygraph
- Arterielle BGA am Ende des Spontanatemtests

Anschließend wird der Patient für 24 Stunden kontrolliert beatmet (CMV/PCV/PC-AC), wobei die Beatmungsfrequenz leicht oberhalb der Spontanatemfrequenz des Patienten liegen sollte. Hierdurch soll die Atemmuskulatur maximal entlastet und zumindest partiell regeneriert werden. Toleriert der Patient die kontrollierte Beatmung nicht, sollte der PSV-Modus gewählt werden.

- **Ziel der Beatmung**
- **Tidalvolumina < 450 ml** bei thorakorestriktiven Erkrankungen
  - Dabei T_i/T_{tot} 0,4–0,5, entspricht einem I:E = 1:1,5 bis 1:1
- **Tidalvolumina > 550 ml** bei COPD
  - Dabei T_i/T_{tot} 0,2–0,3, entspricht einem I:E = 1:4 bis 1:3
  - Dabei PEEP von 4–6 zur Antagonisierung des $PEEP_i$

Eine leichte Sedierung wird Patienten bei asynchronen Interaktionen, Dyspnoe oder genereller Intoleranz verabreicht.

30.7.2 **Entwöhnungsprozess**

Einen hohen Stellenwert hat ein zirkadianer Schlaf-Wach-Rhythmus. Die Patienten sollen nachts ohne Sedativa schlafen. Unterstützend können Sedativa gegeben werden (bis max. 4 Uhr).

- **Diskontinuierlicher Entwöhnungsprozess**
- Individuell angepasste A-PCV Beatmung tagsüber (8–20 Uhr)
- 2-stündlich durch zunächst kurze Spontanatemphasen unterbrochen
- Messen der spontanen Atemfrequenz
- Einstellung der maschinellen Beatmungsfrequenz leicht oberhalb der spontanen Atemfrequenz, damit der Respirator kurz vor der erwarteten Inspiration des Patienten die maschinelle Inspiration einleitet

Am Beginn der Entwöhnung überwiegt die kontrollierte Beatmung bei mehreren nur sehr kurzen Spontanatemphasen (Dauer 3–10 min.).

- **Voraussetzung des Patienten für Spontanatemversuch**

Der Patient soll:
- Wach und orientiert sein
- Spontanatemfrequenz < 30/min.
- Herzfrequenz < 110/min.
- MAP > 80 mmHg

30.7.3 **Durchführung des Spontanatemversuchs**

Die Spontanatmung soll eine Spontanatmung ohne maschinelle Unterstützung sein!
- Diskonnektion vom Respirator
- Trachealkanüle entblocken
- Evtl. Einsetzen eines Platzhalters
- Atemluft strömt über die normalen oberen Atemwege
- Ggf. Sauerstoffgabe, falls SaO_2 < 88 %

- **Kriterien für Abbruch des Spontanatemversuchs**
- Signifikante Dyspnoe
- Agitation
- Angst
- Spontanatemfrequenz > 35/min.
- Atemzugvolumen < 250 ml
- pCO_2 > 50 mmHg (6,6 kPa)

Mehrmals täglich wird beurteilt, ob ein Spontanatemversuch gestartet werden kann. Sinnvoll könnten eine morgendliche und eine nachmittägliche Beurteilung sein. Im weiteren Verlauf auch 2-mal vormittags und 2-mal nachmittags etc. Die Spontanatemphasen sollten nach Möglichkeit weiter ausgedehnt werden. Initial wird mit 3–10 min. begonnen. Sie sollen aber auf 15, 30, 60, 120 Minuten ausgedehnt werden. Zwischen den Spontanatemphasen wird kontrolliert beatmet. Ist eine Spontanatmung von 8–20 Uhr möglich, wird die Nacht darauf erneut kontrolliert beatmet. Danach soll Patient ununterbrochen spontan atmen.

Nach sieben Tagen kontinuierlicher Spontanatmung ohne invasive Beatmung gelten die Patienten als erfolgreich entwöhnt (◘ Tab. 30.3).

30.7.4 **Entwöhnbarkeit**

Der Patient wird als **nicht entwöhnbar** eingestuft, wenn er nach 14 Tagen unter dem beschriebenen Entwöhnungskonzept noch immer mehr als 20 Stunden täglich invasiv beatmet werden muss und keine Zeichen einer klinischen Verbesserung zeigte.

Als **erfolgreich entwöhnt** werden alle Patienten eingestuft, die mindestens sieben aufeinander folgende Tage ohne invasive mechanische Beatmung auskommen. Der Beginn einer intermittierenden nicht invasiven Beatmung (NIV) bei Hyperkapnie unter Spontanatmung schließt den Entwöhnungserfolg nicht aus. Bei den erfolgreich entwöhnten Patienten wird zwischen dem **klinisch stabilen** und **klinisch instabilen** Entwöhnungserfolg unterschieden:
- Als **klinisch instabil** entwöhnt werden Patienten eingestuft, die in den ersten sieben Spontanatmungstagen eines oder mehrere der folgenden Kriterien aufwiesen:
  - Hyperthermie, Temperatur >38°C
  - Hämodynamische Instabilität, insbesondere HF > 120/min, MAP < 80 mmHg
  - Instabile Blutgase, pCO_2 > 60 mmHg (8 kPa), pH < 7,35, SO_2 < 90 % trotz Sauerstoffgabe

◘ **Tab. 30.3** Weaning-Protokoll für langzeitbeatmete Patienten

Datum		Uhrzeit	Name
Start	2-stündliche Evaluierung/Einschätzung von Patient		
Ja	Bereit zur Entwöhnung		Nein
	Bereit für Spontanatemversuch		
☐	wach		☐
☐	orientiert		☐
☐	Spontanatemfrequenz < 30/min.		☐
☐	Herzfrequenz < 110/min.		☐
☐	MAP > 80 mmHg		☐
	Durchführung eines Spontanatemversuchs		
	Diskonnektion vom Respirator		
	Trachealkanüle entblocken (TK mit Phonationsfenster)		
	Evtl. Einsetzen eines Platzhalters		
	Atemluft strömt über die normalen/oberen Atemwege		
	Ggf. Sauerstoffgabe, falls SaO_2 < 88 %		
Ja	Beurteilung, ob Patient sich erschöpft		Nein
☐	Signifikante Dyspnoe		☐
☐	Agitation		☐
☐	Angst		☐
☐	Spontanatemfrequenz > 35/min.		☐
☐	Atemzugvolumen < 250 ml		☐
☐	pCO_2 > 50 mmHg (6,6 kPa)		☐
	Bei mehr als **2x ja**		
	→ Abbruch des Spontanatemversuchs		
	Pat wieder kontrolliert beatmen (PCV-A)		
	Dokumentation der Spontanatemzeit		

- Bewusstseinsstörung oder Nichtkooperation des Patienten
- Ineffektiver Hustenstoß und Notwendigkeit zur täglichen fieberoptischen Bronchoskopie und Sekretentfernung aus vitaler Indikation
- Als **klinisch stabil** entwöhntwerden die Patienten eingestuft, die in den ersten sieben Spontanatmungstagen keines der genannten Kriterien aufwiesen.

30.7.5 Verschluss der Tracheotomie

Vor einer Dekanülierung muss der Patient folgende Voraussetzungen aufweisen:
- Klinische Stabililtät
- Ausreichende Spontanatmung vorhanden
- Keine ausgeprägte Schluckstörung
- Keine Neigung zur Aspiration
- Effektiver Hustenstoß
- Kooperationsfähigkeit, kein Delir

Weitere Voraussetzungen:
- Keine Obstruktion der Atemwege
- Positiver Cuff-Leak-Test, ob die Trachealkanüle gefahrlos entfernt werden kann (▶ Kap. 4)

Nach Dekanülierung kann ein Platzhalter eingesetzt werden:
- Dichtet die Trachealwand nach vorne hin luftdicht ab
- Ermöglicht Sekretabsaugung
- Verbleib bis zu vier Tage nach Dekanülierung
- Dient der vorübergehenden Erhaltung des Tracheostomas

Der Platzhalter ist bei erneuter respiratorischer Insuffizienz wichtig, da eine sofortige Rekanülierung und erneute Beatmung möglich sind. Liegt nach vier

Tagen kein Anhalt für das erneute Auftreten einer respiratorischen Insuffizienz vor, wird der Platzhalter entfernt und ein dilatativ angelegtes Tracheostoma mit einem Pflaster abgeklebt. Ein chirurgisch angelegtes Tracheostoma muss operativ verschlossen werden.

Verbleibt nach 24 Stunden Spontanatmung weiterhin eine Hyperkapnie, wird eine intermittierende nichtinvasive Selbstbeatmung (ISB) eingeleitet. Diese erfolgt, je nach Toleranz des Patienten, mittels einer Nasen- oder Full-Face-Maske. Der verbleibende Platzhalter tracheotomierter Patienten garantiert das Offenhalten des Tracheostomas und ermöglicht eine eventuelle Rekanülierung, falls die Spontanatmung vollständig versagt (Köhler 2004).

Weiterführende Literatur

AWMF (2014) S2k Leitlinie, Prolongieres Weaning, federführend Deutsche Gesellschaft für Pneumologie, Pneumologie 68: 19–75, http://www.awmf.org/leitlinien/detail/ll/001-012.html. Recherche 5.01.2015

Boles JM, Bion J, Connors A et al. (2007) Task Force - Weaning from mechanical ventilation. Eur Respir J 29: 1033–1056

Boles JM, Bion J, Connors A et al. (2007) Weaning from mechanical ventilation. Eur Respir J 29: 1033–1056

Esteban A et al. (1995) A comparsion of four methods of weaning patients from mechanical ventilation. New Engl J Med 332: 345–350

Epstein SK (2009) Weaning from ventilatory support. Curr Opin Crit Care 15: 36–43

Euteneuer S (2004) Entwöhnung vom Respirator nach Langzeitbeatmung: Outcome langzeitbeatmeter Patienten, Inaugural-Dissertation zur Erlangung des Doktorgrades der gesamten Medizin dem Fachbereich Humanmedizin der Philipps-Universität Marburg

Funk GC, Anders S, Breyer MK et al. (2010) Incidence and outcome of weaning from mechanical ventilation according to new categories. Eur Respir J 35: 88–94

Jubran A, Grant BJ, Duffner LA et al. (2013) Effect of pressure support vs unassisted breathing through a tracheostomy collar on weaning duration in patients requiring prolonged mechanical ventilation: a randomized trial. JAMA 309: 671–677

Köhler D (2012). Entwöhnung vom Respirator nach Langzeitbeatmung: Outcome langzeitbeatmeter Patienten, Inaugural-Dissertation zur Erlangung des Doktorgrades der gesamten Medizin dem Fachbereich Humanmedizin der Philipps-Universität Marburg vorgelegt von Sara Euteneuer aus Siegen, Marburg, 2004, S. 17–21

Morato JB, Sakuma MT, Ferreira JC, Caruso P Comparison of 3 modes of automated weaning from mechanical ventilation: a bench study, J Crit Care 27: 741

Oczenski W, Werba A, Andel H (2001) Atmen-Atemhilfen: Atemphysiologie und Beatmungstechnik, 5. Aufl.: Blackwell, Berlin Wien

Schönhofer B (2006) Langzeitbeatmung und Entwöhnung vom Beatmungsgerät, Intensivmedizin. Intensivmed up2date 2: E1–E24

Schönhofer B. (2008), Weaning vom Respirator beginnt mit der Intubation – Aktuelle Konzepte der Beatmungsentwöhnung. Pneumologe 2008/3: 150–162

Rechtsgrundlagen außerklinische Beatmung

Entlassungsmanagement in der Pflege

Elke Strelow

© Springer-Verlag GmbH Deutschland 2017
H. Lang (Hrsg.), *Außerklinische Beatmung*,
DOI 10.1007/978-3-662-53996-5_31

Dieses Kapitel beschäftigt sich mit dem Entlassungsmanagement in der Pflege und richtet sich an ambulante Pflegedienste, die sich auf die außerklinische Beatmung spezialisiert haben. Das hier beschriebene Entlassungsmanagement entspricht nicht dem professionellen Case Management, welches eine Weiterbildung von mindestens 210 Stunden voraussetzt.

Die Deutsche Gesellschaft für Case und Care Management (DGCC) beschreibt das Case Management folgendermaßen:

> » Case Management ist eine Verfahrensweise in Humandiensten und ihrer Organisation zu dem Zweck, bedarfsentsprechend im Einzelfall eine nötige Unterstützung, Behandlung, Begleitung, Förderung und Versorgung von Menschen angemessen zu bewerkstelligen. Der Handlungsansatz ist zugleich ein Programm, nach dem Leistungsprozesse in einem System der Versorgung und in einzelnen Bereichen des Sozial- und Gesundheitswesens effektiv und effizient gesteuert werden können. (DGCC 2016)

Nur wenige Pflegedienste verfügen über einen Case Manager, können aber dennoch ein gelungenes Entlassungsmanagement gestalten und somit dafür Sorge tragen, dass Versorgungslücken verhindert werden, um die Belastung für den Patienten so gering wie möglich zu halten. Hierfür ist es erforderlich, alle Abläufe minutiös zu beschreiben und durchzuführen. Alle Mitarbeiter sollten diese Abläufe kennen und konsequent umsetzen. Im Folgenden werden neben den gesetzlichen Anforderungen alle erforderlichen Schritte beschrieben.

31.1   Gesetzliche Vorgaben

Ambulante Intensiv- und Beatmungspflegedienste erfüllen Leistungen im Rahmen der Krankenversicherung (Sozialgesetzbuch V, SGB V) und/oder der Pflegeversicherung (Sozialgesetzbuch XI, SGB XI). Hierfür werden mit den Kostenträgern Verträge abgeschlossen, welche die Grundlage der pflegerischen Dienstleistung abbilden und die Anforderungen und Leistungen konkret regeln. Derzeit erarbeiten die Kostenträger spezielle Rahmenverträge, die explizit auf die ambulante Intensivpflege ausgerichtet sind. Dies sollte bei den jeweiligen Kostenträgern erfragt werden.

31.1.1 Versorgungsvertrag gemäß §§ 132, 132a Abs. 2 SGB V

Der Anspruch auf häusliche Krankenpflege ist grundsätzlich im § 37 SGB V geregelt. Sie dient der Vermeidung bzw. Verkürzung einer Krankenhausbehandlung bzw. der Sicherung der ambulanten ärztlichen Behandlung. Dadurch soll dem Versicherten die Möglichkeit gegeben werden, möglichst früh in die eigene Häuslichkeit zurückzukehren bzw. dort so lange wie möglich zu verbleiben. Die §§ 132 und 132a bilden die weitere Grundlage bezüglich der ambulanten Krankenpflege sowie der Versorgung mit Haushaltshilfen.

Um einen Versorgungsvertrag gemäß §§ 132, 132a Abs. 2 SGB V beim Verband der Ersatzkassen (VdEK) zu beantragen, muss der Pflegedienst einen Strukturerhebungsbogen ausfüllen. Dieser erfragt die allgemeinen Angaben zum Pflegedienst, Name und Qualifikation der verantwortlichen Pflegefachkraft sowie der stellvertretenden Pflegefachkraft, Angaben zu den Mitarbeitern und den zu erbringenden Leistungen. Liegen alle Unterlagen vor, sendet der Verband den Vertrag zur Unterschrift an die einzelnen Kostenträger und letztendlich an den Pflegedienst, der nunmehr im Rahmen der Behandlungspflege seine Tätigkeit aufnehmen kann.

> **Praxistipp**
>
> Ein Mustervertrag findet sich unter: https://www.vdek.com/LVen/SHS/Vertragspartner/Pflegeversicherung61806/haeusliche-krankenpflege/_jcr_content/par/download_4/file.res/140429%20Versorgungsvertrag.pdf

> ❯ **Kostenträger können für ambulante Intensivpflegedienste Zusatzvereinbarungen verlangen, welche die hohen Anforderungen an einen ambulanten Intensiv- und Beatmungspflegedienst beschreiben und regeln.**

Möchte der Pflegedienst auch Grundpflege im Sinne der Pflegeversicherung durchführen, benötigt er zusätzlich einen Versorgungsvertrag gemäß § 72 SGB XI.

31.1.2 Versorgungsvertrag für ambulante Pflege nach § 72 SGB XI

Die Zulassung zur Pflege ist im § 72 SGB XI geregelt.

> » Der Versorgungsvertrag wird zwischen dem Träger der Pflegeeinrichtung oder einer vertretungsberechtigten Vereinigung gleicher Träger und den Landesverbänden der Pflegekassen im Einvernehmen mit den überörtlichen Trägern der Sozialhilfe im Land abgeschlossen, soweit nicht nach Landesrecht der örtliche Träger für die Pflegeeinrichtung zuständig ist; für mehrere oder alle selbstständig wirtschaftenden Einrichtungen (§ 71 Abs. 1 und 2) eines Pflegeeinrichtungsträgers, die vor Ort organisatorisch miteinander verbunden sind, kann ein einheitlicher Versorgungsvertrag (Gesamtversorgungsvertrag) geschlossen werden. Er ist für die Pflegeeinrichtung und für alle Pflegekassen im Inland unmittelbar verbindlich. (BMJV 2014)

Der Vertrag beinhaltet alle Leistungen im Sinne der Pflegeversicherung, d. h. alle Maßnahmen der Grundpflege (Körperpflege, Ernährung, Mobilität) und der hauswirtschaftlichen Versorgung. Diese Sachleistungen können bei Vorliegen eines Pflegegrades erbracht und abgerechnet werden. Wird ein Versorgungsvertrag nach § 72 SGB XI beantragt, muss der Pflegedienst mittels eines Strukturerhebungsbogens Angaben bezüglich seiner Wirtschaftlichkeit, seiner Mitarbeiter und der zu erbringenden Leistung machen.

31.1.3 Anforderung des Medizinischen Dienstes der Krankenversicherung (MDK)

Liegt ein Versorgungsvertrag nach der Pflegeversicherung vor, ist der Pflegedienst verpflichtet, die Expertenstandards zu implementieren. Derzeit liegen für die Pflege acht Expertenstandards vor, die im Pflegedienst Anwendung finden müssen. Zudem wird der Pflegedienst einmal jährlich einer Qualitätsprüfung durch den Medizinischen Dienst der Krankenversicherung (MDK) unterzogen, deren Ergebnisse im Internet veröffentlicht werden.

Zu dieser Prüfung meldet sich der MDK einen Tag vorher per Fax oder Telefon beim ambulanten Pflegedienst an. Am darauffolgenden Tag überprüfen Mitarbeiter des MDK die Struktur-, Prozess- und Ergebnisqualität. Hierzu gehören u. a. die Sichtung der Dokumentation, der Besuch beim Patienten sowie die Sichtung der erforderlichen Konzepte, Schulungen oder hygienischen Vorgaben. Es handelt sich um ein dichotomes (zweiteiliges) Bewertungsschema, aus dem sich schließlich eine Benotung ergibt. Es empfiehlt sich, die Richtlinien, insbesondere die Anleitung für die Prüfer, zur Eigenüberprüfung anzuwenden. Dies gewährleistet, dass alle Anforderungen erfüllt sind.

> **Praxistipp**
>
> Die Grundlagen der MDK-Qualitätsprüfungen (Qualitätsprüfungs-Richtlinien ambulante Pflege) können per Download beim Medizinischen Dienst des Spitzenverbandes Bund der Krankenkassen (MDS) heruntergeladen werden.

31.1.4 Empfehlungen des Robert Koch-Instituts (RKI)

Das Robert Koch-Institut veröffentlicht regelmäßig Empfehlungen zu Themen des Infektionsschutzes. Insbesondere die Empfehlungen der Kommission für Krankenhaushygiene und Infektionsprävention (KRINKO) zu infektionspräventiven Maßnahmen sollten im Pflegedienst geschult und ausgelegt sein. Obgleich die Empfehlungen für Heime und Krankenhäuser gelten, finden sie auch in der ambulanten Pflege Anwendung.

31

> **Praxistipp**
>
> Die Empfehlungen des RKI finden sich unter: http://www.rki.de/DE/Content/Infekt/Krankenhaushygiene/Heime/Heime_node.html

31.1.5 Anforderungen an das Personal

Die ambulante Intensiv- und Beatmungspflege stellt höchste Ansprüche an die Qualität der pflegerischen Versorgung. In der Regel handelt es sich um eine Rund-um-die-Uhr-Versorgung, d. h., die Pflegekräfte sind 24 Stunden beim Patienten. Sie handeln eigenverantwortlich und sollten daher die Krankheitsbilder und die damit einhergehende Komplikationen genau kennen. Ferner müssen sie in alle Geräte durch den Provider oder einen Multiplikator nachweislich eingewiesen sein. Hieraus ergeben sich hohe Ansprüche an die Fach-, Methoden-, Sozial- und Personalkompetenz. Ein Pflegedienst, der in diesem Versorgungssektor tätig ist, sollte daher mit qualifizierten Fachkräften arbeiten, um dem hohen Anspruch gerecht zu werden. Einige Kostenträger verlangen Erfahrungen im Intensivbereich oder auch die Weiterbildung zum Atmungstherapeuten. Das Qualifikationsprofil der Mitarbeiter nimmt zudem Einfluss auf die von den Kassen erbrachte Vergütung.

Es kommt durchaus vor, dass in einem Intensiv- und Beatmungspflegedienst im Zwei-Schicht-System gearbeitet wird, d. h., die Mitarbeiter arbeiten im 12-Stunden-Takt. Diese Arbeitszeiten können bei der Arbeitsschutzbehörde beantragt werden und bedürfen der Genehmigung. Alle Mitarbeiter müssen mit den Abläufen und den organisatorischen Vorgaben vertraut sein, um letztendlich eine reibungslose Versorgung gewährleisten zu können.

Im nächsten Abschnitt werden nun die einzelnen Schritte eines gelungenen Entlassungsmanagements beschrieben.

31.2 Entlassungsmanagement

Um ein gelungenes Entlassungsmanagement zu gewährleisten, bietet der Expertenstandard „Entlassungsmanagement in der Pflege" wertvolle Hinweise. Ziel des Expertenstandards ist es, dass jeder Patient mit einem erhöhten Risiko poststationärer Versorgungsprobleme und einem daraus resultierenden weiter andauernden Pflege- und Unterstützungsbedarf ein individuelles Entlassungsmanagement zur Sicherung einer kontinuierlichen bedarfsgerechten Versorgung erhält. Begründet wird dies damit, dass die Entlassung aus einer Klinik das Risiko von Versorgungsbrüchen birgt, die zu unnötiger Belastung von Patienten und ihren Angehörigen sowie zu hohen Folgekosten führen können. Mit einem frühzeitigen, systematischen Assessment sowie Beratungs-, Schulungs- und Koordinationsleistungen und deren abschließender Evaluation trägt die Pflegefachkraft dazu bei, eine bedarfsgerechte poststationäre Versorgung sicherzustellen und den Patienten bei der Bewältigung seiner veränderten Lebenssituation zu unterstützen (DNQP 2009, S. 25). Somit bietet der Expertenstandard eine gute Grundlage zu den folgenden Ausführungen. Der Pflegedienst sollte eine Regelung erstellen, aus der die einzelnen Schritte mit den dazugehörigen Verantwortlichkeiten hervorgehen. Eine solche Verfahrensanweisung benennt auch die benötigten Formulare, die für die Dokumentation erforderlich sind.

31.2.1 Anfrage zur Patientenaufnahme

In der Regel erfolgt die Anfrage beim Pflegedienst über die Mitarbeiter des Sozialen Dienstes des Krankenhauses. Hierbei spielen die Aufnahmekapazität und Qualität des Pflegedienstes die entscheidende Rolle. Die Anfrage geschieht zunächst unverbindlich, oftmals 3–4 Wochen vor der geplanten Entlassung, da der Pflegedienst Zeit benötigt, um ein Mitarbeiterteam zusammenzustellen. Bekommt der Soziale Dienst die Zusage zur Übernahme, stellt er den Kontakt zum Patienten und zu dessen Angehörigen her. Es kommt auch vor, dass Angehörige sich direkt an den Pflegedienst wenden. Entweder haben sie die Adresse von den Kostenträgern oder sie haben sich über das Internet oder Pflegeberatungsstützpunkte informiert. Hier ist eine umfangreiche Beratung erforderlich, da die professionelle Begleitung durch den Sozialen Dienst entfällt.

31.2.2 Erstgespräch

Zunächst wird ein Termin vereinbart, an dem sich alle Beteiligten, also der Mitarbeiter des Sozialen Dienstes, der verantwortliche Mitarbeiter des Pflegedienstes, der Patient und dessen Angehörige, zu einem gemeinsamen Kennenlernen treffen. Bei diesem Termin können Fragen und der weitere Ablauf geklärt werden. Der Mitarbeiter des Pflegedienstes erhält alle wichtigen Erstinformationen zum Krankheitsbild, zum Hilfebedarf, zur Geräteversorgung sowie zu den Wünschen des Patienten bzw. dessen Angehörige. Das Erstgespräch entspricht praktisch einer pflegerischen Anamnese, bei der auch die zu erbringenden Leistungen besprochen werden. Es muss nachweislich dokumentiert und in der Patientenakte aufbewahrt werden. Das Vorhandensein des Erstgesprächs wird vom MDK im Rahmen der Qualitätsprüfung überprüft.

31.2.3 Kontaktaufnahme zum Kostenträger

Im nächsten Schritt erfolgt die Kontaktaufnahme mit der Krankenkasse, um die Kostenübernahme zu klären. In einem Organigramm sollte festgelegt sein, wer die Kontaktaufnahme tätigt. Meist erfolgt dies durch die verantwortliche Pflegefachkraft oder auch die Geschäftsführung. Das Entgelt ist oftmals Verhandlungssache, es sei denn, mit dem Kostenträger wurde ein Festpreis vereinbart. Die Anfrage kann telefonisch oder persönlich erfolgen. Die Krankenkasse benötigt den Arztbrief aus dem Krankenhaus, den der Soziale Dienst oder aber die Angehörigen verschicken und leitet diesen an den Medizinischen Dienst weiter. Gleichfalls erbittet sich die Krankenkasse vom Pflegedienst einen Kostenvoranschlag, in dem dieser seine Preisvorstellung und die für die Pflege erforderlichen Stunden darlegt. Außerdem benötigt die Krankenkasse die Verordnung für Häusliche Krankenpflege (▶ Abschn. 31.2.4). Anhand der eingereichten Unterlagen wird entschieden, ob die Kosten in vorgeschlagener Höhe übernommen werden. Kommt es zu Diskrepanzen, sollten diese solange verhandelt werden, bis ein Konsens erreicht ist. Der Pflegedienst erhält schließlich die schriftliche Genehmigung zur Versorgung. Diese muss den Akten des Patienten beiliegen, was im Rahmen der Qualitätsprüfung kontrolliert wird.

31.2.4 Verordnung Häusliche Krankenpflege

Die vier Seiten umfassende Verordnung wird auch Muster 12 genannt (◘ Abb. 31.1). Sie dient sowohl als Erst- als auch als Folgeverordnung. Die erste Seite wird vom Arzt des Krankenhauses ausgefüllt und unterschrieben und beinhaltet die Diagnosen und erforderlichen Maßnahmen zur Behandlungspflege. In der Regel wird die Erstversorgung nur für maximal vier Tage ausgestellt, die Folgeverordnung wird dann vom Hausarzt ausgefüllt und gilt zunächst für weitere vier Wochen. Es ist wichtig, sich rechtzeitig um neue Folgeverordnungen zu kümmern, da Verordnungslücken nicht bezahlt werden. Hierbei ist auch die Bearbeitungszeit durch die Krankenkasse zu berücksichtigen. Die Genehmigung kann einige Wochen dauern, wobei das Datum auf der Verordnung maßgebend ist. Es muss direkt an die vorherige Verordnung anschließen.

Die zweite Seite der Verordnung besteht aus zwei Abschnitten (◘ Abb. 31.2). Der obere Abschnitt wird vom Patienten oder dessen Betreuer/Vorsorgebevollmächtigtem ausgefüllt und unterschrieben. Den unteren Abschnitt füllt der Pflegedienst aus und versieht diesen mit Stempel und Unterschrift.

❯❯ **Nicht korrekt ausgefüllte oder nicht unterschriebene Verordnungen finden beim Kostenträger keine Berücksichtigung!**

Von der Zuzahlung nicht befreite Patienten müssen eine Rezeptgebühr entrichten. Auf diesen Aspekt sollte der Patient bzw. seine Angehörigen hingewiesen werden, um sich beim Kostenträger über die anfallenden Kosten zu informieren.

31.2.5 Pflegevertrag

Mit seiner Unterschrift auf der Verordnung Häusliche Krankenpflege bestätigt der Patient bzw. dessen Betreuer/Vorsorgebevollmächtigte, dass er die Leistungen des Pflegedienstes in Anspruch nehmen

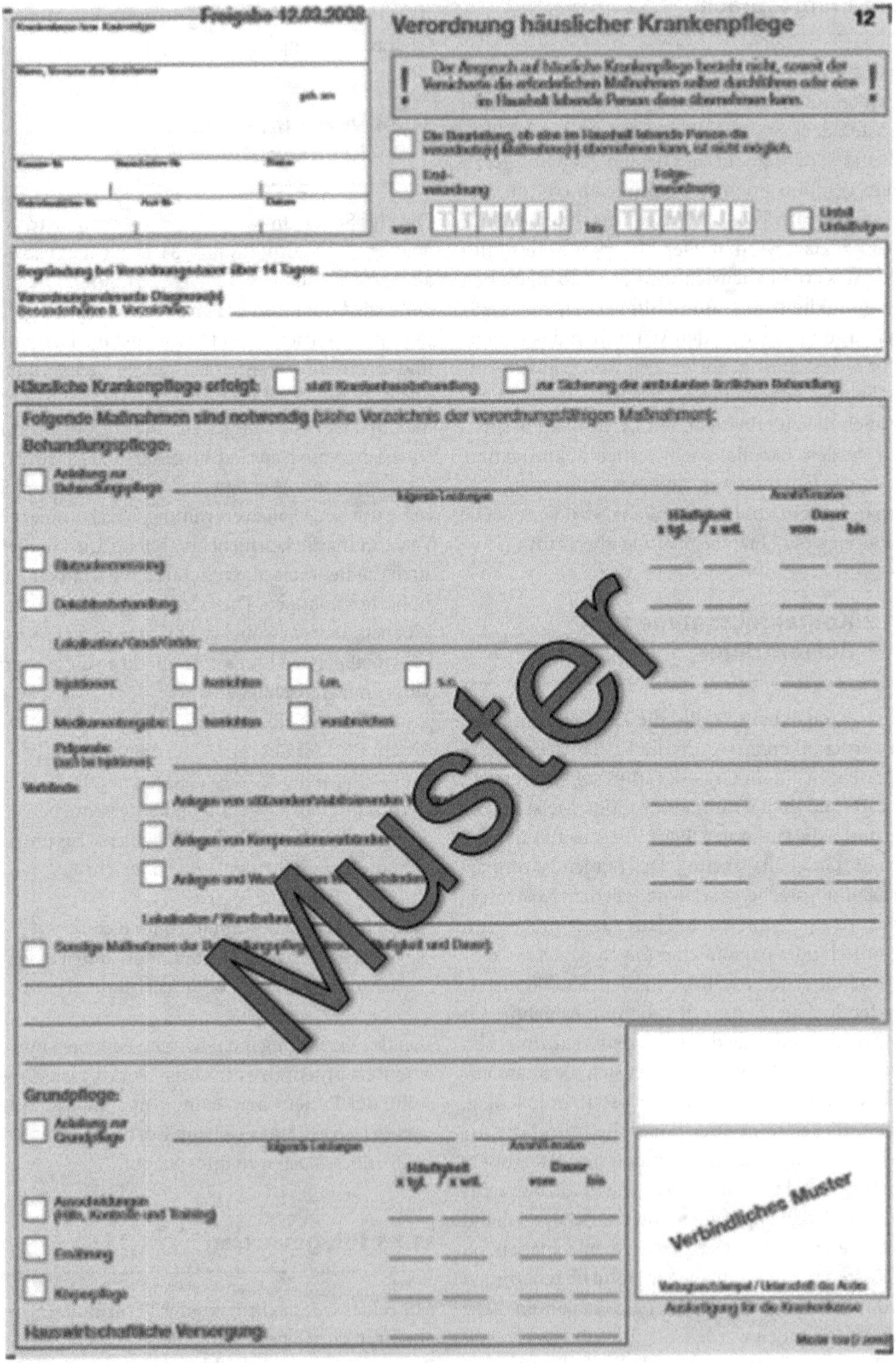

Freigabe 12.02.2008

Verordnung häuslicher Krankenpflege 12

Der Anspruch auf häusliche Krankenpflege besteht nicht, soweit der Versicherte die erforderlichen Maßnahmen selbst durchführen oder eine im Haushalt lebende Person diese übernehmen kann.

Erst-verordnung
Folge-verordnung

vom T T M M J J bis T T M M J J

Begründung bei Verordnungsdauer über 14 Tagen:

Häusliche Krankenpflege erfolgt:

Folgende Maßnahmen sind notwendig (siehe Verzeichnis der verordnungsfähigen Maßnahmen):

Behandlungspflege:

Häufigkeit x tgl. / x wtl.
Dauer vom bis

Grundpflege:

Häufigkeit x tgl. / x wtl.
Dauer vom bis

Hauswirtschaftliche Versorgung

Verbindliches Muster

Muster

Abb. 31.1 Verordnung häuslicher Krankenpflege, Seite 1

Antrag des Versicherten auf Genehmigung häuslicher Krankenpflege

Ich beantrage häusliche Krankenpflege für die Zeit vom _____ bis _____

Die häusliche Krankenpflege soll erbracht werden

☐ in meinem Haushalt

☐ im Haushalt einer sonstigen Person

Name: _____

Straße, Haus-Nr.: _____

PLZ, Wohnort: _____

Telefonnummer: _____ / _____

☐ Folgende verordneten Maßnahmen der häuslichen Krankenpflege können vom im Haushalt lebenden Personen erbracht werden:

_____

_____

☐ Die verordneten Maßnahmen der häuslichen Krankenpflege können durch eine im Haushalt lebende Person nicht erbracht werden.

☐ Bitte senden Sie mir Informationen über zugelassene Pflegedienste.

_____ Datum   _____ Unterschrift des Versicherten oder des gesetzlichen Vertreters

Angaben des Pflegedienstes (soweit vom Versicherten ein Pflegedienst schon beauftragt worden ist)

Für die Zeit vom _____ bis _____ sollen folgende Leistungen erbracht werden:

Leistung	Häufigkeit	Dauer

Die Pflege wird durchgeführt von einem zugelassenen Pflegedienst:

Name des Pflegedienstes

Anschrift (Straße, Haus-Nr., PLZ, Wohnort)

Institutionskennzeichen des Pflegedienstes

Ansprechpartner in dem Pflegedienst (Name)

Telefonnummer des Pflegedienstes   Fax-Nr. des Pflegedienstes

Datum   Unterschrift des Pflegedienstes

Freigabe 12.03.2008

Verbindliches Muster

Stempel des Pflegedienstes

Muster

◻ **Abb. 31.2** Verordnung Häusliche Krankenpflege, Seite 2

möchte. Daher muss der Pflegedienst einen Pflegevertrag mit dem Patienten abschließen. Nimmt der Patient auch Sachleistungen im Rahmen des SGB XI in Anspruch, muss dem Pflegevertrag auch ein Kostenvoranschlag zu den geplanten grundpflegerischen Leistungen beigefügt sein. Die Leistungen werden vom Pflegebedürftigen eingekauft und müssen auf dem Kostenvoranschlag per Unterschrift bestätigt werden. Hier ist eine umfassende Beratung erforderlich. Der Pflegevertrag und der Kostenvoranschlag müssen den Akten beigefügt sein. Dies wird im Rahmen der Qualitätsprüfung kontrolliert.

31.2.6 Besuch in der Häuslichkeit

Es ist unumgänglich, sich ein genaues Bild von der Häuslichkeit des Patienten zu machen, da hier die weitere Versorgung stattfinden soll. Eine umfassende Klärung aller Fragen ermöglicht einen reibungslosen Ablauf der pflegerischen Tätigkeiten und trägt insbesondere zu einem harmonischen Miteinander bei. Eine Checkliste zum Abarbeiten kann hier hilfreich sein.

Folgende Fragen müssen im Vorwege abgeklärt werden:

1. Wo genau wird der Patient versorgt?
   - Bieten die Räumlichkeiten genügend Platz für die Versorgung? Gibt es genügend Steckdosen, ist die Stromversorgung gesichert?
   - Beleuchtung, Pflegebett, Beatmungsgerät, Atemgasbefeuchtung, Inhalator, Sauerstoff Konzentrator, Pulsoxymeter, Absauggerät und Ernährungspumpe erhöhen den Stromverbrauch. Der Patient sollte daher auch darauf hingewiesen werden, dass er einen schriftlichen Antrag auf Stromkostenerstattung bei seiner Krankenkasse stellen kann. Zwingend erforderlich ist es zu wissen, wo sich der Sicherungskasten befindet.
   - Sollten Umbaumaßnahmen zur Verbesserung des Wohnumfeldes erforderlich sein, kann bei der Pflegekasse ein Zuschuss in Höhe von 4000 Euro (seit 2015) zur Wohnungsanpassung beantragt werden. Dies gilt bei u. a. bei Vorliegen einer

Pflegestufe oder bei dauerhaft erheblich eingeschränkter Alltagskompetenz.

2. Schulung und Beratung von Angehörigen
   - Der Pflegedienst sollte mit den Angehörigen besprechen, ob sie an der Versorgung mitwirken möchten. Ist dies der Fall, können Schulungen angeboten werden. Beratungen zu den pflegerischen Maßnahmen helfen, diese besser zu verstehen bzw. nachvollziehbar zu machen. Auch ein Hinweis auf die Geräusche der verschiedenen Geräte, wie Alarme oder Absauggeräusche, kann den Angehörigen helfen, mit dieser Situation besser zurechtzukommen.

3. Platz für Hilfsmittel
   - Die für die außerklinische Beatmung erforderlichen Hilfsmittel benötigen viel Platz, der letztendlich nicht immer in ausreichendem Maße zur Verfügung steht. Obgleich es nicht zu vermeiden ist, dass das Zimmer den Charakter eines Krankenzimmers bekommt, sollte doch auf größtmögliche Wohnqualität geachtet werden. Eventuell ist es nötig, einen Schrank auszuräumen oder neu hinzu zu stellen, um die Hilfsmittel bestmöglich zu verstauen. Vor der Entlassung des Patienten sollten die persönliche Schutzausrüstung (PSA), wie z. B. Handschuhe, ggf. Schutzkittel sowie Desinfektionstücher, Einmalhandtücher, Handwaschseife und Hautschutzmittel, sowie Spritzenabwurfbehälter bereits in der Häuslichkeit vorliegen.

4. Arbeitsplatz der Pflegekräfte?
   - Die Pflegekräfte müssen sich in unmittelbarer Nähe zum Patienten aufhalten, um im erforderlichen Fall sofort intervenieren zu können. Evtl. wird ihnen ein separater Raum zur Verfügung gestellt, der diese Bedingung allerdings erfüllen muss. Auch der Zugang zu den sanitären Anlagen muss besprochen werden. Ein Platz zum Dokumentieren sollte grundsätzlich zur Verfügung stehen, allerdings ist der Patient nicht verpflichtet, Internet oder das private Telefon zur Verfügung zu stellen. Es empfiehlt sich, seitens des Pflegedienstes ein Teamhandy anzuschaffen.

5. Müllentsorgung
   - In der außerklinischen Beatmung fällt je nach Umfang der Versorgung deutlich mehr Müll an, der laut Biostoffverordnung korrekt entsorgt werden muss. Es ist durchaus möglich, dass eine weitere Mülltonne angeschafft werden muss. Der Patient sollte darauf hingewiesen werden. Wie der Müll getrennt wird, kann in der Broschüre der Berufsgenossenschaft für Gesundheit und Wohlfahrtspflege nachgelesen werden.

> **Praxistipp**
>
> Die Broschüre Abfallentsorgung findet sich unter folgendem Link: https://www.bgw-online.de/SharedDocs/Downloads/DE/Medientypen/bgw-themen/EP-AE_Abfallentsorgung_Download.pdf?_blob=publicationFile

31.2.7 Kontaktaufnahme zu den Providern

Die Versorgung mit den Hilfsmitteln nimmt eine zentrale Rolle im Entlassungsmanagement ein. Versorgungslücken stellen ein großes Problem dar und führen zu einer bedeutenden Belastung für den Patienten und die Pflegekräfte. Um einen reibungslosen Ablauf zu gewähren, muss rechtzeitig Kontakt zu den Providern hergestellt und engmaschig gepflegt werden. Der Soziale Dienst des Krankenhauses nimmt i. d. R. Kontakt zu den Providern auf und leitet diese weiter an den Pflegedienst. Meist gilt dies für die Beatmungssituation, nicht unbedingt für Sondenkost oder Inkontinenzversorgung. Hier muss der Pflegedienst den jeweiligen Versorger informieren, der seinerseits den Patienten im Krankenhaus besucht und die Versorgung, inklusive der Rezeptanforderung regelt.

Wird der Patient in die Häuslichkeit entlassen, sollten alle erforderlichen Hilfsmittel vor Ort und weitere Termine mit dem Versorger abgesprochen sein. Es ist unbedingt notwendig, alle Lieferscheine genau zu kontrollieren, um die erforderliche Menge an Hilfsmitteln zur Verfügung zu haben. Eine Checkliste ist hier sehr hilfreich. Alle an der Pflege beteiligten Personen müssen nachweislich in sämtliche Geräte eingewiesen sein. Es ist auch möglich, einige Mitarbeiter vom Provider als Multiplikatoren einweisen zu lassen. Diese sind dann berechtigt, weitere Personen einzuweisen. Die Befähigung zum Multiplikator muss auf dem Zertifikat vermerkt sein.

Alle Versorger müssen in der Dokumentation mit Hinweis auf die Versorgungsart hinterlegt sein. Ebenso muss die Geräteeinweisung vorliegen. Dies wird im Rahmen der Qualitätsprüfung durch den MDK kontrolliert.

31.2.8 Kontakt zum Hausarzt und Medikamentenmanagement

Sobald der vorläufige Entlassungsbericht vorliegt, sollte dieser umgehend an den weiterbehandelnden Hausarzt weitergeleitet werden, damit dieser über die bevorstehende Entlassung informiert wird und sich ein Bild über die weitere Behandlung machen kann. Alle Verordnungen, auch für Logopädie oder Physiotherapie, können aber erst angefordert werden, wenn der Patient in der Häuslichkeit angekommen ist. Daher ist es wichtig, die Entlassung an einem Tag zu planen, wenn die Hausarztpraxis geöffnet ist. Ferner sollte Kontakt zu der liefernden Apotheke hergestellt werden, um die Modalitäten zu klären. Die Apotheke kann sich auf eventuell verordnete Medikamente einstellen und diese zum Entlassungstermin zeitnah liefern.

Nicht alle Logopäden, Physiotherapeuten oder auch Medizinische Fußpfleger machen Hausbesuche. Die Kostenträger können hier Adressen vermitteln, sodass der Pflegedienst den Kontakt vorweg aufnehmen kann und somit auch hier keine Versorgungslücken entstehen. Des Weiteren sollte mit dem Hausarzt geklärt werden, ob noch weitere Ärzte, wie ein Pneumologe, Neurologe oder Palliativarzt, in die Behandlung eingebunden werden sollen. Ggf. kann auch Kontakt zu einem speziellen ambulanten Palliativversorger (SAPV) aufgenommen werden. Diese Teams stehen in ständigem Kontakt mit Palliativmedizinern, die auch für nächtliche Einsätze zur Verfügung stehen. Eine enge interdisziplinäre Zusammenarbeit mit den verschiedenen an der Versorgung Beteiligten verhilft dem Patienten zu einer verbesserten Lebensqualität.

31.2.9 Dokumentation

Die Dokumentation sollte am Entlassungstag vorbereitet sein. Da die Dokumentation den Pflegeprozess widerspiegelt, steht bei der Überleitung in die Häuslichkeit zunächst die Informationssammlung im Vordergrund. Neben allen Daten, die auf dem Stammblatt vermerkt werden, sind auch alle Assessments durchzuführen, um eventuelle Risiken zu ermitteln und rechtzeitig Prophylaxen durchzuführen. Neben der Hilfsmittelliste werden die Beatmungsparameter sowie die Alarmgrenzen eingetragen. Auch die Häufigkeit und Durchführung der behandlungspflegerischen Maßnahmen sind einzutragen und vom weiter behandelnden Arzt bei der Visite zu besprechen und abzuzeichnen. Sollte die Wunddokumentation fotografisch erfolgen, muss das schriftliche Einverständnis des Patienten eingeholt werden. Es sollte auch geklärt werden, ob eine Patientenverfügung vorliegt, damit im Notfall adäquat gehandelt werden kann. Alle Notfallmaßnahmen werden auf einem gesonderten Dokumentationsblatt aufgeschrieben und sind für alle an der Pflege Beteiligten verbindlich. Letztendlich sollte ein Überleitbogen mit den wichtigsten Daten vorliegen.

31.2.10 Personalplanung

Die außerklinische Beatmung erfordert ein hohes Maß an Handlungskompetenz. Daher ist es unerlässlich, qualifiziertes Personal für die Versorgung einzusetzen. Die Belastung, stets eine fremde bzw. nicht zur Familie gehörende Person im Haushalt zu haben, kann durch eine konsequente Bezugspflege vermindert werden. Ständig wechselnde Pflegekräfte stören die Privatsphäre und können die nötige Kontinuität der pflegerischen Versorgung stören. Es sollte daher darauf geachtet werden, dass nicht mehr als fünf Pflegekräfte in einem Team arbeiten. Natürlich kann dies durch Krankheit oder Urlaub nicht immer möglich sein, sollte aber lediglich als Ausnahme vorkommen.

31.3 Ausblick

Ein gelungenes Entlassungsmanagement verhindert unnötige Belastungen durch Versorgungslücken. Um eine bedarfsgerechte Versorgung sicherzustellen, müssen alle Abläufe, alle Risiken und Bedarfe eruiert und definiert werden. Hierfür sind Verfahrensanweisungen sowie Checklisten hilfreich, damit die erforderlichen Maßnahmen und Schritte konsequent durchgeführt werden und die Kontinuität der Versorgung gewährleistet wird. Die individuell zugeschnittene Hilfeleistung im Sinne eines professionellen Case Managements, bei dem alle Abläufe konkret und minutiös geplant werden, helfen sowohl dem Patienten und seinen Angehörigen, als auch allen an der Pflege und Behandlung beteiligten Personen. Obgleich nicht alle Pflegedienste über einen Case Manager mit der erforderlichen Weiterbildung verfügen, ist es doch möglich, die Überleitung vom Krankenhaus in die eigene Häuslichkeit reibungslos zu organisieren und zu gestalten. Hilfreich ist hier der Expertenstandard „Entlassungsmanagement in der Pflege" vom Deutschen Netzwerk für Qualitätsentwicklung in der Pflege. Voraussetzung hierfür ist, dass sich alle Mitarbeiter im Pflegedienst gemeinsam der Bedeutung eines Überleitmanagements bewusst und gewillt sind, dieses konsequent durchzuführen.

Weiterführende Literatur

BMJV (2014). Sozialgesetzbuch (SGB) - Elftes Buch (XI) - Soziale Pflegeversicherung (Artikel 1 des Gesetzes vom 26. Mai 1994, BGBl. I S. 1014). Verfügbar unter: https://www.gesetze-im-internet.de/sgb_11/index.html#BJNR101500994BJNE012004308. [03.06.2016]

Deutsches Netzwerk für Qualitätsentwicklung in der Pflege (DNQP) (Hrsg.) (2009). Expertenstandard Entlassungsmanagement in der Pflege. 1. Aktualisierung 2009. Schriftenreihe des Deutschen Netzwerks für Qualitätsentwicklung in der Pflege. Osnabrück: ISBN: 978-3-00-010559-3

Deutsche Gesellschaft für Case und Care Management (DGCC) (2016). Verfügbar unter: http://www.dgcc.de/case-management/ [03.06.2016]

Statistisches Bundesamt (2015). Pflegestatistik 2013,
    Deutschlandergebnisse. Wiesbaden. Verfügbar unter:
    https://www.destatis.de/DE/Publikationen/Thema-
    tisch/Gesundheit/Pflege/PflegeDeutschlandergeb-
    nisse5224001139004.pdf?__blob=publicationFile.
    [12.07.2016]

Randerath WJ et al. Durchführungsempfehlungen zur invasi-
    ven außerklinischen Beatmung. Pneumologie 2011; 65:
    72–88.

Infektionsprävention in Heimen, Empfehlung der Kommis-
    sion für Krankenhaushygiene und Infektionsprävention
    beim Robert Koch-Institut (RKI), Bundesgesundheitsbl
    - Gesundheitsforsch - Gesundheitsschutz 2005 48:1061–
    1080, Springer Medizin Verlag 2005.

Empfehlung für die Versorgung von tracheotomierten
    Patienten", BV Med, 2013, Internet: Internet: https://
    www.bvmed.de/de/bvmed/publikationen/broschueren-
    hilfsmittel/empfehlung-tracheotomieversorgung-2013,
    Recherche August 2013

Straf- und haftungsrechtliche Aspekte

Andreas Böhme

© Springer-Verlag GmbH Deutschland 2017
H. Lang (Hrsg.), *Außerklinische Beatmung*,
DOI 10.1007/978-3-662-53996-5_32

Im Pflegealltag sind Mitarbeiter mit vielen rechtlichen Regelungen konfrontiert. Vielfach fehlt es dabei an einer Überschaubarkeit. Die nachfolgenden Kapitel sollen daher einen Überblick über die wichtigsten rechtlichen Grundlagen vermitteln. Dabei wird kein Anspruch auf Vollständigkeit erhoben. Zudem wird beschrieben, in welcher Weise Pflegende straf- bzw. haftungsrechtlich zur Verantwortung gezogen werden können. Dabei soll der Leser sensibilisiert werden, das eigene Tun im jeweiligen Handlungsumfeld aus rechtlicher Perspektive zu reflektieren.

32.1   Die Rechtsquellen

Folgende Rechtsquellen sind maßgeblich:
- **Grundgesetz (GG)**
- **Gesetze:**
  - Verabschiedung durch Parlamente, Bundestag, z. B. StGB, BGB
- **Rechtsverordnungen:**
  - Rechtsnormen, die von Exekutivorganen (Regierung oder einzelnen Ministern) erlassen werden, um die Ausführung der Gesetze zu ermöglichen, z. B. StVO
- **Satzungen:**
  - Rechtsnormen, die von Körperschaften, Stiftungen und Anstalten des öffentlichen Rechts zur Regelung ihrer eigenen Angelegenheiten erlassen werden
- **Privatrechtliche Verträge**
  - Privatautonome Regelungen zwischen Parteien, z. B. Kaufvertrag

32.2   Prüfungsschema für eine Haftung

Im Strafrecht wie im Zivilrecht geht es zunächst um das Prüfungsschema (◘ Abb. 32.1).

Beispiel

Ein Patient ist aus seinem Pflegebett gefallen, es stellte sich später im Krankenhaus ein Oberschenkelhalsbruch heraus. Ein am Bett angebrachtes Bettgitter war bei Schadenseintritt nicht hochgezogen. Hierbei muss der Kläger beweisen, dass zwischen eingetretenem Schaden und dem Nichthochziehen des Bettgitters ein Kausalzusammenhang besteht. Dies bedeutet, der Kläger muss beweisen, dass der Schaden vermeidbar gewesen wäre, wenn das Bettgitter hochgezogen wäre. Es leuchtet sicherlich ein, dass dies in den meisten Fällen gar nicht zu beweisen ist, wenn der Patient noch eine gewisse Restbeweglichkeit aufweist. Kaum ein Gutachten kann daher glaubhaft beweisen, dass ein bewegungsfähiger Patient nicht über ein hochgezogenes Bettgitter klettern könnte und sich somit noch viel schlimmer verletzen würde. Dies ist ein weiteres wichtiges Argument in den aktuell geführten Diskussionen, generell freiheitsentziehende Maßnahmen im Pflegealltag möglichst zu vermeiden.

Die weitere Prüfung im Haftungsrecht umfasst die folgenden Schritte:
1. **Tatbestandsmäßigkeit:**
   - Entspricht ein bestimmtes Verhalten dem Gesetzeswortlaut?
2. **Rechtswidrigkeit:**
   - Greifen keine Rechtfertigungsgründe für ein bestimmtes Verhalten ein?
   - Man darf sich z. B. gegen einen Angreifer wehren (Notwehr).
3. **Schuld:**
   - Kann einer Person ein bestimmtes von der Rechtsordnung missbilligtes Verhalten vorgeworfen werden?
   - So handelt z. B. ein an einer psychiatrischen Erkrankung Leidender nicht schuldhaft, da er nicht in der Lage ist, die Verwerflichkeit seines Handelns zu erkennen.

Gibt es also bestimmte Rechtfertigungsgründe, so scheidet ein Verschulden vollständig aus.

32.3   Rechtfertigungsgründe zum Verschuldensausschluss

Dabei sind insbesondere folgende Rechtfertigungsgründe für den Pflegealltag relevant:
- **Notwehr/Nothilfe (§ 32 StGB):**
  - Jeder gegenwärtige rechtswidrige Angriff auf ein fremdes Rechtsgut darf durch das mildeste Mittel abgewehrt werden.
  - Notwehr ist die Selbsthilfe.
  - Nothilfe ist die Hilfe für einen anderen.

Abb. 32.1 Prüfungsschema

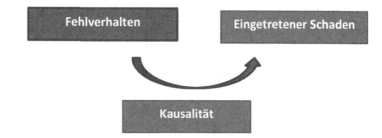

- **Notstand (§ 34 StGB):**
  - Jede gegenwärtige, nicht anders abwendbare Gefahr für ein Rechtsgut, die keinen menschlichen Angriff darstellt, darf durch ein angemessenes Mittel abgewehrt werden.
- **Einwilligung/mutmaßliche Einwilligung:**
  - Ihr Wirkungsbereich beschränkt sich auf Fälle, in denen die Rechtsordnung dem Geschützten die Möglichkeit einräumt, von seinem Selbstbestimmungsrecht Gebrauch zu machen. Als Patient willigt man z. B. in Maßnahmen ein, die rechtlich gesehen eigentlich eine Körperverletzung darstellen, etwa Blutentnahmen oder operative Eingriffe. Durch die Einwilligung des Patienten in solche Maßnahmen scheidet ein Verschulden des Behandlers von vornherein aus.
  - In bestimmten Fällen, bei denen ein Patient selbst nicht einwilligen kann bzw. bei Nichtvorliegen einer Patientenverfügung spricht man von einer sog. mutmaßlichen Eiwilligung.

Anhand des nachfolgenden Fallbeispiels sollen haftungsrechtliche Zusammenhänge veranschaulicht werden.

Beispiel

Eine im Umgang mit beatmeten Patienten bisher wenig erfahrene Pflegefachkraft wird im Spätdienst auf einer Weaning-Station eingesetzt. Aufgrund personeller Engpässe fehlt es an einer entsprechenden Einarbeitung. Der Spätdienst auf der betreffenden Station verläuft ziemlich unruhig. Der Arzt ordnet einen Trachealkanülenwechsel bei einem Patienten mit einem dilatativ angelegten Tracheostoma an. Die wenig erfahrene Fachkraft führt diesen dann eigenständig durch, allerdings wird die Lage der Trachealkanüle im Anschluss nicht überprüft. Wenig später kommt es zu einem massiven Sättigungsabfall, schwerwiegenden Herzrhythmusstörungen und zu einer Reanimationssituation. Im weiteren Verlauf zeigte sich ein massives Mediastinalemphysem, welches aufgrund massiver Komplikationen u. a. zu einem verlängerten Krankenhausaufenthalt, Verlust der Lebensqualität und zu erheblichen Folgekosten geführt hat.

32.3.1 Rechtliche Zusammenhänge

Im vorliegenden Fallbeispiel strebt die Ehefrau des Geschädigten eine Klage gegen den Krankenhausträger an. Sie möchte stellvertretend für ihren Gatten Schadenersatz und Schmerzensgeld fordern.

Dazu findet man die rechtlichen Grundlagen im Bürgerlichen Gesetzbuch. § 253 (2) BGB sagt dazu:

» § 253 BGB [immaterieller Schaden]
(2) Ist wegen der Verletzung des Körpers, der Gesundheit, der Freiheit oder der sexuellen Selbstbestimmung Schadensersatz zu leisten, kann auch wegen des Schadens, der nicht Vermögensschaden ist, eine billigende Entschädigung in Geld gefordert werden.

Hierzu gehören z. B. die durch den Behandlungsfehler bzw. den verlängerten Krankenhausaufenthalt entstandenen Schmerzen oder seelischen Belastungen.

32.3.2 Vertragshaftung

Der Geschädigte hat mit dem Krankenhausträger einen Behandlungsvertrag geschlossen, in dem sich dieser zur Erfüllung der vertraglich angebotenen

Leistungen verpflichtet. Damit ergibt sich die weitere Verpflichtung zur Erfüllung fachlicher und organisatorischer Sorgfalt (§§ 276, 278). Der Träger muss demnach gewährleisten können, dass das Krankenhaus über den für die Behandlung erforderlichen medizinischen, pflegerischen und technischen Standard verfügt. Hierzu gehört u. a. die Verpflichtung zur Bereitstellung einer für die Versorgung der Patienten ausreichenden Zahl von Personalstellen, die mit entsprechend qualifiziertem pflegerischem und ärztlichem Personal besetzt sein müssen. Laut Brenner liegt ferner ein Organisationsmangel vor, „wenn Einsatz, Anleitung und Kontrolle eines Berufsanfängers unzureichend geregelt sind." (Brenner 2002, S. 141).

32.4   Vorsatz und Fahrlässigkeit

Eine vorsätzliche Handlung meint in diesem Zusammenhang das einem Patienten bewusste bzw. gewollte Zufügen eines Schadens oder auch das wissentliche Unterlassen einer Schädigung, welche voraussehbar ist. Dementsprechend kann größtenteils davon ausgegangen werden, dass es im medizinisch-beruflichen Handlungsfeld nicht zu einer vorsätzlichen Schädigung der Patienten kommt. Fahrlässigkeit wird laut § 276 (2) BGB hingegen als das Außerachtlassung der im Verkehr erforderlichen Sorgfalt definiert. Im Rechtsstreit muss der Grad der Fahrlässigkeit einzeln geprüft werden.

Haftung des Trägers für seine „Erfüllungsgehilfen":

» § 278 BGB [Verantwortlichkeit des Schuldners für Dritte]
Der Schuldner hat ein Verschulden seines gesetzlichen Vertreters und der Personen, derer er sich zur Erfüllung seiner Verbindlichkeiten bedient, in gleichem Umfang zu vertreten wie eigenes Verschulden.

Nach diesem Gesetz haftet primär der Träger, wenn die Pflegekraft oder der Arzt die Pflicht zur sorgfältigen Durchführung der Behandlung des Patienten widerrechtlich verletzt und ihm aufgrund dieser Sorgfaltspflichtverletzung, ausgelöst durch Vorsatz oder Fahrlässigkeit, einen Schaden zufügt. Im

Fallbeispiel bestand der Behandlungsfehler darin, dass die wenig erfahrene Pflegekraft den Trachealkanülenwechsel eigenständig ohne entsprechende Fachkenntnisse durchgeführt hat. Der Arzt hätte diese Person im Rahmen seiner Delegationsverantwortung überhaupt nicht auswählen dürfen bzw. das ganze Geschehen intensiv begleiten und überwachen müssen. Somit liegt im Fallbeispiel auch ein Kausalzusammenhang zwischen entstandenem Schaden am Patienten und dem pflichtwidrigen Handeln der Pflegekraft vor.

▪ Der Rückgriff

Trotzdem kann das Krankenhaus in bestimmten Fällen Rückgriff bei seinem Personal nehmen. Denn bei Verschulden des medizinischen Personals sind dann im Innenverhältnis die Gesamtschuldner zum Ausgleich verpflichtet (§ 426 I BGB). Allerdings ist diese Haftung eingeschränkt aufgrund des Arbeitsverhältnisses. Sie entfällt bei leichter Fahrlässigkeit, wird bei mittlerer bzw. bei bewusster Fahrlässigkeit zwischen Arbeitgeber und Arbeitnehmer aufgeteilt und besteht nur bei Vorsatz und i. d. R. auch bei grober Fahrlässigkeit.

Beispiel für grobe Fahrlässigkeit: Eine Pflegekraft legt ohne Schutz eine kochend heiße Wärmflasche auf den Bauch eines Patienten und dieser erleidet eine Brandverletzung (§ 823 I BGB).

Anmerkung: Die Arbeitsgerichte halten inzwischen selbst bei grober Fahrlässigkeit eine Quotelung zwischen Arbeitnehmer und Arbeitgeber für möglich (Tröger und Wüst 2002). Im genannten Fallbeispiel kann demnach ggf. von einer Begrenzung der persönlichen Haftung ausgegangen werden.

32.5   Körperverletzung

Für eine Körperverletzung ist gemäß § 223 I StGB eine „körperliche Misshandlung" bzw. eine „Gesundheitsbeschädigung" erforderlich. Beispiele für körperliche Misshandlungen sind u. a. das Zufügen von Schmerzen (Injektion) oder auch Rasieren oder Haare schneiden (sog. Substanzverlust). Ein Beispiel für eine Gesundheitsbeschädigung wäre gegeben, wenn eine Pflegekraft wissentlich an einer Salmonelleninfektion leidet, trotzdem zur Arbeit erscheint und damit Patienten ansteckt. Auch das Narkotisieren von Patienten ist Gesundheitsbeschädigung. Schuldhaftes Verhalten liegt bei den Fällen von Körperverletzung allerdings nur dann vor, wenn kein Rechtfertigungsgrund vorliegt. Insbesondere stellt somit die Einwilligung des Patienten ein wichtiger Rechtfertigungsgrund dar.

32.6   Unterlassungsdelikt

Damit wird eine Straftat bezeichnet, bei der das strafbare Verhalten in der Nichtvornahme einer gebotenen Handlung besteht. Denn strafbar kann nicht nur eine Handlung (aktives Tun), sondern eben auch das Unterlassen sein. Jedoch wird das Unterlassen nur dann bestraft, wenn der Unterlassende eine rechtliche Verpflichtung zum Handeln hatte.

Das Strafrecht gliedert Unterlassungsstraftaten in zwei Kategorien:
- Echte Unterlassungsdelikte
- Unechte Unterlassungsdelikte (§ 13 StGB)

Echte Unterlassungsdelikte sind im Gesetz ausdrücklich geregelt. Sie werden durch das Nichttun einer vom Gesetz geforderten Handlung begangen. Beispiele dafür sind u. a. die „unterlassene Hilfeleistung" (§ 323 c StGB).

Unechte Unterlassungsdelikte liegen hingegen vor, wenn der Täter aufgrund seiner besonderen Stellung einen „Erfolg" durch Handlung hätte abwenden müssen (Garantenstellung). Sie werden rechtlich dem aktiven Tun gleichgestellt (§ 13 StGB). Für Krankenpflegepersonal besteht die Garantenpflicht u. a aufgrund der Übernahme der Gewähr für die Rechtsgüter Leben und Gesundheit von Patienten im Rahmen ihrer Sorgfaltspflicht. Somit ergeben sich besondere Pflichten im Umgang mit Patienten, u. a. im Notfall entsprechend der Qualifikation „rettend einzugreifen" und Schmerzen von Patienten zu lindern anstatt diese einfach zu ignorieren.

Allerdings ist ein unechtes Unterlassungsdelikt nur dann strafbar, wenn der Täter die Möglichkeit zur gebotenen Handlung hatte und klar ist, dass sein Handeln auch den entsprechenden Erfolg (z. B. das negative erlebbare Schmerzereignis) verhindert hätte. Außerdem muss der Täter auch die Umstände kennen, die seine Garantenpflicht begründen.

Weiterführende Literatur

BGB – Bürgerliches Gesetzbuch, 2010. München: Deutscher Taschenbuch Verlag GmbH & Co.KG

Brenner G (2002). Rechtskunde für das Krankenpflegepersonal. (8.Aufl.). Stuttgart u.a.: Gustav Fischer Verlag

Reimer W (2000). Pfleglicher Umgang mit dem Recht – Rechtskunde für Pflegeberufe. (3. Aufl.). Ulm: Universitätsverlag Ulm GmbH

Tröger, K. & Wüst, H. (2002). http://www.troeger-wuest.de/Texte/anhft.html. Adelsheim

Internet: Bayrische Krankenhausgesellschaft e.V. (Mai 2009), http://www.bkg-online.de/. München

Umsetzung von MPG/ Betreiberverordnung

Andreas Böhme

© Springer-Verlag GmbH Deutschland 2017
H. Lang (Hrsg.), *Außerklinische Beatmung*,
DOI 10.1007/978-3-662-53996-5_33

Für den Umgang mit Medizinprodukten sind spezielle rechtliche Rahmenbedingungen notwendig, um möglichst Schäden beim Betroffenen zu vermeiden sowie durch eine korrekte Umgangsweise mit Medizinprodukten auch einen entsprechenden Therapieerfolg zu ermöglichen. Im Folgenden sollen die wichtigsten Regelungen des Medizinprodukterechts dargestellt werden und als kleiner Wegweiser im beruflichen Alltag zu Diensten stehen.

33.1 Gründe für ein Medizinproduktegesetz (MPG)

Die Erfahrungen der Praktiker zeigen, dass die ursprünglich bestandenen Regelungen nicht ausreichend waren. Die Notwendigkeit gesetzlicher Regelungen zeigt sich u. a. auch in folgenden Punkten:
- Reaktion auf Häufung von Vorkommnissen
- Verbindliche Aufgaben für:
  - Hersteller / Importeur
  - Händler
  - Betreiber
  - Anwender werden verbindlich festgelegt

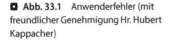 **Der Anwender trägt die größte Verantwortung**

Es sind meist Bedienungsfehler sowie Installations- und Instandhaltungsfehler, die bei regelrechter Überprüfung vor Anwendung gefunden worden wären (■ Abb. 33.1).

33.2 Sinn und Zweck des Medizinproduktegesetzes

- **§ 1 MPG**

Zweck dieses Gesetzes ist es, den Verkehr mit Medizinprodukten zu regeln und dadurch für die Sicherheit, Eignung und Leistung der Medizinprodukte sowie die Gesundheit und den erforderlichen Schutz der Patienten, Anwender und Dritter zu sorgen.

- **§ 3 MPG 1**

Medizinprodukte sind alle einzeln oder miteinander verbunden verwendeten Instrumente, Apparate, Vorrichtungen, Stoffe und Zubereitungen aus Stoffen oder andere Gegenstände einschließlich der für ein einwandfreies Funktionieren des Medizinproduktes eingesetzten Software, die vom Hersteller zur Anwendung für Menschen mittels ihrer Funktionen zum Zwecke:
a. der Erkennung, Verhütung, Überwachung, Behandlung oder Linderung von Krankheiten, bzw.
b. der Erkennung, Überwachung, Behandlung, Linderung oder Kompensierung von Verletzungen oder Behinderungen, bzw.
c. der Untersuchung, der Ersetzung oder der Veränderung des anatomischen Aufbaus oder eines physiologischen Vorgangs oder
d. der Empfängnisregelung

zu dienen bestimmt sind und deren bestimmungsgemäße Hauptwirkung im oder am menschlichen

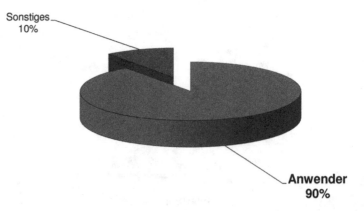

■ **Abb. 33.1** Anwenderfehler (mit freundlicher Genehmigung Hr. Hubert Kappacher)

Sonstiges 10%

Anwender 90%

Körper weder durch pharmakologisch oder immunologisch wirkende Mittel noch durch Metabolismus erreicht wird, deren Wirkungsweise aber durch solche Mittel unterstützt werden kann.

- **§ 14 MPG Anwendungsverbot**

Medizinprodukte dürfen nicht betrieben und angewendet werden, wenn sie Mängel aufweisen, durch die Patienten, Beschäftigte oder Dritte gefährdet werden können.

- **Symbole auf Medizinprodukten**
- Abb. 33.2, ❏ Abb. 33.3, ❏ Abb. 33.4

- **Anwendungsbereich der MPBetreibV**
  - § 2 Abs. 1:
    - Medizinprodukte dürfen nur ihrer Zweckbestimmung entsprechend und nach den Vorschriften dieser Verordnung, den allgemein anerkannten Regeln der Technik errichtet, betrieben, angewendet und in Stand gehalten werden.
  - § 2 Abs. 2:
    - Medizinprodukte dürfen nur von Personen errichtet, betrieben, angewendet und in Stand gehalten werden, die dafür die erforderliche Ausbildung oder Kenntnis und Erfahrung besitzen.

33.3 Anwenden von Medizinprodukten

- Aus den Absätzen 1 und 2 des § 2 MPBetreibV geht u. a. hervor, dass Medizinprodukte nur am behandlungsbedürftigen Patienten angewendet werden dürfen. Außerdem muss dabei der Anwender selbst verantwortlich über den Einsatz des jeweiligen Medizinprodukts entscheiden.
- Die Anwendung von Medizinprodukten ist abhängig vom jeweiligen Ausbildungsstand (u. a. examinierte Gesundheits- und Krankenpfleger, Fachkraft für außerklinische Beatmung)

33.4 Medizinprodukte Betreiberverordnung

- **§ 2 Medizinprodukte Betreiberverordnung**
  - § 2 Abs. 2:
    - Medizinprodukte dürfen nur von Personen errichtet, betrieben, angewendet und in Stand gehalten werden, die dafür die erforderliche Ausbildung oder Kenntnis und Erfahrung besitzen.

❏ **Abb. 33.2** Symbol 1
(Aufarbeitung Isabel Guckes)

„Nicht zur Wiederverwendung"

„Nur zum Einmalgebrauch"

„Nur einmal verwenden

❏ **Abb. 33.3** Symbol 2
(Aufarbeitung Isabel Guckes)

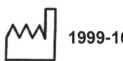 1999-16

„Herstelldatum"

❏ **Abb. 33.4** Symbol 3
(Aufarbeitung Isabel Guckes)

 1996 - 16

„verwendbar bis"

— § 2 Abs. 5:
  — Der Anwender hat sich vor der Anwendung
    eines Medizinproduktes von der Funktions-
    fähigkeit und dem ordnungsgemäßen
    Zustand des Medizinproduktes zu
    überzeugen und die Gebrauchsanweisung
    sowie die sonstigen beigefügten sicherheits-
    bezogenen Informationen und Instandhal-
    tungshinweise zu beachten.

- **Betreiben und Anwenden von aktiven**
  Medizinprodukten

(Medizinprodukte, welche an eine Stromquelle angeschlossen sind)

— § 5 Abs. 1 MPBetreibV:
  — Der Betreiber darf ein in der Anlage 1
    aufgeführtes Medizinprodukt nur betreiben,
    wenn zuvor der Hersteller oder eine dazu
    befugte Person, die im Einvernehmen mit
    dem Hersteller handelt:
    1. dieses Medizinprodukt am Betriebsort
       einer Funktionsprüfung unterzogen hat
       und
    2. die vom Betreiber beauftragte Person
       anhand der Gebrauchsanweisung (…)
       eingewiesen hat.

Fazit

Für die Anwendung von aktiven Medizinprodukten,
insbesondere natürlich Beatmungsgeräte, Absaug-
geräte, elektronische Betten, elektrisch betriebene
Inhalatoren etc., muss grundsätzlich eine grundlegende Einweisung durch einen Medizinprodukte-
bzw. Gerätebeauftragten der jeweiligen Einrichtung
erfolgen. Diese muss ggf. bei Veränderungen bzw.
Updates aufgefrischt bzw. wiederholt werden. Ein
entsprechender Eintrag im Gerätepass ist zwingend
erforderlich! Vor jedem Einsatz ist das Gerät einer
den Vorgaben entsprechenden Funktionskontrol-
le (u. a. Dichtigkeitstest, Manometerkontrolle) zu
unterziehen.

Weiterführende Literatur

Böhme A: (2012) Script: Medizinprodukterecht für den ABL-
  Unterricht, BZG Asklepios Bildungszentrum, eigenes
  Script,

Kindler-Menke (1998), Medizinproduktegesetz – MPG, 4. Auflage, ecomed Verlag,
https://www.gesetze-im-internet.de/bundesrecht/mpbe-
  treibv/gesamt.pdf, Zugriff: 20.7.2016
https://bildung.brk.de/ … /medizinprodukterecht/Praesenta-
  tion, Zugriff: 02.08.2016

Betreuung, Vollmacht und Patientenverfügung

Andreas Böhme

© Springer-Verlag GmbH Deutschland 2017
H. Lang (Hrsg.), *Außerklinische Beatmung*,
DOI 10.1007/978-3-662-53996-5_34

34.1   Allgemeines zu Betreuung

Betreute Menschen leben in 56 % aller Fälle in stationären Einrichtungen. Mit steigendem Lebensalter nimmt der Betreuungsbedarf kontinuierlich zu. Das Gesetz zur Stärkung der Funktionen der Betreuungsbehörde wurde am 28.08.2013 vom Bundespräsidenten ausgefertigt und ist am 01.07.2014 in Kraft getreten.

Nach Aufforderung des Betreuungsgerichtes schlägt die zuständige Behörde eine entsprechend fachlich und persönlich geeignete Person als Betreuer vor. Daneben wird auch der Umfang der Betreuung von der Behörde thematisiert. Ist keine entsprechende Person geeignet, soll nun die Behörde einen Berufsbetreuer vorschlagen. Die Wünsche des Betreuten bleiben davon unberücksichtigt. Dadurch sollen die Betreuungsgerichte nachhaltig entlastet bzw. der Ablauf eines Betreuungsverfahren erleichtert bzw. beschleunigt werden (§§ 8–9 Gesetz zur Stärkung der Funktionen der Betreuungsbehörde).

34.2   Vorsorgevollmacht und Generalvollmacht

Man unterscheidet eine sogenannte Generalvollmacht und eine Vorsorgevollmacht, die auf bestimmte Aufgabengebiete beschränkt ist und diese ausdrücklich nennt. Eine Generalvollmacht deckt nicht die Erlaubniserteilung bei medizinischen Eingriffen ab, wenn dabei Lebensgefahr besteht oder ein länger andauernder Gesundheitsschaden zu erwarten ist, wie z. B. bei einer Amputation. Ebenso kann eine Person mit einer Generalvollmacht nicht in eine Organspende einwilligen.

Bei der Abfassung einer Vollmacht sollte sich der Betroffene rechtzeitig kompetenten anwaltlichen oder notariellen Rat einholen, besonders wenn ein umfangreiches Vermögen verwaltet werden soll oder die Veräußerung von Grundstücken und Wohnungseigentum oder die Aufnahme von Darlehen geregelt werden müssen. Aus Gründen der Klarheit und Beweiskraft ist die Schriftform bei der Vorsorgevollmacht erforderlich.

34.3   Allgemeines zur Patientenverfügung

Am 01.09.2009 ist das dritte Gesetz zur Änderung des Betreuungsrechts in Kraft getreten. Die Patientenverfügung wird fest im Betreuungsrecht etabliert und erhält somit eine zentrale Bedeutung. Mit einer Vorsorgevollmacht können Patienten geschäftsfähige Personen als Bevollmächtigte festlegen, welche verbindlich wichtige elementare Entscheidungen treffen dürfen, u. a. in Gesundheitsangelegenheiten für den Fall, dass die Patienten nicht mehr in der Lage sind, ihren Willen zu äußern.

Die Verbindlichkeit einer Patientenverfügung hat nunmehr durch die rechtliche Verankerung im Bürgerlichen Gesetzbuch erheblich an Bedeutung gewonnen. Vorsorgevollmacht, Patientenverfügung und Betreuungsverfügung können mittlerweile kombiniert werden. So ist z. B. die Kombination von Patientenverfügung und Vorsorgevollmacht sinnvoll.

Im Bürgerlichen Gesetzbuch (BGB) wurde nunmehr die Schriftform als Wirksamkeitsvoraussetzung einer Patientenverfügung verankert. Eine Person, die eine Patientenverfügung verfasst, muss einwilligungsfähig und volljährig sein. Jederzeit kann die Patientenverfügung formlos widerrufen werden (§ 1901a Abs. 1 Satz 3 BGB). Die Verbindlichkeit einer Patientenverfügung beschränkt sich allerdings nur auf rechtlich Gebotenes. So kann z. B. die Tötung auf Verlangen, vgl. § 216 StGB, niemals Gegenstand einer Patientenverfügung sein.

Gesetzlich nicht zwingend vorgesehen, aber sinnvoll, unterstreicht eine nach Möglichkeit spätestens alle zwei Jahre aktualisierte Patientenverfügung die Bindungswirkung. Liegt zwischen dem Verfassen einer Patientenverfügung und einer konkreten Behandlungssituation ein längerer Zeitraum, kann eine Patientenverfügung durchaus trotzdem eine entsprechende Bindungswirkung entfalten. Ändern sich wesentliche Lebensumstände oder der grundlegende Gesundheitszustand des Betroffenen, kann es sinnvoll sein, diese Veränderungen in der Patientenverfügung zu verankern.

Ist in der Patientenverfügung entsprechend ein Betreuer oder Bevollmächtigter benannt worden, so soll dieser dem in der Patientenverfügung festgelegten

Willen des Betroffenen Ausdruck und Geltung verschaffen. Der behandelnde Arzt soll die gebotenen Maßnahmen mit dem Betreuer bzw. Bevollmächtigten gemeinsam besprechen unter Berücksichtigung des jeweiligen Patientenwillens.

Liegt nun im konkreten Fall eine Patientenverfügung vor, so sollen alle Beteiligten prüfen, ob die Ausführungen in der Patientenverfügung auf die aktuelle Lebens- und Behandlungssituation des Betroffenen zutreffen. Bildet nun der aktuelle Gesundheitszustand des Betroffenen die Ausführungen der Patientenverfügung konkret ab, soll der Patientenwille handlungsleitend für alle weiteren Entscheidungen sein.

§ 1901a Abs. 2 BGB regelt:

» Liegt keine Patientenverfügung vor oder treffen die Festlegungen einer Patientenverfügung nicht auf die aktuelle Lebens- und Behandlungssituation zu, hat der Betreuer die Behandlungswünsche oder den mutmaßlichen Willen des Betreuten festzustellen und auf dieser Grundlage zu entscheiden, ob er in eine ärztliche Maßnahme nach Abs. 1 einwilligt oder sie untersagt. Der mutmaßliche Wille ist aufgrund konkreter Anhaltspunkte zu ermitteln. Zu berücksichtigen sind insbesondere frühere mündliche oder schriftliche Äußerungen, ethische oder religiöse Überzeugungen und sonstige persönliche Wertvorstellungen des Betreuten.

Enthält eine Patientenverfügung für eine bestimmte Lage oder eine Notfallsituation keine konkreten Ausführungen, so ist das Behandlungsteam kaum daran gebunden. Hierbei besteht nun die Schwierigkeit, den mutmaßlichen Willen des Betroffenen zu ermitteln. Das bedeutet, dass es relevant ist, was sich der Betroffene wünschen würde, wenn er noch in der Lage wäre, selbst zu entscheiden. Um den mutmaßlichen Willen des Betroffenen zu ermitteln, soll ein Betreuer nahestehende Angehörige oder weitere Vertrauenspersonen in die Entscheidungsfindung mit einbeziehen, da diese meist über ein hohes Erfahrungspotential z. B. bezüglich religiöser Vorstellungen oder spezieller Wünsche des Betroffenen verfügen.

Weiterführende Literatur

Großkopf V, Klein H, (2007): Recht in Medizin und Pflege, 3. Überarb. Auflage, Spitta Verlag GmbH & Co. KG Balingen
Großkopf V (2007): Vorschriften und Gesetze für das Gesundheitswesen, Spitta Verlag GmbH & Co. KG Balingen
Internet: www.juris.de, Zugriff: 25.6.2016

Serviceteil

© Springer-Verlag GmbH Deutschland 2017
H. Lang (Hrsg.), *Außerklinische Beatmung*,
DOI 10.1007/978-3-662-53996-5

Anhang

	Astral (Res-Med)	Stellar (Res-Med)	VS III (Res-Med)	Eliseé 150 (ResMed)	Vivo 50/60 (Breas)	Trilogy 100/200 Respironics	Ventilogic LS (Weinmann)	PB 560/520 Covidien	Legendair
Tab. 1 Gesamte Übersicht der Respiratoren und Beatmungsmodi									
Volumenkontrolliert	V(A)C		V(A)C	V(A)C	VCV VCV (A)	AC CV	VCV a VCV	A/C VCV	CV ASS CV
Druckkontrolliert	(A)PCV PCV (A)PC	(A)PCV PCV	(A)PCV PCV	(A)PCV PCV	PCV PCV (TgV) PCV (A) PCV (A + TgV)	PC	PCV a PCV	A/C PCV	PCV ASS PCV
Druckunterstützung	PSV		PSV, PS.T	PSV, PS.t	PSV PSV (TgV)		PSV	PSV	PSV PSV SF
AVAPS IVAPS	iVAPS	iVAPS	–	–		AVAPS bei S S/T T PC AVAPS – AE			
SIMV volumenkontrolliert	V-SIMV		–	SIMV volumenkontrolliert		SIMV		V-SIMV SIMV VCV	SIMV
SIMV druckkontrolliert	P-SIMV		–	SIMV druckkontrolliert		PC-SIMV	SIMV	P-SIMV SIMV PCV	
S/T Modus	(S)/T BiLevel	(S)/T BiLevel	(S)/T BiLevel	(S)/T BiLevel		S S/T T	S T S/T	S/ ST	
CPAP	CPAP		CPAP	CPAP	CPAP	CPAP		CPAP	
							TA		
							LIAM		

☐ **Tab. 2** Druckkontrollierte Beatmung

Astral (ResMed)	Stellar (ResMed)	VS III (ResMed)	Eliseé 150 (ResMed)	Vivo 50/60 (Breas)	Trilogie 100/200 Respironics	Ventilogic LS (Weinmann)	PB 560/520 Covidien	Legendair
(A) PCV	(A) PCV	(A)PCV	(A)PCV	PVC PVC (A)	PC	PCV a PCV	A/C PCV	ASS PCV
PEEP	PEEP	PEEP	PEEP	PEEP	EPAP	PEEP	EPAP	EPAP oder PEEP
P_{insp}	IPAP	P_{in}/P_{insp}	P_{in}/P_{insp}	Insp. Dr.	IPAP (max und min, wenn AVAPS ein)	IPAP	IPAP P_i	IPAP oder i-Druck
Atemfrequenz	Back-Up-Frequenz	Fmin.	Fmin.	Atemfr.	Atemfrequenz		Af	Af
T_i	T_i	I:E oder T_i	I:E oder T_i	Insp. Zeit	Inspirationszeit	T_i	Insp. Zeit	
			I:E - Kalk				I:E	I/T oder I:E
Antiegszeit	Anstiegszeit Absenkzeit	Kurve	Kurve	Anstieg	Rampendauer	Druckanstieg	Anstiegszeit	Rampe
Triggertyp					Triggertyp			
Trigger		Drucktrigger TgD	Insp. Trigger	Insp. Trigger (bei PCV A)	Flowtrigger-Sensitivität	Trigger	Trigg I	Trigg I
Sicherheits V_t		$V_{t\,min}$ V TS Volumensicherung		Ziel Volumen TgV (Total garantiertes Volumen)	Atemzugvolumen (wenn AVAPS ein)	Volumenkompensation	Ziel V_t	Ziel V_t
Apnoe-Reaktion					Alarm Apnoe Apnoefrequenz			

◻ **Tab. 2** Fortsetzung

Astral (ResMed)	Stellar (ResMed)	VS III (ResMed)	Eliseé 150 (ResMed)	Vivo 50/60 (Breas)	Trilogie 100/200 Respironics	Ventilogic LS (Weinmann)	PB 560/520 Covidien	Legendair
Seufzer			Seufzer					
Manueller Atemzug						LIAM		
						Δ P (über IPAP)		
						T$_i$ und Te LIAM		
						Duration (Dauer)		
						Intervall		
						Cycles (Anzahl)		
					AVAPS			

◻ **Tab. 3** Volumenkontrollierte Beatmung

Astral (ResMed)	Stellar (ResMed)	VS III (ResMed)	Eliseé 150 (ResMed)	Trilogy 100/200 Respironics	Ventilogic LS (Weinmann)	PB 560/520 Covidien	Legendair
V(A)C	V(A)C	V(A)C	V(A)C	CV AC	VCV a VCV	A/C VCV	ASS CV
PEEP	PEEP	PEEP	PEEP	PEEP	PEEP	EPAP	EPAP oder PEEP
V$_t$	Inspirationstrigger V$_t$	V$_t$	V$_t$	Atemzugvolumen	V$_t$	V$_t$	V$_t$
Frequenz	Frequenz	Frequenz f$_{min}$	Frequenz	Atemfrequenz	f	Af	Af
T$_i$	T$_i$	T$_i$ oder I:E	T$_i$ max	Inspirationszeit	T$_i$ /T	I:E	I/T oder I:E
					Te		
Flowkurve	Anstiegszeit	Flowkurve Druckanstiegszeit	Flusskurve	Flowmuster		Flow Flowverlauf	Rampe R/S/D

◼ Tab. 3 Fortsetzung

Astral (ResMed)	Stellar (ResMed)	VS III (ResMed)	Eliseé 150 (ResMed)	Trilogy 100/200 Respironics	Ventilogic LS (Weinmann)	PB 560/520 Covidien	Legendair
Triggertyp	Flowtrigger nur im Doppelschlauch	Autotrigger, Drucktrigger	Insp. Trigger	Triggertyp (bei AC)			
Trigger	Drucktrigger	Flowtrigger im Doppelschlauchsystem		Flow-Trigger-Sensitivität (bei AC)		Trigg I	Trigg I
Seufzer			Seufzer	Seufzer		Seufzer	Seufzer
Manueller Atemzug							
				Alarm Apnoe Apnoefrequenz			
					LIAM Δ P (über IPAP) T_i und T_e LIAM Duration (Dauer) Intervall Cycles (Anzahl)		

◼ Tab. 4 Druckunterstützung

Astral (ResMed)	Stellar (ResMed)	VS III (ResMed)	Eliseé 150 (ResMed)	Vivo 50/60 (Breas)	Ventilogic LS (Weinmann)	PB 560/520 Covidien	Legendair
PSV	PSV	PS.T, PSV	PS.T, PSV	PSV	PSV	PSV S/T	PSV ST
PEEP	PEEP	PEEP	PEEP	PEEP	PEEP	EPAP	EPAP
PSV	P_{in}	Insp. Druck P_{in}	PSV	Insp. Dr. zu PEEP	IPAP	$IPAP_{supp}$	IPAP
Anstiegszeit	Kurve	Kurve	Kurve Anstiegszeit	Anstieg	Druckanstieg	Anstiegszeit	Rampe
Triggertyp							

◻ Tab. 4 Fortsetzung

Astral (ResMed)	Stellar (ResMed)	VS III (ResMed)	Eliseé 150 (ResMed)	Vivo 50/60 (Breas)	Ventilogic LS (Weinmann)	PB 560/520 Covidien	Legendair
Trigger	T_i min Tg(D)	Drucktrigger Tgl Flowtrigger beim Doppelschlauchsystem	Apnoe-Parameter (Tapnoe, F, T_i u. V_t) Tg(D) = Insp. Tripper	Insp. Trigger	Trigger	Trigg I	Trigg I
Exsp. Trigger	Ti_{max} Tg E	Exsp. Trigger	Exsp. Trigger	Exsp. Trigger		Trigg E	Trigg E
Für das Backup:							
Atemfrequenz	Atemfreq., f_{min}	Atemfreq., f_{min}	Atemfreq., f_{min}	Backup-Frequenz	f	Backup Af	Backup Af
$T_{i\,min}$	$T_{i\,min}$	$T_{i\,min}$	$T_{i\,min}$	Min. Insp. Zeit	T_i	$T_{i\,min}$	
$T_{i\,max}$ (Apnoe-Reaktion)	$T_{i\,max}$	$T_{i\,max}$	$T_{i\,max}$	Max. Insp. Zeit		$T_{i\,max}$	
				Backup-Insp. Zeit		Apnoezeit	Apnoe
Sicherheits V_t	$V_{t\,min}$	Atemzugvolumen V_t	V TS - Volumensicherung		Volumenkompensation	Ziel V_t	Ziel V_t
Manueller Atemzug					LIAM Δ P (über IPAP) T_i und T_e LIAM Duration (Dauer) Intervall Cycles (Anzahl)		

◻ Tab. 5 S/T

Astral (ResMed)	Stellar (ResMed)	VS III (ResMed)	Trilogie 100/150 Respironics
(S)/T BiLevel	(S)/T BiLevel	(S)/T	S S/T T
Atemfrequenz	Atemfrequenz	F_{min}	Atemfrequenz (nicht bei S)

◘ **Tab. 5** Fortsetzung

Astral (ResMed)	Stellar (ResMed)	VS III (ResMed)	Trilogie 100/150 Respironics
EPAP	EPAP	EPAP	EPAP
IPAP	IPAP	IPAP	IPAP (Max. oder MIN. bei AVAPS)
Trigger	Trigger insp.	Trigger automatisch	FlowTrigger –Sensitivität (nicht bei T)
Exsp. Trigger	Trigger exspir.		Flowzyklus - Sensitivität (nicht bei T)
Anstiegszeit	Anstiegszeit		Rampendauer oder Anstiegszeit
	Absenkzeit		Rampenanfangsdruck
$T_{i\,min}$	$T_{i\,min}$	$T_{i\,min}$	Inspirationszeit (nicht bei S)
$T_{i\,max}$	$T_{i\,max}$	$T_{i\,max}$	
	PS		
	Backup-Frequenz	Mindestfreq. f_{min}	Alarm
			Apnoefrequenz
			Atemzugvolumen
			AVAPS

◘ **Tab. 6** SIMV - volumenkontrolliert

Astrai (ResMed)	Eliseé 150(ResMed)	Trilogie 100/200 Respironics	PB 560/520 Covidien	Legendair
V-SIMV	SIMV	SIMV	V-SIMV SIMV VCV	SIMV
PEEP	PEEP	PEEP	EPAP	EPAP
PSV	PS	Druckunterstützung	IPAP supp	IPAP
Flowkurve	Flowkurve	Flowmuster		
V_t	V_t	Atemzugvolumen	V_t	V_t
PIF	I:E			I/T oder I:E
T_i	$T_{i\,max}$	Inspirationszeit	Insp. Zeit	

◘ **Tab. 6** Fortsetzung

Astral (ResMed)	Eliseé 150(ResMed)	Trilogie 100/200 Respironics	PB 560/520 Covidien	Legendair
Frequenz	Frequenz	Atemfrequenz	AF	Af SIMV
Triggertyp				
Trigger	Max. Flow	Flowtrigger- Sensitivität	Trigg I	Trigg I
Exsp. Trigger	Exsp. Trigger	Flowzyklus- Sensitivität	Trigg E	
Anstiegszeit	Anstiegszeit	Anstiegszeit	Anstiegsdauer Anstiegszeit	
Apnoe-Reaktion		Alarm Apnoe Apnoefrquenz	Apnoezeit	Apnoe
Manueller Atemzug		Seufzer		Backup Af

◘ **Tab. 7** SIMV - druckkontrolliert

Astral (ResMed)	Eliseé 150 (ResMed)	Trilogy 100/200 Respironics	PB 560/520 Covidien
P-SIMV	P-SIMV	PC-SIMV	P-SIMV SIMV PCV
Atemfrequenz	Atemfrequenz	Atemfrequenz	AF
PEEP	PEEP	PEEP	EPAP
P_{insp}	P_{insp}	Druck	IPAP
T_i	T_i	Inspirationszeit	Insp. Zeit
Anstiegszeit	Anstiegszeit	Anstiegszeit	Anstiegsdauer Anstiegszeit
Triggertyp			
Trigger	Insp. Trigger	Flowtrigger-Sensitivität	Trigg I
Exsp. Trigger	Exsp. Trigger	Flowzyklus- Senitivität	Trigg E
PSV	Druckunterstützung	Druckunterstützung- PS	IPAP supp
Seufzer		Seufzer	
Manueller Atemzug			
Apnoe-Reaktion		Alarm Apnoe Apnoefrequenz	Apnoezeit
Sicherheits V_t	$T_{i\,max}$		

◘ **Tab. 8** iVAPS/AVAPS

Astral (ResMed)	Stellar (ResMed)	Trilogy 100/200 Respironics
iVAPS	iVAPS	AVAPS
Alveoläres Zielvolumen	Alveoläres Zielvolumen	Atemzugvolumen
Zielbereich Frequenz	Zielbereich Frequenz	Atemfrequenz (AZ/min)
Körpergröße	Körpergröße	
EPAP	EPAP	EPAP
Min EPAP	Min EPAP	
Max EPAP	Max EPAP	
Min PSV	Min PS	$IPAP_{min}$ Druck
Max PSV	Max PS	$IPAP_{max}$ Druck
Anstiegszeit	Anstiegszeit	AVAPS Geschwindigkeit
	Absenkzeit	Inspirationszeit
$T_{i\,min}$	$T_{i\,min}$	
$T_{i\,max}$	$T_{i\,max}$	
Trigger	Trigger	Flow Triggertyp (l/min)
		Flowtrigger-Sensitivität
Exsp. Trigger	Exsp. Trigger	Flowzyklus- Sensitivität

Stichwortverzeichnis

Printed in the United States
By Bookmasters